Anästhesiologie – ein handlungsorientiertes Lehrbuch

Ralf U. Scherer

unter Mitarbeit von

Klaus Görlinger
Markus Haisjackl
Rainer Sadra
Martin Schmutzler
Helmut Wiedemayer
Thomas Wüst

Mit einem Geleitwort von Ludwig Stöcker

102 Abbildungen in
154 Einzeldarstellungen
 45 Tabellen

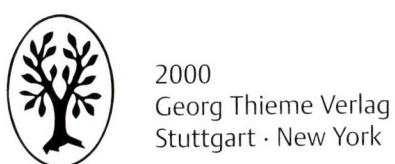

2000
Georg Thieme Verlag
Stuttgart · New York

Die Deutsche Bibliothek – CIP-Einheitsaufnahme

Scherer, Ralf U.:
Anästhesiologie – ein handlungsorientiertes Lehrbuch / Ralf U. Scherer. – Stuttgart: Thieme, 2000.

Wichtiger Hinweis: Wie jede Wissenschaft ist die Medizin ständigen Entwicklungen unterworfen. Forschung und klinische Erfahrung erweitern unsere Erkenntnisse, insbesondere was Behandlung und medikamentöse Therapie anbelangt. Soweit in diesem Werk eine Dosierung oder eine Applikation erwähnt wird, darf der Leser zwar darauf vertrauen, dass Autoren, Herausgeber und Verlag große Sorgfalt darauf verwandt haben, dass diese Angabe **dem Wissensstand bei Fertigstellung des Werkes** entspricht.

Für Angaben über Dosierungsanweisungen und Applikationsformen kann vom Verlag jedoch keine Gewähr übernommen werden. **Jeder Benutzer ist angehalten**, durch sorgfältige Prüfung der Beipackzettel der verwendeten Präparate und gegebenenfalls nach Konsultation eines Spezialisten festzustellen, ob die dort gegebene Empfehlung für Dosierungen oder die Beachtung von Kontraindikationen gegenüber der Angabe in diesem Buch abweicht. Eine solche Prüfung ist besonders wichtig bei selten verwendeten Präparaten oder solchen, die neu auf den Markt gebracht worden sind. **Jede Dosierung oder Applikation erfolgt auf eigene Gefahr des Benutzers.** Autoren und Verlag appellieren an jeden Benutzer, ihm etwa auffallende Ungenauigkeiten dem Verlag mitzuteilen.

© 2000 Georg Thieme Verlag
Rüdigerstraße 14
D-70469 Stuttgart
Unsere Homepage: http://www.thieme.de

Printed in Germany

Umschlaggestaltung: Renate Stockinger, Stuttgart
Satz und Druck: Druckhaus Götz GmbH, Ludwigsburg

ISBN 3-13-125491-2   1 2 3 4 5 6

Geschützte Warennamen werden **nicht** besonders kenntlich gemacht. Aus dem Fehlen eines solchen Hinweises kann also nicht geschlossen werden, dass es sich um einen freien Warennamen handele.

Vorwort

Eine kompakte Mischung aus Praxis und Hintergrundwissen für alle in der Anästhesiologie Tätigen ist das Ziel dieses Buches. Als Vorbild und Ausgangspunkt dient das 1974 zuletzt ebenfalls im Georg Thieme Verlag aufgelegte Buch „Narkose" von Ludwig Stöcker, das seinerzeit zu den meistgelesenen und überaus praktischen Fachbüchern zählte. Dass jetzt ein ganz anders strukturiertes und natürlich umfangreicheres Buch entstanden ist, liegt an der eindrucksvollen Entwicklung des Fachgebietes der Anästhesiologie in der Zwischenzeit. Kaum ein anderes Fach ist in seiner täglichen Praxis so stark mit zahlreichen anderen Disziplinen verbunden, und nur in wenigen Fächern bietet sich die faszinierende Kombination von Physiologie, Pathophysiologie, Pharmakologie und Psychologie so eindrucksvoll wie in der Anästhesiologie. Vielseitigkeit und Interdisziplinarität des Fachs haben auch die praktisch und wissenschaftlich ausgewiesenen Koautoren dieses Buches zu begeisterten Spezialisten werden lassen, und vielleicht springt bei der notwendigen Akribie in der Darstellung anästhesiologischer und anderer Techniken der Funke auf den Leser über.

Ich bedanke mich bei meinen Koautoren und dem Georg Thieme Verlag sowie bei zahlreichen ungenannten Probelesern für die mehrjährige mühevolle Arbeit und würde mich weiterhin über Anregungen und Kritik aus dem Leserkreis sehr freuen.

Duisburg, im Juli 2000
Ralf U. Scherer

Geleitwort

Zu Beginn meiner ärztlichen Weiterbildung durfte ich 1957/59 als „Intern" und „Surgical Resident" in den USA erste Einblicke in die segensreiche Arbeit des Anästhesisten, insbesondere in der Erleichterung der operativen Krankenbehandlung und in der Notfallmedizin sammeln; erinnert sei an Maskenbeatmung, Muskelrelaxation durch Succinylcholin und Curare sowie an externe Wiederbelebungstechniken. Diese Erfahrungen waren Grund genug, nach der Rückkehr Anästhesist zu werden.

Während des Aufbaus einer Anästhesieabteilung an den damaligen Krankenanstalten der Stadt Essen habe ich zu Beginn der 70er Jahre die Notwendigkeit gesehen, Grundkenntnisse unseres Faches und seiner Einbindung in die operative Medizin zusammenzustellen. In der Taschenbuchserie des Thieme Verlags erschien das einprägsam illustrierte Büchlein „Narkose – eine Einführung". Es wandte sich an Medizinstudenten und junge Ärzte sowie Fachpflegekräfte. Es erlebte Neuauflagen und Übersetzungen und war vielleicht der Anlass, dass Eltern heutiger Medizinstudenten den schweren und verantwortungsvollen Beruf des Anästhesisten ergriffen haben.

Ich danke Ralf Scherer und den Koautoren – mehrheitlich ehemalige Ärzte am Essener Universitätsklinikum – dass sie mit dem vorliegenden Lehr- und Lernbuch einer handlungsorientierten Anästhesie eine aktuelle und detaillierte Darstellung heutiger Anästhesieverfahren unter Einschluss der Lokalanästhesie und der regionalen wie rückenmarksnahen Leitungsblockaden vorlegen.

Aufgrund der Einbindung anatomischer, physiologischer und klinisch relevanter Daten eignet sich dieses Lehrbuch hervorragend als wissenschaftlicher Begleiter während der Weiterbildung im anästhesiologischen Fachgebiet sowie als Nachschlagewerk für den Facharzt, der sich während seiner Berufsausübung mit Grenzsituationen oder seltenen Krankheitsbildern konfrontiert sieht.

Die Mitarbeit des Lesers ist stets gefordert. Als Beispiele seien genannt die Gewöhnung an eine zwar logische, aber zunächst ungewohnte Terminologie endobronchialer Inhalationsnarkosen und die Darstellung der intra- und perioperativen Überwachung einschließlich des neurophysiologischen Monitorings bei zerebrovaskulären oder neurochirurgischen Operationen.

Grenzgebiete wie Transfusionswesen sowie zugeordnete Laboratoriumsmedizin und speziell die Behandlung von Blutgerinnungsstörungen und Intoxikationen werden detailliert beschrieben. Eine einprägsame Zusammenstellung anästhesiologischer Problemfälle beschließt dieses sehr empfehlenswerte handlungsorientierte Lehrbuch der Anästhesiologie.

Essen, im Juli 2000
Ludwig Stöcker

Anschriften

Dr. med. Klaus Görlinger
Universitätsklinikum Essen
Abteilung für Anästhesiologie
und Intensivmedizin
Hufelandstr. 55
45122 Essen

Priv.-Doz. Dr. med. Markus Haisjackl
Abteilung Herz-, Thorax- und Gefäß-
chirurgische Anästhesie und Intensivmedizin
Universitätskliniken Wien
Währinger Gürtel 18–20
A-1090 Wien

Dr. med. Rainer Sadra
Abteilung für Anästhesie
und Intensivmedizin
Malteser-KKH St. Anna
Albertus-Magnus-Straße 33
47259 Duisburg

Prof. Dr. med. Ralf U. Scherer
Evangelisches und Johanniter Klinikum
Zentrale Abteilung für Anästhesiologie
und Intensivmedizin
Fahrner Straße 133
47163 Duisburg

Dr. med. Martin Schmutzler
St. Joseph-Krankenhaus
Anästhesie und operative
Intensivpflege-Abteilung
Bäumerplan 24
12101 Berlin (Tempelhof)

Priv.-Doz. Dr. med. Helmut Wiedemayer
Neurochirurgische Klinik und Poliklinik
Universitäts-Klinikum Essen
Hufelandstraße 55
45122 Essen

Dr. med. Thomas Wüst
Institut für Transfusions-
und Laboratoriumsmedizin
Städtisches Klinikum Pforzheim
Kanzlerstraße 2–6
75175 Pforzheim

Inhaltsverzeichnis

1 Narkose

R. Scherer

2 Atmung

R. Sadra

3 Kreislauf

M. Haisjackl, T. Wüst und R. Scherer

4 Zentrales Nervensystem

H. Wiedemayer und R. Scherer

166

5 Allgemeinanästhesie

K. Görlinger und R. Scherer

206

6 Regionalanästhesie   253

K. Görlinger

7 Anästhesiologische Problemfälle   295

M. Schmutzler und R. Scherer

Verzeichnis der Arzneimittel

M. Schmutzler

308

1 Narkose

R. Scherer

Perioperative Aufgaben des Anästhesiologen

Wenn auch das Hauptbetätigungsfeld des Anästhesiologen in der perioperativen Medizin mit den
Bestandteilen Patientenbeurteilung und -vorbe-
reitung, Anästhesie unter Sicherung der vitalen
Funktionen, postoperative Patientenüberwachung, **intensivmedizinische Behandlung** und
postoperative Analgesie zu sehen ist, haben sich
wegen der sich daraus ergebenden Kompetenz außerdem die Aufgabenbereiche der **Notfallmedizin**
und **Schmerztherapie** etabliert. Insbesondere die
intraoperativen Aufgaben des Anästhesiologen

haben sich weit von der bloßen Anästhesiefüh-
rung entfernt. Die Überwachung und Sicherung
nicht nur der vitalen, sondern aller perioperativ
wesentlichen Körperfunktionen (u. a. Normother-
mie, Normovolämie, Diurese, Säure-Basen-Haushalt, Blutsauerstofftransport und Gerinnungs-
funktion), intraoperativ und intensivmedizinisch
auch unter Einsatz aller verfügbaren extrakorpo-
ralen Systeme zum Ersatz der Lungen-, Kreislauf-
oder Nierenfunktion, zählen zu den wesentlichen
Aufgaben des Anästhesiologen (Tab. 1.1).

Tabelle 1.**1**   Aufgaben des Anästhesiologen

Beurteilung des Patienten	ASA-Risikogruppe Scoresysteme präoperative Besserung
Auswahl des Anästhesie-verfahrens	Nutzen-Risiko-Relation Abschätzung des Verlaufs Antizipierung von Komplikationen
Patientenaufklärung und -einwilligung	Benennung häufiger und typischer Risiken Erklärung von Alternativen
Anästhesiedurchführung	Monitoring vitaler Funktionen Sicherung vitaler Funktionen Erhalt der Homöostase Leitungs-, Regional-/Allgemein-anästhesie „Stand by" Notfalltherapie vitaler Störungen Erstellung und Beachtung von Standards
Postoperative Behandlung	postanästhesiologische Überwachung „Intermediate Care" Intensivtherapie postoperative Schmerztherapie postanästhesiologische Visite
Qualitätsmanagement	Erstellung von Standards Erfassung von Komplikationen Kriterien der Qualitätsmessung Qualitätsverbesserung

Angesichts der Vielfältigkeit dieser Aufgaben hat sich das Berufsbild geändert, der „Narkotiseur" hat an Bedeutung verloren zugunsten des heutigen perioperativen Homöostatikers, dessen interdisziplinär integrierendes Fachwissen einen wichtigen Beitrag besonders in der operativen Medizin leisten kann.

Erkenntnisse über die Wirkweise von Anästhetika

Anästhesie ist kein physiologisches oder pathophysiologisches Konzept, in dessen Verfolgung Anästhetika entwickelt worden wären. Im Gegenteil stand am Anfang der Anästhesie die Alltagsbeobachtung, dass die Zufuhr bestimmter Substanzen beim Menschen zu **rauschhaften Zuständen** mit **partieller Empfindungslosigkeit** führte. Von wissenschaftlicher Seite betrachtet herrscht bis heute keine endgültige Klarheit, warum in der Praxis Allgemeinanästhesien unter Ausschaltung des Bewusstseins möglich sind. Während die Wirkmechanismen der Opioide und der Muskelrelaxanzien weitgehend geklärt sind, gibt es keine wissenschaftlich exakte Fassung des Begriffs **„Bewusstsein"**. Über die Wirkungsweise von Anästhetika liegen **Theorien** vor.

■ Wirkort der Anästhetika ist das zentrale Nervensystem

Der Bewusstseinszustand lässt sich mit der summarischen Aktivität von Neuronen in umschriebenen Bereichen des ZNS korrelieren, z.B. in der Formatio reticularis. Auch das Lernvermögen des Menschen scheint eine Folge von Langzeitpotenzierungen im Bereich des Hippocampus zu sein. Grundsätzlich kann davon ausgegangen werden, dass Anästhetika zu einer Suppression der elektrischen Aktivität im ZNS führen.
Bisher herrschte die Ansicht, die anästhetische Potenz einer Substanz könne insbesondere durch ihre Lipidlöslichkeit definiert werden (**Meyer-Overton-Regel**). Neuere Untersuchungen, deren Ergebnisse im Folgenden dargestellt werden, weisen auf spezifische Bindungsstellen für Anästhetika besonders an sog. **ligandenkontrollierten Rezeptoren** hin.
Es stellt sich die Frage, auf welche Art und Weise bestimmte Gruppen von Neuronen und Synapsen, die bestimmten Hirnfunktionen zugeordnet werden können, beeinflusst werden können bzw. welche neuronalen Strukturen überhaupt wichtige Funktionsträger der Informationsverarbeitung sind. Diese Frage kann inzwischen teilweise beantwortet werden.

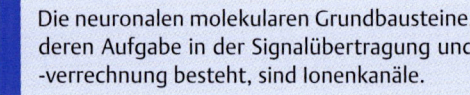

Die neuronalen molekularen Grundbausteine, deren Aufgabe in der Signalübertragung und -verrechnung besteht, sind Ionenkanäle.

Gruppen von neuronalen Ionenkanälen arbeiten bei der synaptischen Kommunikation zwischen elektrisch erregbaren Zellen zusammen.
Die transmembranösen **Ionenströme** und damit die Aktivität bzw. **Funktion der Neuronen** werden bestimmt durch die regional unterschiedliche Zusammensetzung der Ionenkanäle hinsichtlich ihrer Eigenschaften, insbesondere hinsichtlich ihres Öffnungs- und Schließverhaltens und dessen Steuerung oder Kontrolle.

Eigenschaften und Steuerung der Ionenkanäle

Ionenkanäle verbinden das Zytosol mit dem Extrazellulärraum. Sie bestehen aus **kanalbildenden Proteinen**, die eng, hochselektiv und auf den Transport anorganischer Ionen spezialisiert sind. Während ihre passive Ionenleitfähigkeit sehr effizient ist, lassen sie sich nicht an eine Energiequelle koppeln, sodass ein aktiver Transport wie bei den Carrierproteinen entgegen einem Konzentrationsgefälle nicht möglich ist.
Von besonderer Bedeutung ist, dass diese Ionenkanäle nicht ständig offen sind, sondern Schleusen (**„gates"**) besitzen, die sich kurz öffnen und dann wieder schließen. Eine Öffnung der Ionenkanäle und damit ein Aktionspotenzial kann induziert werden durch
- Spannungsveränderungen an der Membran (spannungskontrolliert, **„voltage-gated"**),
- mechanische Belastung (**mechanisch kontrolliert**),
- Bindung von Signalmolekülen (ligandenkontrolliert, **„ligand-gated"**). Als Liganden kom-

men Substanzen von außerhalb der Zelle (z.B. Neurotransmitter, Pharmaka) oder intrazelluläre Substanzen (z.B. Ionen, Nukleotide) in Frage.

Zu den transmitterkontrollierten Ionenkanälen gehören acetylcholin-, serotonin- und glutamatkontrollierte (NMDA) exzitatorische Kationenkanäle sowie gammaaminobuttersäure- (GABA) und glycinkontrollierte Chloridkanäle. Es bestehen strukturelle Ähnlichkeiten zwischen den Untereinheiten, aus denen sich diese Kanalproteine zusammensetzen, und jede Zelle hat vermutlich eine Population von mindestens 10 verschiedenen, durch ihre Untereinheiten charakterisierten

Ionenkanälen. Deshalb ergibt sich eine außerordentliche Vielfalt von Kanalmustern, die sich in ihren Eigenschaften (z.B. Ligandenaffinität, Öffnungs- und Schließverhalten, Empfindlichkeit gegenüber Pharmaka) unterscheiden.

Untergruppen von Neuronen, die unterschiedliche Aufgaben im Gehirn zu erfüllen haben, können im Prinzip durch verschiedene Kombinationen ihrer Ionenkanäle und deren Untereinheiten charakterisiert sein. Daraus resultiert die Möglichkeit, Pharmaka zu entwerfen, die eine mehr oder weniger spezifische Aktivität in bestimmten Hirnarealen entfalten und umschriebene Gruppen von Neuronen und Synapsen beeinflussen. Dies ist wahrscheinlich bei den Anästhetika der Fall.

Narkosestadien

Gut erhalten sind Beschreibungen von öffentlichen Belustigungen, während derer zur allgemeinen Erheiterung dem Publikum von Schaustellern das **Einatmen von Lachgas** oder **Ether** (Lachgasparties und „ether frolics") angeboten wurde. Während einer dieser Veranstaltungen beobachtete 1844 der Zahnarzt Horace Wells, dass ein Berauschter sich zwar verletzte, offensichtlich aber keine Schmerzen verspürte. Es ist hauptsächlich den damaligen Chirurgen zu verdanken, dass trotz mancher Rückschläge die Bemühungen um die ernsthafte Nutzung des analgetischen Potenzials natürlicher Substanzen die Fachrichtung der Anästhesiologie begründeten.

Die Einteilung von **klinisch abgrenzbaren Narkosestadien**, die die Tiefe einer Narkose beschreiben, hat ihren Ursprung in den Zeiten, in denen nur ein Medikament – klassischerweise der Ether – zur Erreichung der „Operationstoleranz" eingesetzt wurde. Die heute kaum noch übliche Durchführung einer derartigen Monoanästhesie führte regelhaft zum Auftreten einer teilweise unangenehmen Symptomfolge, deren eindruckvollster Ausdruck das sog. **Exzitationsstadium** war, das sowohl bei der Narkoseeinleitung als auch der -ausleitung vom Patienten durchlaufen wurde.

> Als Exzitationsphase wird ein Zustand gesteigerter Erregbarkeit, Unruhe und Flucht-/Abwehrreaktion bezeichnet, der insbesondere mit Atem- und Beatmungsproblemen (z.B. Hyperreagibilität der Atemwege, Laryngospasmus, Singultus,

> Erbrechen, muskuläre Presshaltung, unkoordinierte Bewegungen, Mydriasis) verbunden sein kann.

Die Exzitationsphase ist klassischerweise vorübergehend bei der Einleitung einer Monoanästhesie mit Ether zu beobachten gewesen. Nach Guedel wurden neben dieser Phase (Stadium II) noch drei weitere Stadien unterschieden (Abb. 1.**1**).

Das Stadium I bezeichnete die **Einleitungsphase** der Anästhesie bis zur Bewusstseinstrübung. Hatte der Patient das **Exzitationsstadium** (II) durchlaufen – erkennbar insbesondere an einer Beruhigung der Widerstandsbewegungen und der Atmung – begann das Stadium III der „**chirurgischen Toleranz**". In diesem Stadium unterschied man mit zunehmender Reflexabschwächung ein 1.–4. Planum (Abb. 1.**1**), bis das Stadium IV der **„prämortalen Phase mit Reanimationschance"** erreicht war, das auf eine fehlerhafte Überdosierung des Ethers hinwies.

Die moderne Anästhesiologie hat ihre Fortschritte nicht nur neuen Techniken und Materialien, sondern u.a. neuen Medikamenten zu verdanken, die das subjektiv und objektiv unangenehme Durchlaufen dieser Stadien vermeiden helfen. Dennoch kann es auch heute z.B. bei der Einleitung einer Inhalationsanästhesie oder in der Ausleitungsphase zu Exzitationssymptomen kommen, die z.B. zu **respiratorischen Komplikationen** führen.

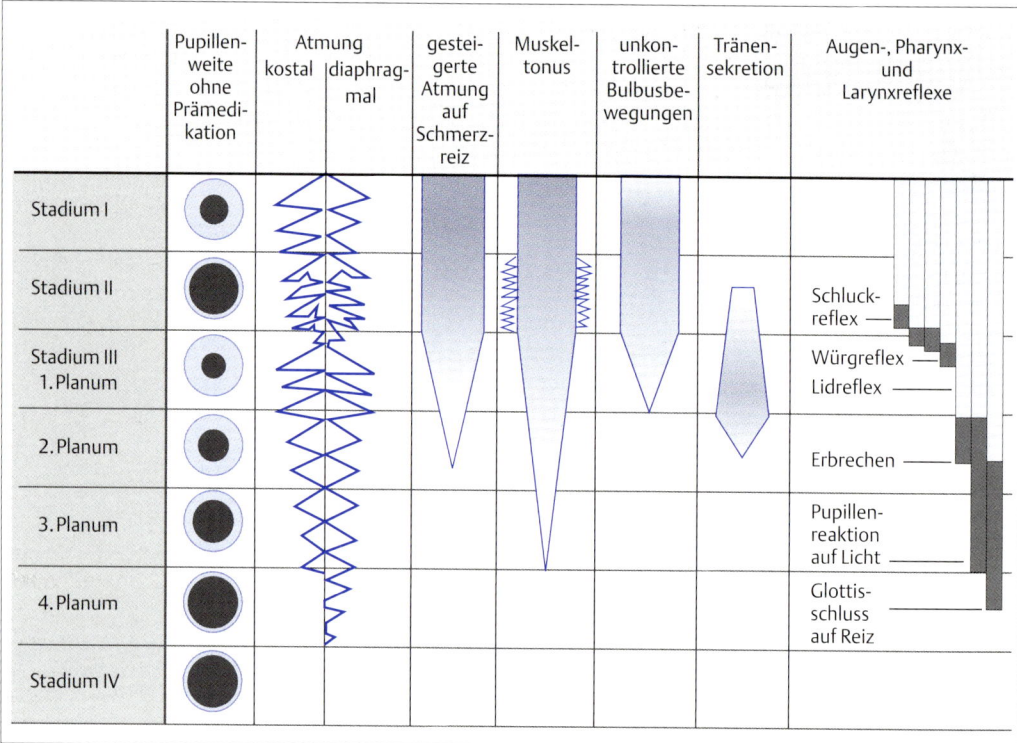

Abb. 1.1 Narkosestadien nach Guedel bei der Durchführung einer reinen Ethernarkose. Die Stadienübergänge waren fließend und interindividuell unterschiedlich.

Balancierte Anästhesie

Der Narkotisierte unterscheidet sich vom Schlafenden dadurch, dass er nicht erweckbar ist, eine profunde Analgesie mit Toleranz gegenüber chirurgischen oder anderen invasiven Maßnahmen aufweist, und dass ggf. seine Muskulatur relaxiert ist. Daraus ergeben sich die **Kriterien der Allgemeinanästhesie**

- Bewusstseinsausschaltung,
- Analgesie,
- Muskelrelaxierung.

Da die Erreichung dieses Zustandes mit Medikamenten zu einer Aktivierung des parasympathischen Nervensystems (N. vagus; Bradykardie, Übelkeit, Erbrechen, gesteigerte Darmmotilität, Hypersekretion) führen kann, wurde der prophylaktischen **Parasympatholyse** oder „vegetativen Dämpfung" besondere Bedeutung beigemessen. In dem Maße, in dem neue Anästhetika diese Nebenwirkungen nicht mehr aufwiesen, konnte auf die routinemäßige pränarkotische Gabe von z. B. Atropin verzichtet werden.

Im Unterschied zur früheren Monoanästhesie ist es heute das **Ziel** des Anästhesiologen bei der Planung einer Allgemeinanästhesie, durch eine geeignete „balancierte" Kombination von Hypnotika und Sedativa, Analgetika und Muskelrelaxanzien („balancierte Anästhesie") auf die für den Patienten gefahrloseste (und falls möglich angenehmste) und für den Operateur zufriedenstellendste Art und Weise den operativen Eingriff zu ermöglichen.

Diejenigen Medikamente, die sowohl eine hypnotische oder sedative Wirkung als auch eine analgetische Wirkung aufweisen, werden als Anästhetika bezeichnet.

Im Grundsatz werden die Medikamente für eine Allgemeinanästhesie so kombiniert und niedrig dosiert, dass sich ihre erwünschten Effekte (s. o.) addieren oder potenzieren und ihre unerwünschten Effekte (z. B. Kreislaufdepression, Kumulation) minimieren.

Im Wesentlichen kommen die folgenden Medikamentengruppen zum Einsatz:

- **Hypnotika:** induzieren einen Bewusstseinsverlust,
  nicht einer Gruppe zuzuordnende Einzelsubstanzen: Etomidat, Propofol,
  Substanzgruppen: Barbiturate (Methohexital, Thiopental), Progesteronderivate (Pregnanolon).
- **Sedativa:** führen zu einer Sedierung und nur in hohen Dosen zu einem Bewusstseinsverlust, unterstützen ggf. die Muskelrelaxierung,
  Substanzgruppen: Benzodiazepine (Midazolam, Diazepam, Flunitrazepam), α_2-Sympathomimetika (Clonidin), γ-Hydroxybuttersäure.
- **Analgetika:**
  Substanzgruppen: Opioide (Fentanyl, Sufentanil, Alfentanil, Remifentanil), Opiate (Morphin, Codein).
- **Relaxanzien:** induzieren eine Muskelrelaxierung, wirken nicht hypnotisch oder analgetisch!
  Substanzgruppen: depolarisierende R. (Succinylcholin), nicht depolarisierende R. (Pancuronium, Vecuronium, Rocuronium, Mivacurium, Atracurium, Cis-Atracurium).
- **„Anästhetika":** induzieren und/oder unterstützen Analgesie und Hypnose, ggf. auch die Muskelrelaxierung,
  Substanzgruppen: volatile Anästhetika (Lachgas, Halothan, Enfluran, Isofluran, Sevofluran, Desfluran, Xenon),
  nicht einer Gruppe zuzuordnende Einzelsubstanz: Ketamin, S+Ketamin.
- **Lokalanästhetika:** blockieren die Fortleitung von Aktionspotentialen im Nerven,
  Substanzgruppe: Amidtyp (Lidocain, Bupivacain, Prilocain, Mepivacain, Ropivacain).

Das Kriterium der Analgesie kann auch durch eine Leitungs-/Regionalanästhesie erfüllt werden. Hierbei stehen mehrere Möglichkeiten offen:
- Leitungs- und Regionalanästhesien können als „Single-Shot-Methode" nur für den Zeitraum des operativen Eingriffs oder als Kathetertechnik zusätzlich in der postoperativen Phase genutzt werden.
- Leitungs- und Regionalanästhesien können mit einer Allgemeinanästhesie oder Sedierung kombiniert eingesetzt werden, um z. B. die systemische Analgetikadosis niedrig zu halten, die sympatholytischen Effekte einer Nervenblockade zu nutzen oder eine effektive postoperative Analgesie zu betreiben.
- Bei technisch-praktischer Durchführbarkeit kann auf die Kriterien Hypnose und Relaxierung verzichtet und eine reine Leitungs- oder Regionalanästhesie durchgeführt werden.

Nach Anlage eines periphervenösen Zugangs wird eine Allgemeinanästhesie intravenös durch die kurzfristig aufeinander folgende Gabe eines Analgetikums, eines Hypnotikums und ggf. eines Muskelrelaxans eingeleitet. Da eine solche Medikamentenkombination in der Regel zu einer raschen Atemdepression führt, die durch eine künstliche Beatmung überbrückt werden muss, besteht die Notwendigkeit der Sicherung der Atemwege (Maske, Larynxmaske, Endotrachealtubus).
Die **primären Ziele der Narkoseeinleitung** sind deshalb:
- *ausreichende Narkosetiefe* ohne Exzitationsphase durch schnellwirksame Hypnotika und die frühe Gabe von Analgetika,
- *gute Beatmungsbedingungen* (Intubationsbedingungen) sowie optimale Operationsbedingungen durch Muskelrelaxanzien.

Der Begriff **„Neuroleptanalgesie"** stammt aus früheren Zeiten, zu denen eine vorwiegend intravenöse Anästhesie mit einer Kombination eines Opioids (Fentanyl) und eines Neuroleptikums (Dehydrobenzperidol, DHBP) durchgeführt wurde. Wurde früher unter der Bezeichnung **„ITN"** eine vorwiegende Inhalationsanästhesie mit Intubation verstanden, wird der Begriff heute praktisch zur Kennzeichnung einer Intubationsnarkose (im Unterschied zur Maskennarkose oder Larynxmaskennarkose) unabhängig von der Art der vorwiegend eingesetzten Medikamente benutzt.

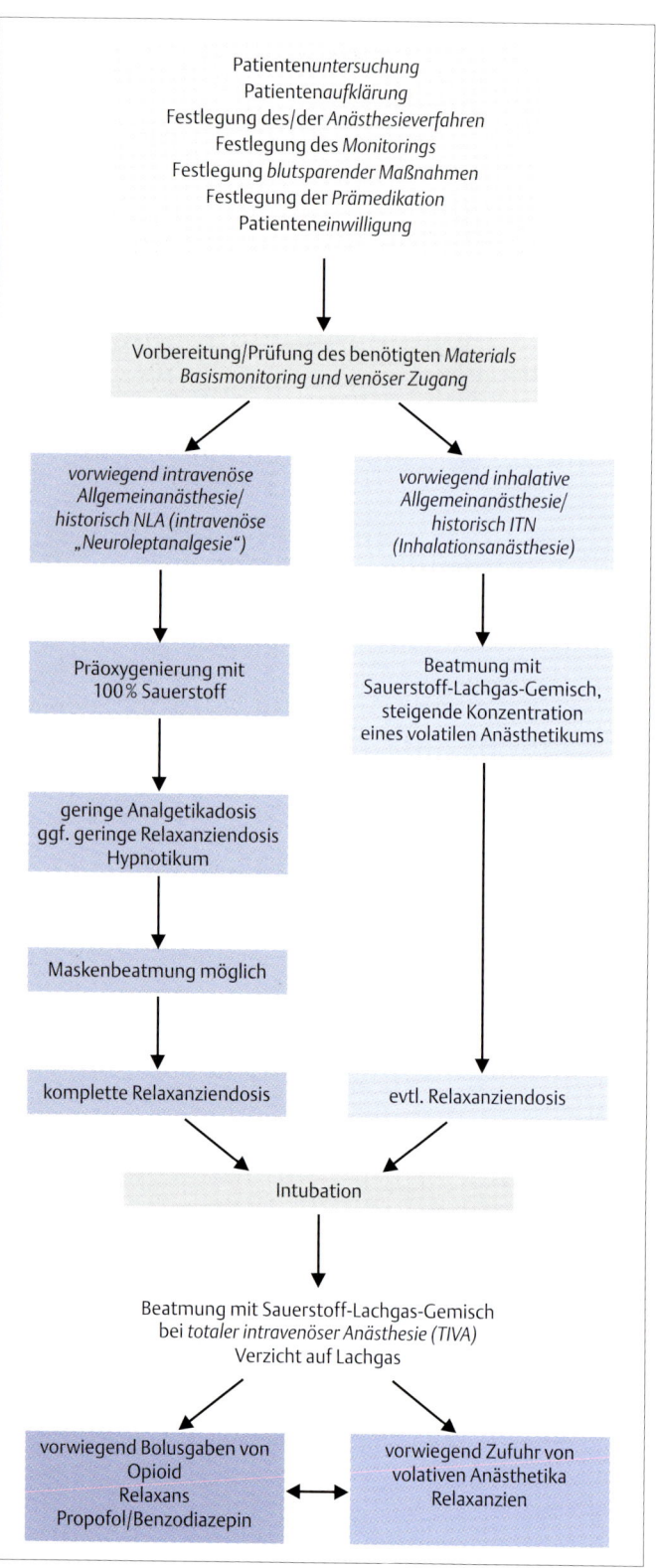

Abb. 1.2 Vorbereitung und Ablauf der Narkose.

Patienten*untersuchung*
Patienten*aufklärung*
Festlegung des/der *Anästhesieverfahren*
Festlegung des *Monitorings*
Festlegung *blutsparender Maßnahmen*
Festlegung der *Prämedikation*
Patienten*einwilligung*

Vorbereitung/Prüfung des benötigten *Materials*
Basismonitoring und venöser Zugang

vorwiegend intravenöse Allgemeinanästhesie/ historisch NLA (intravenöse „Neuroleptanalgesie")

vorwiegend inhalative Allgemeinanästhesie/ historisch ITN (Inhalationsanästhesie)

Präoxygenierung mit 100 % Sauerstoff

Beatmung mit Sauerstoff-Lachgas-Gemisch, steigende Konzentration eines volatilen Anästhetikums

geringe Analgetikadosis ggf. geringe Relaxanziendosis Hypnotikum

Maskenbeatmung möglich

komplette Relaxanziendosis

evtl. Relaxanziendosis

Intubation

Beatmung mit Sauerstoff-Lachgas-Gemisch bei *totaler intravenöser Anästhesie (TIVA)* Verzicht auf Lachgas

vorwiegend Bolusgaben von Opioid Relaxans Propofol/Benzodiazepin

vorwiegend Zufuhr von volativen Anästhetika Relaxanzien

Literatur

Alberts B, Bray D, Lewis J, Raff M, Roberts K, Watson JD, Brandt L (1997). Illustrierte Geschichte der Anästhesie. Unter Mitarbeit von Bräutigam KH, Goerig M, Nemes C, Nolte H. Wissenschaftliche Verlagsgesellschaft Stuttgart

Belelli D, Lambert JJ, Peters JA, Wafford K, Whiting PJ (1997). The interaction of the general anesthetic etomidate with the γ-aminobutyric acid type. A receptor is influenced by a single amino acid. Proc Natl Acad Sci 94: 11 031 – 11 036

Cantor RS (1997). The lateral pressure profile in membranes : a physical mechanism of general anesthesia. Biochemistry 36: 2339 – 2344

Der Anaesthesist (1997). Anästhesiologie – ihre Bedeutung in der perioperativen Medizin. 46: Suppl 2/97

Franks NP, Lieb WR (1994). Molecular and cellular mechanisms of general anaesthesia. Nature 367: 607 – 614

Harris RA, Mihic SJ, Dildy-Mayfield JE, Machu TK (1995). Action of anesthetics on ligand-gated ion channels : role of receptor subunit composition. FASEB J 9: 1454 – 1462

Hering W, Biburger G, Rügheimer E (1993). Induction of anesthesia using the new intravenous steroid anesthetic eltanolone (pregnanolone). Dose determination and pharmacodynamics. Anaesthesist 42: 74 – 80

Hügin W (1989). Anaesthesia – Entdeckung, Fortschritt, Durchbrüche. Editiones Roche, Basel.

Lerner RA (1997). A hypothesis about the endogenous analogue of general anesthesia. Proc Natl Acad Sci 94: 13 375 – 13 377 (PNAS erreichbar über http://www.pnas.org/cgi/content)

Pocock G, Richards CD (1993). Excitatory and inhibitory synaptic mechanisms in anaesthesia. Br J Anaesth 71: 134 – 147

Sincoff R, Tanguy J, Hamilton B, Carter D, Brunner EA, Yeh JZ (1996). Halothane acts as a partial antagonist of the $\alpha6\beta2\gamma2S$ $GABA_A$ receptor. FASEB J 10: 1539 – 1545

2 Atmung

R. Sadra

Monitoring und Diagnostik der Atmung und Beatmung

■ Klinische Beobachtung und Untersuchung

Verschiedene klinische Eindrücke von der Atmung eines Patienten werden mit unterschiedlichen Begriffen belegt: **Dyspnoe** bezeichnet einen Zustand, in dem der Patient subjektiv Atemnot empfindet (z. B. beim Lungenödem oder Relaxanzienüberhang nach einer Narkose). Sie ist meistens mit Tachykardie, Hypertonie, Schweißausbruch, Angst und Unruhe verbunden. Kompensatorisch versucht der Patient, die Atemfrequenz zu erhöhen (**Tachypnoe**) und durch eine aufrechte Körperhaltung die Atemhilfsmuskulatur in Anspruch zu nehmen (**Orthopnoe**). Ist aufgrund einer Dämpfung des Atemzentrums oder der Empfindlichkeit der Chemorezeptoren gegenüber einem sinkenden pO_2 und steigenden pCO_2 die Atemfrequenz herabgesetzt (**Bradypnoe**), so spricht man bei erhöhtem arteriellen pCO_2 von einer **Hypopnoe** (Hypoventilation).

Eine gegenüber der Norm herabgesetzte O_2-Sättigung bzw. ein erniedrigter arterieller paO_2 (**Hypoxämie**) ist häufig durch respiratorische Ursachen bedingt und kann klinisch als Blauverfärbung der Haut, insbesondere im Bereich der Akren und der Lippen, erkannt werden (**Zyanose**). Dazu ist jedoch eine Menge von mehr als 5 g/dl reduziertem Hämoglobin in den Kapillaren der Haut erforderlich. Bei Polyglobulie wird die Zyanose klinisch frühzeitig erkennbar, mit zunehmender Anämie tritt sie weniger in Erscheinung oder fehlt vollständig (Hämoglobin < 5 g/dl). Ist das reduzierte Hämoglobin schon im arteriellen Blut vorhanden, so sieht man eine *zentrale Zyanose* (Haut und Zunge), typischerweise bei pulmonalen Erkrankungen (z. B. Lungenfibrose). Eine *periphere Zyanose* ist auf eine vermehrte O_2-Ausschöpfung des Blu-

tes wie z. B. bei einer Herzinsuffizienz zurückzuführen. Damit ergeben sich als klinische Untersuchungsbefunde beim wachen, spontanatmenden Patienten folgende häufige Symptome einer Ateminsuffizienz.

> **Dyspnoe** (periphere und pulmonale Prozesse: Insuffizienz der Atemmuskeln wie bei Relaxierung, Asthma bronchiale, Lungenödem, Atemwegshindernis) ist gekennzeichnet durch:
> - erhöhte Atemfrequenz (normal 10–12/min für Erwachsene)
> - Atemnotgefühl mit Unruhe, Tachykardie und Hypertonie,
> - aufrechte Körperhaltung mit aufgestützten Armen,
> - Zyanose (nicht bei Anämie).
>
> **Hypopnoe** (zentrale Prozesse: Intoxikationen, intrakranielle Blutungen oder Tumoren mit Hirndruck, Apoplex; Aspirationsgefahr!) ist zu erkennen an:
> - erniedrigter Atemfrequenz,
> - Somnolenz,
> - Rücken- oder Seitenlage,
> - periodischer Atmung mit Atempausen.

Liegt eine klinisch manifeste respiratorische Störung vor, so kann deren Ursache häufig durch die umgehende klinische Untersuchung mittels Auskultation und Perkussion differenziert werden. Beim **Fehlen eines Atemgeräusches über beiden Lungen** besteht ein vital bedrohlicher Zustand, der schnellstens weiter abgeklärt bzw. sofort behandelt werden muss. Ursachen für fehlende Atemgeräusche über beiden Lungen können eine Fehlintubation mit ösophagealer Tubuslage oder das Vorliegen eines doppelseitigen Pneumothoraxes bzw. Spannungspneumothoraxes sein. Differenzialdiagnostisch kommen auch ein massiver Bronchospasmus (hohe Beatmungsdrücke, vereinzelt exspiratorisches Giemen) sowie ein weit fortgeschrittenes Lungenemphysem (meist noch ein leises Atemgeräusch vorhanden) in Betracht. Liegt ein **einseitiges Atemgeräusch** vor, so lässt sich anhand des Perkussionsbefundes ein lufthaltiger Prozess wie z. B. ein Pneumothorax (hypersonorer Klopfschall) von einem Prozess mit erhöhter Dämpfung (Atelektase, Pleuraerguss) differenzieren.

Ein **inspiratorisch betonter Stridor** weist auf eine Verengung der oberen Luftwege, ein **exspiratorischer Stridor** eher auf einen Kollaps im Bereich der kleinen Bronchien und Bronchiolen (Bronchospasmus, Asthma bronchiale) hin.

Feuchte, nicht klingende Rasselgeräusche werden seitengleich über beiden Lungen bei einem Lungenödem auskultiert, jedoch können häufig auch spastische Rasselgeräusche beim interstitiellen Lungenödem die Differenzierung von einer obstruktiven Atemwegserkrankung erschweren oder unmöglich machen.

Entzündliche Infiltrate lassen sich aufgrund klingender feuchter Rasselgeräusche diagnostizieren und führen beim Vorliegen eines einseitigen Befundes zu einem seitendifferenten Auskultationsbefund.

■ Apparative Diagnostik

Röntgendiagnostik

Durch das Anfertigen eines **Röntgenbildes des Thorax** können die klinischen Befunde verifiziert und dokumentiert werden und weitere wichtige diagnostische Befunde erhoben werden. Pathologische Prozesse wie Atelektasen, Infiltrate oder ein Pneumothorax kommen gut zur Darstellung (siehe Röntgenbilder des Thorax, Abb. 2.28–2.37). Sie werden entweder wegen einer *erhöhten Strahlendichte* als hellgraue bis weiße Areale gegenüber den benachbarten Strukturen erkennbar (Infiltrate, Atelektasen, Pleuraergüsse) und dann als *Verschattung* bezeichnet, oder sie imponieren als dunkle bis schwarze Areale bei *geringer Strahlendichte* (vermehrt lufthaltig) wie z. B. bei einem Pneumothorax oder einer Abszesshöhle und heißen dann *Aufhellungen* (Tab. 2.1). Pathomorphologische Röntgenbefunde außerhalb der Lunge und Pleura können wichtige Hinweise auf die Ursache einer respiratorischen Stö-

Tabelle 2.**1**   Röntgendarstellung   pathomorphologischer Prozesse

Verschattungen (helle bis weiße Areale)	• Infiltrationen (z. B. entzündlich) • Atelektase • Pleuraerguss (Pleuraempyem, Hämatothorax) • Pleuraschwarte • alveoläres Lungenödem
Aufhellungen (dunkle bis schwarze Areale)	• Pneumothorax, Pneumomediastinum • Höhlen (Abszess, Zysten) • Emphysem (Lunge, Weichteile)

rung geben: So kann bei der Darstellung des Zwerchfells eine abnorme Position oder eine fehlende Abgrenzbarkeit gefunden werden. Ferner werden der knöcherne Thorax (z. B. Rippenfrakturen im Rahmen einer Reanimation), das Herz (Vergrößerung bei kardialer Insuffizienz), das Mediastinum (Pneumomediastinum bei Verletzungen im Bereich der Luftwege) und die Weichteile (Emphysem bei dislozierter Thoraxdrainage) röntgenologisch dargestellt.

> Das Röntgenbild des Thorax ist die häufigste radiologische Routineuntersuchung im Krankenhaus. Es macht einen Kostenanteil von ca. 22 % des gesamten präoperativen Routineuntersuchungsprogramms aus und ist damit eine kostenintensive Untersuchungsmethode, deren routinemäßige Anwendung nicht indiziert ist.

Bei Patienten unter 60 Jahren ohne Hinweise auf eine Erkrankung der Thoraxorgane ist ein anästhesierelevanter Röntgenbefund sehr selten.

Auch für asymptomatische Patienten, die älter als 60 Jahre sind, ist ein Röntgenbild des Thorax nicht zwingend erforderlich. Besteht jedoch aufgrund der Anamnese oder der körperlichen Untersuchung der Verdacht auf einen behandlungsbedürftigen Befund im Bereich der Thoraxorgane, so ist grundsätzlich ein Röntgenbild des Thorax indiziert. **Indikationen** für ein Röntgenbild können sich ergeben aus
- **Anamnese:**
  - pulmonale Erkrankungen,
  - Erkrankungen der Atemwege (z. B. Trachealdeviation),

– Erkrankungen der Pleura,
– Thoraxdeformitäten,
– kardiale Erkrankungen (z. B. Klappenfehler, Myokardinfarkt),
– Tumorerkrankungen,
– starkes Rauchen,
– Schlaganfall;

● **körperlicher Untersuchung:**
– Dyspnoe, Orthopnoe,
– Fieber,
– Tachypnoe, Tachykardie, Hypertonie,
– pathologische Auskultations-, Perkussions- und Palpationsbefunde von Lunge, Herz oder Abdomen;

● **Operationsort und -art:**
– intrathorakale Operationen,
– große Operationen mit erheblichem Flüssigkeitsbedarf.

Respiratorische Funktion

Die Atmung wird bestimmt durch (Abb. 2.**1**):
● Ventilation (Atempumpe, Luftwege, Atemgas),
● Gasaustausch an der alveolokapillären Membran (Diffusionsgesetze),
● Lungenperfusion (Pumpfunktion des Herzens, pulmonales Gefäßsystem, Gaskonzentration im Blut),
● Ventilations-Perfusions-Verhältnis ($\dot{V}_a/\dot{Q}$).

Spirometrische Bestimmung der Atemvolumina und -kapazitäten

Bei der Atmung lassen sich unterschiedliche Lungenvolumina unterscheiden. Nach einer normalen Exspiration befindet sich die Lunge in der Atemruhelage. Das aus dieser Lage bei ruhiger Atmung eingeatmete Volumen wird als **Atemzugvolumen (AZV)** bezeichnet. Das **inspiratorische**

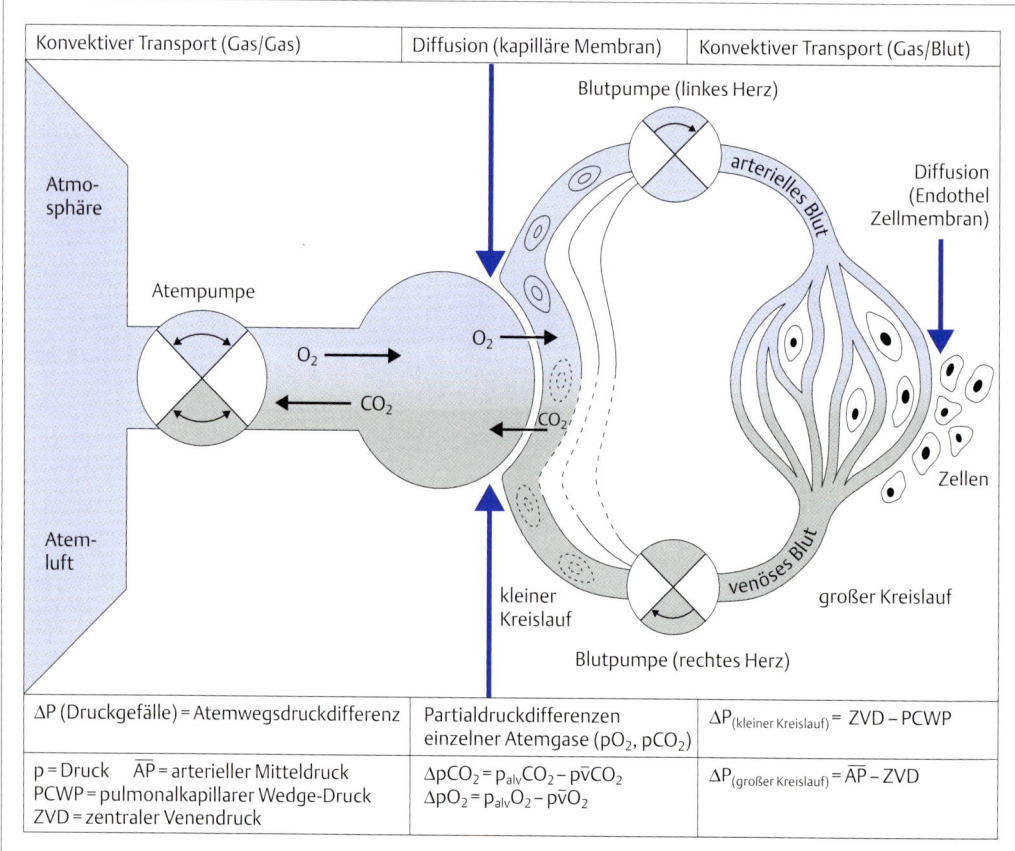

ΔP (Druckgefälle) = Atemwegsdruckdifferenz	Partialdruckdifferenzen einzelner Atemgase (pO_2, pCO_2)	$\Delta P_{(kleiner\ Kreislauf)} = ZVD - PCWP$
p = Druck $\overline{A}P$ = arterieller Mitteldruck PCWP = pulmonalkapillarer Wedge-Druck ZVD = zentraler Venendruck	$\Delta pCO_2 = p_{alv}CO_2 - p\overline{v}CO_2$ $\Delta pO_2 = p_{alv}O_2 - p\overline{v}O_2$	$\Delta P_{(großer\ Kreislauf)} = \overline{A}P - ZVD$

Abb. 2.**1** Wege und treibende Kräfte des Atemgastransportes.

Reservevolumen (IRV) erhält man durch langsame maximale Inspiration über die normale Einatmung hinaus. Durch maximale Exspiration aus der Atemruhelage erhält man das **exspiratorische Reservevolumen (ERV)**. Das in der Lunge verbleibende Restvolumen, welches nicht mehr mobilisierbar ist, heißt **Residualvolumen (RV)**.

> Die Summe einzelner Lungenvolumina wird Kapazität genannt.

Das maximale Fassungsvermögen der Lunge ergibt sich aus der Summe aller Volumina und wird als **totale Lungenkapazität (TLC)** (total lung capacity) bezeichnet. Klinisch wichtige Größen sind die **Vitalkapazität (VC,** vital capacity) – Volumen von maximaler Inspiration bis zur maximalen Exspiration) und die **funktionelle Residualkapazität (FRC,** functional residual capacity) – Summe von exspiratorischem Reservevolumen und Residualvolumen).

> Sämtliche Volumina und Kapazitäten sind abhängig von Alter, Geschlecht, Größe und Gewicht.

Zu ihrer Beurteilung benötigt man Nomogramme. Abweichungen von mehr als 15 % sind pathologisch. **Spirographie** (Abb. 2.2) nennt man die Darstellung von Volumenänderungen, die durch die Atmung entstehen und an der Mundöffnung abgeleitet werden. Die dazu geeigneten Messgeräte heißen Spirometer oder Pneumotachymeter.

Eine **Abnahme der Vitalkapazität** wird bei restriktiven Lungenerkrankungen gefunden. Sie kann auch bei obstruktiven Ventilationsstörungen bei entsprechender Zunahme des Residualvolumens vermindert sein. In der postoperativen Phase kann sie nach Oberbaucheingriffen oder Thorakotomien um mehr als die Hälfte verkleinert sein. Ein wirksamer Hustenstoß, der das Dreifache des Atemzugvolumens (AZV) umfassen sollte, kann dann nicht mehr zustande kommen. Die daraus folgende Sekretretention kann zur Atelektasenbildung und so zu einer Zunahme postoperativer respiratorischer Störungen führen.

O_2-Reserve, Präoxygenierung und aventilatorischer O_2-Fluss

Die funktionelle Residualkapazität (FRC) ist das für den pulmonalen Gasaustausch entscheidende Volumen. Ihre Größe beträgt normalerweise 3 Li-

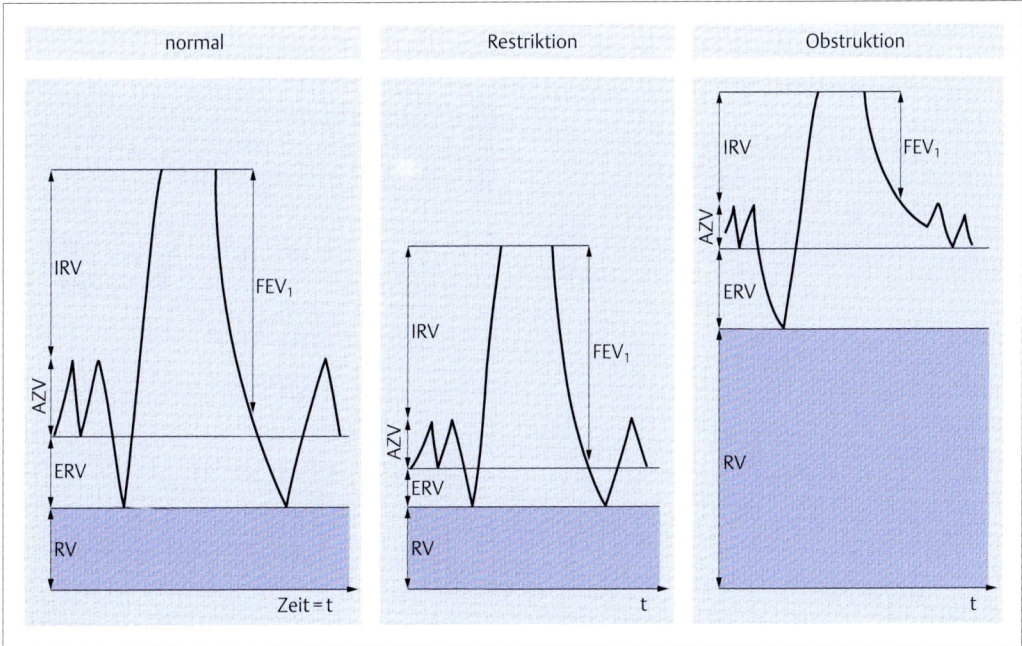

Abb. 2.2 Spirographische Darstellung der Lungenvolumina bei normaler Ventilation, restriktiver und obstruktiver Ventilationsstörung. Die dunkelblaue Fläche ist spirometrisch nicht messbar.

ter (1,5 l RV und 1,5 l ERV) und ist damit mehr als achtmal so groß wie die durch einen Atemzug zugemischte Frischluft. Entsprechend gering sind daher die Schwankungen der alveolären Partialdrücke. Die hier vorhandene Menge an Sauerstoff steht dem Gastransport unmittelbar zur Verfügung und der Anteil des Sauerstoffs am pulmonalen Gasvolumen (3 Liter) beträgt ca. 13 %, was einer absoluten Menge von ca. 390 ml O_2 entspricht. Die in der FRC vorhandene Menge an O_2 kann als **pulmonale O_2-Reserve** angesehen werden. Der O_2-Bedarf eines gesunden Erwachsenen beträgt 3–5 ml/kgKG/min. Er liegt somit bei einem 75 kg schweren Patienten zwischen 225 und 375 ml/min.

Bei einem akuten Atemstillstand, z. B. Einleitung einer Narkose, wäre die pulmonale O_2-Reserve nach ca. 1 Minute verbraucht. Wird ausreichend mit reinem Sauerstoff präoxygeniert, so lässt sich der Zeitraum der Apnoe ohne Hypoxämie beträchtlich (> 5 Minuten) vergrößern.

Beträgt der O_2-Vorrat in der funktionellen Residualkapazität dann z. B. 2,5 Liter, so bedeutet dies, dass der O_2-Vorrat für ca. 10 Minuten ausreicht. Gleichzeitig steigt allerdings der arterielle pCO_2 um 3–4 mmHg pro Minute, und es kommt zu einer respiratorischen Azidose. Durch die **Präoxygenierung** soll möglichst viel Stickstoff der FRC durch O_2 ersetzt werden.

> Die Präoxygenierung ist bei allen planbaren Unterbrechungen der Ventilation oder O_2-Zufuhr sinnvoll, z. B. bei Intubation, Bronchoskopie und bei Absaugmanövern des beatmeten Patienten.

Besonders für die Intubation von Patienten mit eingeschränkter O_2-Reserve (Kinder, Schwangere, Adipositas) und/oder erhöhtem O_2-Bedarf (z. B. Schwangere) oder bei Patienten, bei denen eine Maskenbeatmung vermieden (Aspirationsgefahr bei fehlender Nüchternheit) werden soll, ist die Präoxygenierung von Wichtigkeit.
Um möglichst schnell einen großen Teil des Stickstoffs mit Sauerstoff auszuwaschen ist eine dicht sitzende Maske und ein O_2-Frischgasfluss von mehr als 8 Litern/min erforderlich. Nach ca. 4 Minuten sind dann 90–95 % des Stickstoffs aus der FRC entfernt. Stehen in einer Notfallsituation (z. B. Notsectio) keine 4 Minuten für die Präoxygenie-

rung zur Verfügung, so kann eine Denitrogenisierung von mehr als 90 % durch 4–8 tiefe Atemzüge bei einem **Frischgasflow** von 10 l O_2/min erreicht werden. Schafft man eine offene Verbindung zwischen der FRC und einem O_2-Reservoir (z. B. Tubus und Reservoirbeutel unter kontinuierlicher O_2-Zufuhr), so kann O_2 zu den Alveolen nachströmen und dadurch die Apnoezeit deutlich über 10 Minuten hinaus verlängert werden.

> Aufgrund des O_2-Partialdruckgefälles zwischen der Alveole und der Pulmonalkapillare sowie der ständigen Metabolisierung von O_2 und seiner Entfernung aus der FRC kommt es zum aventilatorischen O_2-Fluss. So sind Apnoezeiten von bis zu 30 Minuten, in denen eine ausreichende Oxygenierung besteht, erreichbar.

Die Akkumulation von Kohlendioxid im arteriellen Blut kann jedoch schon nach 15 Minuten bedrohlich werden (pCO_2 > 100 mmHg und pH-Wert < 7,0) und ist dann der limitierende Faktor für die Apnoedauer. Die CO_2-Produktion eines gesunden Erwachsenen beträgt 3 ml/kgKG/min. Um eine adäquate CO_2-Eliminierung zu erreichen, muss die alveoläre Ventilation größer als 2 l/min sein.

Funktionelle Residualkapazität (FRC)

> Restriktive Ventilationsstörungen führen zu einer Abnahme, obstruktive zu einer Zunahme der funktionellen Residualkapazität.

Ursachen einer **erniedrigten** funktionellen Residualkapazität sind:
- Lungenfibrose, Lungenstauung,
- Pleuraerguss, Pleuraschwarte,
- Adipositas,
- Zwerchfellhochstand bei z. B. erhöhtem intraabdominellen Druck,
- Atelektase,
- Rückenlage (ca. 700 ml),
- Narkose (ca. 500 ml).

Ursachen einer **erhöhten** funktionellen Residualkapazität sind:
- Alter,
- Lungenemphysem,
- Asthma bronchiale,

- Atemwegsstenosen (Trachealstenosen, Glottis-ödem).

Closing Volume (CV) und Closing Capacity (CC)

Die frühzeitige Diagnose **obstruktiver Ventilationsstörungen** gelingt durch die Bestimmung des Verschlussvolumens (closing volume).

> Unter dem **Verschlussvolumen (CV)** versteht man das bei der Ausatmung noch in der Lunge befindliche ausatembare Volumen, bei dem der Verschluss der kleinen Atemwege beginnt (bis zum RV).
> Die Summe aus CV und RV wird als **Closing Capacity (CC)** bezeichnet und entspricht dem Lungenvolumen, welches zu Beginn des Verschlusses der kleinen Atemwege noch in der Lunge vorhanden ist.

Je früher der Kollaps der kleinen Atemwege in der Exspiration erfolgt, desto größer ist das Closing Volume. Beginnt der Verschluss der kleinen Atemwege schon bei normaler Exspiration – die Closing Capacity ist dann größer als die funktionelle Residualkapazität – so spricht man von einem „Shunt in Time". Das heißt, es kommt zu einer atemzyklusabhängigen Beimischung von nicht oder schlecht oxygeniertem Blut zum arteriellen Blut (Shuntanstieg). Resorptionsatelektasen können so zusätzlich entstehen.

> Die Closing Capacity steigt mit zunehmendem Alter stärker als die funktionelle Residualkapazität (Abb. 2.3).

In Rückenlage hat sie die Größe der FRC im Alter von ca. 45 Jahren erreicht, im Stehen erst ab 65 Jahren. Die Zunahme des Closing Volume wird als Hauptursache für die Abnahme des paO_2 im Alter

Abb. 2.**3** Atemvolumina und -kapazitäten in Abhängigkeit vom Alter. Modifiziert nach Campbell und Lefrak 1984 (**a**) sowie Nunn 1993 (**b**).

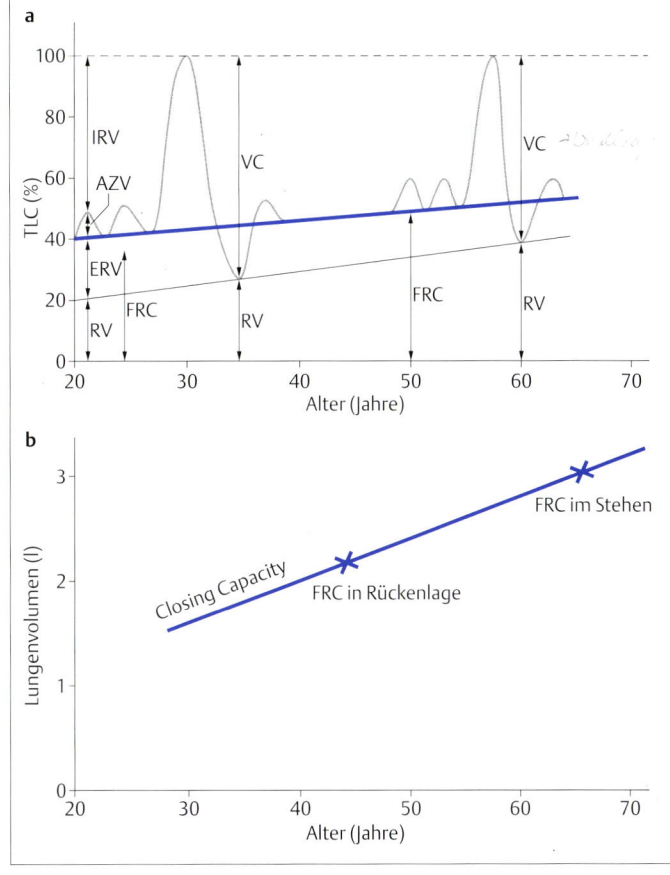

angesehen. Zusätzlich sinkt die Vitalkapazität mit zunehmendem Alter (Abb. 2.**3**), sodass die respiratorische Reserve eingeschränkt wird (Hustenstoß).

Zur Ermittlung des **altersentsprechenden paO$_2$** gilt die Faustregel:

> **paO$_2$ (mmHg) = 100 − $^1/_2$ Lebensalter**

Totraum (VD) und Totraumventilation ($\dot{V}_D$)

Die **Ventilation ($\dot{V}$)** oder Belüftung der Atemwege wird durch das Produkt aus **Atemzugvolumen (AZV)** und **Atemfrequenz (f)** charakterisiert.

> **$\dot{V}$ = AZV × f (l/min)**

Für den Gasaustausch ist jedoch die **alveoläre Ventilation ($\dot{V}_a$)** maßgeblich. Um sie bestimmen zu können, wird der Anteil vom Atemzugvolumen benötigt, der nicht am Gasaustausch teilnimmt. Dieses Volumen wird als Totraum (VD) bezeichnet und umfasst den Raum vom Nasenrachenraum bis zu den Bronchien (anatomischer Totraum VD$_{ana}$) und die von der Perfusion ausgeschlossenen ventilierten Anteile des Alveolarraumes (Alveolartotraum VD$_{alv}$). Es wird als **funktioneller Totraum (VD$_{funk}$)** bezeichnet:

> **VD$_{funk}$ = VD$_{ana}$ + VD$_{alv}$**

Der anatomische Totraum beträgt beim Erwachsenen 150–200 ml (2 ml/kgKG). Durch die Lagerung des Kopfes kann er verdoppelt werden. Das Verhältnis von Totraum zu Atemzugvolumen wird als **Totraumquotient** bezeichnet und beträgt normalerweise 0,3, d.h. 30 % der Ventilation entfallen auf die Belüftung des Totraums. Die Totraumventilation ($\dot{V}_D$) steigt bei unverändertem Atemminutenvolumen mit zunehmender Atemfrequenz an ($\dot{V}_D$ = VD × f). Atmet ein Patient z.B. 500 ml AZV mit einer Atemfrequenz von 10/min, so beträgt sein Atemminutenvolumen (AMV) 5 l/min. Nimmt man für den Totraum einen Wert von 150 ml an, so beträgt der Anteil der Totraumventilation 1,5 l/min. Atmet er 5 l/min bei einer Atemfrequenz von 20/min, so beträgt sein AZV nur noch 250 ml und der Totraumquotient steigt auf 0,6. Es entfallen nun mehr als die Hälfte (3,0 l/min) der Ventilation auf die Belüftung des Totraumes und stehen damit nicht mehr für den Gasaustausch zur Verfügung.

> Steigt der Totraumquotient auf einen Wert größer als 0,7, so kommt es zur respiratorischen Insuffizienz, da das CO_2 nicht mehr adäquat eliminiert werden kann.

Eine Verminderung der **pulmonalen Perfusion** (z.B. bei der Lungenembolie) führt zu einem Anstieg des funktionellen Totraums, da ventilierte Alveolen, die nicht perfundiert werden, auch nicht am Gasaustausch teilnehmen.

Während der Narkose ist der exspiratorische pCO_2 gegenüber dem arteriellen pCO_2 erniedrigt, da der alveoläre Totraum zunimmt. Der Totraumquotient steigt durch die Narkose auf 0,4 an.

Ein plötzlicher Abfall des endexspiratorischen pCO_2 während einer Narkose kann durch eine Abnahme der pulmonalen Perfusion (z.B. Lungenembolie, HZV-Abfall, Schock) verursacht sein. Fällt der endexspiratorische pCO_2 z.B. auf 20 mmHg ab und beträgt der arterielle pCO_2 40 mmHg, so lässt sich der funktionelle Totraum auf ca. 50 % des Atemzugvolumens (VD$_{funk}$ = AZV × (1 − 20 mmHg/40 mmHg) = AZV × (1 − 1/2) = 1/2 × AZV) schätzen.

Intrapleuraler und intrapulmonaler Druck (Abb. 2.**4**)

Die Ventilation der Atemwege erfolgt über ein **Druckgefälle in den Atemwegen**, welches durch die Übertragung von Volumenveränderungen des Thoraxraums auf die Lunge zustande kommt. Das Druckgefälle ergibt sich aus der Differenz zwischen Atmosphärendruck (Mund-Nasen-Ausgang) und intraalveolärem bzw. intrapulmonalem Druck. Er beträgt in Ruhelage ± 1 cmH$_2$O und kann maximal zwischen − 110 cmH$_2$O (Inspiration) und + 150 cmH$_2$O (Exspiration) schwanken.

Volumenänderungen des Thorax führen zu einem Druckgradienten im Bereich der Atemwege, da die Lunge über den Pleuraraum mit dem Thorax so verbunden ist, dass sie den Volumenänderungen vollständig folgen muss. Der Pleuraraum ist ein kapillärer Raum, der mit einer nicht dehnbaren Flüssigkeit gefüllt ist und heißt **Intrapleuralraum**. Er weist in Atemruhelage einen Druck von − 6 cmH$_2$O auf und kann in Abhängigkeit von der Atemstärke schwanken. Extreme inspiratorische negative Drücke (z.B. bei einem oberen Atemwegshindernis) können ein Lungenödem auslösen.

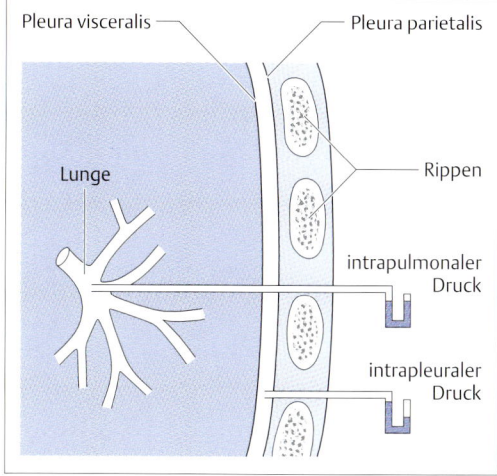

Abb. 2.4 Intrapleuraler und intrapulmonaler Druck (aus Oczenski u. Mitarb. 1996).

> Das Druckgefälle zwischen intrapleuralem und intrapulmonalem Druck wird transpulmonaler Druck genannt.

Atemwegswiderstände und Resistance

Die Atemarbeit wird im Wesentlichen von den Widerständen des respiratorischen Systems bestimmt. Da für Gasströme auch das **Ohm-Gesetz**

> U (Spannung) = R (Widerstand) × I (Stromstärke)

gilt, lässt es sich für die Atemwegswiderstände folgendermaßen formulieren

> ΔP (transpulmonales Druckgefälle) = R (Widerstand) × $\dot{V}$ (Ventilation)

Grundsätzlich lassen sich die Strömungswiderstände (nicht elastische Widerstände) von den elastischen Widerständen unterscheiden. Dabei ist die Größe der Strömungswiderstände von der Beschaffenheit der Atemwege und hier vor allem nach dem **Hagen-Poiseuille-Gesetz**

> $R = L \times 8/\pi r^4 \times \mu = \Delta P/\dot{V}$

L = Länge
μ = Viskositätskonstante

vom Radius der Atemwege (r) abhängig. Nimmt dieser um die Hälfte ab, steigt der Atemwegswiderstand um das 16fache. Das Hagen-Poiseuille-Gesetz gilt nur für laminare Strömungen. Übersteigt die Strömungsgeschwindigkeit einen kritischen Wert, so geht sie in eine turbulente Strömung über. Für turbulente Strömungen gilt, dass das Druckgefälle in den Atemwegen mit dem Quadrat der Strömungsgeschwindigkeit zunimmt.

Bei einer Verkleinerung des Atemwegsdurchmessers (z. B. Trachealstenose) wird der kritische Punkt früher erreicht, und es kommt neben der Widerstandserhöhung nach dem Hagen-Poiseuille-Gesetz zu einer zusätzlichen Belastung der Atemtätigkeit aufgrund von turbulenten Strömungen. Zur Vermeidung solcher Turbulenzen sollte die Stromstärke möglichst niedrig gehalten werden.

Die entscheidende Größe für die Atemströmung, der **Atemwegsdurchmesser**, sollte bei obstruktiven Atemstörungen im Mittelpunkt der therapeutischen Maßnahmen stehen.
Ursachen erhöhter Atemwegswiderstände sind:
- Schwellung der Bronchialschleimhaut (Stauung, Entzündung),
- Bronchialmuskulatur (z. B. Spasmus),
- Obstruktion (Sekret, Flüssigkeit, Fremdkörper),
- Abbau des Knorpelgerüstes der Bronchien,
- Reduktion der elastischen Elemente des respiratorischen Systems.

Die Resistance (R) ist ein Maß für den Atemwegswiderstand und ist definiert als Verhältnis von Atemwegsdruckgefälle (ΔP) zu Atemstromstärke ($\dot{V}$):

> $R = \Delta P/\dot{V}$ (normal 1 – 2 cmH$_2$O pro Liter und sec)

Einsekundenkapazität

Ein indirektes Maß für den Atemwegswiderstand stellt die Einsekundenkapazität (**FEV$_1$**) dar, die im **Tiffeneau-Test** bestimmt wird. Dazu wird das Volumen bestimmt, welches nach maximaler Inspiration innerhalb einer Sekunde forciert ausgeatmet werden kann. Setzt man diesen Wert ins Verhältnis zur Vitalkapazität, so erhält man die relative Einsekundenkapazität, die nur noch vom Alter und der Mitarbeit des Patienten abhängt.

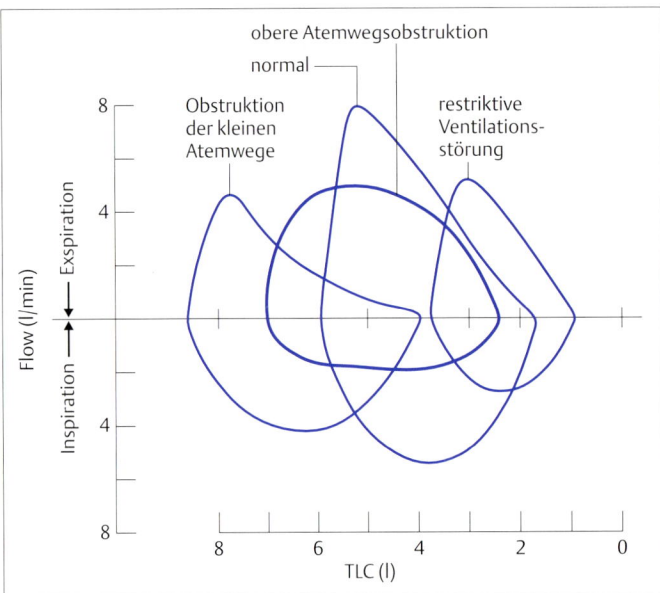

Abb. 2.**5** Fluss-Volumen-Schleifen bei normaler Ventilation und verschiedenen Ventilationsstörungen (mod. nach Goudsouzian und Karamanian 1984).

Eine Verminderung der relativen FEV_1 um mehr als 20% der Norm ist pathologisch und weist auf eine Atemwegsobstruktion hin. Bei weit fortgeschrittenen obstruktiven Atemwegserkrankungen kann sie sich wieder normalisieren, da dann auch die Vitalkapazität abnimmt. Die absolute Einsekundenkapazität ist dann jedoch vermindert.

Fluss-Volumen-Schleife

Die spirometrische Darstellung einer Fluss-Volumen-Schleife bei forcierter In- und Exspiration ist eine sensible Methode zur Erkennung und Dokumentation von Ventilationsstörungen (Abb. 2.5). Die abgeleiteten Schleifen zeigen je nach Pathogenese der Ventilationsstörung ein charakteristisches Muster.

Dabei wird dem in- und exspiratorischen Volumen die zugehörige Flussrate zugeordnet. Die so entstandene Kurvenkonfiguration lässt sich durch die Flussraten bei 25 und 50% der **forcierten Vitalkapazität** (**FVC**) charakterisieren. Außerdem kommen der in- und exspiratorische Peak Flow **PIF** und **PEF** zur Darstellung (Abb. 2.**6**).

Der schnelle Anstieg des exspiratorischen Schleifenanteils und der PEF repräsentieren den aktiven Teil der Ausatemarbeit und den Widerstand in den oberen, größeren Atemwegen. Der nahezu li-

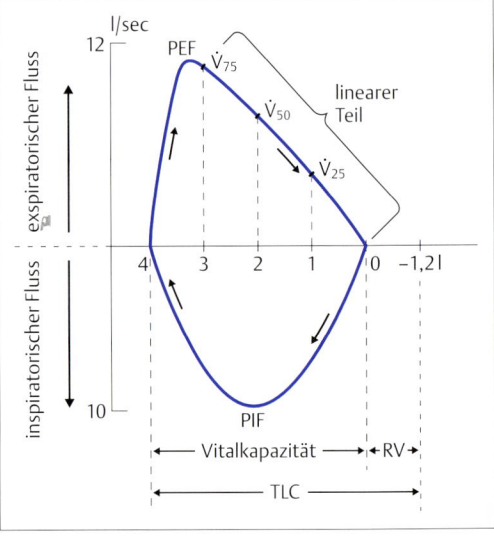

Abb. 2.**6** Charakteristika der Fluss-Volumen-Schleife (mod. nach Goudsouzian und Karamanian 1984).

neare Abfall des exspiratorischen Schleifenanteils stellt den passiven Teil der Exspirationsarbeit und den Widerstand in den kleinen Atemwegen dar. Obstruktive Ventilationsstörungen der kleinen, peripheren Atemwege zeigen in diesem Bereich eine „Aushöhlung" bzw. „Knickung" und führen so zu einer Veränderung der Form der Fluss-Volumen-Schleife. Im Gegensatz dazu bleibt bei den restriktiven Ventilationsstörungen die Schleifenform unverändert, dafür sind jedoch Lungenvolumen und PEF deutlich vermindert.

Präoperative Einschätzung

Bei Erkrankungen des respiratorischen Systems kann eine präoperative Lungenfunktionsdiagnostik mittels **kleiner Spirometrie** zur Differenzierung und Quantifizierung von Ventilationsstörungen sinnvoll sein. So kann der **Schweregrad** der obstruktiven Atemwegserkrankungen durch die FEV_1, die in Relation zum Sollwert gesetzt wird, in drei Grade eingeteilt werden:

- leichter Grad: $> 70\%$,
- mäßiger Grad: $50 - 69\%$,
- schwerer Grad: $< 50\%$.

Nach Konietzko (1986) lässt sich das globale Risiko mit Hilfe der kleinen Spirometrie für eine FEV_1 $< 0,8$ Liter als hoch, für eine zwischen 0,8 und 2 Litern als erhöht und für eine > 2 Liter als normal einschätzen. Neben der Spirometrie dient die **Blutgasanalyse (BGA)** zur präoperativen Risikoeinschätzung eines Patienten mit pulmonaler Vorerkrankung, da sie eine Beurteilung des pulmonalen Gasaustausches ermöglicht.

Compliance

Für die Atemfunktion sind neben den nicht elastischen Strömungswiderständen die **elastischen** Widerstände des respiratorischen Systems von großer Bedeutung. Sie sind abhängig von den elastischen Elementen des respiratorischen Systems, der Oberflächenspannung an der Grenzfläche zwischen Alveole und Luft und dem Lungenvolumen und bestimmen die Dehnbarkeit des Atemapparates.

> Das Maß für die Dehnbarkeit ist das Verhältnis von Volumen- zu Druckänderung ($\Delta V/\Delta P$) und wird als Compliance (C) bezeichnet:

$$\text{Compliance (C)} = \Delta V/\Delta P \text{ (ml/cmH}_2\text{O)}$$

Wird für einen Beatmungshub von 1 Liter ein Druck von 10 cmH$_2$O benötigt, so beträgt die Compliance 100 ml/cmH$_2$O. Ist hierzu ein Druck von 20 cmH$_2$O erforderlich, so sinkt die Dehnbarkeit auf 50 ml/cmH$_2$O. Die Gerade im Druck-Volumen-Diagramm verläuft dann flacher (vgl. Abb. 2.**8**).

Wird die Compliance für Lunge und Thorax isoliert gemessen, so beträgt sie jeweils 200 ml/cmH$_2$O, während sie für Lunge und Thorax zusammen normalerweise 100 ml/cmH$_2$O beträgt. Während einer Narkose kann beim intubierten Patienten die Compliance des respiratorischen Systems aus dem exspiratorischen Atemzugvolumen sowie der Differenz aus dem Plateaudruck und dem endexspiratorischen Druck für klinische Zwecke ausreichend genau berechnet werden. Dabei muss der Atemwegsdruck tubusnah im Atemstillstand gemessen werden.

$$C_{statisch} = \text{exsp. AZV (ml)}/P_{endinsp} - P_{endexsp} \text{ (mbar)}$$

Der Normwert für einen intubierten Patienten liegt zwischen 50 und 70 ml/mbar.

Ruhedehnungskurve

Die Compliance der Lunge ist abhängig vom Lungenvolumen, d.h. von ihrer „Vordehnung". Der optimale (höchste) Wert für die Compliance des Atemapparates liegt bei einem Lungenvolumen von der Größe der normalen funktionellen Residualkapazität.

Er sinkt bei Zu- und Abnahme des Lungenvolumens. Diese Abhängigkeit der Compliance vom Lungenvolumen wird in der **S-förmigen** Ruhedehnungskurve dargestellt (Abb. 2.**7**).

Im steilen mittleren Abschnitt der Kurve liegen die besten Dehnungsbedingungen des Systems. An den oberen und unteren Knickpunkten (**inflection points**) der Kurve verschlechtern sich die Verhältnisse zunehmend. Der obere Inflection Point besagt, dass ab diesem Punkt eine Überdehnung bzw. ein Zerreißen (**Barotrauma**) der Alveolen droht. Der untere Inflection Point drückt den erhöhten Druck, der zur Eröffnung von kollabierten Alveolen erforderlich ist, aus.

> Die Steilheit der S-förmigen Ruhedehnungskurve gibt Auskunft über die Dehnbarkeit des gesamten Systems: Ihre Zunahme bedeutet eine Verbesserung, ihre Abnahme eine Verschlechterung der Dehnbarkeit.

Während einer Intubationsnarkose oder Beatmung ist die Compliance des respiratorischen Systems leicht zu ermitteln (s.o.), da in- und exspiratorisch der intrapulmonale Druck mit dem tubusnahen Druck im Atemstillstand gleichge

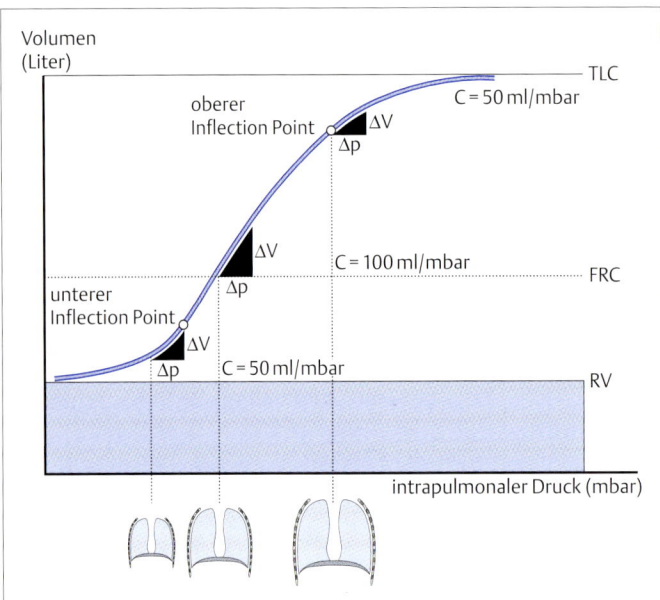

setzt werden kann. Das Lungenvolumen wird durch schrittweises Anheben des endexspiratorischen Druckes PEEP (positive end-exspiratory pressure) vergrößert und die dazugehörige Compliance ist dann leicht zu berechnen. Für das PEEP-Niveau mit der höchsten Compliance findet man auch die Bezeichnung „Best-PEEP". Es korreliert gut mit dem Maximum der Sauerstofftransportkapazität.

Störungen, die zu einer **Verminderung der Dehnbarkeit** des Atemapparates führen, sind:

- Veränderungen des Lungenparenchyms (z.B. Pneumonie, Fibrose, ARDS, Lungenstauung),
- Veränderungen des Lungenvolumens (Zwerchfellhochstand, Adipositas, Rückenlage, Narkose),
- Veränderungen der Thoraxwand (z.B. Kyphoskoliose),
- Pleuraerkrankungen (Schwarte bzw. Schwiele oder Erguss),
- Surfactantmangel (ARDS, Aspiration, Atelektasen, Überdruckbeatmung, Lungenembolie).

Atemarbeit und Druck-Volumen-Schleife

Die elastischen- und Strömungswiderstände bestimmen die Atemarbeit (A), die als Produkt von Volumen (V) und Druck (P) definiert ist:

> **Atemarbeit (Joule) = Druck × Volumen**

Sie können im Druck-Volumen-Diagramm als unterschiedliche Flächen in Bezug zur Atemschleife dargestellt werden (Abb. 2.**8**).

Unter Ruhebedingungen entfallen beim spontan atmenden Patienten 2% des O_2-Bedarfs auf die Atemarbeit. Unter pathologischen Bedingungen kann der O_2-Bedarf für die Atemarbeit stark ansteigen, sodass der O_2-Bedarf des Organismus nicht mehr gedeckt ist. Es kommt dann zum O_2-Mangel der Atemmuskulatur und zu ihrer Erschöpfung (**respiratory muscle fatigue**).

Das respiratorische Pumpversagen führt zur inadäquaten Ventilation mit Anstieg des $paCO_2$ und Abfall des paO_2.

> Liegen bei respiratorischer Insuffizienz eine Hypoxämie und Hyperkapnie vor, so spricht man von einer respiratorischen Globalinsuffizienz (z.B. Versagen der Atempumpe).
> Ist eine Hypoxämie bei Normokapnie nachweisbar, handelt es sich um eine respiratorische Partialinsuffizienz (z.B. beim Lungenversagen).

Blutgasanalyse

Heute werden die Blutgase meistens über vollautomatisierte Analysatoren, die den pCO_2, den pO_2 und den pH-Wert direkt messen, bestimmt. Die Basenabweichung (BE), das Standardbicarbonat und die Sauerstoffsättigung werden berechnet (Tab. 2.**2**).

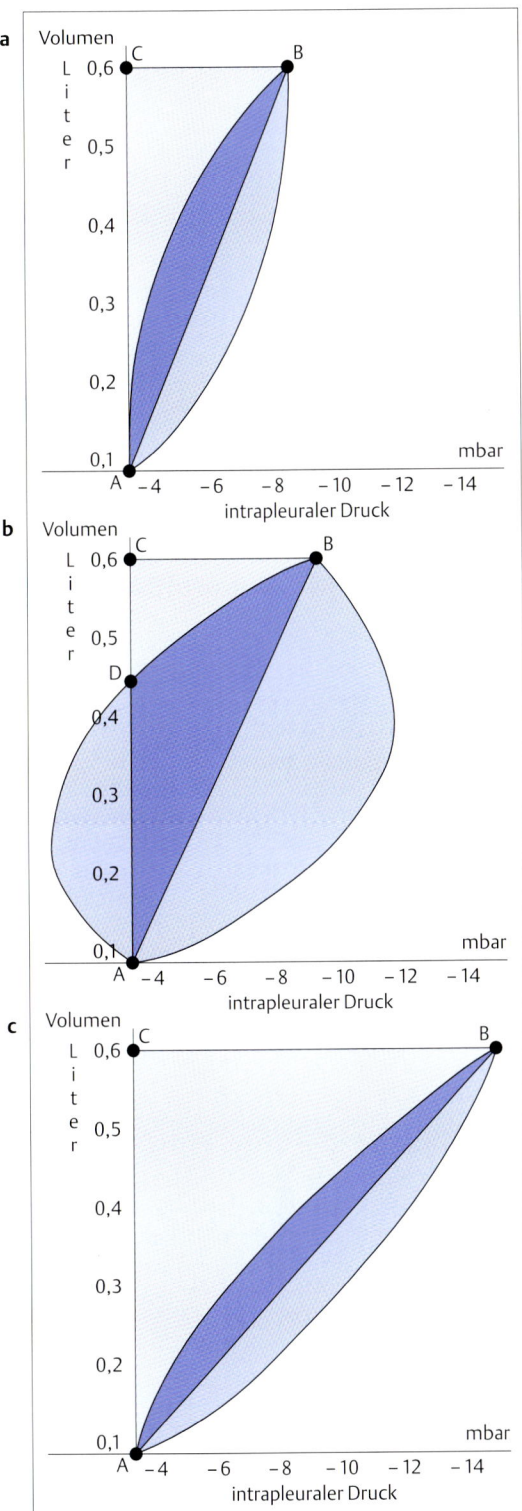

◀ Abb. **2.8** Druck-Volumen-Schleife bei normaler Ruhe-
atmung (**a**), obstruktiver (**b**) und restriktiver Ventilationsstörung (**c**).

Nicht korrekte Werte sind häufig durch eine **fehlerhafte Probenabnahme** verursacht. So führt
der Luftkontakt (Bläschen) der Probe zu falsch hohen pO_2- und falsch niedrigen pCO_2-Werten. Ferner sollte die Probe aus heparinisiertem Vollblut
bestehen.

Zur Aufrechterhaltung einer physiologischen H^+-
Ionenkonzentration im Blut stehen dem Körper
drei **Regulierungssysteme** zur Verfügung:
● Puffersysteme (Bicarbonat, Hämoglobin, Plasmaproteine),
● Atmung (CO_2-Elimination),
● renales System (langsamer als die respiratorische Regulation).

Nach der **Henderson-Hasselbalch-Gleichung** gilt
in Bezug auf das Kohlensäure-Bicarbonat-Sys-
tem:

$$pH\text{-Wert} = 6{,}1 + \log (HCO_3)/(H_2CO_3) = 6{,}1 + \log (20/1) = 6{,}1 + 1{,}3 = 7{,}4$$

Der Bicarbonatanteil (HCO_3) kann durch die Niere
und der Kohlensäureanteil durch die Atmung (Eliminierung des CO_2 über die Lunge) beeinflusst
werden.

Liegt bei Störungen des Säure-Basen-Haushalts
der pH-Wert im Normbereich, so spricht man
von kompensierten, andernfalls von nicht kompensierten oder dekompensierten Störungen.

Liegt eine Dekompensation vor, gibt der pH-Wert
die Art der Störung (Azidose oder Alkalose) an.
Die Ursache der Störung lässt sich über den pCO_2

Tabelle **2.2** Normwerte der arteriellen Blutgasanalyse
(BGA)

Gemessene Werte	pH-Wert: 7,36 – 7,44 pCO_2: 35 – 45 mmHg pO_2: 71 – 104 mmHg*
Berechnete Werte	Standardbicarbonat: 22 – 26 mmol/l BE (base excess): – 3 – + 3 O_2-Sättigung: 94 – 98 %*

* abhängig vom Alter

	Azidose		Alkalose	
	meta-bolisch	respira-torisch	meta-bolisch	respira-torisch
pH-Wert	↓	↓	↑	↑
CO_2	↓	⇑	↑	⇓
HCO_3	⇓	↑	⇑	↓

Tabelle 2.3 Die wichtigsten Störungen im Säure-Basen-Haushalt

↑/↓ = Kompensation, ⇑⇓ = kausale Störung

und die Pufferbasen (Bicarbonat, BE – base excess) weiter differenzieren (Tab. 2.3).
Über die Werte der Blutgase lassen sich einige für den Gasaustausch wichtige Begriffe definieren: Ist der arterielle pO_2 gegenüber der Norm erniedrigt, so spricht man von **Hypoxämie**. Von der Höhe des arteriellen pCO_2-Wertes hängt es ab, ob eine **Hyperkapnie** (gegenüber der Norm erhöhter pCO_2) oder eine **Hypokapnie** (erniedrigter pCO_2) vorliegt. Ist der Gasaustausch in Bezug auf die Eliminierung des CO_2 erhöht, so spricht man von einer **Hyperventilation**, ist er erniedrigt, von einer **Hypoventilation**. Eine für den Gasaustausch adäquate Steigerung des Atemminutenvolumens durch eine Zunahme der Atemfrequenz und des Atemzugvolumens wie z. B. bei einer schweren körperlichen Arbeit heißt **Hyperpnoe** und nicht Hyperventilation, denn der pCO_2 bleibt hierbei im Normbereich. Im Gegensatz zur Hypoxämie, die vom arteriellen pO_2 abhängt, wird mit **Hypoxie** die Einatmung eines Gasgemisches mit erniedrigtem pO_2 bezeichnet. **Asphyxie** (wörtlich: Pulslosigkeit) dagegen beschreibt eine inadäquate O_2-Aufnahme und CO_2-Abgabe in einem Erstickungszustand.

Alveolokapilläre Diffusion

Nachdem der Sauerstoff über die Atemwege zur Alveole transportiert worden ist, findet der Gasaustausch zwischen Alveolarluft und Blut durch Diffusion an der alveolokapillären Membran statt. Sie besteht aus dem Surfactantsystem, dem Alveolarepithel, der Basalmembran und dem Kapillarendothel.
Ursachen für **Diffusionsstörungen** sind:
- alveolokapillärer Block bei Zunahme der Wegstrecke (z. B. Lungenfibrose, chronische Stauungslunge, interstitielle Pneumonie),
- Verkleinerung der Alveolarfläche (z. B. Pneumonektomie, Atelektasen, Emphysem),
- Verkleinerung der Kapillarfläche (z. B. Lungenemphysem, Alter),
- Verkürzung der kapillären Kontaktzeit durch Verminderung der Strombahn (Lungenemphysem) oder Erhöhung der Stromstärke (HZV),
- erniedrigte Atemgaskonzentrationen und -partialdrucke.

Die O_2-Konzentration in der Luft beträgt 20,9 %, was bei einem atmosphärischen Druck von 760 mmHg einem O_2-Partialdruck von 159 mmHg entspricht. Nach Anfeuchtung der Atemluft und Zumischung von Kohlendioxid aus dem Blut verringert sich die O_2-Konzentration in der Alveolarluft auf 13 %, was einem O_2-Partialdruck von 100 mmHg entspricht (Abb. 2.9).

Diffusionshypoxie

Beim Ausleiten einer Narkose, die mit Lachgas geführt wurde, kann es zu einer **Überströmung des Alveolarraums mit Lachgas** kommen. Der im Vergleich zu Stickstoff 35-fach höhere Löslichkeitskoeffizient des Lachgases bewirkt einen schnellen Konzentrationsanstieg und hohe Werte gelösten Lachgases im Blut, denn im Austausch mit einem Molekül Stickstoff aus dem Blut gelangen 35 Moleküle Lachgas ins Blut. Wird zur Beendigung der Narkose das Lachgas abgestellt, kommt es aufgrund des großen Partialdruckgefälles von Lachgas zwischen Blut und Alveole zur plötzlichen Strömungsumkehr. Das im Blut gelöste Lachgas überströmt gasförmig das Residualvolumen und erniedrigt dort die O_2-Konzentration und damit den O_2-Gradienten zwischen Alveole und Blut, sofern nicht ausreichend schnell sauerstoffreiche Frischluft nachfließen kann. Handelt es sich bei der Frischluft um Raumluft, so kann die O_2-Konzentration in der Alveole unter 13 % abfallen. Die Folge ist ein drastischer Abfall der arteriellen O_2-Sättigung.

Abb. **2.9** Partialdrucke und Konzentrationen der Atemgase (nach Lambertsen 1968 und Kaczmarczyk 1995).

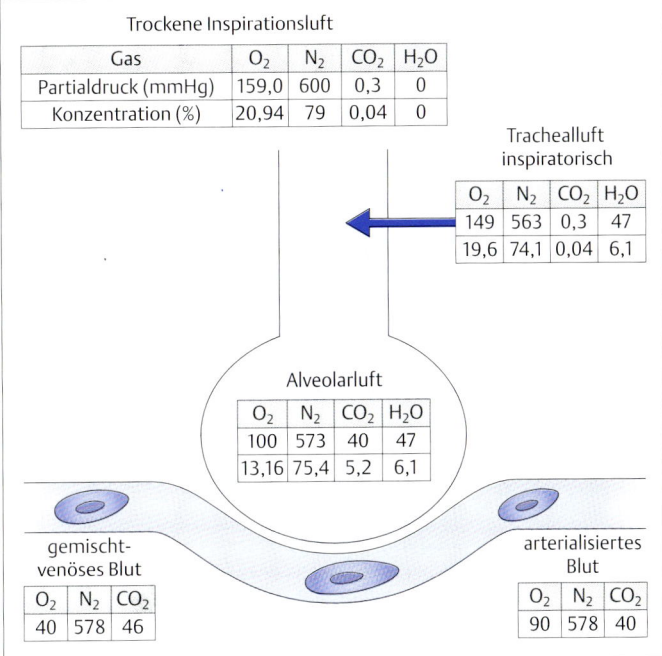

Trockene Inspirationsluft

Gas	O_2	N_2	CO_2	H_2O
Partialdruck (mmHg)	159,0	600	0,3	0
Konzentration (%)	20,94	79	0,04	0

Trachealluft inspiratorisch

O_2	N_2	CO_2	H_2O
149	563	0,3	47
19,6	74,1	0,04	6,1

Alveolarluft

O_2	N_2	CO_2	H_2O
100	573	40	47
13,16	75,4	5,2	6,1

gemischt-venöses Blut

O_2	N_2	CO_2
40	578	46

arterialisiertes Blut

O_2	N_2	CO_2
90	578	40

Der plötzliche Abfall der arteriellen O_2-Sättigung am Ende einer Narkose durch Diffusion von Lachgas aus dem Blut in die Alveole mit entsprechender Senkung des alveolären O_2-Partialdrucks wird Diffusionshypoxie genannt.

Sie tritt vor allem unter Raumluftbedingungen auf. Eine klinisch relevante Diffusionshypoxie lässt sich durch Atmen bzw. Beatmen mit reinem O_2 am Ende der Narkose sicher vermeiden.

Perfusion

Für die Durchblutung der Lunge sind im Gegensatz zum großen Kreislauf niedrigere Drucke (PAP, pulmonalarterieller Druck) erforderlich (PAP_{syst} = 25 mmHg, PAP_{mittel} = 15 mmHg, PAP_{diast} = 10 mmHg). Mit zunehmender Durchblutung steigen sie nicht an, da der **pulmonalvaskuläre Widerstand** (PVR) entsprechend sinkt.
Veränderungen der pulmonalen Perfusion resultieren aus:
- Verlegung der Strombahn (z.B. Lungenembolie, Mikrothromben bei Sepsis, ARDS),
- Abnahme der Stromstärke (z.B. kardiale Insuffizienz, Schock),
- Widerstandserhöhung durch Anstieg des transpulmonalen Druckes (z.B. Beatmung),

- Widerstandserhöhung durch Reflexe (pulmonale hypoxische Vasokonstriktion),
- Schwerkraft (Lagerung).

Dreizonenmodell nach West

Für die Dehnbarkeit der Lunge im Thorax ist der **transpulmonale Druck** entscheidend. Er wird bestimmt aus der Differenz von intrapleuralem und intrapulmonalem Druck. Da der intrapleurale Druck jedoch schwerkraft- und damit lageabhängig ist, nimmt der transpulmonale Druck von oben nach unten (von – 10 bis – 2 cmH_2O) zu.
Deshalb sind im Stehen die apikalen Lungenabschnitte am stärksten und die basalen am geringsten gedehnt. Die Zunahme des alveolären Volumens steigt inspiratorisch von oben nach unten, sodass die Ventilation in Abhängigkeit von der Schwerkraft von oben nach unten zunimmt (Diagramm in Abb. 2.**10**). Das gilt für die pulmonale Durchblutung in gleicher Weise, sie steigt jedoch nach unten hin stärker als die Ventilation.
Während die Perfusion der apikalen Bereiche der Lunge geringer als die Ventilation ist, sind die Verhältnisse an der Basis genau umgekehrt. Die Verhältnisse von Ventilation und Perfusion in Abhängigkeit von der Schwerkraft lassen sich am Dreizonenmodell nach West (Abb. 2.**10**) veranschaulichen.

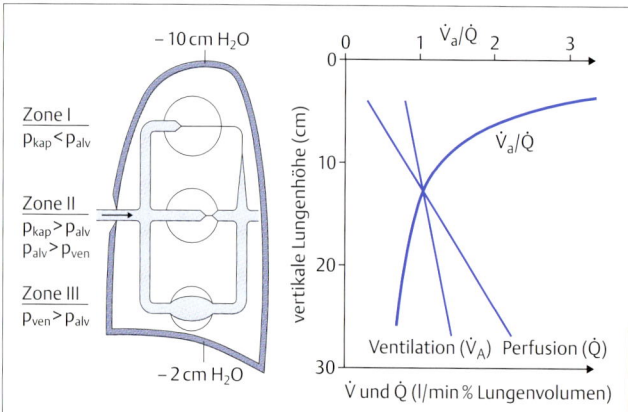

Abb. 2.10   Dreizonenmodell nach West und Diagramm der Ventilation, Perfusion und des $\dot{V}_a/\dot{Q}$-Quotienten in Abhängigkeit von der Schwerkraft (mod. nach Duhm 1984, Krayer und Vettermann 1995).

Hypoxische pulmonale Vasokonstriktion (HPV)

Die Abstimmung zwischen Ventilation und Perfusion wird über Reflexe zwischen alveolären Partialdrucken (O_2 und CO_2) und bronchialem und pulmonalkapillärem Muskeltonus gesteuert.

> Ist ein Lungenareal hypokapnisch, kommt es durch Bronchokonstriktion zur regionalen Verminderung der Ventilation (hypokapnische Bronchokonstriktion).

Ein niedriger alveolärer pO_2 wirkt reflektorisch auf die pulmonalkapilläre Perfusion im dazugehörigen Gefäßbett, indem die Durchblutung durch Vasokonstriktion zugunsten besser oxygenierter Bereiche gedrosselt wird.

> Dieser alveolokapilläre Reflex (**Euler-Liljestrand-Reflex**) führt zur **hypoxischen pulmonalen Vasokonstriktion (HPV)** und vermindert den intrapulmonalen Shuntanteil. Die Oxygenierung wird dadurch verbessert.

Der Mechanismus der hypoxischen pulmonalen Vasokonstriktion kann auf vielfältige Weise gehemmt werden, durch:
- Medikamente, z.B. Vasodilatatoren (Nitroglycerin), Aminophyllin, volatile Anästhetika,
- Anstieg des pulmonalarteriellen Drucks (z.B. Katecholamine),
- Hypokapnie und Alkalose,
- pulmonale Infektionen.

In Situationen, in denen die HPV für die Shuntreduktion wichtig ist, wie z.B. die Einlungenanäs-

thesie, kann der Verzicht auf die obengenannten Medikamente für die Oxygenierung von Vorteil sein.

> Intravenöse Anästhetika sollen keinen Einfluss auf die HPV haben und werden deshalb bevorzugt bei der Einlungenanästhesie eingesetzt.

Ventilations-Perfusions-Verhältnis

Von entscheidender Wichtigkeit für den Gasaustausch ist das Verhältnis zwischen Ventilation und Perfusion ($\dot{V}_a/\dot{Q}$) einer jeden Alveolareinheit. Da die alveoläre Ventilation etwa 4 Liter/min und die pulmonale Perfusion gleich dem HZV ist und 5 Liter/min beträgt, ergibt sich als Optimum für das $\dot{V}_a/\dot{Q}$-Verhältnis ein Quotient von 0,8.
Die Bedingungen für die Ventilation und Perfusion verteilen sich über die gesamte Lunge unterschiedlich. Man spricht von einer **Inhomogenität** der $\dot{V}_a/\dot{Q}$-Verhältnisse. Beim aufrecht stehenden gesunden Menschen liegt das $\dot{V}_a/\dot{Q}$-Verhältnis im Mittel um 0,8, obwohl Ventilation und Perfusion von der Lungenspitze abwärts unterschiedlich schnell zunehmen (Abb. 2.**10**).

> Abweichungen vom optimalen $\dot{V}_a/\dot{Q}$-Verhältnis ($\dot{V}_a/\dot{Q}$-Quotient = 0,8) führen zu Störungen des Gasaustausches, die wiederum pathologische Werte des pO_2 oder pCO_2 im arteriellen Blut bewirken (Abb. 2.**11**).

Übersteigt die Ventilation die Perfusion, so wird das $\dot{V}_a/\dot{Q}$ größer als 1. Ist die Durchblutung komplett unterbrochen (Embolie), so wird das $\dot{V}_a/\dot{Q}$-Verhältnis unendlich (∞) groß. Dieser Endzustand

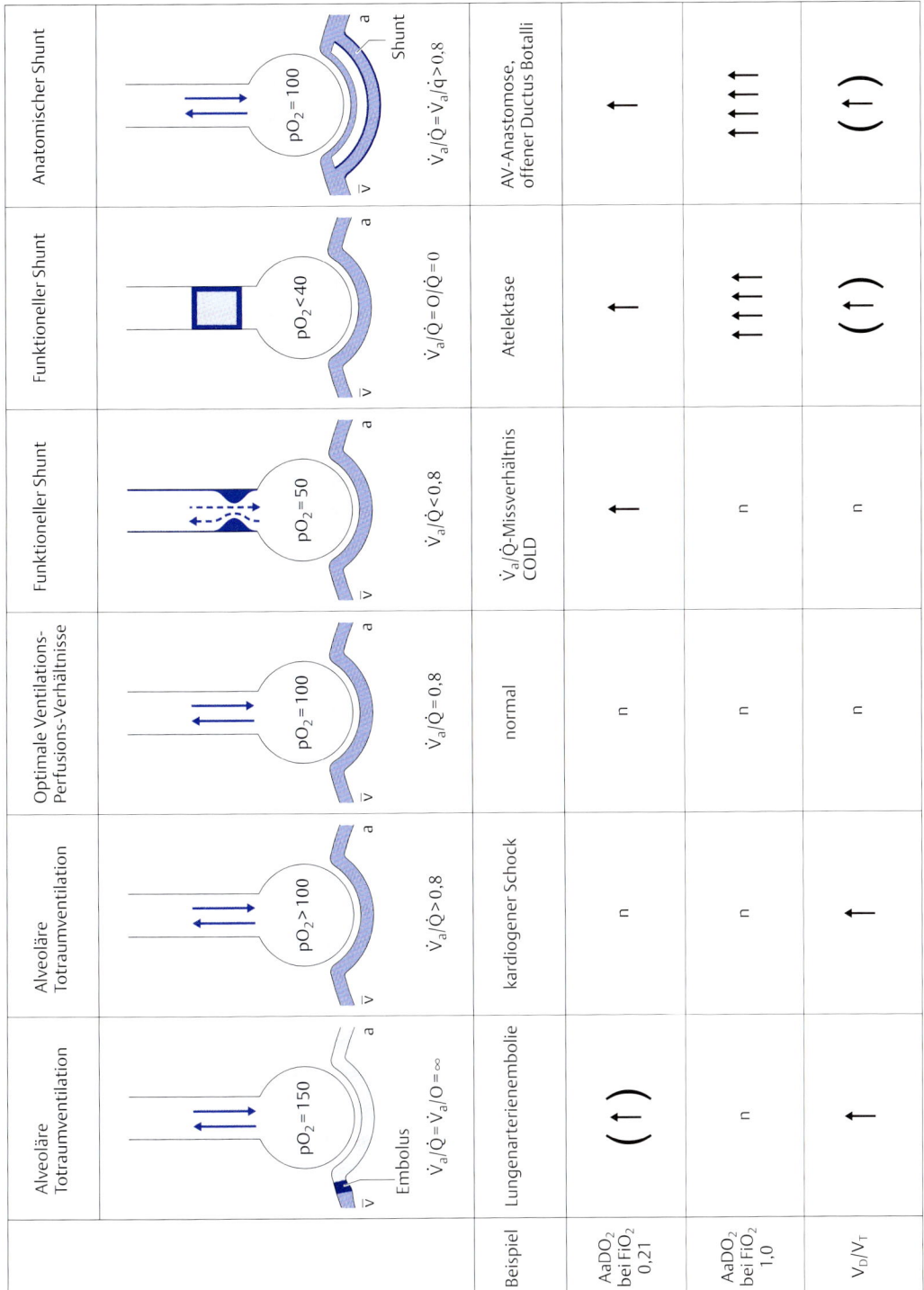

Abb. 2.**11**   Störungen der Ventilation oder Perfusion.

ist dann identisch mit der alveolären **Totraumventilation**.

Der umgekehrte Fall einer verminderten Ventilation im Verhältnis zur Perfusion wird als **Shunt** bezeichnet und führt zu erniedrigten $\dot{V}_a/\dot{Q}$-Quotienten bis hin zum vollständigen Sistieren der Ventilation (Atelektase). Das $\dot{V}_a/\dot{Q}$-Verhältnis ist dann gleich null. Ein solcher alveolärer Kurzschluss wird als funktioneller Shunt bezeichnet. Grundsätzlich führt das Auftreten eines Shunts zu einer Oxygenierungsstörung, die an einer **arteriellen Hypoxämie** erkennbar ist. Störungen des CO_2-Austausches dagegen sind durch eine Zunahme der Totraumventilation bedingt.

Apparatives Monitoring

Überblick über das Monitoring des Patienten-Anästhesie-Systems

> Zur Überwachung eines Patienten während einer Anästhesie ist eine adäquat ausgebildete Person nicht nur im Hinblick auf den klinischen Zustand des Patienten, sondern auch auf die apparativen Monitorsysteme und -alarme von besonderer Bedeutung.

Darüber hinaus sind jedoch apparative Überwachungssysteme wie z.B. die Messung der **inspiratorischen O_2-Konzentration** oder des **Drucks im Beatmungssystem** unverzichtbar. Die Auswertung von mehr als 1500 abgeschlossenen Schadensfällen, die im Zusammenhang mit Anästhesiekomplikationen stehen, ergab, dass ein Drittel der Fälle respiratorisch bedingt waren (Caplan u. Mitarb. 1990). Mit einer Häufigkeit von 85 % Hirnschäden und Todesfällen waren die **respiratorischen Komplikationen** schwerwiegend. Fast $^3/_4$ der Schadensfälle wurden als vermeidbar eingestuft. Allein durch die zusätzliche Anwendung der Kapnographie und Oxymetrie hätten mehr als 90 % der Komplikationen verhindert werden können. Daraus folgt, dass zur Prävention schwerwiegender anästhesiespezifischer Komplikationen neben der klinischen Überwachung auch das apparative Monitoring der Oxygenation und Ventilation zwingend erforderlich ist.

Deshalb gehören zum apparativen Basismonitoring der Beatmung:
- **Überwachung der Oxygenierung:**
  - inspiratorische O_2-Messung,
  - Pulsoxymeter.
- **Überwachung der Ventilation:**
  - Messung des Beatmungsdrucks (Diskonnektion, Stenose),
  - Kapnometrie/-graphie.

Grundsätzlich lassen sich anästhesie- von patientenspezifischen Komplikationen unterscheiden. In Abhängigkeit vom Patienten und dem geplanten operativen Eingriff können die Überwachungsverfahren als Basis-, empfehlens-, wünschenswertes oder auch additives Monitoring eingestuft werden (Abb. 2.**12**).

Überwachung der Atemmechanik

> Die Anzeige des Atemwegsdrucks, der Atemfrequenz und Atemvolumina sowie das Vorhandensein eines Stenose- und Diskonnektionsalarms gehören zum respiratorischen Basismonitoring.

Wünschenswert sind eine tubusnahe Messwertermittlung und ideal die kontinuierliche Darstellung des Atemwegsdrucks, Flows und Atemzugvolumens in Abhängigkeit von der Zeit.

Atemwegsdruck

Die Messung des Atemwegsdrucks P_{AW} erfolgt entweder mechanisch mit Hilfe eines **pneumatischen Manometers** oder elektronisch über einen **Transducer**. Ein typischer Verlauf des Atemwegsdrucks in Abhängigkeit von der Zeit für eine volumenkontrollierte Beatmung ist in Abb. 2.**13** dargestellt.

Der Atemwegsdruck lässt sich unterteilen in den Spitzendruck P_{PEAK}, den Plateaudruck $P_{PLATEAU}$, den Mitteldruck P_{AWM} und den externen positiv endexspiratorischen Druck PEEP.

> Die Überwachung des Atemwegsspitzendrucks P_{PEAK} und die Verhinderung der Überschreitung der einstellbaren oberen Druckgrenze ist zur Vermeidung eines Barotraumas essenziell.

Ursachen eines **plötzlichen Anstiegs** des Atemwegsdrucks können im Bereich des Beatmungssystems, Tubus oder Patienten liegen, z.B. bedingt durch:
- Lumeneinengung der Atemwege durch Obstruktion von außen (Abknickung der Schläuche oder des Tubus),

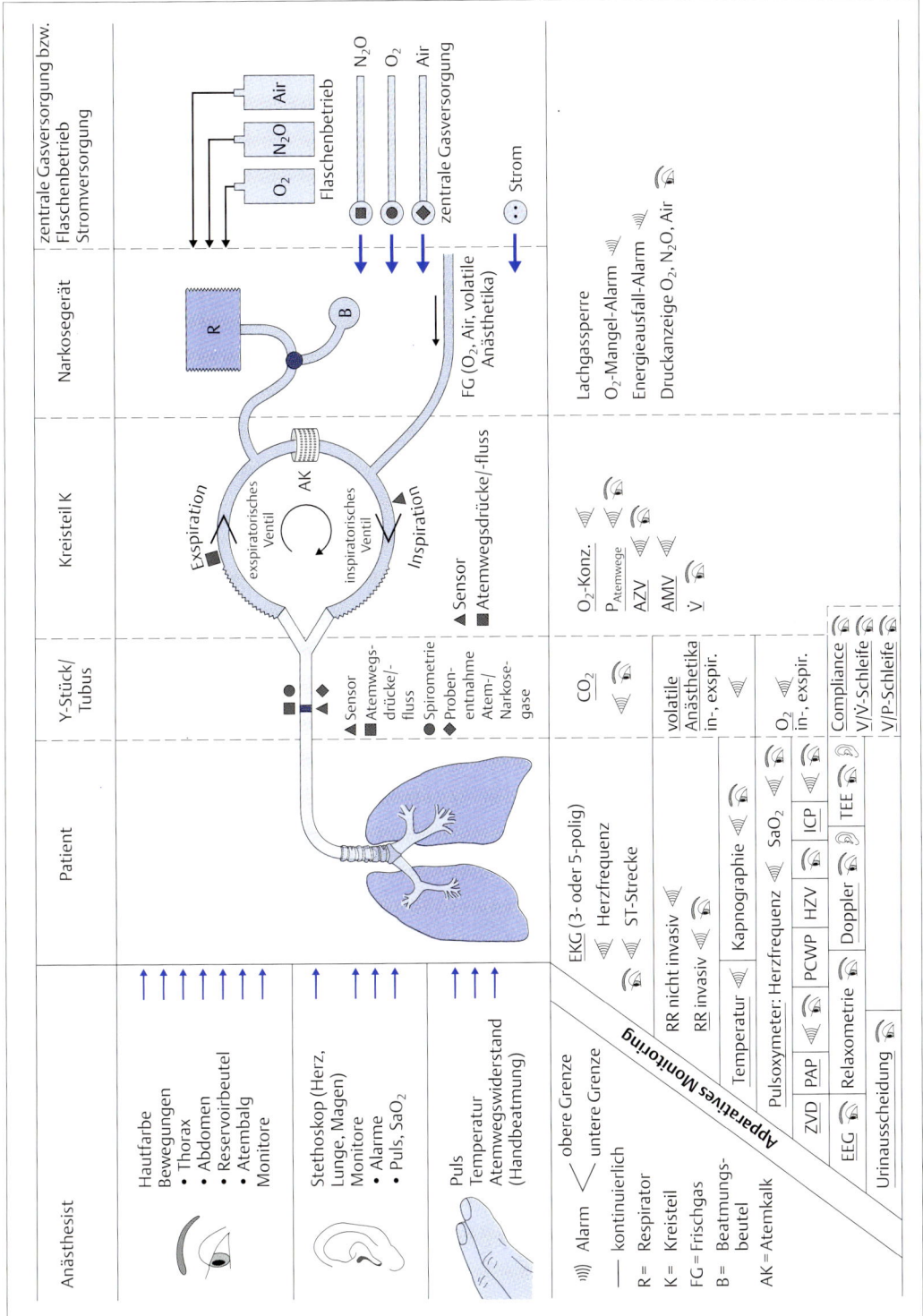

Abb. 2.12 Überblick zum Monitoring des Patienten-Anästhesie-Systems.

Abb. 2.**13**   Atemwegsdruckkurve. Die Flächen A und E sind durch Strömungs- und Reibungswiderstände determiniert. Deshalb kann die Fläche A, die in der Inspirationsphase liegt, aktiv durch Modifikation der Einstellparameter (Flow, Arbeitsdruck und Atemzeitverhältnis) des Respirators verändert werden, während die Fläche E in der passiv erfolgenden Exspiration nur geringgradig steuerbar ist. Durch die Fläche B werden die elastischen Widerstände dargestellt. Die Fläche C kommt durch die inspiratorische Pause und die Fläche D durch den externen PEEP zustande.

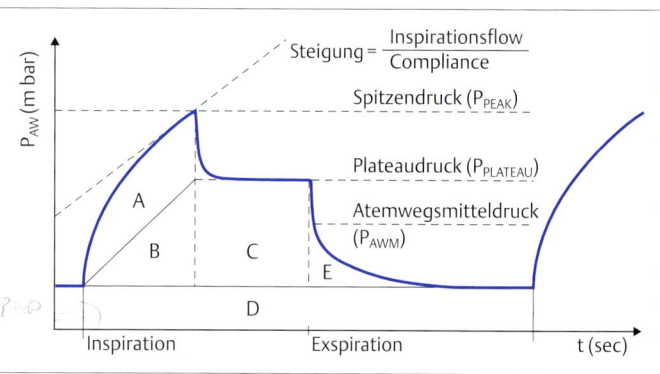

- Atemwegsobstruktion innerhalb des Lumens (Sekret, Koagel, Fremdkörper, Cuffhernie),
- Tubusfehllage (endobronchial),
- Bronchospasmus,
- Pneumothorax,
- Pressen, Husten, Gegenatmen.

Ein **plötzlicher Abfall** des Atemwegsdrucks kann auf den Ebenen Respirator, Beatmungssystem, Tubus, Patient und ihren Verbindungsstellen gesucht werden. Ursachen sind z.B.:
- defektes Beatmungsgerät,
- Leck im Beatmungssystem (Verbindungsstellen gelockert, Loch oder Riss im Schlauch oder Beutel, Sitz des Atemkalkbehälters nicht korrekt etc.),
- Cuff nicht geblockt bzw. defekt,
- Diskonnektion,
- bronchopleurale Fistel.

Der **Plateaudruck** wird zur Berechnung der Compliance benötigt und sollte zur Prävention eines Barotraumas unterhalb von 35 mbar liegen. Die Fläche unterhalb der Kurve des Atemwegsdrucks während eines Atemzyklus bezeichnet man als **Atemwegsmitteldruck (P$_{AWM}$)**. Die Oxygenierung ist von ihm abhängig und kann durch seine Anhebung in der Regel verbessert werden. Dabei erhöht sich jedoch gleichzeitig das Risiko eines Barotraumas und der hämodynamischen Instabilität, sodass die optimale Einstellung für jeden einzelnen Patienten gesucht werden muss.

Atemvolumina

Das Produkt aus AZV und Atemfrequenz ergibt das Atemminutenvolumen (AMV), den wichtigsten ventilatorischen Parameter.

Spirometer mit mechanischem Sensor sind das **Wright-Spirometer** und das **Dräger-Volumeter**. Die Messungen weisen jedoch mit einer Abweichung von 15–35% eine geringe Präzision auf. Modernere Methoden nutzen den Effekt der Abkühlung eines beheizten Drahtes durch die Gasströmung (Hitzdrahtanemometer) oder der Druckabnahme, die durch das Einbringen von fixierten oder variablen Widerständen (z.B. Lochblende) in die Strömung verstärkt werden kann. Sie führen zu wesentlich genaueren Ergebnissen.

Atemgasfluss

Durch die Flowdarstellung als fortlaufende Kurve in Abhängigkeit von der Zeit kann man frühzeitig einen intrinsischen PEEP erkennen oder Hinweise auf eine Atemwegsobstruktion erhalten.

Erreicht der exspiratorische Flow am Ende des Atemzyklus den Nullwert nicht, so wird er durch die nächste Inspiration vorzeitig abgebrochen. Das Restvolumen des Atemgases kann nicht entweichen und erhöht den Atemwegsdruck in den Alveolen. Der alveoläre endexspiratorische Druck ist dann höher als der externe PEEP und wird als intrinsischer PEEP bezeichnet.

Da die Exspiration passiv erfolgt, weist eine Verlangsamung des exspiratorischen Flows immer auf eine Atemwegsobstruktion hin.

Pulsoxymetrie

Die Pulsoxymetrie ist eine einfache, kontinuierliche, nicht invasive In-vivo-Messmethode, mit der eine **Hypoxämie** frühzeitig und zuverlässig entdeckt werden kann. Sie bedarf keiner Kalibrierung. Ihr Einsatz ist bei allen Patienten während einer Narkose und im Aufwachraum wünschenswert und gehört deshalb zur **Standardausrüstung** des Anästhesiearbeitsplatzes.

> Die Pulsoxymetrie vermittelt nicht nur Informationen zur Oxygenierung, sondern auch zur Perfusion durch Darstellung der Pulsation von Herzschlag zu Herzschlag.

Sie ist der klinischen Entdeckung einer Hypoxämie anhand der Haut- oder Lippenfarbe überlegen, denn eine Zyanose wird erst bei einem Sättigungsbereich zwischen 70 und 80%, guten Lichtverhältnissen und einem Anteil des reduzierten Hämoglobins von mehr als 5 g/dl erkennbar.

Die Pulsoxymetrie basiert auf zwei physikalischen Prinzipien,

- der **Spektrophotometrie**: gemessen wird der Unterschied der Absorption von Licht einer bestimmten Wellenlänge zwischen oxygeniertem (HbO) und reduziertem Hämoglobin (Hb_{red}),
- der **Plethysmographie**: die Anwesenheit eines pulsatilen Signals, ausgelöst durch den arteriellen Blutfluss, führt zu einer Volumenänderung.

Dabei beruht die Spektrophotometrie auf der Absorption des Lichtes zweier verschiedener Wellenlängen im Bereich von 660 nm (rot) und 940 nm (infrarot). Zur Unterscheidung der O_2-Sättigung im arteriellen und venösen Blut benötigt man die Plethysmographie, da mit ihrer Hilfe die pulsatilen Anteile der arteriellen Hämoglobinsättigung und die nicht pulsatilen den venösen Anteilen sowie den Gewebe- und Knochenanteilen zugeordnet werden können. Die Plethysmographie erlaubt zusätzlich eine Aussage zur Herzfrequenz und Perfusion am Ableitungsort (Replantationschirurgie).

> Bei der künstlichen Beatmung weisen wechselnde Pulsamplituden in Abhängigkeit von der In- und Exspiration auf eine Hypovolämie hin.

Die Pulsoxymetrie misst die **funktionelle O_2-Sättigung (SpO$_2$)**, die dem Verhältnis von oxygeniertem Hämoglobin HbO_2 zur Summe von HbO_2 und Hb_{red} entspricht:

$$\text{Funktionelle } O_2\text{-Sättigung} = 100 \times HbO_2/(HbO_2 + Hb_{red})$$

Sie berücksichtigt nicht den Anteil an Carboxyhämoglobin (COHb) und Methämoglobin (MetHb). Die Verlässlichkeit der SpO$_2$-Messung ist abhängig vom Sättigungsbereich, dem Messort, der technischen Ausführung des Gerätes und zahlreichen Fehlermöglichkeiten. Im Bereich der O_2-Sättigung zwischen 70 und 100% liegt die Genauigkeit der Bestimmung bei $\pm 2\%$, im darunter liegenden Bereich von 50–70% bei $\pm 3\%$. Bei Messung am Ohrläppchen oder Finger ist sie genauer als an der Nase oder der Stirn. Während die Ansprechbarkeit der Pulsoxymeter bei ca. 8 Sekunden liegt, vergehen zwischen 10 und 35 Sekunden in Abhängigkeit vom Messort, bis eine Hypoxie durch Abfall der SpO$_2$ angezeigt wird.

Ursachen einer **fehlerhaften pulsoxymetrischen Bestimmung** der O_2-Sättigung sind:

- Bewegungsartefakte (häufigste Ursache), z.B. Transport, unruhiger Patient, Shivering: durch das Abrutschen des Pulssensors können falsch niedrige Werte angezeigt werden,
- Hypoperfusion, z.B. periphere Vasokonstriktion, Hypothermie, Hypotension, Schock,
- Methämoglobin: falsch hohe oder falsch niedrige SpO$_2$-Werte, bei hohen Methämoglobinwerten wird ein Wert von 85% angezeigt,
- Carboxyhämoglobin (falsch hohe SpO$_2$-Werte!),
- anomale Hämoglobine, z.B. fetales Hb, Thalassämie, Sichelzellkrankheit,
- intravenöse Applikation von Farbstoffen, z.B. Methylenblau, Indocyaningrün, Indigokarmin (der SpO$_2$-Abfall besteht nur kurzzeitig ca. 5 min),
- Nagellack (schwarz, blau, grün) führt zu falsch niedrigen Werten,
- Umgebungslicht, z.B. fluoreszierendes Licht oder Xenonlicht führt zu falsch niedrigen Werten,
- Elektrokoagulation,
- erhöhte Bilirubinwerte (falsch niedrige SpO$_2$-Werte),
- Hautfarbe (schwarz: falsch hohe SpO$_2$-Werte),
- Anämie, Hämodilution,
- hoher PEEP,
- Venenpulsation, z.B. Trikuspidalinsuffizienz.

Bei 1–2,5% der Patienten lässt sich ein pulsoxymetrischer Wert zeitweise nicht oder überhaupt nicht ermitteln. Ein Grenzbereich zur Intervention liegt bei einer SpO_2 zwischen 93 und 95%.

Während einer Narkose sollten SpO_2-Werte unter 95% nicht toleriert werden und Anlass für zusätzliche diagnostische/therapeutische Maßnahmen sein.

Fehlt das pulsatile Signal wie z.B. bei Patienten während des kardiopulmonalen Bypasses oder im Schock, kann die SpO_2 nicht ermittelt werden. **Vorteile der Pulsoxymetrie** sind:
- frühzeitige Erkennung von Hypoxämien,
- geringere Inzidenz von Zeichen der myokardialen Ischämie,
- selteneres Auftreten von Hypotonien und Arrhythmien im Aufwachraum,
- Reduktion des Anteils an arteriellen BGAs, Kostenersparnis und Vermeidung von Punktionskomplikationen.

Die Pulsoxymetrie ist von der American Society of Anesthesiologists als Minimalstandard der Überwachung einer Operation und im Aufwachraum eingestuft worden.

Monitoring der Atemgase

Messung der inspiratorischen O_2-Konzentration

> Für alle Beatmungsgeräte ist in Deutschland die Überwachung der inspiratorischen O_2-Konzentration und die Einstellung einer Ober- und Untergrenze zwingend vorgeschrieben.

Unterschiedliche Messverfahren, die entweder auf einem elektrochemischen oder paramagnetischen Prinzip beruhen, werden klinisch eingesetzt.

Andere Sicherungsmechanismen

Zur Vermeidung einer Beatmung mit hypoxischen Gasgemischen sind unterschiedliche Sicherungsmechanismen für Beatmungs- und Narkosegeräte vorgeschrieben oder entwickelt. Diese überwachen die O_2-Versorgung im Hochdrucksystem, die Mischung der Frischgase und die O_2-Konzentration im Inspirationsgemisch.
Der **O_2-Mangel-Alarm** setzt bei Unterschreitung eines festgelegten Drucks (z.B. 1,5 bar) in der O_2-Zuleitung vor dem Reduzierventil für mindestens 7 Sekunden ein und ist an einem von der Stromzufuhr unabhängigen Pfeifton zu erkennen. Er kann nicht abgeschaltet werden, sondern erlischt spontan. Ursächlich für die Alarmauslösung können ein Leck im Schlauchsystem der zuführenden O_2-Leitungen, Diskonnektion der O_2-Steckkupplung zur zentralen Gasversorgung oder ein Ausfall der O_2-Versorgung (zentrale Gasversorgung, O_2-Vorrat bei Flaschenbetrieb) sein.
Gleichzeitig wird die nach dem Gegendruckprinzip konzipierte und in Deutschland vorgeschriebene **Lachgassperre** wirksam. Sinkt der O_2-Zuleitungsdruck unter einen festgelegten Wert (z.B. 2,2 bar) so wird die zentrale Lachgaszufuhr vollständig gesperrt.

> Die Lachgassperre schützt nicht vor der Einstellung hypoxischer Gasgemische am Narkosegerät, sondern wird nur bei Druckabfall in der externen O_2-Zuleitung wirksam.

Frischgasmischer, die eine Unterschreitung der O_2-Konzentration im Frischgasgemisch unmöglich machen (z.B. Dräger-AV1), können nur die Zumischung hypoxischer Gasgemische zum Inspirationsgas verhindern. Trotzdem können hypoxische Gemische in Rückatmungssystemen mit niedrigem Frischgasflow auftreten, wenn der O_2-Verbrauch bzw. -Verlust größer als die zugeführte O_2-Menge ist. Das gilt auch für das ORC-System (**oxygen ratio controller**).
Beim ORC-System wird durch ein mechanisches Ventil verhindert, das die O_2-Konzentration im Frischgas unter 25% abfällt. Das ORC-System funktioniert jedoch nicht im Niedrigflussbereich ($<$ 1 Liter/min).

> Weder das ORC-System noch Frischgasmischer, die keine Einstellung der O_2-Konzentration von weniger als 25% zulassen, schützen sicher vor hypoxischen Atemgasgemischen (besonders bei Low-Flow- und Minimal-Flow-Systemen).

Kapnometrie und Kapnographie

Der mittlere gemischte exspiratorische pCO_2 beträgt 27 mmHg. Der endexspiratorische pCO_2, der alveoläre $pACO_2$ und der arterielle $paCO_2$ sind mit 40 mmHg idealerweise identisch. Bei Gesunden gilt in der Regel:

$$paCO_2 = p_{endex}CO_2 + 4\,mmHg$$

Bei der Kapnometrie wird kontinuierlich die CO_2-Konzentration gemessen oder der pCO_2 aus der CO_2-Konzentration berechnet. Als Kapnographie wird die Aufzeichnung der Kohlendioxidkonzentration oder des -partialdrucks in Abhängigkeit von der Zeit bezeichnet, sodass die Auswaschung des Kohlendioxids aus dem Alveolar- und Totraum der Atemwege graphisch dargestellt werden kann.

Die Kohlendioxidkonzentration in den Atemgasen ist jedoch nicht nur von der Ventilation, sondern auch von der CO_2-Bildung (Stoffwechsel) und dem CO_2-Transport (Kreislauf) abhängig. Die Kapnographie ist dementsprechend ein Monitoringverfahren für die Ventilation, Zirkulation und den Metabolismus.

Die Kohlendioxidkonzentration in den Atemgasen kann üblicherweise mit Hilfe der **Infrarotabsorptionsspektrometrie** (IRAS) gemessen werden. Dabei wird Licht einer bestimmten Wellenlänge (4,26 µm) in Abhängigkeit von der Anzahl der CO_2-Moleküle maximal absorbiert. Diese Absorption ist jedoch unspezifisch und wird z. B. durch Gase mit einem Maximum des Absorptionsspektrums in einem benachbarten Wellenlängenbereich (Lachgas 4,55 µm) beeinflusst (Abb. 2.**14**).

Die CO_2-Bestimmung führt zu falsch niedrigen Werten, wenn Sauerstoff in höheren Konzentrationen vorliegt. In Abhängigkeit von der Lokalisation des Sensors unterscheidet man Neben- von Hauptstromgeräten. Beim **Nebenstromverfahren** wird durch eine Pumpe eine Atemgasprobe abgesaugt und tubusfern analysiert. Danach wird die Gasprobe ins Atemsystem zurückgeführt.

Bei Kindern mit einem Gewicht unter 6 kg ist die Messung mit dem Nebenstromverfahren ungenau, wenn die Probe nicht mit Hilfe von Spezialtuben an der Tubusspitze entnommen wird.

Wird der Sensor direkt in das Beatmungssystem zwischen Tubus und Y-Stück eingebracht und dort gemessen, so spricht man von einem **Hauptstromkapnographen**. Der Vorteil des Hauptstromverfahrens ist die verzögerungsfreie Bestimmung des $p_{endex}CO_2$. Nachteile sind Größe und Gewicht des tubusnah anzubringenden Messaufnehmers, Verschmutzungsgefahr durch Kondenswasser oder Sekret und die Beschränkung der Anwendung auf intubierte Patienten.

> Das Kapnogramm ist gekennzeichnet durch seine Höhe, Grundlinie und Form. Ferner lassen sich mit seiner Hilfe Atemfrequenz und -rhythmus überwachen. Es reflektiert nicht die Größe des ausgetauschten Gasvolumens, da der Gasflow unberücksichtigt bleibt.

Das Kapnogramm eines Atemzyklusses lässt sich in vier Phasen unterteilen (Abb. 2.**15**).

Form und Muster des Kapnogramms geben Hinweise auf bestimmte Störungen des respiratorischen Systems einschließlich des Beatmungssystems und Respirators (Abb. 2.**16**).

Die Höhe der **inspiratorischen CO_2-Konzentration** gibt Hinweise auf Rückatmungsphänomene, die **exspiratorische CO_2-Konzentration** auf den Zustand der Ventilation in Bezug auf die CO_2-Elimination (Hypo-, Hyper- oder Normokapnie). Charakteristische Veränderungen der Form des Kapnogramms lassen sich typischen Fehlern oder Störungen zuordnen (Abb. 2.**16**).

Die Höhe der Grundlinie in Phase A informiert über eine mögliche **Rückatmung von Atemgas** oder eine **Zumischung von CO_2** in der Inspirationsluft. Normalerweise sollte in dieser Phase kein CO_2 nachweisbar sein.

Die Steilheit des Anstiegs der Kurve in Phase B gibt Auskunft über die näheren Bedingungen der Atemgasentleerung der Lunge. In Abhängigkeit vom Ausmaß der **Atemwegsobstruktion** (z. B. Tu-

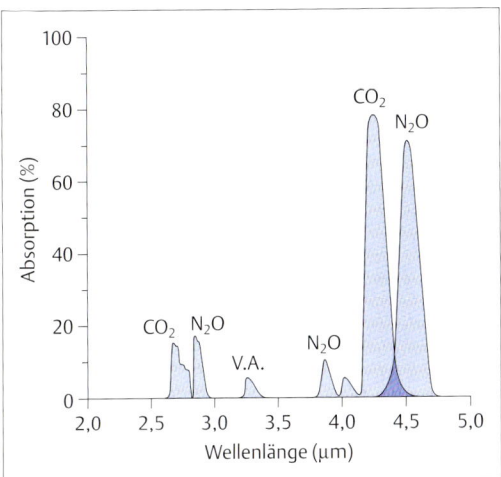

Abb. 2.14 Absorptionsspektren von Kohlendioxid, Lachgas (N_2O) und volatilen Anästhetika (V.A.) (nach Pasch 1995).

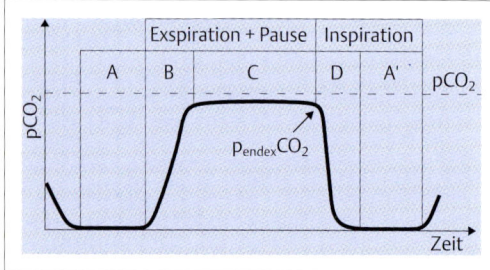

Abb. 2.**15** Die 4 Phasen eines normalen Kapnogramms. Phase A = Mitte bis Ende der Inspiration, in der der anatomische Totraum frei von CO_2 ist. Phase B = Beginn der Exspiration. Idealerweise kurze Phase, in der Totraumluft und erstes alveoläres Atemgas miteinander vermischt als steiler Anstieg zur Darstellung kommen. Phase C = exspiratorische Plateauphase, in der das alveoläre Kohlendioxid bestimmt wird. Sie steigt im Verlauf minimal, da die CO_2-Produktion kontinuierlich anhält, verläuft jedoch für praktische Zwecke horizontal. Phase D = Beginn der Inspiration, mit steilem Absinken der CO_2-Konzentration durch Vermischen des alveolären Atemgases durch CO_2-freie Frischluft (mod. nach Paulus 1995).

busabknickung, COPD – chronic obstructive pulmonary disease) fällt der Anstieg steiler oder flacher aus. Bildet sich in Phase C ein Plateau, so entspricht der endexspiratorische pCO_2 angenähert dem alveolären pCO_2. In der Phase C wird die alveoläre Konzentration des Kohlendioxids dargestellt. Unterschiedliche Kompartimente führen zu einer ungleichmäßigen Entleerung, was an einem mehrgipfligen Verlauf sichtbar wird. Das Fehlen eines Plateaus weist auf eine **intrapulmonale Fehlverteilung der Atemgase** hin.
Sekret in den tieferen Abschnitten des Bronchialsystems stellt sich im Kapnogramm als wellenförmiger oder treppenartiger Kurvenverlauf in Phase B und C dar.
Kurzdauernde gezackte Einkerbungen kommen typischerweise bei **Spontanatmungsversuchen** während der kontrollierten Beatmung oder bei fehlender Abstimmung zwischen Zwerchfell- und Interkostalatmung (Relaxanzienüberhang) vor.
Ist die Exspiration verlängert, so können am Ende der Phase C **kardiogene Oszillationen** auftreten. Durch pulssynchrone Veränderungen des pulmonalen Blutvolumens kommt es zu einer Atemgasbewegung, die als zacken- oder wellenförmiger Abfall der pCO_2-Kurve am Ende der Phase C zur Darstellung kommt.
Die Phase D des Kapnogramms wird am steilen Abfall des Plateaus durch das Auswaschen des Kohlendioxids mit Frischluft bei der Inspiration erkennbar. Sie dauert bis zum Erreichen des niedrigsten Punktes, der normalerweise auf der Grundlinie als Zeichen der vollständigen CO_2-Entfernung liegt, an. Ein langsamer Abfall weist auf ein **defektes Ventil im Beatmungssystem**, eine **Obstruktion** oder eine zu langsame Ansaugung der Gasprobe bei Nebenstromgeräten hin.
Die Differenz aus dem arteriellen pCO_2 und dem endexspiratorischen pCO_2 korreliert bei horizontalem Verlauf des Kapnogramms in Phase C gut mit der Größe des **alveolären Totraums** und wird als arterioendexspiratorische pCO_2-Differenz ($p_{a-endex}CO_2$) bezeichnet. Sie beträgt im Idealfall null und liegt normalerweise bei 4 mmHg. **$\dot{V}_a/\dot{Q}$-Missverhältnisse** führen zu einer Vergrößerung der $p_{a-endex}CO_2$, wobei sie stärker bei einer Zunahme als bei einer Abnahme des $\dot{V}_a/\dot{Q}$-Verhältnisses ansteigt.
Die Kapnographie eignet sich zur Überwachung und Steuerung der Ventilation, Zirkulation und des Metabolismus sowie zur Abschätzung der Prognose bei der kardiopulmonalen Reanimation, wie im Folgenden beschrieben:

- **Ventilation:**
  - Beatmungsgerät (Ausfall, Defekt etc.),
  - Beatmungssystem (Diskonnektion, Leckage, Obstruktion, Rückatmung),
  - Kontrolle der endotrachealen bzw. endobronchialen Lage von Tubus oder Doppellumentubus,
  - Atemwege (obere: Fremdkörper, Stenosen, Sekret; untere: Asthmaanfall).
- **Zirkulation:**
  - pulmonal (Embolie),
  - kardial (myokardiale Funktion, Effektivität der Thoraxkompression bei der kardiopulmonalen Reanimation),
  - Kreislauf (Hypovolämie, kontrollierte Hypotonie).
- **Metabolismus:**
  - Temperatur (Überwärmung, Unterkühlung)
  - maligne Hyperthermie,
  - Narkosetiefe.
- **Kohlendioxidresorption:**
  - laparoskopische Operationen (CO_2-Emphysem).

Der hohe Stellenwert der Kapnographie in der klinischen Anwendung ist nicht auf den Operations- und Narkosebereich beschränkt geblieben, sondern die Kapnographie gewinnt auch zunehmend in anderen Bereichen (Notfall- und Intensivmedizin) an Bedeutung.

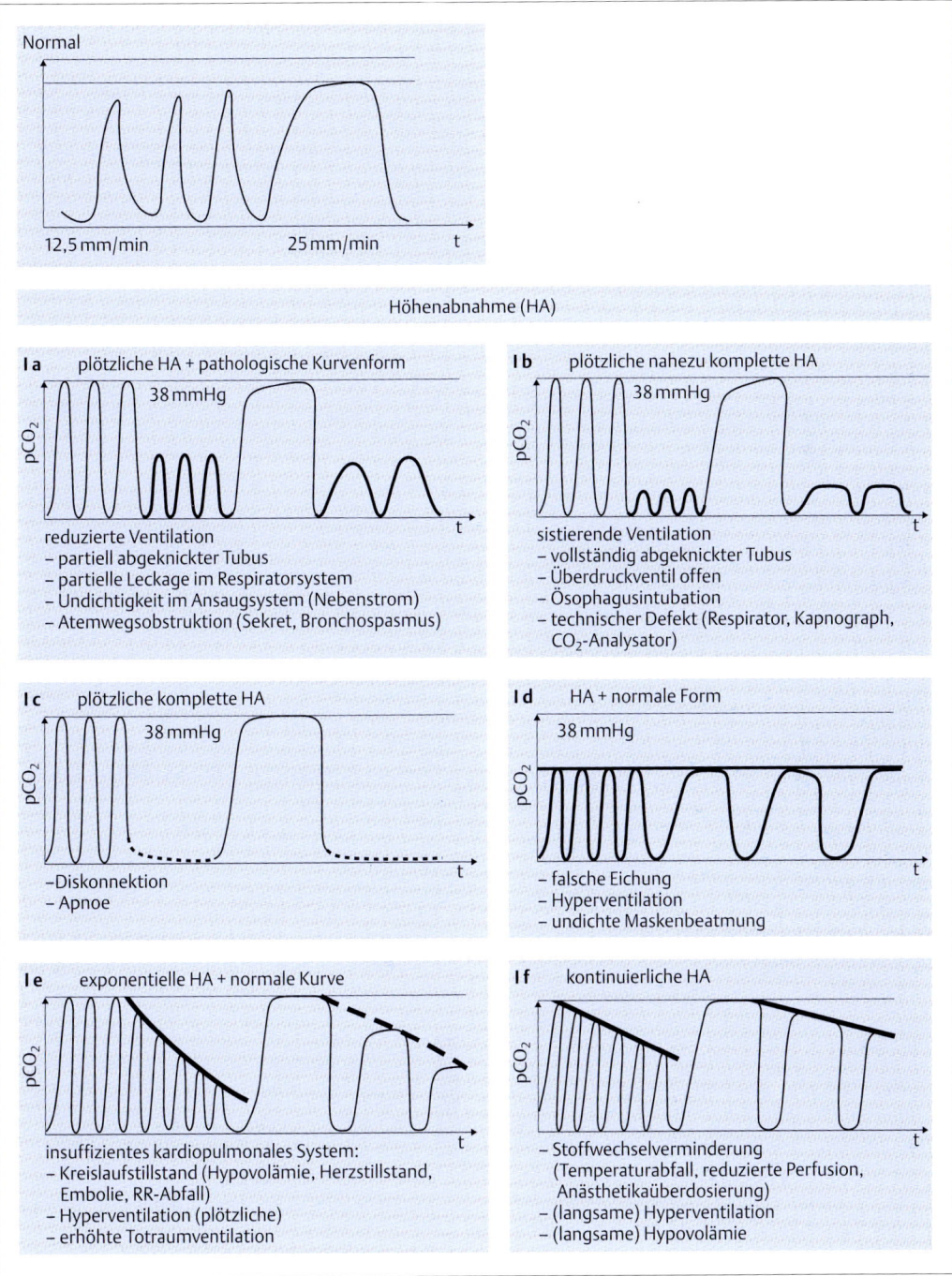

Abb. 2.**16** I a – f   Differenzialdiagnose von Störungen des respiratorischen Systems mit Hilfe des Kapnogramms (mod. nach Smalhout 1983, Carlon u. Mitarb. 1988).

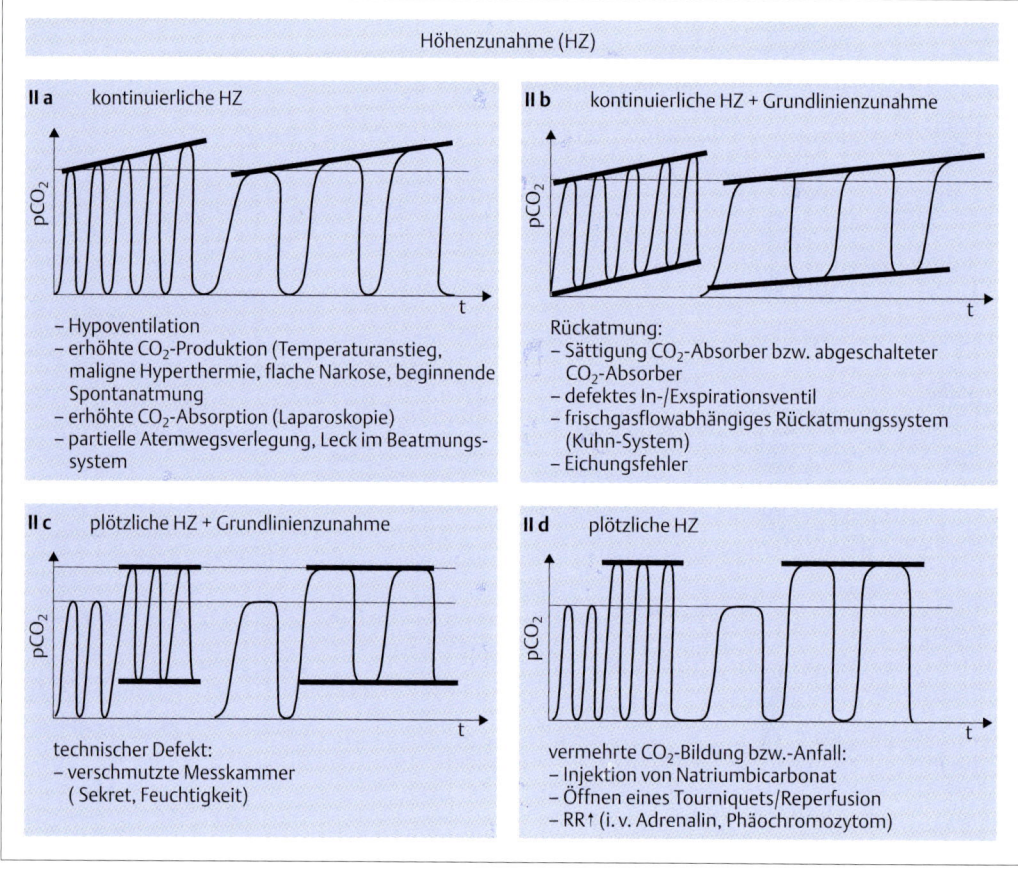

Abb. 2.**16 II a – d**

Die Kapnographie ist nach der direkten Laryngoskopie und der Bronchoskopie die sicherste aber weniger aufwendige Methode zur Verifizierung der Tubuslage in den Luftwegen. Stellt sich nach der Intubation ein normales Kapnogramm dar, so kann bis auf wenige Ausnahmen von einer richtigen Tubuslage ausgegangen werden.

Kapnogramms nach Intubation für einen Zeitraum länger als 1 Minute empfohlen wird (Sum u. Mitarb. 1991).

Ein Kapnogramm mit einer geringen Höhe von < 2 Vol% CO_2 wird initial nach Ösophagusintubation überraschend häufig (ca. ein Drittel der Fälle) angetroffen.

Eine falsch positive kapnographische Lagekontrolle des Tubus kann sich bei der Anwesenheit kohlensäurehaltiger Getränke oder Antazida im Magen ergeben. Die Höhe des Kapnogramms kann initial genauso hoch sein und eine ähnliche Form wie ein normales Kapnogramm haben. Die Höhe nimmt jedoch nach mehreren (> 6) Atemzügen ab (wie typischerweise bei einem zirkulatorischen Versagen), sodass die Beobachtung des

Eine falsch negative kapnographische Lagekontrolle des Tubus kann sich bei Herz-Kreislauf-Stillstand, massivem Bronchospasmus, Fehlfunktion des Kapnographiegerätes, großer Leckage (z. B. ungeblockter Tubus) und hohem Atemwegswiderstand ergeben.
Bei Operationen, die ein **erhöhtes Embolierisiko** aufweisen (z. B. minimal invasive Chirurgie, Hüftgelenksersatz, sitzende Position bei neurochirur-

Abb. 2.**16 III 1 a – c**

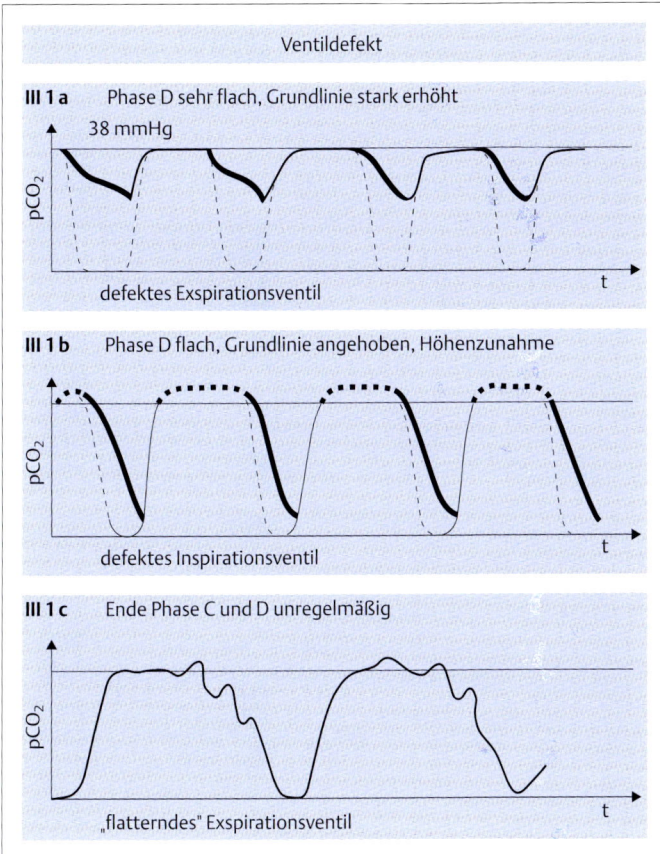

Ventildefekt

III 1 a Phase D sehr flach, Grundlinie stark erhöht

38 mmHg

pCO_2

t

defektes Exspirationsventil

III 1 b Phase D flach, Grundlinie angehoben, Höhenzunahme

pCO_2

t

defektes Inspirationsventil

III 1 c Ende Phase C und D unregelmäßig

pCO_2

t

„flatterndes" Exspirationsventil

gischen Eingriffen) ist die Kapnographie zur Überwachung der pulmonalen Zirkulation von besonderer Bedeutung.

Während **laparoskopischer Operationen** mit Anlage eines CO_2-Pneumoperitoneums kommt es zu einer unkalkulierbaren Resorption von Kohlendioxid mit konsekutivem Anstieg des $paCO_2$. Zur Aufrechterhaltung eines adäquaten Gasaustausches muss die pulmonale CO_2-Elimination durch Steigerung des AMV angepasst werden, was unter kapnographischer Steuerung einfach möglich ist. Kommt es zu einer plötzlichen und massiven Erhöhung des $p_{endex}CO_2$, so muss an ein **CO_2-Gasemphysem** mit klinisch sichtbarer Entwicklung eines ausgedehnten Hautemphysems gedacht werden. Steigerungen des AMV um mehr als 100 % und Anstiege des $paCO_2$ von über 100 mmHg sind beschrieben worden. Die Inzidenz des CO_2-Emphysems bei laparoskopischen Operationen liegt zwischen 0,2 und 7 %. Der laparoskopische Eingriff muss dann umgehend beendet werden.

Während der **Respiratortherapie** auf der Intensivstation kann die Kapnometrie neben den aus der Anästhesie bekannten Überwachungs- und Steuerungsfunktionen auch aus diagnostischen Gründen von Bedeutung sein. So werden z. B. Rückatmungsphänomene leicht erkennbar oder eine Lungenarterienembolie bei Patienten mit chronisch obstruktiver Ventilationsstörung kann mit großer Sicherheit diagnostiziert werden. Bei Patienten mit COPD ist in der Phase C kein Plateau vorhanden. Wird nun die Exspirationszeit maximal verlängert, so steigt der endexspiratorische pCO_2 ($p_{max.et}CO_2$) weiter an.

Bei Patienten mit COPD und Lungenarterienembolie ist die Differenz aus $paCO_2$ und $p_{max.et}CO_2$ deutlich größer (im Mittel 12 mmHg) als bei Patienten ohne Lungenarterienembolie (im Mittel 1 mmHg).

In der Notfallmedizin kann mit Hilfe der Kapnographie die Effektivität der **Herzdruckmassage** gesteuert werden, da unter Low-Output-Bedin-

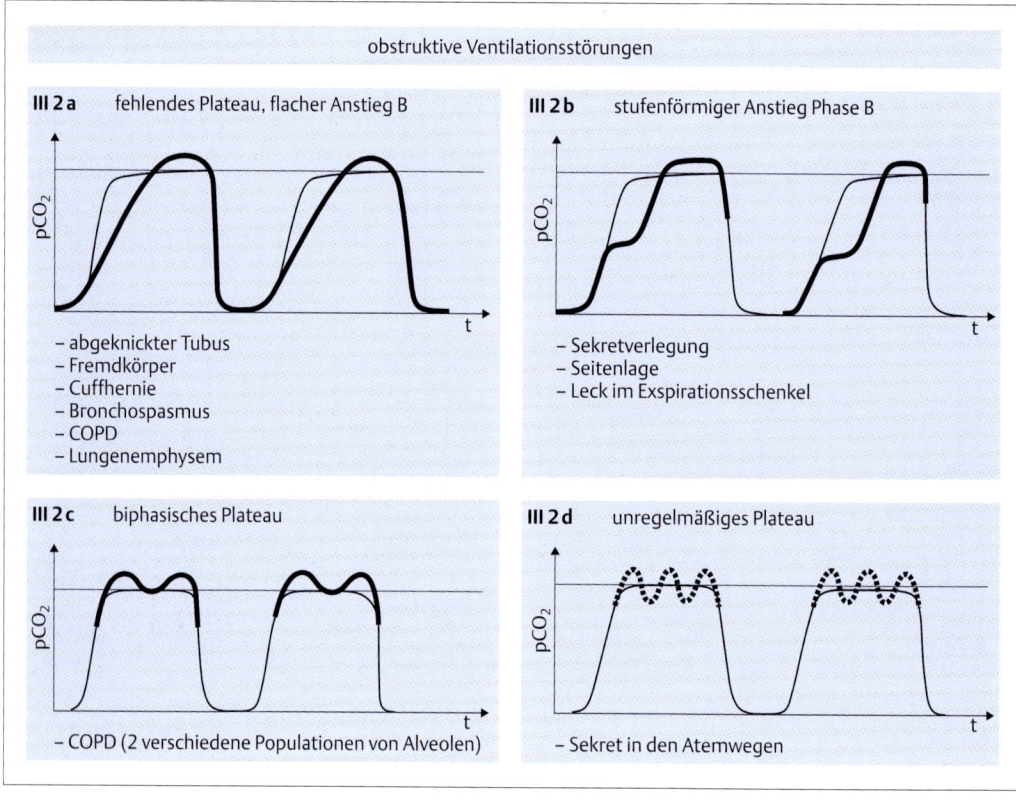

Abb. 2.**16 III 2 a – d**

gungen das HZV und der $p_{endex}CO_2$ gut korrelieren.

Messung der Narkosegase

> Für die Inhalationsanästhesie sind die Überwachung der Anästhetikakonzentrationen entweder im Frischgas oder inspiratorischen Teil des Kreisteils oder am Y-Stück und die Einstellbarkeit einer oberen und unteren Alarmgrenze vorgeschrieben.

Die kontinuierliche Darstellung oder Anzeige der in- und exspiratorischen Messwerte von Narkosegasen in einer am Y-Stück entnommenen Atemgasprobe eignet sich auch zur **Steuerung der Narkose**, da die endexspiratorischen Konzentrationen gut mit den alveolären übereinstimmen. Die Differenz zwischen in- und exspiratorischem Wert lässt eine Beurteilung der Anästhetikaaufnahme oder -abgabe jedes einzelnen Atemzykluses zu. Dies gilt ganz besonders für Narkosen mit Rückatmungssystemen und niedriger Frischgaszufuhr, da mit abnehmendem Frischgasfluss die eingestellte Frischgaskonzentration des Anästhetikums zunehmend schlechter mit seiner Konzentration im Inspirationsgemisch korreliert.

Ferner können frühzeitig **Über- und Unterdosierungen** von Narkosegasen aufgrund von z. B. technischen Fehlern (Vapor, Kreissystem) erkannt werden. Die Vorteile der in- und exspiratorischen Narkosegasüberwachung liegen in der besseren Steuerbarkeit der Inhalationsnarkose, der Überwachung der Funktion des Narkosegasverdampfers und der Überwachung des Beatmungssystems in Hinblick auf seine Dichtigkeit und technische Funktion.

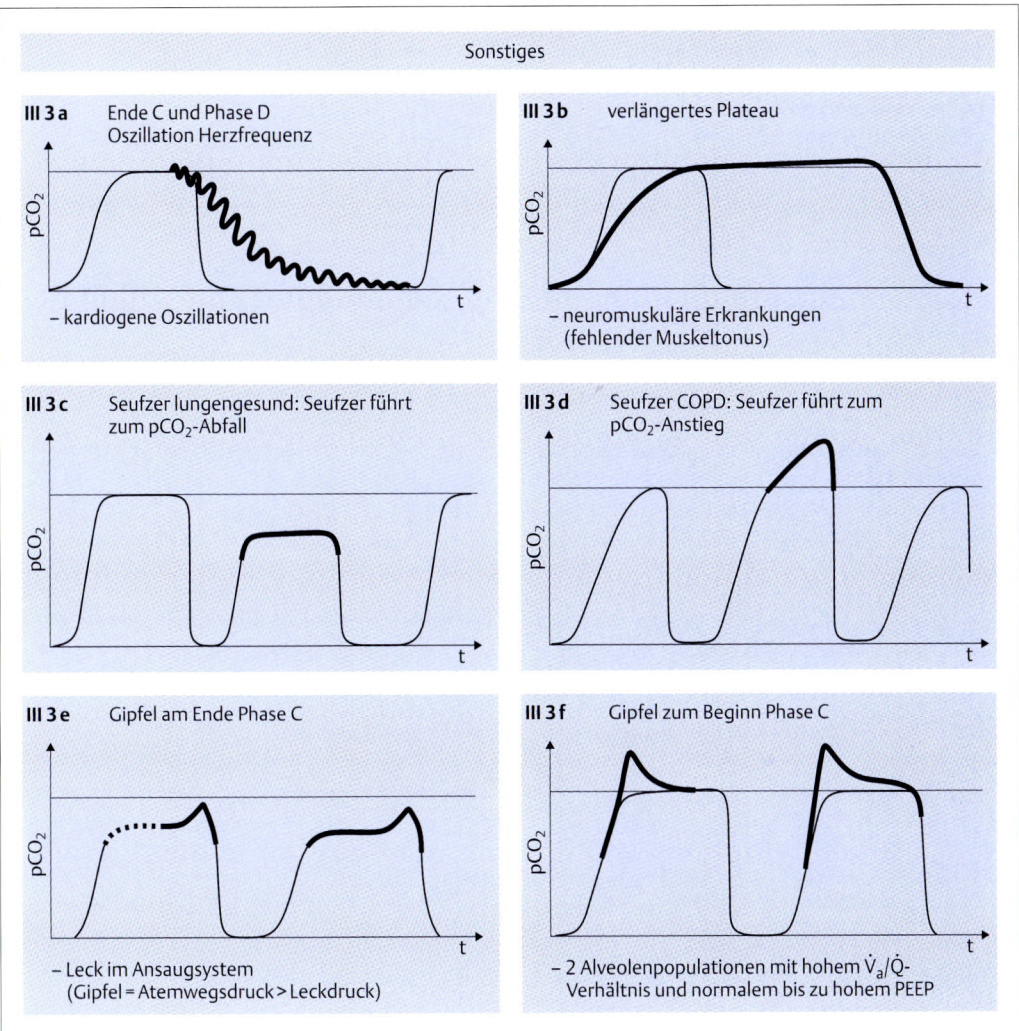

Abb. 2.**16 III 3 a – f**

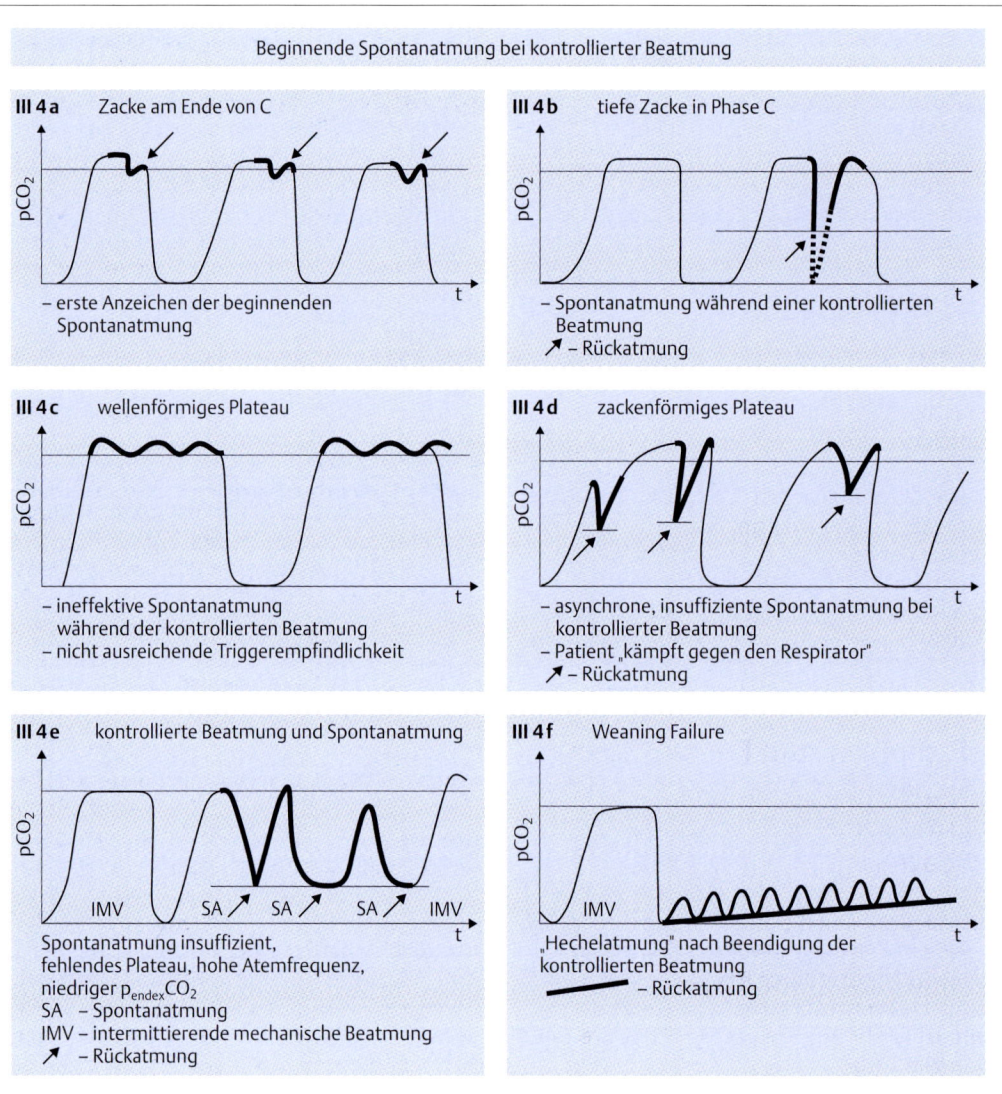

Abb. 2.**16** III 4 a – f

Atemwegsmanagement

Die Sicherung der Atemwege ist für die Versorgung des bewusstseinsgetrübten bzw. bewusstlosen Patienten von zentraler Bedeutung. Im Bereich der Anästhesie betrifft das alle Patienten, die sich einer Narkose unterziehen müssen. Nach Mallampati (1997) hängt die Qualität des Atemwegsmanagements von fünf **Hauptfaktoren** ab:

- Vorbereitung,
- Voraussicht,
- Geschicklichkeit,
- Ressourcen,
- ganz besonders der (präanästhesiologischen) Einschätzung.

Anatomisch wird neben dem Freihalten der Atemwege das Atemwegsmanagement durch die Kreuzung der oroösophagealen und nasotrachealen Transportwege kompliziert und umfasst deshalb auch den Schutz der Atemwege vor festen und flüssigen Partikeln aus dem Gastrointestinaltrakt.

◼ Techniken zum Freihalten und Sichern der Atemwege und zur Ermöglichung der künstlichen Beatmung

Grundsätzlich kann die Sicherung der Atemwege mit und ohne Hilfsmittel vorgenommen werden:

- **ohne Hilfsmittel** durch Reklination des Kopfes, Esmarch-Handgriff, stabile Seitenlage,
- **mit Hilfsmitteln**; solche zum Freihalten der Atemwege sind
  - pharyngeale Tuben (oraler oder nasaler Zugangsweg),
  - hypopharyngeale Tuben = Kehlkopftuben bzw. Kehlkopfmasken,
  - tracheale Tuben (oraler oder nasaler Zugangsweg),
  - bronchiale Tuben (Doppellumentuben, einlumige endobronchiale Tuben mit oder ohne zusätzliche Trachealmanschette).

Die oberen Atemwege werden im Bereich der Nase, des Kehlkopfes, der Trachea und der Hauptbronchien durch Knorpel- und Knochengewebe sicher offengehalten. Oro- und Hypopharynx verfügen lediglich über eine feste Hinterwand (Wirbelsäule). Die vordere Begrenzung wird durch Zunge und Epiglottis hergestellt und ist in ihrer Lage und Ausbildung damit variabel.

Durch moderate **Reklination** des Kopfes ist die Weite der oberen Atemwege optimal, weshalb bei körperlichen Anstrengungen (z. B. Jogging) der Kopf intuitiv leicht rekliniert wird. Beim bewusstlosen oder anästhesierten Patienten kommt es dagegen zur Anteflexion des Kopfes und einer Engerstellung der Atemwege in Höhe des Oro- und Hypopharynx, die durch die Erschlaffung des Tonus der Zungen- und sonstigen Kopf-Hals-Muskulatur noch verstärkt wird. Die Lage der Zunge verändert sich nur unwesentlich.

Die Wiederherstellung der optimalen Weite des pharyngealen Lumens gelingt häufig schon durch Überstrecken des Kopfes mit Hilfe eines leichten Zuges am Kinn und Anheben des Kopfes um 5–7,5 cm durch das Unterschieben eines Polsters (verbesserte Jackson-Position). Die weitere Streckung der Strukturen zwischen Mandibula und Larynx gelingt mit Hilfe des Esmarch-Handgriffs.

Hier wird der Unterkiefer durch ein- oder beidseitigen digitalen Druck auf den vertikalen Ast des Unterkiefers im Bereich des Kieferwinkels in Richtung der Längsachse des Mandibularkörpers nach vorne geschoben und das Gewebe zwischen ihm und dem Kehlkopf gestreckt, sodass sich der oro- und hypopharyngeale Raum sowie der Larynxeingang erweitern. Die damit verbundene Dehnung des M. thyreohyoideus führt zur Verlagerung der Zunge, des Zungenbeins und des Kehldeckels nach vorne und erweitert so nicht nur den oropharyngealen Raum, sondern auch den Hypopharynx zusammen mit dem Larynxeingang.

> Stehen keine Hilfsmittel zur Sicherung der Atemwege zur Verfügung, so werden sie vor der Aspiration von Inhaltsstoffen des Gastrointestinaltraktes durch Lagerung geschützt. Dazu wird der Patient in die stabile Seitenlage gebracht.

Maskenatmung und -beatmung (Abb. 2.17)

Essenziell für das Atemwegsmanagement ist die Beherrschung der Technik und Praxis der Beat-

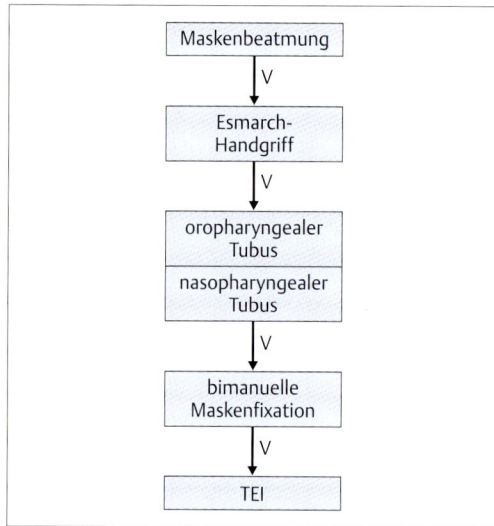

Abb. 2.17 Vorgehen bei Schwierigkeiten bei einer Maskenbeatmung. (V = bei Versagen.)

mung mit einer Maske und einem Atembeutel. Dabei sind die Herstellung freier Atemwege und die Dichtigkeit des Sitzes der Atemmaske die Grundvoraussetzungen für die erfolgreiche Anwendung.

Wegen der vielfältigen individuellen Variationen der Gesichtskontur und -oberfläche (z. B. Bartwuchs) gibt es in Form, Material (z. B. Gummi, Silicon) und Größe unterschiedliche Masken zur Beatmung. Ein mit Luft aufblasbarer Rand der Maske ermöglicht eine individuellere Passform und damit höhere Dichtigkeit.

Nach Auswahl einer in Form und Größe adäquaten Beatmungsmaske wird sie so auf Mund und Nase gesetzt, dass ihre Ränder möglichst luftdicht mit der Gesichtshaut abschließen. Danach wird mit der nicht führenden Hand die Maske so gehalten, dass der Daumen und der Zeigefinger den oberen Bereich der Maske umschließen (**C-Griff**). Durch die Stärke des Drucks nach unten gegen die Gesichtsoberfläche kann in Abhängigkeit vom Beatmungsdruck ein fester und dichter Sitz ermöglicht werden. Mittel- und Ringfinger drücken den Unterkiefer entgegen, während der Kleinfinger hinter den Kieferwinkel gesetzt wird, damit er den Unterkiefer im Sinne des Esmarch-Handgriffs vorschieben kann und so freie Atemwege herstellt.

Bei schwierigen anatomischen Verhältnissen kann ein besserer und längerer Sitz der Maske durch **beidhändiges Halten** erreicht werden.

> Die Hauptkomplikation der Maskenbeatmung stellt die Insufflation von Atemgasen in den Magen mit entsprechenden Nebenwirkungen (Magendistension, Übelkeit, Erbrechen) dar. Mit abnehmendem Beatmungsdruck ($<$ 20 mmHg) sinkt das Risiko einer Magenblähung.

Pharyngeale Tuben

Pharyngeale Tuben sind durch die Lage ihrer Spitze im Pharynx oder im Falle der Larynxmaske im Hypopharynx charakterisiert. In Abhängigkeit vom Zugangsort unterscheidet man **oropharyngeale Tuben** (**Guedel-Tuben**) oder orohypopharyngeale Tuben, die durch den Mund eingebracht werden, von **nasopharyngealen Tuben** (**Wendl-Tuben**), die durch die Nase geführt werden. Durch ihr inneres Lumen und die Weite, die sich für den Raum in ihrer unmittelbaren seitlichen Nachbarschaft ergibt, verhindern sie eine Atemwegsobstruktion im Oro- und Hypopharynxbereich.

> Zur Einführung von pharyngealen Tuben muss eine ausreichend tiefe Bewusstlosigkeit vorliegen, da sonst der Würge- und/oder Hustenreflex und sogar ein Laryngospasmus ausgelöst werden könnten.

Oropharyngeale Tuben (z. B. Guedel-Tuben)

Hierbei handelt es sich um gebogene Tuben aus Gummi oder Plastik, deren Krümmung der Wölbung des Mundhöhlendachs und des Zungengrundes angepasst ist. Ihr orales Ende verläuft gerade und wird von einer breiten Platte abgeschlossen. Die oberen Atemwege bis zum Hypopharynx werden von ihnen freigehalten, sodass eine Luftbrücke zum Larynxeingang entsteht. Sie schützen darüber hinaus den endotrachealen Tubus vor einer Kompression des Lumens durch das Zusammenbeißen der Zähne.

> Die Auswahl der Größe der Guedel-Tuben kann nach dem Mundwinkel-Ohrläppchen-Abstand geschätzt werden.

Nach Ausführung des Esmarch-Handgriffs wird der Guedel-Tubus so gehalten, dass seine Krümmung der Zungen- und Gaumenwölbung entgegengesetzt ist und so bis zum hinteren Teil der Mundhöhle vorgeschoben. Dort wird er um 180° gedreht und nun der Form des Gaumens anliegend soweit vorgeschoben, bis die Platte vor der Zahnreihe die Lippen erreicht.

Wird der Tubus zu klein bzw. kurz gewählt, kann es trotz seines Einsatzes im Oropharynx zur **Atemwegsobstruktion** kommen. Wird er zu groß bzw. lang gewählt, kann er auf die Epiglottis drücken und so die Atemwege verlegen oder einen **Laryngospasmus** auslösen.

Nasopharyngeale Tuben (z. B. Wendl-Tuben)

Nasopharyngeale Tuben sind in ihrem Querschnitt kreisrund und entsprechend der Krümmung von Gaumen und Pharynxschlauch leicht gebogen. Wegen der erhöhten Verletzungs- und Blutungsgefahr bei der Passage der Nasenhöhle und des Nasopharynx (Adenoide) bestehen sie aus **weichem Gummi**.

Vor dem Einbringen in die Nasenhöhle wird der Wendl-Tubus mit Gleitmittel benetzt und so gehalten, dass sein angeschrägtes pharyngeales Ende einen möglichst niedrigen Widerstand während der Passage durch die Nasenhöhle darstellt. Hat die Spitze den Nasopharynx erreicht, wird der Tubus gedreht, sodass sich seine Biegung der Gaumenwölbung anpasst. Danach verschafft der Esmarch-Handgriff eine ungehinderte Passage im oropharyngealen Bereich, bis der Tubus mit seiner Spitze im unteren Oropharynx liegt. Dies ist am Atemgeräusch am nasalen Ende des Tubus erkennbar.

Die große Biegsamkeit des Tubus kann bei kraftvollem Vorschieben zur Abknickung führen. Wird er zu tief vorgeschoben, so kann die Spitze im Ösophaguseingang platziert sein und so die Atemwege einengen. Außerdem kann bei starker O_2-Zufuhr über den Tubus der Magen aufgebläht werden.

Orohypopharyngeale Tuben – Larynxmaske

Die optimale Verbindung des anatomischen Atemwegs mit einem künstlichen Atemweg ist aus technischer Sicht die **End-zu-End-Konnektion**, die Verbindung der Luftröhre mit ihrem speziell ausgebildeten proximalen Ende in Form des Larynx mit einem künstlichen Atemschlauch, dessen Ende speziell gefertigt sein muss, damit er luftdicht mit dem Larynx verbunden werden kann. Bei einer sicher dichten und stabilen Verbindung wären dann die Luftwege vom Verdauungstrakt isoliert.

> Bei der Gesichtsmaske und den oro- und nasopharyngealen Tuben wird ein Teil des Gastrointestinaltraktes als Atemweg mitbenutzt, sodass es keinen nahtlosen oder überlappenden Übergang von anatomischem und künstlichem Luftweg gibt. Der künstliche Atemweg ist somit zu kurz. Im Gegensatz dazu ist der künstliche Atemweg bei der endotrachealen Intubation, bei der zwei Röhren ineinander gesteckt werden (der künstliche Atemschlauch in die Luftröhre), zu lang. Demzufolge kommt es zu einer Verminderung des Atemwegsdurchmessers und zur mechanischen Traumatisierung von Larynx und Trachea. Die Larynxmaske (LM) stellt die Verbindung von künstlichem und anatomischem Atemweg an idealer Stelle dar und nimmt in Bezug auf ihre anatomische Lage eine Stellung zwischen der Gesichtsmaske und dem Endotrachealtubus ein.

Aufgrund der unregelmäßigen anatomischen Verhältnisse an der Schnittstelle von Pharynxschlauch und Atemwegen ist auch bei der Larynxmaske die Konnektion des künstlichen Atemweges in Form eines Tubus über ein maskenartiges Ende mit dem Kehlkopfeingang noch nicht optimal: Verbindungen zum Ösophaguseingang können nicht sicher vermieden werden, sodass prinzipiell die **Gefahr der Aspiration** von Inhaltsstoffen aus dem Bereich distal des Hypopharynx besteht. Die **Dichtigkeit** der Verbindung ist nur bei niedrigen Beatmungsdrucken (15 – 20 cmH$_2$O) gewährleistet.

Die Larynxmaske besteht aus einem leicht gebogenen röhrenförmigen Schaft (Tubus), dessen distales Ende in einem Winkel von 30° in einer elliptischen, löffelförmigen kleinen Maske mit aufblasbarem äußeren Rand (**Cuff**) endet. Die distale Tubusöffnung mündet in die konkave Innenfläche der Maske und weist zwei vertikale Stege aus Silicon auf. Sie verhindern Atemwegsobstruktionen durch die Epiglottis. Ein dünner Schlauch verbindet den proximalen Maskenrand mit einem **Pilotballon**, an dem der Füllungsdruck der Manschette geprüft werden kann. Über sein Ventil kann die Manschette aufgefüllt und der Druck mit Hilfe eines Cuffdruckmesser überwacht werden. Eine an der dorsalen Außenfläche des Tubus längs und mittig verlaufende **schwarze Linie** (black line) lässt Veränderungen der Maskenlage (z. B. Verdrehung) erkennen. Die Larynxmaske ist wieder-verwendbar. Ihr Cuff besteht aus Silikon und ist latexfrei. Sie ist in sechs verschiedenen Größen (1 – 5 und 2,5) erhältlich. Der Standardtubus ist rigide, sodass für die Verwendung bei Operationen im Kopf-Hals-Bereich besser eine Larynxmaske mit flexiblem drahtverstärktem Tubus verwendet wird. Wegen der Flexibilität des Tubus ist ihre Führung und damit Platzierung schwieriger.

> Die herausragenden Vorteile der Kehlkopf-maske liegen in der relativen Einfachheit ihrer Anwendung und geringen Invasivität, da sie ohne instrumentelle Hilfe platziert wird.

Vor Einleitung einer Narkose mit Larynxmaske sollten folgende **Vorbereitungen** getroffen werden:
- Prüfung der Maske auf Dichtigkeit (Ventil des Pilotballons dicht? Cuff dicht? etc.),
- Bereitlegen der nächst größeren und kleineren Larynxmaske,
- vollständige passive Entleerung der Manschette, möglichst faltenfrei mit einer der Konvexität der Rückfläche angepassten Form,
- ggf. Anfeuchten der Rückfläche (auf keinen Fall darf die Innenfläche mit Gleitgel oder Ähnlichem benetzt werden, cave: Gelaspiration, allergische Reaktionen, Halsschmerzen etc.!),
- Lagerung des Patienten: verbesserte Jackson-Position (Schnüffelposition),
- für die Einleitung einer Narkose mit der Larynxmaske für Erwachsene wird eine Narkosetiefe benötigt, die der zur Einführung eines oropharyngealen Tubus entspricht, bei Kindern ist in der Regel ein tieferes Narkosestadium erforderlich.

Wegen seiner speziell relaxierenden und reflexdämpfenden Wirkung im oropharyngealen Bereich ist **Propofol** in einer Dosierung von 2 – 3 mg/kgKG für die Einführung der Larynxmaske ohne zusätzliche Gabe von Muskelrelaxanzien gut geeignet.

Die **Technik der Einführung** einer Larynxmaske in den Hypopharynx orientiert sich am physiologischen Schluckvorgang von festen größeren Partikeln unter Vermeidung einer Kollision mit den vorderen Pharynxstrukturen (Valleculae, Epiglottis etc.). Im Folgenden werden die einzelnen Schritte der Insertion einer Larynxmaske dargestellt (Abb. 2.**18**):

- Der Kopf des Patienten wird von der nicht führenden Hand festgehalten und ggf. leicht rekliniert, sodass sich der Mund durch den zurückfallenden Unterkiefer öffnet (alternativ kann der Mund mit dem Mittel- oder Ringfinger der tubusführenden Hand oder durch einen Helfer geöffnet werden).
- Mit der führenden Hand wird die Larynxmaske wie ein dicker Bleistift gehalten, wobei die Spitze des Zeigefingers an die proximale Übergangsstelle von Schaft und Manschette, die zwischen dem Schlauch des Pilotballons und dem Cuffwulst einen festen Halt bekommt, gelegt wird. Die Larynxmaske wird so gehalten, dass ihre Biegung der Gaumenwölbung angepasst ist und die Innenseite der Maske nach vorne zeigt.
- Die Spitze wird nun in den Mund eingeführt und die Maske durch den Zeigefingerdruck gegen den harten Gaumen gedrückt und mit dem Zeigefinger vorgeschoben, wobei der harte Gaumen und die hintere Pharynxwand als festes Widerlager die Funktion einer Gleitschiene übernehmen.
- Nachdem die Maske die Wölbung des Zungengrundes passiert hat und im Hypopharynx liegt wird die Larynxmaske so weit vorgeschoben, bis ein charakteristischer Widerstand das Erreichen des oberen Ösophagussphinkters anzeigt.
- Die Larynxmaske wird nun mit dem vom Hersteller empfohlenen Volumen (10 – 30 ml, je nach Größe) geblockt, woraufhin die Larynxmaske wieder ein Stück (ca. 1,5 cm) nach außen vortritt. Die Maske zentriert sich durch die Blockung um den Kehlkopfeingang und versiegelt die Verbindung zwischen Kehlkopf und Tubus. Ring- und Schildknorpel des Larynx werden nach vorne gedrückt.
- Die Lage der Black Line in der Mittellinie wird als Zeichen des geraden Sitzes der Larynxmaske überprüft.
- Vorsichtiges Beatmen mit Drucken zwischen 15 und 20 cmH$_2$O zur Überprüfung der Dichtigkeit (Leckgeräusch) und der für die Ventilation korrekten Lage (erkennbar an der rechteckigen CO$_2$-Kurve): Ein anfängliches geringes Geräusch verschwindet meistens nach kurzer Zeit, da sich die Hypopharynxschleimhaut noch an die Manschette moduliert.
- Lagekontrolle der Larynxmaske durch Auskultation über beiden Lungen und unter Überdruckbeatmung über dem Epigastrium: Ist ein beatmungssynchrones Geräusch über dem

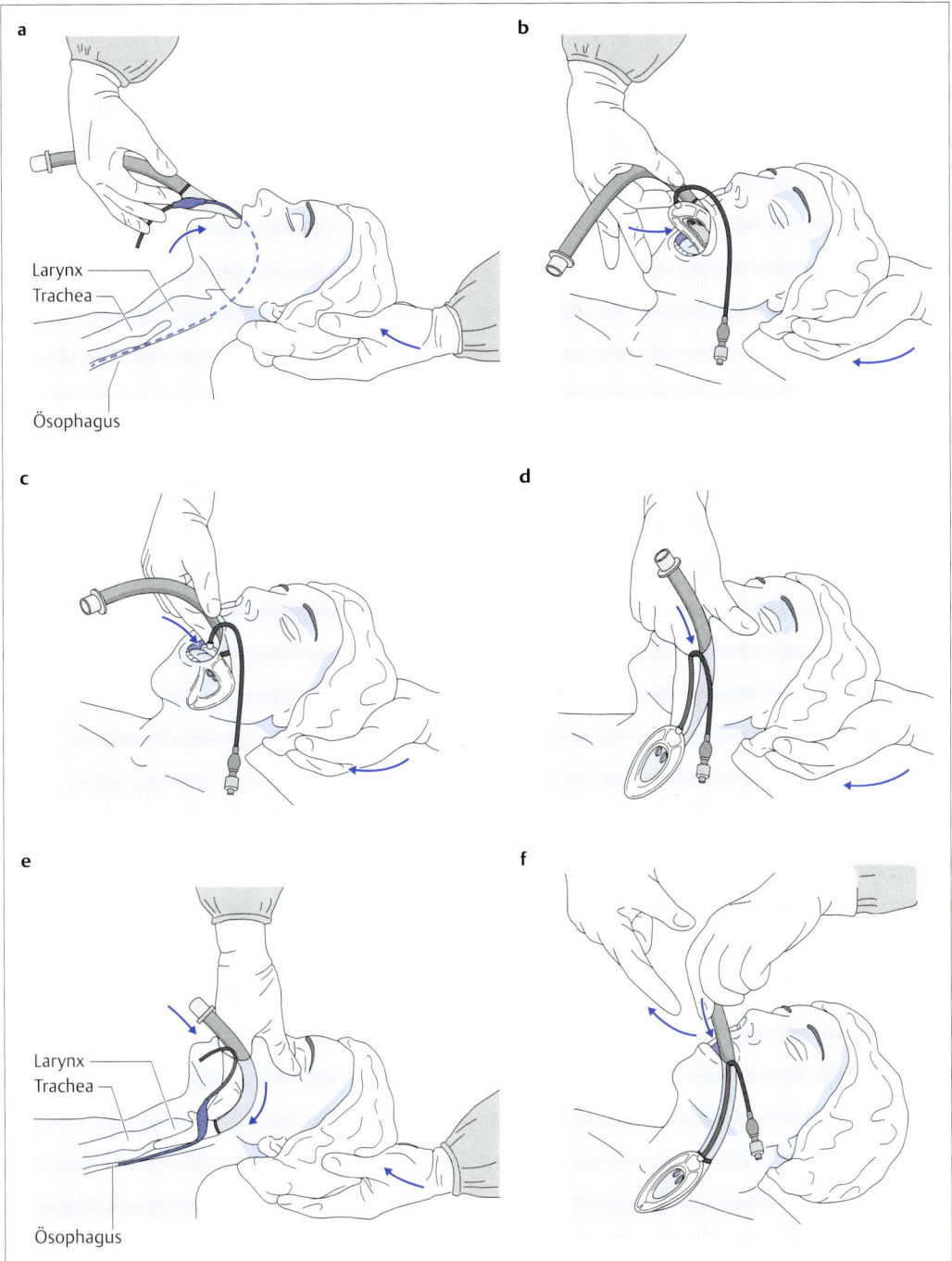

Abb. 2.**18** Einführen der Larynxmaske (modifiziert nach Pennant et al. 1993).

Epigastrium zu hören, so ist von einer sowohl den Larynx- als auch den Ösophaguseingang umschließenden Fehllage der Maske auszugehen. Der Magen wird bei Überdruckbeatmung „mitbeatmet" und es kommt zu einer Magendistension. Die Lage der Larynxmaske muss korrigiert und evtl. eine kleinere Größe gewählt werden. Die typische Rechteckform des Kapnogramms ist ein sicheres Zeichen für eine korrekte Lage der Larynxmaske in Bezug auf die Ventilation.

- Die Larynxmaske wird ggf. durch einen Beißschutz gesichert und mit Pflaster fixiert.

> Die Hauptschwierigkeiten bei der Einführung der Larynxmaske in den Hypopharynx ergeben sich aus einer nicht ausreichenden Narkosetiefe oder treten bei der Führung der Larynxmaske um die Wölbung des Zungengrundes beim Übergang vom Oro- zum Hypopharynx auf.

Die Ursache hierfür liegt in der starken Krümmung in diesem Übergangsbereich. Der zur Überwindung der Biegung erforderliche stärkere Druck des Zeigefingers auf die Maske führt zu Veränderungen der Form des aufblasbaren Randes und der Spitze, die nach ventral oder dorsal umgeknickt oder aufgekrempelt werden kann. Auch kann sie sich in einer Schleimhautfalte oder -tasche verhaken.

Probleme beim Vorschieben der Larynxmaske in diesem Bereich lassen sich häufig folgendermaßen beseitigen:

- Halten der Larynxmaske vor dem Einführen in der *„Back-to-Front-Position"*, bei der die Tubuskrümmung der Gaumenwölbung entgegengesetzt ist. Rotation der Larynxmaske im hinteren Teil der Mundhöhle um 180° analog der Einführung oropharyngealer Tuben.
- Vorfüllung des Cuffs mit einem geringen Volumen, um ein Umschlagen des Randes zu verhindern. Außerdem ist die Spitze dann etwas abgerundet, sodass sie sich nicht so leicht in einer Schleimhautfalte verhaken kann.
- Esmarch-Handgriff.
- Digitale Austastung des Raumes zwischen der Rückfläche der Maske und dem Tubusansatz mit dem führenden Zeigefinger hinunter bis zur Spitze, um die Ursache der Störung zu ertasten (z.B. umgeschlagene Spitze, Schleimhautfalte). Nach leichtem Zurückziehen der Larynxmaske kann in der Regel das Problem digital behoben werden (Begradigung der Spitze,

Lösen der Spitze aus der Schleimhautfalte). Danach wird die Larynxmaske unter Benutzung des Zeigefingers als Gleitschiene mit der anderen Hand so weit vorgeschoben, bis der charakteristische Widerstand erreicht ist.

- Vorschieben der Larynxmaske unter laryngoskopischer Sicht.

Bei **korrekter Lage** der Larynxmaske liegt die Spitze der Maske an der Basis des Hypopharynx und stößt gegen den oberen Ösophagussphinkter, die seitlichen Ränder liegen im Sinus piriformis, und der proximale Rand drückt den Zungengrund nach vorne. Die elliptisch um den Larynxeingang gelegene Manschette versiegelt in geblocktem Zustand luftdicht die Verbindungsstelle zwischen Larynx und Larynxmaske bis zu einem Druck von maximal 25 cmH$_2$O.

Bei der fiberoptischen Lagekontrolle wird in 6–9% der Fälle der Ösophaguseingang innerhalb der Maske sichtbar, was eine fehlende Trennung von Atemwegen und Gastrointestinaltrakt bedeutet. Daraus resultiert die Gefahr der Magenüberblähung und Aspiration.

> Es gibt keine absolute Sicherheit für den korrekten Sitz der Larynxmaske. Deshalb besteht im Gegensatz zum Endotrachealtubus prinzipiell kein sicherer Aspirationsschutz.

In bis zu 60% der Fälle liegt die **heruntergeklappte Epiglottis** in der Larynxmaske und obstruiert partiell den Larynxeingang, was in der Regel keine funktionelle Auswirkung hat. Prädisponiert sind ältere männliche Erwachsene und Kinder (bis zu 80%).

Im Hypopharynx wirkt die Larynxmaske wie eine **Rachentamponade** und schützt die Luftwege vor Sekreten und bei Operationen im HNO- oder Zahn-Mund-Kiefer-Bereich vor Blut und anderen Fremdkörpern.

Die Larynxmaske wird vom Patienten gut toleriert und kann sogar im Wachzustand in Lokalanästhesie eingeführt werden. Im Gegensatz zum Larynx und der Trachea ist die pharyngeale Schleimhaut das Fremdkörpergefühl von der Nahrungsmittelpassage gewöhnt.

Für die **Entfernung** der Larynxmaske ist zu beachten:

- Vor Entblockung der Manschette müssen die Schutzreflexe vollständig vorhanden sein.
- Erst wenn der Patient spontan erwacht ist, wird die Larynxmaske entfernt.

Auch nach dem Augenöffnen toleriert er die Larynxmaske in der Regel gut und öffnet im Idealfall auf Kommando den Mund so weit, dass die Larynxmaske problemlos entblockt und entfernt werden kann. Ein Absauger sollte bereitgehalten werden, um das oberhalb des Cuffs gesammelte Sekret entfernen zu können.

Die wesentlichen **Komplikationen** sind:

- *Verletzungen* im Bereich von Mundhöhle, Oro- und Hypopharynx und Epiglottis durch das Einbringen der Larynxmaske in den Hypopharynx: Das häufigste Trauma ist an der Pharynxhinterwand lokalisiert.
- Komplikationen durch den *Cuffdruck*: Bei Anwendung von Lachgas sind Cuffdruckwerte über 100 mmHg gemessen worden, die mit zunehmender Narkosedauer ansteigen können. Mit Hilfe eines Manometers sollte der Druck zumindest bei längeren Narkosen gemessen und ein möglichst niedriger Wert (22 mmHg) eingestellt werden. Durch hohe Drücke in der Manschette kann die Larynxmaske disloziert werden.

- *Intraoperative Atemwegsobstruktion*: Sie kann entweder *reflektorisch* durch eine inadäquate Narkosetiefe (Glottisverschluss, Laryngospasmus, Bronchospasmus, Singultus, Pressen und Husten) oder *primär mechanisch* (Dislokation der Larynxmaske, Cuffhernie, Epiglottis) verursacht sein (Abb. 2.**19**).
- *Aspiration*: Obwohl die Larynxmaske keinen sicheren Schutz vor Aspiration und Regurgitation bietet, kommt eine klinisch relevante Aspiration selten vor (ca. 0,2%). Sie ist mit der Aspirationsrate der endotrachealen Intubation bei elektiven Narkosen vergleichbar. Klinisch ist sie durch Sekret im proximalen Tubusanteil frühzeitiger als bei der Gesichtsmaske erkennbar.
- *Hämodynamische Reaktionen:* Sie sind gering und mit dem Einbringen eines oropharyngealen Tubus vergleichbar.

Typische **Indikationen** für die Narkose mit der Larynxmaske sind:
- elektive Anästhesie,
- Anästhesie für ambulante Operationen,

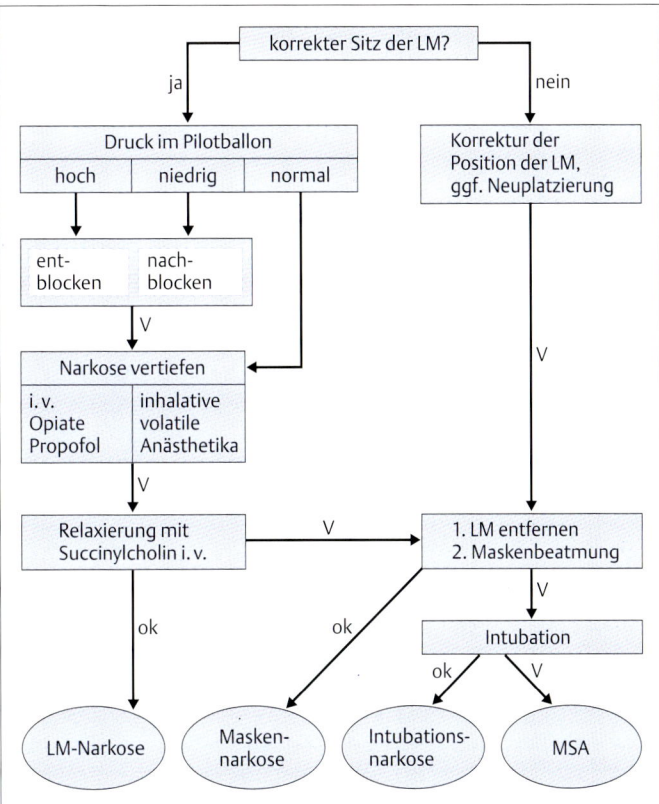

Abb. 2.**19** Vorgehen bei Obstruktion der Atemwege während einer Narkose mit der Larynxmaske (nach Rieger 1996). (LM = Larynxmaske, MSA = Management bei schwierigen Atemwegen, V = Versagen.)

- Anästhesie für kurzdauernde operative und diagnostische Maßnahmen,
- Operationen außerhalb der großen Körperhöhlen,
- Operationen im HNO- und Zahn-Mund-Kiefer-Bereich oberhalb des Oropharynx,
- Operationen im Kindesalter,
- unerwartete, schwierige Intubation,
- professionelle Sänger/Sprecher.

Im Rahmen einer unerwartet schwierigen Intubation ist die Larynxmaske auch bei fehlender Nüchternheit wie z. B. bei Notfalloperationen, in der Schwangerschaft und CPR erfolgreich angewendet worden.

Bei **Anwendung im Kindesalter** kann das Einführen durch vergrößerte Tonsillen erschwert sein. Die primäre Erfolgsrate einer korrekten Platzierung liegt geringfügig niedriger als beim Erwachsenen. Es kommt häufiger zur Überblähung des Magens und zu Dislokationen der Larynxmaske. Der obere Rand des Cuffs liegt oft ohne negative funktionelle Auswirkungen im Oropharynx. Trotz klinisch guter Funktion ist die Lage bei Kindern in weniger als der Hälfte der Fälle optimal.

Mit Ausnahme der unerwartet schwierigen Intubation gelten folgende **Kontraindikationen**:

- erhöhtes Aspirationsrisiko (z. B. Ileus, Schwangerschaft),
- Erkrankungen im Bereich des Pharynx (z. B. Abszesse, Tumoren),
- Atemwegsobstruktionen in Höhe und unterhalb des Larynx,
- Erkrankungen, die hohe Beatmungsdrücke erwarten lassen (z. B. obstruktive und restriktive Lungenerkrankungen, Adipositas permagna),
- Mundöffnung < 1,5 cm,
- Unbeweglichkeit der HWS und/oder des atlanto-okzipitalen Gelenkes,
- Einlungenanästhesie.

Die Larynxmaske findet ihre Anwendung als künstlicher Atemweg zum Freihalten der Atemwege und zur Beatmung sowie als **Intubationshilfe**. Sie lässt sich besser fixieren als die Gesichtsmaske und dichtet die Atemwege besser ab, was zu einer geringeren Narkosegasbelastung führt. Sie stellt einen direkten Zugang zum Kehlkopf her, der nahezu unabhängig von den für die schwierige endotracheale Intubation typischen anatomischen Veränderungen ist. Einschränkungen ihrer Anwendung ergeben sich aus der fehlenden Sicherheit der Dichtigkeit und Druckstabilität ihrer Verbindung mit dem Kehlkopf.

Endotracheale Intubation

Indikation und Prinzip

Bei der translaryngealen endotrachealen Intubation (**TEI**) werden zwei Röhren miteinander verbunden, indem man sie ineinander steckt. Dabei wird als künstlicher Atemweg ein Gummi- oder Kunststoffschlauch (**endotrachealer Tubus**) über einen natürlichen Zugangsweg (Nase oder Mund) durch die Stimmritze in die Trachea als anatomische Röhre geschoben. Die beiden ineinander gesteckten Röhren bilden somit eine überlappende Verbindung, die durch eine aufblasbare Manschette (Cuff) am distalen Ende des Endotrachealtubus die Atemwege luftdicht und stabil vom oberen Gastrointestinaltrakt trennt.

Im Vergleich zur End-zu-End-Verbindung von künstlichen und anatomischen Atemwegen über den Kehlkopfeingang im Bereich der vorderen Pharynxwand mit der Larynxmaske sind die konstruktiven und anatomischen Voraussetzungen einer Verbindung zweier ineinander geschobener Röhren mit der Trachea als natürlicher Röhre in Hinblick auf ihre Stabilität und Dichtigkeit wesentlich günstiger.

So weist die Wand der Trachea aufgrund ihres gleichförmigen, ovalen Querschnitts und ihrer Festigkeit durch Knorpel und fibroelastischem Gewebe vorteilhafte anatomische und technische Eigenschaften für eine sichere und stabile Konnektion auf.

> Die translaryngeale endotracheale Intubation (TEI) stellt derzeitig die Methode der Wahl zur passageren Sicherung und Freihaltung der Atemwege sowie der Anwendung erhöhter Atemwegsdrucke über einen natürlichen Zugangsweg dar.

Indikationen für die TEI sind:

- der sichere Atemwegsschutz (z. B. Aspiration),
- das Freihalten der Atemwege bei unphysiologischen Lagerungen (z. B. Bauchlage, Seitenlage für Nierenoperationen, Knie-Ellenbogen-Lage in der Neurochirurgie),
- das Freihalten und der Schutz der Atemwege bei Operationen in unmittelbarer Nähe der Atemwege (z. B. Zahn-Mund-Kiefer- und HNO-Bereich),
- die Anwendung der kontrollierten Beatmung bei Operationen im Bereich der großen Körperhöhlen und dem Gehirn,

- die Anwendung der kontrollierten Beatmung über eine längere Zeit (Intensivmedizin, lang-andauernde Operationen, kontrollierte Hypothermie und Hypotension),
- das Freihalten der Atemwege bei Patienten mit anatomischen Besonderheiten,
- die Anwendung erhöhter Beatmungsdrucke (patientenabhängig: z.B. obstruktive und restriktive Lungenerkrankungen, Adipositas permagna; operationsabhängig: z.B. laparoskopische Operationen),
- das Freihalten der Atemwege und die Kontrolle der Atmung bei Patienten in kritischem Allgemeinzustand (z.B. Intensivmedizin),
- das Freihalten der Atemwege durch direkten Zugang zu den Atemwegen (z.B. häufiges tracheobronchiales Absaugen).

Für die Anwendung der TEI lassen sich folgende **Techniken** unterscheiden:
- TEI am wachen Patienten in Lokal- und/oder Leitungsanästhesie,
- TEI in Narkose,
- TEI ohne Sicht (sog. blinde Intubation),
- TEI unter direkter Sicht (direkte Laryngoskopie),
- TEI unter indirekter Sicht (indirekte Laryngoskopie, z.B. mit flexiblem Fiberbronchoskop, Bellhouse-Laryngoskop, Bullard-Laryngoskop),
- TEI ohne direkte Sicht unter Einsatz eines zuvor in die Trachea eingebrachten Mandrins (z.B. Leuchtstab) oder über eine vor den Kehlkopf platzierte Einführhilfe (z.B. Larynxmaske),
- TEI über einen oralen oder nasalen Zugangsweg (orotracheale oder nasotracheale Intubation).

> Die TEI über einen oralen Zugangsweg unter direkter laryngoskopischer Sicht in Narkose stellt das derzeit am häufigsten angewendete Verfahren dar und kann als Standardmethode der TEI bezeichnet werden.

Zubehör für die TEI

Tubus

Ein Tubus (Röhre) ist grundsätzlich in seinem Querschnitt zur Vermeidung von Abknickungen rund. Sein proximales Ende weist einen **Konnektor** zum Anschluss an ein künstliches Atemsystem auf. Das distale Ende verläuft schräg (45° zur Längsrichtung bei oralen und 30° bei nasalen Tuben). Zur luftdichten Verbindung mit den Atem-

wegen befindet sich im unteren Bereich des Tubus eine aufblasbare **Manschette (Cuff)** mit einem dünnen Zuleitungsschlauch, der z.T. in der Wand des Tubus oder an der konkaven Seite auf dem Tubus verläuft. Das Ende der Cuffleitung weist zur Überprüfung des Füllungszustandes der Manschette einen kleinen Ballon (**Pilotballon**) auf, an dessen Ende sich wiederum ein **Ansatz** (**Einspritzkonus** oder **Ventil**) für eine Spritze zum Auffüllen des Cuffs oder Anbringen eines Manometers befindet.

Die **Tubusgröße** wird nach ihrem Innendurchmesser (ID) in Millimeter (mm) angegeben und ist entscheidend für den Atemwegswiderstand. Sie beginnt bei 1,5 mm und endet in 0,5-mm-Schritten bei 10 mm. Der äußere Durchmesser (AD) wird nach der **Charrière-Skala** angegeben und informiert über den Außendurchmesser (1 Charrière = 1 Charr = 1 Ch. = $^1/_3$ mm Durchmesser). Er ist wichtig für die Druckbelastung von Stimmbändern und Trachea. Die querverlaufenden Tubusmarkierungen geben den Abstand zum distalen Tubusende an.

Je nach Form, Material, Anzahl der Lumina oder dem Vorhandensein eines Cuffs und seiner Beschaffenheit lassen sich verschiedene Tuben differenzieren (Abb. 2.**20**, S. 46).

Form

Die Form kann gerade, gebogen (orale Tuben Radius 14 cm, nasale 20 cm), S- oder L-förmig sein:
Der **Magill-Tubus** gilt mit seiner gebogenen Form als Standardtubus und ist mit oder ohne Cuff erhältlich.
Der **Murphy-Tubus** ist wie der Magill-Tubus mit einer seitlichen zusätzlichen Öffnung ausgestattet, die der angeschrägten Seite gegenüber liegt. Sie stellt eine zusätzliche Sicherheit für den Fall einer Verlegung der distalen Tubusöffnung durch z.B. Trachealschleimhaut oder -wand dar.
Der **Oxford-Tubus** (auch Oxford-non-kinking-Tubus – ONK) ist in der Form rechtwinklig gebogen. Er ist nur für den oralen Zugangsweg geeignet. Vorteile liegen in seinem sicheren Sitz, seiner Festigkeit und den geringen Abknickeigenschaften. Endobronchiale Fehllagen sind selten, jedoch möglich. Er wird in der Regel über einen Mandrin eingeführt und bietet deshalb Vorteile bei schwierigen Larynxeinstellungen mit partieller oder fehlender Sicht auf die Stimmbänder. Als Führungsstäbe werden in der Regel kurze gummiüberzogene Metallstäbe mit weicher metallfreier Spitze benutzt, die schon vorher in den Tubus so einge-

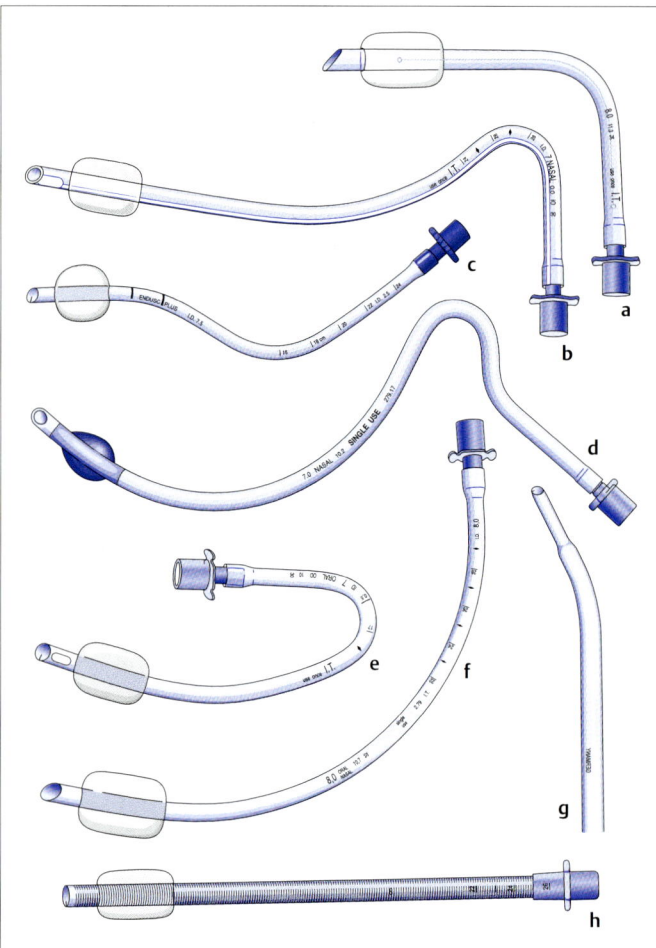

Abb. 2.**20** Verschiedene Tubusformen.
a Oxford-Tubus,
b AGT-Tubus nasal (Kunststoff),
c Kuhn-Tubus (Kunststoff),
d maxillofazialer nasaler Tubus, RAE-Tubus nasal, Polar-Nord-Tubus,
e AGT-Tubus oral, Polar-Süd-Tubus, RAE-Tubus oral für HNO-Operationen,
f Standardtubus (PVC),
g Cole-Tubus (Kinder),
h Spiraltubus (Woodbridge-Tubus).

bracht werden, dass ihre Spitze das distale Tubusende weit überragt.

Der **Kuhn-Tubus** ist ein zweifach gebogener S-förmiger Tubus, der sich gut den anatomischen Verhältnissen anpasst und so für einen festen und sicheren endotrachealen Sitz sorgt. Er kann nur orotracheal verwendet werden.

Der **Woodbridge-Tubus** ist ein gerader, durch eine *Drahtspirale* vor Abknickung und Obstruktion von außen ideal geschützter Tubus, der in jede beliebige Richtung gebogen und damit abgeleitet werden kann. Die Spirale endet vorzeitig am distalen Ende des Tubus, was die Gefahr einer Verlegung durch die extrem flexible Spitze birgt, weshalb sie nicht schräg, sondern rechtwinklig gestaltet ist. Die Tubusenden sind wegen des fehlenden Drahtes in diesem Bereich nicht sicher vor einer Abknickung geschützt. Der Woodbridge-Tubus wird in der Regel mit einem Führungsstab,

dessen Spitze im Tubus vor dem Erreichen der distalen Tubusöffnung endet, benutzt. Über ihn kann die Tubusform den individuellen Erfordernissen angepasst werden.

Material

Normalerweise sind die Tuben aus Gummi („roter Gummitubus") oder Kunststoff gefertigt. In Abhängigkeit ihres Anwendungsgebietes können spezielle Materialien Vorteile bieten:
● Operationen, bei denen der Tubus extrem abgebogen werden muss (z. B. HNO, spez. Lagerungen): Latexmaterial weist eine besonders hohe Flexibilität auf (z. B. Woodbridge-Tubus),
● Gefahr der Obstruktion von außen (z. B. Raumforderungen im Bereich der oberen Atemwege): Metallspirale in der Tubuswand (z. B. Woodbridge-Tubus),
● Laserchirurgie.

Anzahl der Tubuslumina

Einlumige Tuben ermöglichen nur einen Zugangsweg zum unterhalb der distalen Tubusöffnung gelegenen Tracheobronchialsystem (Standardtuben).

Doppellumige Tuben trennen das rechte vom linken Bronchialsystem und bieten so zwei vollständig voneinander getrennte separate Zugangswege.

Eine funktionelle Trennung der rechten von der linken Lunge ist damit möglich, sodass z. B. mit unterschiedlichen Beatmungsmustern *seitengetrennt beatmet* werden kann. Auch ist die gezielte Unterbrechung der Beatmung einer Lunge möglich. So können z. B. für Eingriffe innerhalb oder mit Zugangsweg über eine Thoraxhöhle durch Ruhigstellung der gleichseitigen Lunge im Rahmen der Einlungenanästhesie optimale Operationsbedingungen geschaffen werden.

Gleichzeitig ist bei einseitigen pathologischen Prozessen ein *Schutz* der gesunden Seite vor z. B. Sekret oder Blut von der erkrankten Seite gewährleistet. Nach Lage der Tubusspitze werden Doppellumentuben für die rechte (z. B. White-Tubus) und linke (z. B. Carlens-Tubus) Lungenseite mit endobronchialer Position der Spitze im rechten oder linken Hauptbronchus unterschieden. Das endobronchiale Lumen mündet direkt im Hauptbronchus und schafft damit einen sicheren Zugang zum distalen Bronchialsystem. Das endotracheale Lumen endet in der unteren Trachea, sodass durch einen Teil der Trachea- und der Außenwand des distalen endobronchialen Tubusanteils ein Tunnel gebildet wird, der direkt zum Bronchialsystem der kontralateralen Seite führt.

Cuff

Die Funktion der aufblasbaren Manschette ist die Herstellung einer dichten Verbindung zwischen Tubus und Trachea zum Schutz vor einer Aspiration und zur Ermöglichung einer Beatmung mit erhöhten Drucken. Die Dichtigkeit und Druckbelastbarkeit der Verbindung steigt mit zunehmendem Cuffdruck bei gleichzeitig wachsendem Risiko der druckinduzierten regionalen Früh- und Spätkomplikationen der Trachea. Die zahlreichen Modifikationen des Cuffs sind Ausdruck der Schwierigkeit einer optimalen Lösung des Problems, höchste Dichtigkeit bei minimaler Beeinträchtigung der Schleimhautzirkulation zu erreichen:

- **Cufflose Tuben** werden bei Kindern unter 10 Jahren zur Vermeidung von Trachealverletzungen durch den Cuff und zur Verringerung des Strömungswiderstandes bevorzugt eingesetzt.
- **Tuben mit Hoch- oder Niederdruckmanschetten**: Hochdruckmanschetten (high-pressure) haben in der Regel eine steifere und dickere Wand und ein kleines Füllvolumen. Sie sind häufig im aufgeblasenen Zustand exzentrisch, sodass die Tubusspitze unkontrollierbar an die Wand gedrückt werden kann und nicht in der Mitte des Tracheallumens liegt. Demgegenüber sind Niederdruckmanschetten (low-pressure) dünnwandig, gut dehnbar und weisen ein mittleres bis großes Volumen auf. Sie können Furchen und Falten werfen, die ursächlich für Abdichtungsprobleme sein können.

Eingebaute **Druckentlastungssysteme** zur Prophylaxe druckinduzierter Tracheaschädigungen basieren auf unterschiedlichen Prinzipien: Die Verbindung der Manschette mit einem dünnwandigen großvolumigen Pilotballon ermöglicht eine Rediffusion von Lachgas in die Atmosphäre und verhindert damit einen Anstieg des Manschettendrucks während der Narkose (**Brandt-Tubus**). Fällt der Cuffdruck ab, kommt es jedoch zu keiner Druckkompensation. Der Tubus muss zur Wiederherstellung der Dichtigkeit manuell nachgeblockt werden.

Durch ein integriertes Druckausgleichsventil zwischen Pilotballon und Cuff kann ein zu hoher und zu niedriger Druck unterschiedlichster Genese in bestimmten Grenzen verhindert werden (**Lanz-Tubus**). Ein dehnbarer Ballon im Pilotballon reguliert über ein Ventil den Cuffdruck und hält ihn unterhalb eines Wertes von 25 mmHg.

Selbstauffüllender Cuff aus Polyurethanschaum (**Fome-Cuff**), der sich entsprechend dem Atmosphärendruck füllt und zur Atmosphäre offen ist.

Die **Form** der Manschette ist in Bezug auf ihre Druckverteilung, ihre Anpassungsfähigkeit an die anatomischen Verhältnisse der Trachea und die Länge der Abdichtung von Bedeutung. So gibt es längsovale, walzenförmige, walzenförmig-gewellte, konische oder auch stromlinien- oder birnenförmige Tubusmanschetten.

Laryngoskop

Für die TEI wird routinemäßig ein starres Laryngoskop benutzt. Es besteht grundsätzlich aus einem **Handgriff** (Schaft), einem **Spatel** (Klinge, Blatt), einer **Energiequelle** und einem **Beleuchtungskörper** (Glühbirne, Glasfaserbündel). Handgriff und Spatel sind in einem bestimmten Winkel (in der Regel 90°) fest oder aufklappbar über ein Scharniergelenk miteinander verbunden.

Aufgrund unterschiedlichster situations- und patientenspezifischer Intubationsbedingungen gibt es kein optimal gestaltetes Laryngoskop, sondern verschiedene Modelle mit Vor- und Nachteilen für die jeweilige Situation. Dabei kommt der **Form des Spatels** die größte Bedeutung zu, da seine Hauptaufgabe die Herstellung eines optimalen Sichtkanals bis zur Stimmritze ist. Die wesentlichen Laryngoskopmodifikationen konzentrieren sich deshalb auf seine Gestaltung.

Grundsätzlich hat sich das **Macintosh-Laryngoskop** mit seiner gebogenen Spatelform für den universellen Gebrauch durchgesetzt.

> Die Spatelform wird durch ihre Länge, ihren Verlauf in der Längsrichtung (gebogen, gerade, abgewinkelt), ihren Querschnitt (z.B. C-, U- oder Z-förmig), ihre Spitze (breit, schmal, abgewinkelt) und zusätzlich eingebaute Hilfsmittel (z.B. Kanal für die O$_2$-Insufflation, Spiegel, Prismen) bestimmt.

Größe

Je nach Patientengröße gibt es Spatelgrößen von 0 (Frühgeborene) bis 5 (Überlänge).

Längsverlauf

Die **gerade Spatelform** ist die ursprüngliche Form und ermöglicht den kürzesten Weg zu den Stimmbändern. Bei ihrer Anwendung wird die **Epiglottis** von der Spatelspitze direkt erfasst („**aufgeschaufelt**") und nach vorne gedrückt. Sie wird bevorzugt bei Kindern eingesetzt (Oxford-Kinderlaryngoskop).

Die **gebogene Spatelform** (z.B. Macintosh-Laryngoskop) stellt eine Modifikation der älteren geraden Spatelform (z.B. Miller- oder Foregger-Laryngoskop) dar und ist der Biegung der Zunge über den Zungengrunds hinaus bis zur glossoepiglottischen Falte angepasst. Die Epiglottis braucht nicht direkt tangiert zu werden, sondern kann durch Vorschieben der Laryngoskopspitze bis zur Basis des Zungengrundes in die glossoepiglottische Falte (posterior zum Zungenbein) und unter leichtem Zug in Richtung Handgriff angehoben werden. So wird die Sicht auf die Stimmritze freigeben. Bei entsprechenden Veränderungen der Epiglottis (z.B. groß und lappig) kann sie jedoch auch auf die Laryngoskopspitze geladen und aus dem Weg geräumt werden.

Die Spatelspitze kann zusätzlich noch stärker gekrümmt bzw. abgeknickt sein. Sie erleichtert so das Anheben oder Aufschaufeln der Epiglottis in den Fällen, in denen die Pharynx- und Larynxachse einen spitzeren Winkel zueinander bilden. Wenn eine direkte Sicht aufgrund von Knickbildung(en) in der Längsrichtung des Spatels nicht mehr möglich ist, müssen zusätzliche Optiken eingebaut werden (z.B. Spiegel oder Prisma im Bellhouse-Laryngoskop).

Querschnitt

Die Form und Größe des Querschnitts des Laryngoskops entscheiden über die **räumliche Gestaltung des Sicht- und Intubationskanals** sowie über die Möglichkeit, ihn vor den umgebenen Strukturen während des Intubationsvorgangs zu sichern. So kann ein großer C-förmiger Querschnitt mit schmalem seitlichen Schlitz (Jackson-Wisconsin-Laryngoskop) den Sichtkanal vor Intubationshindernissen wie z.B. Tumormassen besser schützen als ein flacher Spatel (Bizarr-Guffrida-Laryngoskop) mit geradem Querschnitt, der wiederum vorteilhaft bei geringer Mundöffnung ist. Die „zur Seite gekippte" U-Form (Guedel-Laryngoskop) und die umgekehrte Z-Form (Macintosh-Laryngoskop) stellen einen Kompromiss zwischen geradem und rundem Querschnitt dar, wobei die U-Form den Intubationskanal auch von unten vor Gewebe schützt, während die Z-Form seitlich eindringendes Gewebe fernhält.

Spatel-Handgriff-Winkel

Der von Spatel und Handgriff gebildete Winkel beträgt normalerweise 90°. Bei Einschränkungen des prästernalen Raums wie z.B. bei extrem adipösen Patienten bietet ein stumpfer Winkel (Poliolaryngoskop) Vorteile.

Hilfsmittel

Als Hilfsmittel zur Verbesserung der Sichtverhältnisse stehen zur Verfügung:

- **Spiegel:** Das Problem eines Blickhindernisses durch eine Biegung oder Abwinkelung kann mit Hilfe eines eingebauten Spiegels überwunden werden (Siker-Laryngoskop), wobei das Beschlagen des Spiegels und das Umgewöhnen an seitenverkehrte Bilder den Umgang mit diesem Laryngoskop erschweren.
- **Prisma:** Ein gerader Spatel mit einer anterioren 45°-Abknickung ab Spatelmitte kombiniert die

Vorteile eines gebogenen und geraden Spatels (Bellhouse-Laryngoskop).

- **Fiberoptik:** Mittels Fiberglasfasern, die bis zur Spatelspitze geführt sind (Bullard-Laryngoskop), kann über einen gebogenen Spatel „um die Ecke" gesehen werden.

Die Auswahl eines geeigneten Laryngoskops richtet sich nach den individuellen anatomischen Verhältnissen sowie der speziellen Situation (Abb. 2.21 a–e). Bei schwierigen Verhältnissen wird sie nach folgenden Kriterien getroffen:

Abb. 2.**21 a–e** Differenzialindikationen verschiedener Spatelformen für die starre Laryngoskopie.
1 = Einschränkung der Mundöffnung, 2 = Einengung des pharyngealen Raumes, 3 = anteriore Kehlkopflage, 4 = enger mandibulärer Raum, 5 = Einschränkung des antesternalen Raumes, 6 = universell, 7 = Überbiss, große Schneidezähne, 8 = HWS-Instabilität.

a gerade	Form	Querschnitt proximal	Querschnitt distal	Kommentare und Besonderheiten
Jackson-Wisconsin (*)				(2)
Snow				(2), (3)
Miller (*)				(1), (2), 6
Guedel (*)				(2)
Soper (*)				6
Bainton (*)				(1), 2, 7

b gebogene	Form	Querschnitt proximal	Querschnitt distal	Kommentare und Besonderheiten
MacIntosh (*)				6
Bizarri-Guffrida (*)				1, 3, 4, 7
Freiburger (*)				3
Fink (*)				3
Ibler (*)				(1), 3, 7
Bowen-Jackson (*)				(1), 3, 7
Scherer (*)				3
PVC				(2)
Choi (*)				(1), 3, 4, 7

Abb. 2.**21 c–e** ▶

Abb. 2.**21 c – e**

c	Winkel	Form	Querschnitt proximal	distal	Kommentare und Besonderheiten
Polio (*)					5
Beaver (*)					5

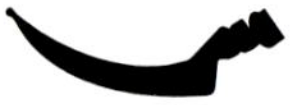

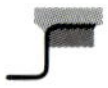

d	Sonderformen	Form	Querschnitt proximal	distal	Kommentare und Besonderheiten
Siker (*)					(2), 3
Bellhouse (*)					3, 4, 6
Kleinsasser (*)					2
Bullard (*)					(1), 3, 4, (5), 6, 7, 8

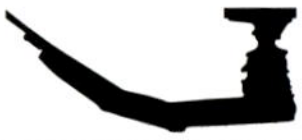

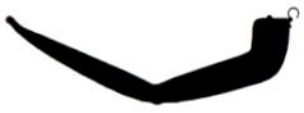

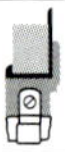

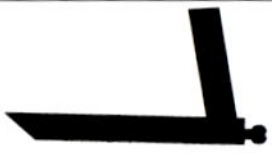

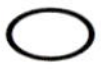

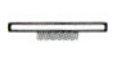

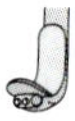

e	Kinder	Form	Querschnitt proximal	distal	Kommentare und Besonderheiten
MacIntosh					6
Robertshaw (Mark 2)					(2)
Seward (*)					3
Miller (*)					6
Oxford (Bryce-Smith) (*)					2, 6 proximal weiter Spatel, der sich zur Spitze verengt –> bessere Einsicht
Robertson (*)					6

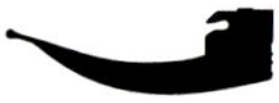

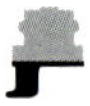

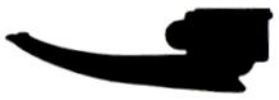

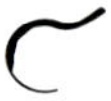

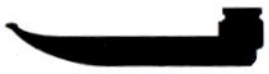

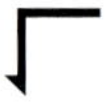

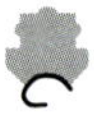

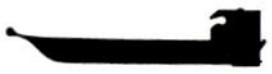

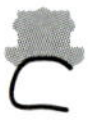

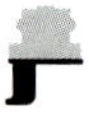

● **Einschränkung des prästernalen Raumes:** Aus anatomischen (Adipositas, große Brüste, Thoraxdeformitäten etc.) oder artefiziellen (Verbandsmaterial, Instrumente etc.) Gründen kann der prästernale Raum eingeengt sein. Beim Einführen des Laryngoskops stößt der Handgriff gegen das Sternum, bevor er die Mundhöhle erreicht. Lösungen:

– schräge Haltung des Laryngoskops mit zur Seite gerichtetem Handgriff beim Einführen,
– Wahl eines kurzen Handgriffs,
– Wahl eines Laryngoskops mit stumpfem Winkel zwischen Spatel und Handgriff (Poliolaryngoskop, Beaver-Laryngoskop),
– Trennen des Spatels vom Handgriff und Einführen des Spatels ohne Handgriff, danach

Zusammenbau des Laryngoskops und Intubation in typischer Weise.

- **Eingeschränkte Mundöffnung, kurze Schneidekantendistanz** (große Schneidezähne): Das Problem liegt in der Höhe des Spatels. Entweder liegt eine zu starke Stufenbildung (umgekehrte Z-Form) oder ein zu großen Durchmesser (Kreisform) vor. Eine leichte Längskrümmung besonders im distalen Bereich des Spatels ist zur Darstellung der Stimmbänder zusätzlich von Vorteil. Lösungen:
  - Auswahl eines Spatels mit geringer Höhe (Miller-Laryngoskop), Abflachung der Stufe besonders im proximalen Teil und zusätzliche Krümmung der Spitze (Soper-, Bowen-Jackson-, Ibler-Laryngoskop) oder als extreme Modifikation die Aufhebung der Stufe und starke Spatelkrümmung (Bizarri-Guffrida-Laryngoskop),
  - retromolarer Zugang: Verkürzung der Entfernung zwischen Mundöffnung und Larynx durch Vorschieben eines Laryngoskops mit einem geraden, röhrenförmigen Spatel vom Mundwinkel ausgehend, hinter der Zahnreihe (retromolar) quer durch die Mundhöhle bis zur Epiglottis.
- **Kleine, schmale Mundhöhle:** Wahl eines Spatels mit kreisförmigem (Jackson-Wisconsin Laryngoskop) oder Z-förmigem (Macintosh-Laryngoskop für Linkshänder) Querschnitt. Ist die Mundhöhle durch zusätzliches Gewebe aufgrund von kongenitalen oder malignen Fehlbildungen eingeengt, so kann die Wahl eines vollständig geschlossenen, röhrenförmigen Spatels (Bainton-Laryngoskop) vorteilhaft sein. Im Gegensatz zu einem röhrenförmigen Spatel ist der des Bainton-Laryngoskops nur in seinem distalen Teil vollständig geschlossen und wird in proximaler Richtung nach unten hin offen bei gleichzeitiger Abnahme der Stufenbildung. Besonders für Notfallsituationen, bei denen der pharyngeale Raum eingeengt ist, sorgt die tubuläre Form für ausreichenden Schutz des Sichtkanals. Den gleichen Effekt hat das Rohr nach Kleinsasser zur direkten Laryngoskopie und Jet-Beatmung im Bereich der HNO-Heilkunde: Es schützt den Sicht- und Intubationskanal über die gesamte Länge des Rohres und kann mit Hilfe eines Handgriffs und zusätzlicher Stützvorrichtung, erfolgreich die Einstellung der Stimmbänder herbeiführen (cave: Überstreckung der HWS aufgrund der Hebelwirkung von Handgriff und Stützvorrichtung!). Ein Tubus mit kleinem Durchmesser oder ein

Mandrin können so unter direkter Sicht in die Trachea eingebracht werden.

- **Enger mandibulärer Raum oder Disproportion von Zungengröße und mandibulärem Raum**: Um einen adäquat großen Sichtkanal schaffen zu können, muss die Zunge in den mandibulären Raum gedrückt werden. Dazu sind besonders Spatel mit einer großen Fläche geeignet, wie z.B. breite Spatel (Bizarri-Guffrida-, Choi-Laryngoskop) oder Spatel mit hoher Stufe.
- **Der Larynx kann nicht direkt eingesehen werden** (z.B. anteriore Lage der Larynx): Mit einer stärkeren Abwinkelung der Spatelspitze lässt sich die Epiglottis leichter aus der Blicklinie schaffen. Dabei sind gebogene Spatel mit speziell nach vorne abgewinkelter Spitze (Fink-, Scherer-, Macintosh-, Freiburger-Laryngoskop) vorteilhaft. Noch besser geeignet sind die Speziallaryngoskope mit Zusatzoptik (Bellhouse-, Bullard-Laryngoskop), die den Blick um die Ecke bzw. Krümmung ermöglichen.
- **Neugeborene und Kleinkinder**: Die anatomischen Besonderheiten für den Intubationsweg ergeben sich aus der relativ großen Zunge, der schmalen, U-förmigen Epiglottis und ihrer anterioren Lage sowie der höheren Lage des Larynx in Bezug auf die Halswirbelsäule ($C_3 – C_4$). Ein gerader Spatel mit nach vorne abgewinkelter Spitze, der die Herstellung eines gut einsehbaren und vor Gewebe schützenden Kanals oder Tunnels begünstigt, berücksichtigt die kindlichen anatomischen Besonderheiten am ehesten. Das Miller-Kinderlaryngoskop (abgeflachter, C-förmiger Querschnitt, weite Spitze), das Robertson-Laryngoskop (winkelförmiger Querschnitt, weite Spitze) oder Seward-Laryngoskop (winkelförmiger Querschnitt, schmale Spitze) und das Oxford-Kinderlaryngoskop bzw. Bryse-Smith-Laryngoskop (C-förmiger Querschnitt, trichterförmige Verengung des Sichtkanals zur mittelweiten Spitze hin) sind entsprechend entwickelte Laryngoskope.

> Grundsätzlich ist der routinemäßige Einsatz eines Standardlaryngoskops (z.B. Macintosh-Laryngoskop) für den größten Teil der TEI gut geeignet und zu empfehlen. Die Kenntnis der Grundprinzipien verschiedener Laryngoskopmodifikationen ist für die optimale Handhabung eines Standardlaryngoskops hilfreich. Im Falle erschwerter Intubationsbedingungen ist sie zur Auswahl des am besten geeigneten und verfügbaren Laryngoskopmodells essenziell.

Mandrins

Einfache Hilfsmittel für die TEI sind Mandrins, die durch die Stimmritze in die Trachea eingebracht und über die ein Tubus nach Seldinger-Technik in die Trachea, den Mandrin als **Leitschiene** nutzend, vorgeschoben werden können. Das Prinzip der Nutzung eines Mandrins als Hilfsmittel beruht auf den günstigeren Sichtverhältnissen im Intubationskanal aufgrund seines geringeren Durchmessers, sodass während des Intubationsmanövers der Blick auf die Stimmritze nicht eingeschränkt wird. Ferner lässt er sich wegen der **Flexibilität** seiner Form den individuellen Gegebenheiten anpassen. Er kann unter direkter laryngoskopischer oder ohne Sicht als einfacher solider oder mit einem Innenlumen ausgestatteter Mandrin sowie als speziell gestalteter Mandrin in der Form eines Leuchtstabes oder flexiblen Fiberbronchoskops in die Trachea eingebracht werden.

> Die intratracheale Positionierung des Mandrins ist noch keine Garantie für eine sichere Platzierung des Tubus in den Luftwegen.

Beim Vorschieben des Tubus können auf seinem Weg in die Trachea **Hindernisse** auftreten: Am häufigsten wird ein Widerstand beim Eintritt in den Kehlkopfeingang durch die Epiglottis und/ oder die Stimmbänder spürbar. Die Epiglottis kann durch eine Rotation des Tubus von 90° in Uhrzeigerrichtung überwunden werden, da dann der kürzeste Teil der Abschrägung der Tubusspitze epiglottisseitig liegt. Hakt die Tubusspitze am rechten Stimmband, so kann durch leichtes Zurückziehen des Tubus und Rotation in Uhrzeigerrichtung (hakt am vorderen Stimmbandanteil bzw. der vorderen Kommissur) oder um 180° gegen die Uhrzeigerrichtung (hakt am hinteren Stimmbandanteil) die Spitze gelöst und das Hindernis überwunden werden.

Mandrins weisen folgende Besonderheiten auf:

- Mit einem überlangen Intubationsmandrin mit flexibler, dünner Spitze (**Cook**) oder einem „**englischen**" **Mandrin**, der an seiner Spitze hockeyschlägerartig abgewinkelt ist, kann bei fehlender Sicht der Stimmbänder infolge einer z.B. anterioren Lage des Larynx die Epiglottis aufgeladen und die Stimmritze sowie die Trachealspangen blind ertastet werden.
- **Lange Gummibougies**, wie sie für die Bougierung von z.B. Ösophagusstenosen in verschiedensten Größen zur Verfügung stehen.

- **Überlange Umintubationsmandrins mit innerem Lumen und Adapter** für die O_2-Insufflation oder Jet-Beatmung (Cook). Sie sind auch für die Umintubation von Doppellumentuben geeignet.
- **Kurze, gummiüberzogene Mandrins mit flexibler Spitze**, die vor der Intubation in den Tubus eingebracht werden (z.B. Onk-Tubus) und deren Spitze das distale Tubuslumen überragt.
- **Kurze, evtl. auch mit Gummi überzogene Drähte oder Kunststoffstäbe**, deren Spitze fest bzw. rigide und abgerundet ist. Sie werden vor der Intubation in den Tubus eingebracht. Ihre Form kann über entsprechende Verbiegungen den individuellen Anforderungen angepasst und auf den Tubus übertragen werden. Ihre Spitze darf das distale Lumen nicht überragen, da sonst Verletzungen drohen!
- **Leuchtstab**. Mittels **Transilluminationstechnik** kann der Leuchtstab mit aufgeschobenem Tubus und dann als Mandrin zur intratrachealen Platzierung des Tubus genutzt werden.

> Auch für die Extubation mit dem Risiko der schwierigen Reintubation (s.S. 71) können Mandrins hilfreich eingesetzt werden, indem sie vor der Extubation als Platzhalter in die Trachea eingeführt werden, sodass sie nach dem Entfernen des Tubus noch als Leitschiene für den Fall einer Reintubation zur Verfügung stehen. Mandrins, die ein zusätzliches inneres Lumen aufweisen, können zur O_2-Applikation oder nach Anschluss eines Jet-Injektors zur Beatmung genutzt werden.

Mandrins können auch für die **Umintubation** hilfreich sein. Handelt es sich um eine Umintubation von einem Doppellumentubus auf einen einfachen Tubus oder umgekehrt, so muss auf eine adäquate Länge und Dicke des Mandrins geachtet werden.

Zugangswege für die TEI

Für die TEI kann der Zugangsweg grundsätzlich über den Mund (orotracheale TEI) oder die Nase (nasotracheale TEI) gewählt werden.

Der bevorzugte Zugang für die TEI ist der **orotracheale Weg**, da er wesentliche *Vorteile* bietet:

- atraumatischer als die nasotracheale TEI, da die „blinde" Passage durch die Nase häufig zu Blutungen und Schleimhauteinrissen führt,
- geringere Rate an Entzündungskomplikationen: der nasotracheale Tubus verlegt das Osti-

um der Nasennebenhöhlen und kann zur Sinusitis führen, außerdem kommt es zur Keimverschleppung in die tieferen Luftwege durch die nasopharyngeale Tubuspassage,
- in der Regel weniger aufwendig und deshalb schneller.

Die **nasotracheale TEI** hat den Vorteil der *sicheren Tubusfixierung* und einer fraglich besseren Toleranz durch den wachen Patienten. Die Mundhöhle bleibt frei zugänglich. Die wichtigsten *Indikationen* für die nasotracheale TEI sind:
- Operationen im Bereich der Mundhöhle (Zahn-Mund-Kiefer- oder HNO-Heilkunde),
- anatomische Besonderheiten im Mund- und Mundhöhlenbereich,
- (Langzeitbeatmung?).

Kontraindikationen können sich aus der erhöhten Verletzungsgefahr im Bereich der Nase und des Nasenrachenraums sowie pathologischen Prozessen in diesem Bereich ergeben:
- Koagulopathien,
- anatomische Nähe zu pathologischen Prozessen,
- offene Gesichts- und Schädelbasisfrakturen,
- Adenoide.

Praxis der orotrachealen TEI mit Hilfe der direkten Laryngoskopie (mit gebogenem Spatel)

Das Prinzip der TEI unter Anwendung der direkten Laryngoskopie beruht auf der Herstellung eines **Intubations-** und **Sichtkanals** bis zur Stimmritze. Da der Blick nicht um Krümmungen und Winkel gelenkt werden kann, müssen die orale, pharyngeale und laryngeale Achse in eine Gerade gebracht bzw. parallelisiert werden.

Vorbereitung der Ausrüstung

Es erfolgen **Tubusauswahl** (Größe, Länge, Form, Material) und Überprüfung der **Dichtigkeit des Cuffs, Pilotballons und der Zuleitung** sowie der **Funktion des Ventils**. Verschiedene Tubusgrößen müssen unmittelbar verfügbar sein. Dabei ist der Außendurchmesser entscheidend für die Traumatisierung, die vom Tubus selbst (Druckschäden) ausgeht und der Innendurchmesser (Größe 8,5 für männliche, Größe 7,5 für weibliche Erwachsene) für den Atemwegswiderstand und die Durchgängigkeit für den Absaugkatheter oder ein flexibles Fiberbronchoskop.

Das Laryngoskop wird auf seine Funktionsfähigkeit (Beleuchtung) überprüft. Außerdem sollten verschiedene Spatelgrößen und -formen unmittelbar verfügbar sein.
Weitere vorbereitende Maßnahmen beinhalten
- die Verfügbarkeit verschiedener Mandrins,
- das Bereithalten einer Blockerspritze (je nach Füllvolumen des Cuffs 10–50-ml-Spritze),
- das Bereithalten einer Zange (z.B. Magill-Zange) oder eines Hakens zum Vorschieben bzw. Anheben des Tubus,
- die Funktionsprüfung des Beatmungs- bzw. Narkosegerätes,
- die Funktionsprüfung des Absaugers,
- die Auswahl der Gesichtsmaske (adäquate Größe, Form) und Konnektion mit dem Beatmungssystem.

Vorbereitung des Patienten

Der Patient wird in der Regel schon am Vortag bei der Prämedikationsvisite im Hinblick auf mögliche Intubationsschwierigkeiten eingehend untersucht.
Außerdem sollte nach seiner Nüchternheit und Besonderheiten im Mundbereich (z.B. lockere Zähne, Gebiss entfernt?) gefragt werden.
Bei der **Lagerung** des Kopfes gilt: Günstig für die laryngoskopische Sicht der Stimmritze ist die *verbesserte Jackson-Position* (Schnüffelposition). Hierbei wird der Kopf durch ein Kissen oder Polster um 5–10 cm angehoben um eine adäquate Beugung der unteren Halswirbelsäule zu erzielen. Eine zu starke Beugung kann zu einer anterioren Verlagerung des Larynx und damit Verschlechterung der Sichtverhältnisse führen. Des Weiteren wird der Kopf des bewusstlosen Patienten im atlanto-okzipitalen Gelenk überstreckt und so durch Lagerung eine optimale Annäherung der Achsen erreicht.
Die **Fixierung** des Patienten geschieht an Armen und Beinen. Eine zweite Person sollte zur **Assistenz** hinzugezogen werden.
Eine weitere Maßnahme stellt die Präoxygenierung dar. Die **Einleitung der Narkose** erfolgt durch Injektion eines Hypnotikums oder durch Inhalation eines Narkotikums. Die Durchführbarkeit einer effektiven Maskenbeatmung ist zu überprüfen.
Mit der schließlich noch erforderlichen **Muskelrelaxierung** sind alle vorbereitenden Maßnahmen genannt.

Durchführung der orotrachealen TEI

Zunächst erfolgt eine **Überstreckung des Kopfes** im atlanto-okzipitalen Gelenk, indem der Hinterkopf mit der linken Hand stabilisiert und geführt wird, während der Mittelfinger der rechten Hand in den Mund eingeführt und gegen den Gaumen nach kranial gedrückt wird.

Das **Öffnen des Mundes** geschieht durch Druck und/oder Schieben des Unterkiefers mit dem rechten Zeigefinger, der oberhalb der Kinnspitze aufgesetzt wird, nach unten. Es kann ein Zahnschutz für die Zähne des Oberkiefers verwendet werden.

Das **Laryngoskop** wird mit der **linken Hand** gegriffen, indem es am Übergang von Handgriff und Spatel gefasst wird und der offene Winkel nach vorne zeigt.

Das **Einführen des Spatels** erfolgt über den rechten Mundwinkel, um die Zunge besser zur linken Seite drücken zu können. Anschließend gleitet der Spatel vor unter gleichzeitigem Zur-Seite-Schieben der Zunge nach links bis zum Erreichen des vorderen Gaumenbogens. Dann erfolgt ein Zur-Seite-Ziehen des Spatels bis zur Mittellinie und Wegdrücken der Zunge zur linken Seite.

Die **Lippe** wird durch Lösen von eingeklemmten Anteilen mit dem freien Daumen der rechten Hand (oder anderen Fingern der rechten Hand) vor Verletzungen geschützt. Der Spatel darf die Zähne oder Lippen nicht berühren.

Jetzt wird der **Spatel** zur Plica glossoepiglottica vorgeschoben. Die linke Hand wandert während dieses Vorgangs vom Laryngoskopwinkel zum Handgriff und richtet durch Zug in Richtung der Längsachse des Handgriffs (oder durch Betonung der Spatelspitze nach vorne) die Epiglottis auf, sodass die Sicht auf die Stimmritze freigegeben wird.

Es darf auf keinen Fall das Laryngoskop als Hebel, mit der Verbindungsstelle von Spatel und Handgriff als Drehpunkt oder den Schneidezähnen als Widerlager, eingesetzt werden. Auch ist die Berührung der Lippen und Zähne nicht erlaubt.

Der Tubus wird vom Helfer mit der rechten Hand angenommen. Der Tubusteil, der in die Luftwege eingebracht wird, sollte sauber und unberührt (idealerweise steril) sein und bleibt deshalb schon während der Dichtigkeitsprüfung bis zum Zeitpunkt der Intubation in seiner Verpackung.

Der **Tubus** wird von der rechten Seite in den Intubationskanal eingebracht, sodass die Sicht auf die Stimmbänder möglichst wenig und frühestens im unteren Teil beeinträchtigt wird. Der Einblick in den Intubationskanal kann durch eine kleine Mundöffnung oder einzelne Zähne bei lückenhaftem Gebiss schon im vorderen Teil behindert werden. Ein Auseinanderspreizen der Lippen im Bereich des rechten Mundwinkels durch einen Helfer oder Druck des Ringknorpels gegen die Halswirbelsäule kann die Sicht deutlich verbessern.

Die **Tubusspitze** wird unter Beobachtung ihrer Passage durch die Stimmritze in die Trachea vorgeschoben, bis die Tubusmanschette 1–2 cm unterhalb der Stimmbandebene liegt.

Die **Fixierung** des Tubus geschieht z. B. mit dem Daumen und Zeigefinger der rechten Hand und das Ablesen der eingeführten Tubuslänge erfolgt an der entsprechenden Markierung auf der Tubusoberfläche im Niveau der Zahnreihe.

Anschließend können die Konnektion des Beatmungssystems mit dem Tubus und die manuelle **Beatmung** durchgeführt werden.

Der **Cuff** wird vorsichtig **geblockt**, bis gerade kein Atemgeräusch durch die Beatmung mehr zu hören ist (je nach Größe des Cuffs und Pilotballon bis zu 40 ml) oder noch vor Beginn der Beatmung unter Kontrolle des Cuffdrucks über ein zwischengeschaltetes Manometer bis zu einem Druck von 25–30 mmHg.

Zur **Lagekontrolle des Tubus** muss die sichere Lage des Tubus in den Atemwegen überprüft werden.

Grundsätzlich können sich **Fehllagen** aus einer zu tiefen Lage (endobronchiale Lage), zu kurzen Lage in (intralaryngeale Lage der Tubusspitze und/oder des Cuffs) oder außerhalb der Atemwege (pharyngeale oder ösophageale Lage) oder der Lage seiner Spitze in der Trachealwand ergeben. Schon die Flexion und Extension des Kopfes eines intubierten Patienten kann zu Lageveränderungen der Tubusspitze sowohl in kranialer als auch kaudaler Richtung von bis zu 3 cm führen.

Als **sichere Methoden** zur Lagekontrolle eignen sich:
- die direkte laryngoskopische Sicht des Tubus zwischen den Stimmbändern als einfachste, schnellste und sicherste Methode,
- die Lageüberprüfung mit Hilfe eines flexiblen Fiberbronchoskops, das über den Tubus in die Trachea eingebracht wird, ist genauso sicher, aber aufwendiger, nach Identifikation der Tra-

chealspangen und der Carina ist die korrekte Lage gesichert,

- die Beobachtung eines typischen, rechteckförmigen Kapnogramms über einen Zeitraum, der länger als 1 Minute dauert.

Unsichere, klinische Methoden zur Lagekontrolle sind:

- Ausschluss eines atemsynchronen Geräusches über dem Epigastrium sowie Auskultation der beiden Lungen über der vorderen und mittleren Axillarlinie und Feststellung eines seitengleichen Atemgeräusches,
- Inspektion der atemsynchronen Thoraxbewegungen, insbesondere im Bereich des infraklavikulären Dreiecks,
- atemsynchrone Kondensation von Atemfeuchtigkeit an der Innenwand des Tubus,
- die Anfertigung eines p.-a. Röntgenbildes des Thorax: Die Tubusspitze sollte 5 – 7 cm oberhalb der Carina und der Cuff im mittleren Drittel der Trachea liegen,
- drückt ein Helfer zur Optimierung der oropharyngotrachealen Achsen oder zum Verschluss des oberen Ösophagus (Aspirationsschutz) den Larynx im Bereich des Ringknorpels nach dorsal, so kann er oft die Passage des Tubus durch den Larynx an einem typischen Vibrationsgefühl identifizieren,
- auch das Blocken und Entblocken des Cuff kann häufig suprasternal getastet werden.

Die **Fixierung** des Tubus geschieht mit Hilfe mehrerer Pflasterstreifen, einer Mullbinde oder eines speziellen Tubusfixierungsbandes. Zur Beißblockade und zusätzlichen Fixierung wird vorher ein oropharyngealer Tubus oder eine zusammengerollte Mullbinde (z.B. bei schlechten, lockeren Zähnen) zwischen die Zähne in die Mundhöhle geschoben. Eine sichere Fixierung ist besonders für intubierte Patienten, bei denen häufige Manipulationen oder Bewegungen des Kopfes zu erwarten sind (z.B. während eines Transportes), von größter Wichtigkeit.

Modifikationen der orotrachealen TEI mit geradem Spatel

Der Spatel kann wie der gebogene Spatel vom **rechten Mundwinkel** aus eingeführt werden und die Zunge nach links schieben oder gerade in der Mittellinie eingeführt und bis zur Pharynxhinterwand vorgeschoben werden. Auch der **retromolare Zugangsweg** bei enger Mundöffnung und/

oder großen Schneidezähnen kann gewählt werden.

Erreicht die Spatelspitze die Rachenhinterwand, wird sie nach ventral gekippt und weiter bis zur Epiglottis vorgeschoben. Im Gegensatz zum gebogenen Spatel wird die Spitze über die Epiglottis hinausgeschoben, sodass sie beim Zug des Laryngoskops in Richtung der Längsachse des Handgriffs von der Spitze aufgeladen und so aus dem Sichtkanal gedrückt wird. Kann die Epiglottis nicht richtig gefasst werden (z.B. kurze, dicke Epiglottis) und rutscht von der Spitze ab, wird der Spatel tiefer vorgeschoben und dann langsam zurückgezogen, bis der Larynxeingang direkt ins Blickfeld springt.

Modifikationen der orotrachealen TEI bei Neugeborenen, Säuglingen und Kleinkindern

Eine erhöhte Lagerung des Kopfes auf einem Kissen ist nicht erforderlich. Aufgrund der anterioren und höheren Lage des Larynx muss dieser häufig nach dorsal gedrückt werden. Dazu eignet sich der kleine Finger der laryngoskopführenden Hand. Benutzt wird ein **spezielles Kinderlaryngoskop** mit einem flachen, geraden Spatel.

Das Festhalten des Kopfes durch eine zweite Person oder die sichere Lagerung (z.B. Ring) verhindern ungerichtete Bewegungen.

Praxis der nasotrachealen TEI

Sie gestaltet sich analog der orotrachealen TEI mit Abweichungen in folgenden Punkten.

Vorbereitung der Ausrüstung

Die Tubusauswahl erfolgt unter Berücksichtigung des längeren und engeren nasotrachealen Weges. Deshalb gibt es entsprechend längere und speziell geformte Tuben (RAE-Tubus, „Polar-Nord-Tubus") für die nasale Intubation. Zur Reduktion der Verletzungsgefahr durch die engen Nasengänge sollte ein **dünnerer und gut formbarer Tubus** (8,0 für männliche und 7,0 für weibliche Erwachsene) gewählt werden.

Vorbereitung des Patienten

Die Auswahl des **geeigneten Nasengangs** geschieht z.B. durch Befragung des Patienten, welcher der beiden Nasengänge besser durchgängig ist sowie durch Inspektion und Untersuchung.

Abschwellende Nasentropfen (z. B. durch Einlage eines mit einem Vasokonstriktor [z. B. Naphazolin 1:1000 Lsg.] getränkten Spitztupfers mit Hilfe einer Bajonettpinzette) werden in den ausgewählten Nasengang eingebracht. Nach einer entsprechenden Einwirkzeit (5 min) wird die Einlage wieder entfernt.

Durchführung der nasotrachealen TEI

Nach Einleitung der Narkose erfolgt ggf. eine **Untersuchung** und ein vorsichtiges **Bougieren des Nasengangs** mit dem kleinen Finger.

Zur Prävention einer traumatischen Nasen-Rachen-Passage des Tubus insbesondere im Bereich des spitzwinkligen Übergangs von der Nasenhöhle zum Pharynx gibt es verschiedene Maßnahmen und Methoden:

- Vorschieben eines dünnen **Absaugkatheters** bis zum Oropharynx und Nutzung als Führungsschiene für den Tubus (vermeidet nicht sicher ein Verfangen der Tubusspitze in einer Schleimhautfalte).
- Vorsichtiges Vorschieben des Tubus durch den unteren Nasengang. Im Falle eines Widerstandes erfolgt eine **digitale Austastung** des Nasopharynx mit dem oral eingeführten Zeigefinger der führenden Hand und die Tubusspitze kann digital aus der Falte gelöst werden, nachdem der Tubus vorher etwas zurückgezogen worden ist. Danach wird die Spitze bis zum Hypopharynx digital geführt. Dadurch können Schleimhauteinrisse und -dissektionen im Bereich des Nasopharynx verhindert werden.

Eine gute Gleitfähigkeit für die Nasenpassage des Tubus wird hergestellt, indem **Gleitmittel** an die Tubusspitze appliziert oder in den Naseneingang eingebracht wird.

Die **laryngoskopische Einstellung** der Stimmritze geschieht wie bei der orotrachealen TEI, sobald der Tubus ohne Sicht weit genug vorgeschoben ist und mit seiner Spitze im Oro- oder Hypopharynx liegt.

Anschließend erfolgt ein weiteres **Vorschieben und Drehen des Tubus** unter Sicht, bis die Spitze in die Richtung der Stimmritze zeigt und die Stimmbänder passiert hat. Bei zu flacher oder starker Krümmung der Tubusspitze muss sie mit Hilfe einer Zange (z. B. **Magill-Zange**) in die richtige Richtung dirigiert werden. Dabei sollte die Zange möglichst nicht im Bereich des Cuffs angesetzt werden, um Beschädigungen zu vermeiden.

Die **häufigsten einfachen Fehler** bei der Durchführung einer TEI sind:

- Einklemmung oder Quetschung der Lippen,
- Beschädigung der Frontzähne durch Abstützen oder Hebeln mit dem Laryngoskop, indem sie bei der Darstellung der Stimmritze durch eine falsche Intubationstechnik als Widerlager oder Drehpunkt missbraucht werden,
- die Zunge wird nur unvollständig aus dem Intubationskanal zur Seite geschoben,
- eine inadäquate Einführtiefe des Laryngoskopspatels.

Schwierige endotracheale Intubation

Grundsätzlich muss die schwierige Laryngoskopie von der schwierigen endotrachealen Intubation unterschieden werden: Während bei der **schwierigen Laryngoskopie** die direkte Sicht auf die Stimmbänder mittels direkter Laryngoskopie nicht möglich ist (*Einstellungshindernis*), macht bei der schwierigen endotrachealen Intubation das Einbringen des Tubus in die Trachea aus unterschiedlichen Gründen große Probleme (*Passagehindernis*). Wenn auch die schwierige Laryngoskopie die häufigste Ursache für eine schwierige endotracheale Intubation darstellt, können auch andere Faktoren eine schwierige endotracheale Intubation bedingen. So kann z. B. bei eingeschränktem prästernalem Raum der Zugang zu den Luftwegen erschwert oder trotz guter Sicht der Stimmbänder der Tubus nicht vorzuschieben sein.

> Eine schwierige endotracheale Intubation liegt vor, wenn mehr als 3 konventionelle Intubationsversuche erforderlich sind oder, die Intubation länger als 10 Minuten dauert.

Im Falle einer unerwartet schwierigen Intubation ist das Outcome in Hinblick auf Komplikationsschwere und -häufigkeit besonders ungünstig, da meistens keine adäquaten personellen und apparativen Vorbereitungen getroffen werden können.

Die frühzeitige und sichere präoperative Erkennung schwieriger Intubationsverhältnisse ist für die Vorbereitung und Durchführung der TEI und zur Prävention schwer wiegender Schäden von entscheidender Bedeutung. Außerdem sind die Verfügbarkeit einer adäquaten apparativen Ausrüstung sowie die Kenntnis standardisierter Verhaltensrichtlinien in Form von Algorithmen wesentlich für die erfolgreiche Intubation bei schwierigen Intubationsverhältnissen.

Die **laryngoskopische Sicht der Glottis** lässt sich nach Cormack und Lehane (1984) in 4 Grade einteilen:

- **Grad 1**: Der größte Teil der Glottis ist sichtbar.
- **Grad 2**: Der posteriore Teil der Glottis ist oder wenigstens die Stellknorpel sind durch leichten Druck auf den Larynx sichtbar.
- **Grad 3**: Die Glottis ist nicht sichtbar, sondern nur die Epiglottis.
- **Grad 4**: Weder Glottis noch Epiglottis sind sichtbar.

Eine Beschreibung und Differenzierung des Schwierigkeitsgrades der Laryngoskopie ist durch die Einteilung von Cormack und Lehane leicht möglich. Bei Patienten ohne Pathologika im Halsbereich kommt Grad 2 bei 1 %, Grad 3 selten (0,5 %) und Grad 4 extrem selten ($< 10^{-5}$) vor. Mit Zunahme des Schwierigkeitsgrades der Laryngoskopie steigt auch der Anteil an schwierigen endotrachealen Intubationen.

Die **Häufigkeit** der nicht erfolgreichen TEI differiert in Abhängigkeit vom Patientenkollektiv und liegt zwischen 0,05 (chirurgische Patienten) und 0,35 % (geburtshilfliche Patientinnen). Der Schwierigkeitsgrad der laryngoskopischen Sicht der Glottis liegt bei 3 oder 4.

Die vielfältigen **Gründe** für eine schwierige endotracheale Intubation lassen sich prinzipiell auf folgende 4 Ursachen zurückführen (nach Mallampati 1997):

- Disproportionalität (von Zunge und oropharyngealem oder mandibulärem Raum),
- Verlagerung bzw. -drängung der Atemwege mit oder ohne Einengung/Obstruktion des Lumens von innen oder außen,
- Einschränkungen der Beweglichkeit im Bereich der Kiefergelenke, des atlanto-okzipitalen Gelenks oder der HWS,
- Blick- und/oder Einführhindernisse durch Zähne oder maxillären Überbiss.

Erkennen anatomischer und physiologischer Besonderheiten

Die schwierige endotracheale Intubation kann aus bestimmten Erkrankungen, anatomischen oder physiologischen Besonderheiten resultieren.

In der **Prämedikationsvisite** sollte daher systematisch nach möglichen Hinweisen und Ursachen für schwierige Intubationsverhältnisse gesucht und verdächtige Befunde dokumentiert werden. Vonnöten ist eine sorgfältige **Anamnese** unter Berücksichtigung früherer Narkosebesonderheiten, ggf. sind **Protokolle** oder Ausweise zu besorgen. Weiterhin sollten die Patienten auf **Disproportionalitäten** untersucht werden: Neben der **Inspektion** von außen (frontal und seitlich) ist die Klassifizierung der **Zungengröße im Verhältnis zu den pharyngealen Strukturen** (nach Mallampati 1985 und der Modifikation von Samsoon und Young 1987) sinnvoll.

Die Mundhöhle und der Oropharynx des Patienten werden in aufrecht sitzender Position bei maximal weit geöffnetem Mund und herausgestreckter Zunge inspiziert und in Abhängigkeit von der Identifizierbarkeit des weichen Gaumens, der Uvula, der Gaumenbögen und der Rachenhinterwand in die Klassen I–IV eingeteilt (Abb. 5.**1** und Tab. 5.**4**):

- **Klasse I**: Gaumenbögen, weicher Gaumen, Rachenhinterwand und Uvula sind sichtbar,
- **Klasse II**: weicher Gaumen und Rachenhinterwand sind sichtbar, während die Spitze der Uvula von der Zungenbasis verdeckt wird,
- **Klasse III**: weicher Gaumen und Basis der Uvula sind sichtbar, Rachenhinterwand ist von der Zungenbasis verdeckt,
- **Klasse IV**: weicher Gaumen nicht sichtbar.

Die Zuordnung zu den einzelnen Klassen ist stark vom jeweiligen Untersucher abhängig. Während der Inspektion darf der Patient nicht sprechen, da er sonst einer falsch niedrigen Klasse zugeordnet würde. Die Mallampati-Klassifikation korreliert gut mit dem Schwierigkeitsgrad der schwierigen Laryngoskopie. Die Sensitivität und Spezifität des Testes in Hinblick auf die schwierige endotracheale Intubation liegt jedoch deutlich niedriger.

Der **Larynx** wird inspiziert im Hinblick auf seine anteriore Lage und/oder eine indirekte Erfassung der Kapazität des mandibulären Raumes und der Reklination des Kopfes:

> Der thyreomentale Abstand, der bei maximal rekliniertem Kopf von der Kinnspitze bis zur oberen Inzisur des Schildknorpels gemessen wird, korreliert umgekehrt mit der schwierigen endotrachealen Intubation. Auch der hyomentale Abstand und die horizontale Länge der Mandibula (< 9 cm beim Erwachsenen) können Hinweise auf einen engen mandibulären Raum geben.

Die **Kombination** der Ergebnisse der Mallampati-Klassifikation und der Messung des thyreomentalen Abstandes führen zu einer höheren Trefferquote bei der Vorhersage der schwierigen endotrachealen Intubation: So führt das gleichzeitige Auftreten eines thyreomentalen Abstandes von weniger als 7 cm und einer Mallampati-Klasse von III oder IV zu einer sehr hohen Spezifität.

Weitere Hinweise ergibt die **Funktionsprüfung** der für die orotracheale Intubation wichtigen **Gelenke:**

- Kiefergelenke: Messung des Schneidekantenabstandes (SKA = interinzisaler Abstand) bei maximal weit geöffnetem Mund,
- atlanto-okzipitales Gelenk (AOG) und HWS: Reklination des Kopfes (35° zur Neutralstellung). Besteht der Verdacht auf eine Instabilität im Bereich des AOG oder der HWS, so muss der Verdacht durch weitergehende Untersuchungen bestätigt oder ausgeräumt werden. Liegt eine Instabilität vor, so darf der Kopf nicht rekliniert werden und muss während des Intubationsmanövers von einem Assistenten manuell fixiert werden.

Die **Halsregion** wird untersucht durch Inspektion und Palpation in Hinblick auf Strukturen oder Veränderungen, die die Beweglichkeit des Larynx und des umgebenden Gewebes beeinflussen oder den Intubationskanal einengen oder verdrängen könnten, z. B. Raumforderungen oder auch Infiltrationen.

Das **Gebiss** wird inspiziert auf große Schneidezähne, Überbiss etc.

Weiterführende Untersuchungen

Bei Vorliegen von Erkrankungen im Bereich der Atemwege oder angeborenen oder erworbenen Systemerkrankungen oder von Fehlbildungen mit einer erhöhten Inzidenz an schwierigen endotrachealen Intubationen sind oft weiterführende Untersuchungen zur präzisen Einschätzung des Schwierigkeitsgrades und damit zur Festlegung des geeigneten Intubationsverfahrens erforderlich.

Die **indirekte Laryngoskopie** durch einen HNO-Arzt dient der Abklärung einer Heiserkeit (Stimmbandfunktion) oder der Diagnose von Raumforderungen oder anderer Pathologika im Bereich der Atemwege.

Röntgenaufnahmen des lateralen und a.-p. Halses können z. B. Obstruktionen im Bereich der oberen Atemwege (Tumoren, Abszesse, Fremd-körper etc.) erkennen helfen. Durch Röntgenaufnahmen des Thorax (p.-a.) bei In- und Exspiration können Hinweise auf Fremdkörper – durch Überblähung der betroffenen Seite – erhalten werden.

Die **Computertomographie** dient der Erkennung von Tumoren, Gefäßanomalien etc.

Der **Ösophagusbreischluck** erlaubt die Diagnose von Raumforderungen, Fremdkörpern etc.

Die durch **Lungenfunktionstests** ermittelte Fluss-Volumen-Schleife gibt Hinweise auf das Vorliegen eines intra- oder extrathorakalen Atemwegshindernisses. Besteht der Verdacht auf ein *Mediastinal Mass Syndrome (MMS)*, so wird die Untersuchung in Abhängigkeit von verschiedenen Positionen des Patienten durchgeführt (s. S. 93).

Ursachen

Zu den häufigen Ursachen für eine schwierige endotracheale Intubation siehe Abb. 2.**22**.

Bei Patienten mit angeborenen Erkrankungen muss nach Besonderheiten im Bereich der Atemwege wie z. B. Disproportionalitäten oder Stenosen, aber auch Instabilitäten der HWS (z. B. atlanto-okzipitales Gelenk beim **Down-Syndrom**) gesucht werden. Unter den chronischen Erkrankungen kann es z. B. beim langandauernden (juvenilen) **Diabetes mellitus** zu einer Steifigkeit bzw. Immobilität der Gelenke einschließlich des atlanto-okzipitalen Gelenks kommen. Der Verdacht kann bei der klinischen Untersuchung durch den positiven Ausfall des „Handflächentests" (die Handflächen können nicht in einen vollständigen Kontakt mit einer ebenen Fläche gebracht werden) erhärtet werden. Die **rheumatoide Arthritis** birgt mehrere Intubationsrisiken: Die Instabilität der HWS und Immobilität der Kiefer- und Arytenoidgelenke können kombiniert auftreten und müssen ggf. mit zusätzlichen Untersuchungen präoperativ diagnostiziert werden. Im Spätstadium der rheumatoiden Arthritis können Verdrehungen und -zerrungen des Larynx die Intubation erschweren.

Eine hochakute Erkrankung, die häufig im Kindesalter (2.–6. Lebensjahr) auftritt und zu ernsten Atemwegsproblemen führt, stellt die **Epiglottitis** dar. Sie wird meist durch Haemophilus influenzae hervorgerufen. Die Patienten machen mit hohem Fieber und respiratorischer Insuffizienz einen klinisch schwerstkranken Eindruck. Unruhe oder gar Schreien bei Kindern mit einer Epiglottitis können zu einer weiteren Verschlechterung des Zustandsbildes führen und zu notfallmä-

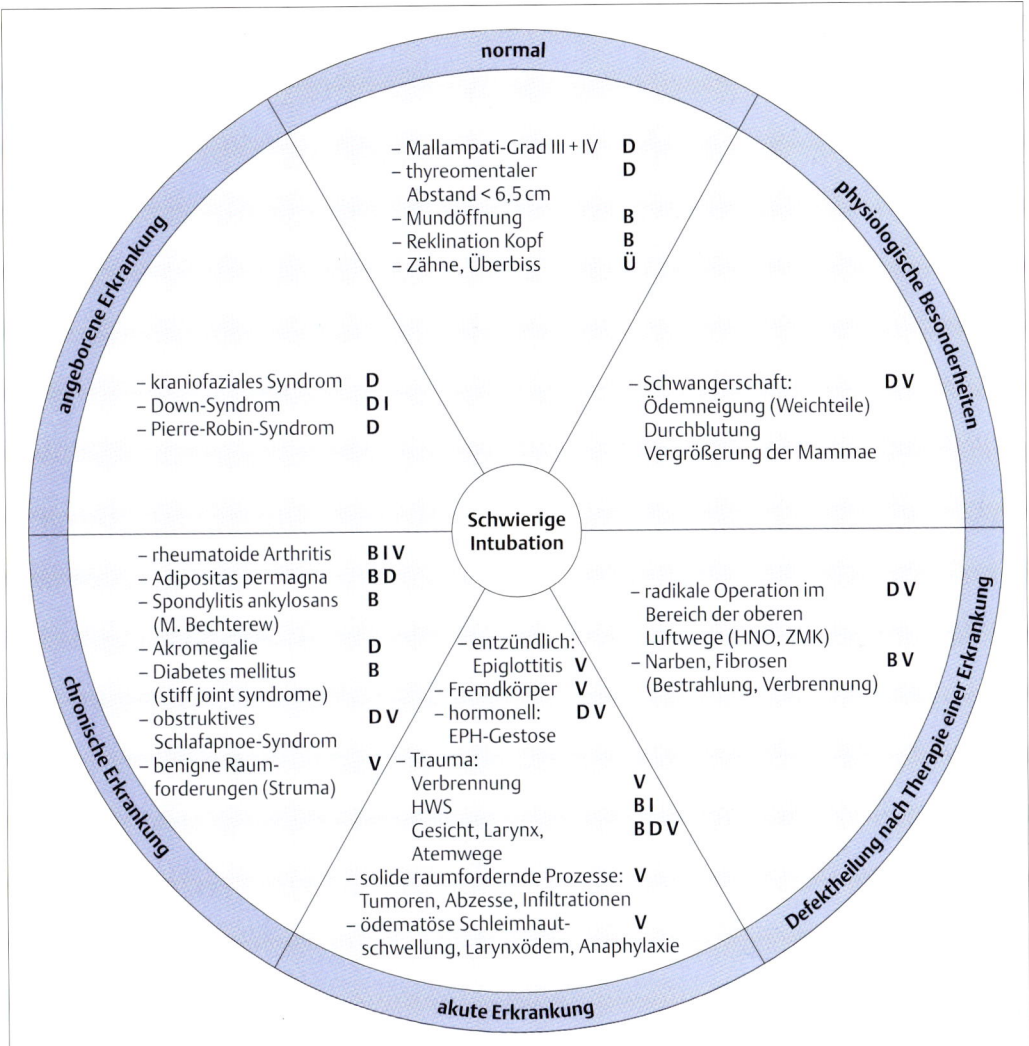

Abb. 2.22 Ursachen für schwierige Intubationen. D = Disproportionalität, V = Verzerrung und Verlegung, B = Beweglichkeit, Ü = Überbiss, I = Instabilität der Wirbelsäule.

ßigem Handeln zwingen. Sie müssen deshalb unbedingt vermieden werden. Die Sicherung der Atemwege erfolgt vorzugsweise durch eine TEI in tiefer Inhalationsanästhesie (Sevofluran, Halothan) bei erhaltener Spontanatmung. Schon geringgradige Manipulationen im Bereich der entzündlich veränderten Atemwege können zu Blutungen und Ödem mit weiterer Verschlechterung der respiratorischen Situation führen. Vorbereitungen für eine schwierige endotracheale Intubation und zur Herstellung eines chirurgischen Zugangswegs zu den Atemwegen müssen vor dem Intubationsmanöver getroffen sein.

Die TEI bei Patienten mit schwierigen Intubationsverhältnissen unterscheidet sich grundlegend von der Standard-TEI in Bezug auf:
- die Vorbereitung des Patienten,
- die apparative Ausrüstung,
- die Wahl der Medikamente,
- die Wahl des geeigneten Anästhesieverfahrens (Oberflächenanästhesie, Leitungsanästhesie, Sedierung, Narkose mit oder ohne erhaltener Spontanatmung),
- die Wahl eines geeigneten Zugangsweges.

Erwartet schwierige endotracheale Intubation

Der weitaus größte Teil (97–98%) der schwierigen endotrachealen Intubation ist im Rahmen der Anästhesievorbereitung erkennbar.

Für das Management der erwartet schwierigen Intubation ist die **Wachheit des Patienten** für seine Sicherheit von entscheidender Bedeutung. Der **Muskeltonus** erfüllt für das aktive Freihalten der Atemwege gerade bei schwierigen oder in ihrem Lumen schon beeinträchtigten Atemwegen eine zentrale Funktion. Schon bei geringgradiger Sedierung und besonders durch Muskelrelaxierung kann es durch das Nachlassen des Muskeltonus zum Kollaps der Atemwege mit der Konsequenz der Unmöglichkeit der Maskenbeatmung kommen.

Deshalb gelten für die erwartet schwierige TEI folgende **Grundsätze**:

- Die erwartet schwierige TEI sollte in Lokalanästhesie am wachen Patienten durchgeführt werden und der Patient sollte mit äußerster Vorsicht sediert werden.
- Eine ausreichende Spontanatmung muss unbedingt erhalten bleiben.
- Ist eine Muskelrelaxierung unumgänglich, so sollten kurzwirksame Muskelrelaxanzien angewendet werden und alle Vorbereitungen zur notfallmäßigen chirurgischen endotrachealen Intubation getroffen sein.

Für ein optimales Gelingen der erwartet schwierigen TEI ist eine adäquate Vorbereitung in Hinblick auf die Anästhesie der oberen Luftwege, die apparative Ausrüstung, die personellen und medikamentösen Bedingungen erforderlich.

Regionalanästhesie der oberen Atemwege

Eine optimale Anästhesie der oberen Luftwege lässt sich mit Hilfe der folgenden 6 Komponenten erzielen.

Applikation von Anticholinergika

In einem ausreichenden zeitlichen Abstand vor der TEI wird ein Anticholinergikum (z. B. Atropin) verabreicht, damit die Wirkung der Lokalanästhetika nicht durch Verdünnung oder fehlenden Schleimhautkontakt vermindert und die Sicht nicht durch übermäßige Sekretion behindert wird.

Prämedikation oder Sedierung

Mit äußerster Vorsicht und unter anästhesiologischer Überwachung kann bei wenig kooperativen oder sehr ängstlichen Patienten eine vorsichtige (Titration) Sedierung mit kurzwirkenden Benzodiazepinen (Vorteile: können antagonisiert werden, retrograde Amnesie, antikonvulsiv) oder kurzwirkenden Opiaten (Vorteil: können antagonisiert werden) durchgeführt werden.

Vasokonstriktoren zum Abschwellen der Schleimhaut und zur Verminderung des Blutungsrisikos

Wegen des hohen Blutungsrisikos im Bereich der Nasenhöhle ist eine Vorbereitung der Nasenschleimhäute mit Vasokonstriktoren obligatorisch, wenn ein nasaler Zugangsweg geplant ist. Die Vasokonstriktoren (z. B. Oxymetazolin 0,5% oder Naphazolin 1 : 1000-Lösung) sind als Nasentropfen/-spray, über mit Lokalanästhetikum und Vasokonstriktor getränkte Wattestäbchen oder über getränkte Spitztupfer, die mit einer Bajonettpinzette eingelegte werden, applizierbar. Eine adäquate Einwirkzeit (ca. 5 min) ist abzuwarten.

Oberflächenanästhesie

Mit einer subtilen und ausgedehnten Applikation von Lokalanästhetika (z. B. Lidocain 2% und 4% in einer Dosis von 3–4 mg/kg KG bis maximal 7 mg/kg KG) kann bei den meisten Patienten eine adäquate Regionalanästhesie der oberen Luftwege erreicht werden. Dabei ist das Lokalanästhetikum durch Zerstäubung, Vernebelung oder sukzessive unter Sicht über das Fiberbronchoskop applizierbar. Durch Gurgeln mit 4%igem Lidocain können der posteriore Zungenbereich und der Oropharynx anästhesiert und hartnäckige Würgereize unterdrückt werden. Die Tiefensensibilität kann im Gegensatz zur Leitungsanästhesie durch Oberflächenanästhesie nicht ausgeschaltet werden.

Nervenblockaden

Zur Komplettierung oder Optimierung der Oberflächenanästhesie kann die Blockade der für die sensible Versorgung der oberen Luftwege verantwortlichen Hirnnerven (V, IX, X) und/oder ihrer Äste erforderlich sein: Die Sensibilität der Nasenschleimhäute (Äste des N. trigeminus) kann gezielt durch die Einlage von Wattestäbchen (mit

Lokalanästhetika getränkt) im Bereich des vorderen oberen und hinteren mittleren Nasengangs ausgeschaltet werden. Der posteriore Anteil der Zunge und Teile der Pharynxwand einschließlich der glossoepiglottischen Falte lassen sich durch die beidseitige Blockade des lingualen Astes des N. glossopharyngeus betäuben. Dazu ist die beidseitige Injektion von jeweils 2 ml Lidocain 2% in die Basis des vorderen Gaumenbogens in einem Abstand von 0,5 cm von der lateralen Zungenwurzel mit einer dünnen, langen Nadel (25-G-Spinalnadel) erforderlich. Die Anästhesie des Larynxeingangs gelingt durch die Blockade des N. laryngeus superior internus. Die interne beidseitige Einlage eines Wattetupfers (mit Lokalanästhetikum getränkt) in die Fossa piriformis oder die externe Injektion von je 2 ml Lidocain 2% an die Penetrationsstelle des internen Astes des N. laryngeus superior durch die Membrana thyreohyoidea führt gleichermaßen zum Erfolg.

Transtracheale Blockade der Stimmbänder und der Trachea

Durch Applikation von 2 ml Lidocain 2% nach Punktion der Membrana cricothyreoidea in den Larynxausgang kommt es infolge des ausgelösten Hustenstoßes zu einer sofortigen Verteilung des Lokalanästhetikums im Bereich des Larynx und der Trachea. Die Punktion der Membrana cricothyreoidea erfolgt in der Mittellinie in unmittelbarer Nähe des oberen Randes des Ringknorpels (hier kann eine geringe Vertiefung getastet werden) mit einer dünnen Nadel (z. B. 22-G). Nach Anwendung des transtrachealen Blocks besteht kein natürlicher Aspirationsschutz (Husten) mehr.

Mit Hilfe der flexiblen Fiberbronchoskopie kann unter Sicht eine Anästhesie der Stimmbänder und der Trachea durch Applikation von 4%igem Lidocain über den Arbeitskanal des Bronchoskops direkt auf die Stimmbänder und in die Trachea erreicht werden.

Apparative Ausrüstung

Eine adäquate apparative Ausrüstung ist für ein erfolgreiches Management schwieriger Intubationsverhältnisse eine Grundbedingung. Die Basisausstattung für die TEI sollte auf die individuellen Besonderheiten der Patienten sowie die Erfahrungen und Gewohnheiten des Anwenders durch eine sofort verfügbare Einheit (idealerweise mobil) für

das schwierige Atemwegsmanagement erweiterbar sein. Die **Einheit für schwierige Intubationen** sollte mit folgenden Komponenten ausgerüstet sein:

- oro- und nasopharyngeale Tuben verschiedener Größe,
- Trachealtuben unterschiedlichster Größen,
- verschiedene Intubationshilfen (Bougies, Umintubationsmandrin mit Innenlumen zur Jet-Beatmung oder O_2-Insufflation, Magill-Zange etc.)
- Lichtstab,
- Laryngoskope (normaler und kurzer Handgriff, verschiedene Spatelgrößen und -formen incl. Speziallaryngoskope z. B. Bullard-Laryngoskop),
- Larynxmaske – besser Intubationslarynxmaske – in verschiedenen Größen,
- Set für die retrograde Intubation (handelsübliche Kits z. B. Cook-Retrograde-Intubationsset ggf. mit Rapid-Fit-Adaptern),
- Kanüle für die transtracheale Punktion zur (Jet-)Beatmung z. B. Cook-Emergency-Transtracheal-Airway-Katheter,
- Koniotomieset (z. B. Emergency-Cricothyrotomy-Set zur perkutanen Koniotomie oder chirurgisches Zubehör für die Notfallkoniotomie wie Skalpell, Klemmen und kleine Trachealkanüle),
- Spezialtuben wie z. B. Kombitubus, Doppellumentubus etc.,
- lange, dünn- und dicklumige Absaugkatheter,
- Lokalanästhetika (Spray, Gel, Ampullen) wie Lidocain 2% und 4% sowie Vasokonstriktoren wie Adrenalin 1:1000 oder Naphazolin 1:1000-Lsg.,
- Fiberbronchoskop mit Lichtquelle und sonstigem Zubehör (günstig als fahrbare Einheit, „Bronchoskopiewagen", mit entsprechender Bestückung wie z. B. O_2-Sonden, O_2-Masken, Bajonettpinzette, Lokalanästhetika, Vasokonstriktoren, Antibeschlagmittel, Spitztupfer, Wattestäbchen, Kanülen, Spritzen, Zerstäuber, Lokalanästhetikaspray und -gel, sterile Handschuhe, Mundschutz, Haube, Bronchoskopventile, Instrumentarium für den Arbeitskanal wie Katheter, Zangen, Bürsten etc.).

Erwartet schwierige TEI mit Hilfe der flexiblen Fiberbronchoskopie (FFB)

Das flexible Fiberbronchoskop besteht aus dem Einführ- oder Insertionskabel, dem Lichtkabel und dem Bronchoskopkörper. Der empfindlichste und aufwendigste Teil eines FFB ist das **Insertionskabel**, da es flexibel ist und bei möglichst geringem Durchmesser verschiedene Komponenten beherbergen muss. Über *kohärente Glasfaserbündel* wird in Kombination mit einem optischen System das Bild von der distalen Spitze zum Okular übertragen, über einen weiteren Kanal wird mit Hilfe von Glasfasern Licht an die distale Spitze geleitet und ein dritter offener Kanal dient als Arbeitskanal zur Absaugung, O_2-Insufflation oder Instrumentierung. Zusätzlich beherbergt das Insertionskabel noch das *mechanische System*, mit dem die Spitze des Kabels in einer Ebene in zwei Richtungen (Flexion und Deflexion, wobei aus der Neutralstellung heraus die Abwinkelung in beide Richtungen in der Regel nicht gleich groß ist) dirigiert werden kann.

> Um Bewegungen in seitlicher Richtung zu ermöglichen, muss das gesamte Fiberbronchoskop in die entsprechende Richtung rotiert werden. Verdrehungen des Insertionskabels oder extreme Abwinkelungen sowie Abknickungen können zum vermeidbaren Bruch der Glasfasern führen und sind an schwarzen Punkten – jeder Punkt entspricht einer einzelnen Faser – im Bild zu erkennen.

Der **Bronchoskopkörper** besteht aus dem Kontrollhebel zur Bewegung der Spitze, dem Okular und dem Einführstutzen für den Arbeitskanal und das Absaugventil. Es können auch zwei getrennte Einführstutzen zum Absaugen und zum Instillieren von Medikamenten oder Einführen von Instrumenten angebracht sein.

Apparative Vorbereitung der bronchoskopischen Intubation

Bronchoskop, Lichtquelle und sonstiges Zubehör werden auf Vollständigkeit und Funktionsbereitschaft überprüft. Die **Bildschärfe** wird mit Hilfe eines bedruckten Papiers vom Untersucher eingestellt und die Absaugung (einschließlich des Absaugventils) überprüft. Im Falle der Nutzung des Arbeitskanals zur alternativen Absaugung oder O_2-Insufflation kann ein Dreiwegehahn oder Y-Stück angeschlossen werden. Der zur Intubation vorgesehene Tubus wird über das gleitfähig präparierte distale Ende des Insertionskabels (z. B. Lidocaingel) geschoben, nachdem vorher der Tubuskonnektor entfernt worden ist. Der Tubus wird am proximalen Ende des Insertionskabels

ggf. auch am Bronchoskopkörper befestigt (z. B. Pflaster). Die distale Spitze des Einführkabels wird erneut mit Lidocaingel befeuchtet und ist nun für die Insertion vorbereitet.

Praxis der nasalen fiberbronchoskopischen Intubation (FBI)

Der Patient ist über die FBI aufgeklärt ggf. medikamentös prämediziert und über eine O_2-Sonde oder -Maske wird über Mund oder/und Nase O_2 zugeführt. Das **Monitoring** sollte ein kontinuierliches EKG, NIBP (nichtinvasiv gemessener Blutdruck) und die Pulsoxymetrie umfassen. Wünschenswert ist die Möglichkeit der Kapnographie/-metrie.

Vorteile der nasalen FBI liegen in der geringeren Krümmung des Intubationsweges und des damit günstigeren Winkels in Bezug auf die Lage des Larynxeinganges, der größeren Sicherheit für das Bronchoskop und der fraglich besseren Toleranz durch den Patienten. Nachteilig ist die Epistaxisgefahr und die Enge der Nasengänge und die damit erhöhte Verletzungsgefahr.

Die **Durchführung** geschieht wie im Folgenden beschrieben:

- Straffen des Insertionskabels durch Zug mit dem Daumen und Zeigefinger der rechten Hand an der Spitze des FFB und Fixierung des Bronchoskopkörpers mit der linken Hand, wobei der Daumen am Flexionshebel und der Zeigefinger am Absaugventil liegen, während die Finger III bis V den distalen Teil des Körpers halten.
- Einführung der durch Gel gleitfähig gemachten Bronchoskopspitze in das Nasenloch der vermeintlich großlumigeren Nasenhöhle unter Sicht (Auge am Okular!).
- Identifizierung der anatomischen Strukturen (Nasenmuscheln, -gänge etc.) der Nasenhöhle und Wahl des größten Nasengangs zum Vorschieben des FFB bis in den Nasenrachenraum.
- Abwinkeln der Spitze nach kaudal und Vorschieben in den Oropharynx (Gaumen und Zungengrund häufig gut zu erkennen): Sekret wird, sofern es vorhanden ist, abgesaugt. Ist die Sicht durch Blut oder Sekret verlegt, kann das FFB zurückgezogen werden (ggf. unter kontinuierlichem Absaugen) bis entweder die Sicht wieder klar wird oder das FFB zur Säuberung komplett entfernt werden muss. Danach wird der Einführvorgang wiederholt. Ohne Sicht darf das FFB wegen der Verletzungsgefahr auf keinen Fall vorgeschoben werden.

- Sobald der Larynxeingang zu erkennen ist, wird das FFB so vorgeschoben, dass die Spitze zentral und dicht vor den Stimmbändern positioniert ist. Dies kann ggf. nur durch kurzzeitige Rotation des FFB um 180° erreicht werden. Liegt noch keine ausreichende Lokalanästhesie der Stimmbänder vor (erkennbar an der Abduktionsstellung der Stimmbänder), so können gezielt noch 2 ml Lidocain 4 % appliziert werden.
- Nach kurzer Wartezeit wird das FFB durch die Stimmritze geschoben und ggf. erneut Lidocain 2 % zur Anästhesie der Trachealschleimhaut appliziert.
- Das FFB wird nun bis dicht vor die Hauptcarina geschoben, damit das distale Ende weder beim Vorschieben des Tubus noch durch einen kräftigen Hustenstoß aus der Trachea wieder herausgeschleudert werden kann.
- Vorschieben des Tubus. Mit der rechten Hand wird die Fixierung des Tubus am FFB gelöst und der Tubus gewaltlos vorgeschoben, bis er eine entsprechende Tiefe erreicht hat oder seine Spitze über das FFB sichtbar ist. Dieses Manöver kann auch von einer Assistenzperson übernommen werden.
- Unter fiberoptischer Kontrolle wird der Tubus optimal in Bezug auf die Entfernung seiner Spitze bis zur Carina und der Lage der Spitze zur Trachealwand (Spitze zentral im Tracheallumen) platziert.
- Entfernen des FFB unter Sicht (ggf. Schleim oder Blut absaugen).
- Vorsichtiges Beatmen und Blocken des Cuffs. Kontrolle der Ventilation am Kapnographen.
- Einleitung der Narkose.

Die **häufigsten Probleme** bei der FBI lassen sich folgendermaßen lösen:
- *Unkooperativer Patient:* Sedierung vertiefen ggf. andere Medikamente unter Aufrechterhaltung der Spontanatmung injizieren.
- *Würgender Patient:* Komplettierung der Regionalanästhesie durch Gurgeln mit 4 %igem Lidocain oder Leitungsblockade des lingualen Astes des N. glossopharyngeus.
- *Hustender Patient:* i.v. Applikation eines Opiates (z.B. Codein, cave Atmung) oder Komplettierung der Regionalanästhesie durch erneutes Vernebeln oder Zerstäuben von Lidocain oder Blockade des N. laryngeus superior internus (beidseitig) oder Injektion von 4 %igem Lidocain unter Sicht über das FFB in Richtung des Larynxeingangs und durch die Stimmritze.

- *Sekret oder/und Blut versperren die Sicht:* orales Absaugen des Sekretes mit einem großlumigen Absauger, ggf. unter laryngoskopischer Sicht, Wechsel auf ein Bronchoskop mit großlumigerem Arbeitskanal, bei erheblicher Epistaxis Vorschieben des Tubus bis zum Oropharynx und vorsichtiges Blocken des Tubus, nach Sistieren der Blutung Absaugen des Blutes im Oro- und Hypopharynx bis ausreichend gute Sichtverhältnisse hergestellt sind. Intermittierende Insufflation von O_2 über den Arbeitskanal verhindert das Anheften von Partikeln an der Bronchoskopspitze oder auch das Beschlagen der distalen Optik. Auch werden aufeinander liegende Schleimhäute vorsichtig durch den O_2-Fluss getrennt und damit eine tiefere Einsicht durch das geöffnete Lumen möglich (besonders günstig bei ödematösen Schleimhäuten oder sedierten bzw. anästhesierten Patienten, bei denen durch die Erschlaffung des Muskeltonus die Weichteile kollabieren). Zur Vermeidung eines Barotraumas muss ein ausreichender Abfluss für den Sauerstoff gewährleistet sein.
- *Der Tubus lässt sich nicht gewaltfrei vorschieben:* Die Ursache kann erstens in einer unpassenden Tubusgröße liegen. Ein Wechsel auf eine kleinere Tubusgröße und ggf. ein dünnlumigeres Bronchoskop können das Problem lösen. Eine zweite Ursache kann in der Disproportionalität von Tubus- und Bronchoskoplumen liegen. Ist die Größendifferenz erheblich, so kann die entstehende Stufe zwischen Tubusspitze und Bronchoskop zu einem „Verhaken" im Bereich der Epiglottis oder der Stimmbänder führen. Durch Überschieben eines speziellen Mandrins kann die Stufe beseitigt werden. Das „Verhaken" der Tubusspitze kann außerdem durch Zurückziehen und Rotation (s.o. nasale Intubation) des Tubus oder durch manuelle Lösung beseitigt werden.

Praxis der oralen fiberbronchoskopischen Intubation

Die orale FBI unterscheidet sich durch den spitzeren Winkel beim Übergang vom Oropharynx zum Hypopharynx und anschließend zum Larynxeingang, der Gefahr der Beschädigung des Insertionskabels durch die Zähne und der fraglich schlechteren Toleranz der oralen FBI durch den Patienten. Daraus ergibt sich für die Praxis:
- Zum Schutz des Bronchoskops muss vor der Einführung in die Mundhöhle ein **Beißschutz**

(z. B. Beißkeil oder -ring) zwischen den Zähnen des Patienten fixiert werden.

- Durch die stärkere anatomische Biegung des Intubationsweges kann das Vorschieben des Tubus zusätzlich erschwert sein.
- Bei der FBI des sedierten Patienten mit erhaltener oder gar fehlender Spontanatmung (z. B. durch Muskelrelaxierung wie bei der unerwartet schwierigen endotrachealen Intubation) ist die Anwendung einer Einführhilfe vorteilhaft.
- Verwendet werden sollten speziell geformte **oropharyngeale Tuben** (z. B. der Ovassapian- oder Williams-Oropharyngealtubus), die ein entsprechend großes freies Lumen bis zum Hypopharynx gewährleisten und weder den Tubus noch das Insertionskabel des FFB vollständig umschließen, sodass sie nach der Intubation entfernt werden können.
- Steht keine Einführhilfe zur Verfügung, so kann der orohypopharyngeale Raum entweder durch Hervorziehen der Zunge durch einen Helfer (ggf. mit Zungenzange) oder durch den Esmarch-Handgriff offengehalten werden.
- Eine weitere Methode ist die **fiberbronchoskopisch unterstützte direkte laryngoskopische Intubation**, wobei ein Helfer während der direkten Laryngoskopie das FFB wie einen Mandrin benutzt und der Endoskopiker gleichzeitig die Spitze unter fiberoptischer Kontrolle durch die Stimmritze dirigiert.
- Die FBI über eine **Larynxmaske** als Einführhilfe erlaubt gleichzeitig eine kontrollierte Beatmung (siehe unerwartet schwierige Intubation).

Ist aufgrund einer insuffizienten oder fehlenden Spontanatmung eine Beatmung erforderlich, so kann bei Verwendung einer speziellen Gesichtsmaske (z. B. **Patil-Maske**) die FBI während der Maskenbeatmung durchgeführt werden (ein Helfer zur Durchführung der Maskenbeatmung ist erforderlich). Die Maske weist im inferioren Maskenbereich eine zusätzliche Öffnung auf (**Endoskopieport**), die durch ein elastisches Diaphragma verschlossen ist. Durch diese Öffnung kann das dünnlumige Insertionskabel in die Atemwege eingebracht werden, ohne Undichtigkeiten des Beatmungssystems zu verursachen.

TEI ohne Sicht ("blinde" Intubationstechniken)

Blind nasale Intubation

> Die blind nasale Intubation ist die Intubationsmethode der Wahl für die Intubation ohne zusätzliches Instrumentarium (z. B. Notfall).
> Bei der Unmöglichkeit der TEI unter direkter laryngoskopischer Sicht kann die blind nasale Intubation noch erfolgreich sein. Auch ist sie unabhängig von der Lagerung des Kopfes, sodass sie bei Patienten mit instabiler HWS angewendet werden kann.

Nachteilig sind:
- das relativ hohe Risiko der Traumatisierung (Blutung, Schwellung),
- die hohe primäre Versagerquote, die mehrfache Intubationsversuche erforderlich macht.

Intubation mit Hilfe des flexiblen Lichtstabs

Eine Position zwischen der blind nasalen Intubation und der FBI nimmt die Intubation mit Hilfe eines flexiblen Stabes mit beleuchteter Spitze (Leucht- oder Lichtstab) ein. Es gibt zwar keine direkte Sicht auf die Stimmritze, aber durch die Illumination im Bereich des vorderen Halses wird eine indirekte Beobachtung des Eintritts der Lichtspitze möglich.

> Die Intubation der Trachea mit einem flexiblen Lichtstab unter Kontrolle der Transillumination ist eine einfache, in der Regel schnelle und kostengünstige Methode zur routinemäßigen Intubation und eine Alternative für die schwierige Intubation, wenn kein FFB oder keine Zeit zur Vorbereitung eines FFB (Notfall) vorhanden ist.

Der flexible Lichtstab besteht aus einem **Handgriff** (der meist auch die Energiequelle beinhaltet), einem **flexiblen Einführmandrin**, einem **Beleuchtungskörper an der Spitze** des flexiblen Teils sowie modellabhängig einem entfernbaren Metallmandrin.

Die Praxis der oralen Intubation mit Hilfe der **Transilluminationstechnik** geschieht folgendermaßen: Zur **Vorbereitung** des Instrumentes wird der Tubus auf den mit einem Gleitmittel befeuchteten Lichtstab aufgeschoben, bis die beleuchtete

Spitze die distale Öffnung des Tubus nahezu erreicht hat. Der zusammengesteckte distale Teil von Lichtstab und Tubus wird nun oberhalb des proximalen Cuffrandes J-förmig abgewinkelt.

Mit der nicht führenden Hand werden der Mund geöffnet, Lichtstab und Tubus in die Mundhöhle eingebracht und um den Zungengrund herumgeführt. Dabei wird der Lichtstab streng in der Mittellinie gehalten. Der **Esmarch-Handgriff** oder das Vorziehen der Zunge kann zusätzlichen Raum im Hypopharynx schaffen.

Das Eindringen der beleuchteten Spitze wird durch **Transillumination** sofort erkennbar: Ein umschriebenes, kreisförmig aufleuchtendes Areal im Bereich des anterioren Halses in Larynxhöhe ist typisch für die laryngeale Lage der Spitze.

Bei Verwendung eines inneren Mandrins kann dieser nun entfernt sowie Lichtstab und Tubus tiefer in die Trachea vorgeschoben werden. Das korrekte tiefere Eindringen in die Trachea kann indirekt an dem in Richtung Jugulum wandernden Lichtspot verfolgt werden. Bei weiterem Vorschieben verschwindet die Transillumination. Anschließend wird der Lichtstab entfernt und die **Tubuslage** in typischer Weise (Kapnographie obligatorisch, Auskultation etc.) kontrolliert.

Folgende **Probleme** können bei der Intubation mit dem Lichtstab auftreten:

- Die *Ösophagusintubation* ist erkennbar an einem fehlenden oder gering ausgeprägten Transilluminationseffekt mit diffuser Lichtausbreitung. Bei Patienten mit dünnen Halsweichteilen kann der Transilluminationseffekt falsch positiv beurteilt werden. Eine Lagekontrolle mittels Kapnographie und Auskultation ist deshalb obligatorisch.
- Die *Transillumination ist nicht erkennbar*: Häufige Ursachen können in der Anatomie des Patienten oder der Verhinderung der Lichtausbreitung durch Sekret oder Blut liegen. Bei adipösen Patienten oder Patienten mit kurzem Hals kann durch entsprechende Lagerung eine Verbesserung erzielt werden. Eine Reduktion der Raumbeleuchtung kann außerdem hilfreich sein. Trotzdem sind in diesen Situationen leicht falsch negative Beurteilungen der Lichtstablage möglich.

Retrograde Intubation – retrograd geführte anterograde translaryngeale Intubation

Bei der retrograden Intubation wird die Schaffung eines invasiven Zugangsweges zu den Luftwegen angestrebt. Es erfolgt eine Punktion unterhalb der Stimmbandebene (Membrana cricothyreoidea oder Ligamentum cricotracheale) und Insertion eines Führungsinstrumentes in kranialer Richtung, welches dann entweder durch die Nase oder den Mund austritt. Ohne direkte Sicht kann der Tubus „blind" vorgeschoben werden, wobei das Führungsinstrument als Mandrin oder distal angebrachtes Zuginstrument dient.

> Die retrograde Intubation kann sowohl in Regionalanästhesie als auch unter Narkose durchgeführt werden. Sie ist geeignet für die elektive und notfallmäßige Intubation.

Typische **Indikationen** sind:

- schlechte Sichtverhältnisse (z. B. durch Sekret, Blut, Gewebemassen, maxillofaziale Traumen),
- HWS-Instabilität und erwartet schwierige TEI,
- Kieferklemme.

Kontraindikationen ergeben sich aus der Invasivität der Punktion und den anatomischen Bedingungen des Punktionsortes, wie

- laryngotracheale Pathologika (Trachealstenose, Tumoren, Traumen etc.),
- Unmöglichkeit der Identifizierung der Membrana cricothyreoidea oder des Ligamentum cricotracheale,
- Pathologika außerhalb der Atemwege im Bereich des Punktionsweges (Infektionen, Abszesse),
- Koagulopathie.

Die wesentlichen **Komplikationen** sind Blutungen sowie Haut- und/oder Mediastinalemphyseme. *Arterielle Blutungen* können aus einer Verletzung der paarig angelegten A. cricothyreoidea oder der A. thyreoidea superior resultieren, da beide häufig im Bereich der Mittellinie anastomosiert sind. Die A. cricothyreoidea verläuft bevorzugt im oberen Drittel der Membrana cricothyreoidea, weshalb Punktionen im unteren Drittel dicht oberhalb des Ringknorpels durchgeführt werden sollten. Blutungen im Bereich des Ligamentum cricotracheale können aus dem stark vaskularisierten Lobus pyramidalis der Glandula thyreoidea stammen.

Techniken der retrograden Intubation sind:

- Tuohy-Nadel und Periduralkatheter (PDK) als Mandrin,
- Führungsdraht (z. B. J-Spitze) als Mandrin,
- Führungsdraht und FFB als Mandrin,
- Fixierung der Tubusspitze an einem Seiden- oder Nylonfaden.

Unerwartet schwierige endotracheale Intubation

Bei der unerwartet schwierigen Intubation (Abb. 2.**23**) befindet sich der Patient in der Regel aufgrund der Anwendung von mittellang- bis langwirksamen Muskelrelaxanzien in einer tiefen **Narkose mit fehlender Spontanatmung**. Deshalb kommen als Intubationsverfahren nur Techniken in Betracht, die entweder schnell durchführbar sind oder eine gleichzeitige Beatmung zulassen.

Intubation mit einem starren Speziallaryngoskop (z. B. Bullard-Laryngoskop)

Das Bullard-Laryngoskop verbindet den Vorteil des FFB, der in der ausgezeichneten Sicht auf die Stimmritze liegt, mit den Vorteilen der starren La-

ryngoskope, die eine unmittelbare Verfügbarkeit des Instrumentes und schnelle Durchführung der Intubation ermöglichen.

Die seitliche Spatelform ist der anatomischen Form des Übergangs vom Oropharynx zum Hypopharynx angepasst (**Form eines Guedel-Tubus**). Der Spatel ist flach und breit und führt an seiner Unterseite in einem flachen starren Gehäuse die Fiberoptik, die Lichtfasern und den Arbeitskanal analog dem Insertionskabel des FFB zur Spatelspitze. Ein Metallmandrin, der fester Bestandteil des Laryngoskops ist, verläuft seitlich unterhalb des Spatels. Auf ihn wird vor dem Intubationsmanöver der Tubus aufgeschoben und bis zur Spitze vorgeschoben, sodass seine Spitze im seitlichen Blickfeld zu sehen ist. Der Handgriff wird mit dem Spatel verbunden und enthält die Energiequelle für die Beleuchtung.

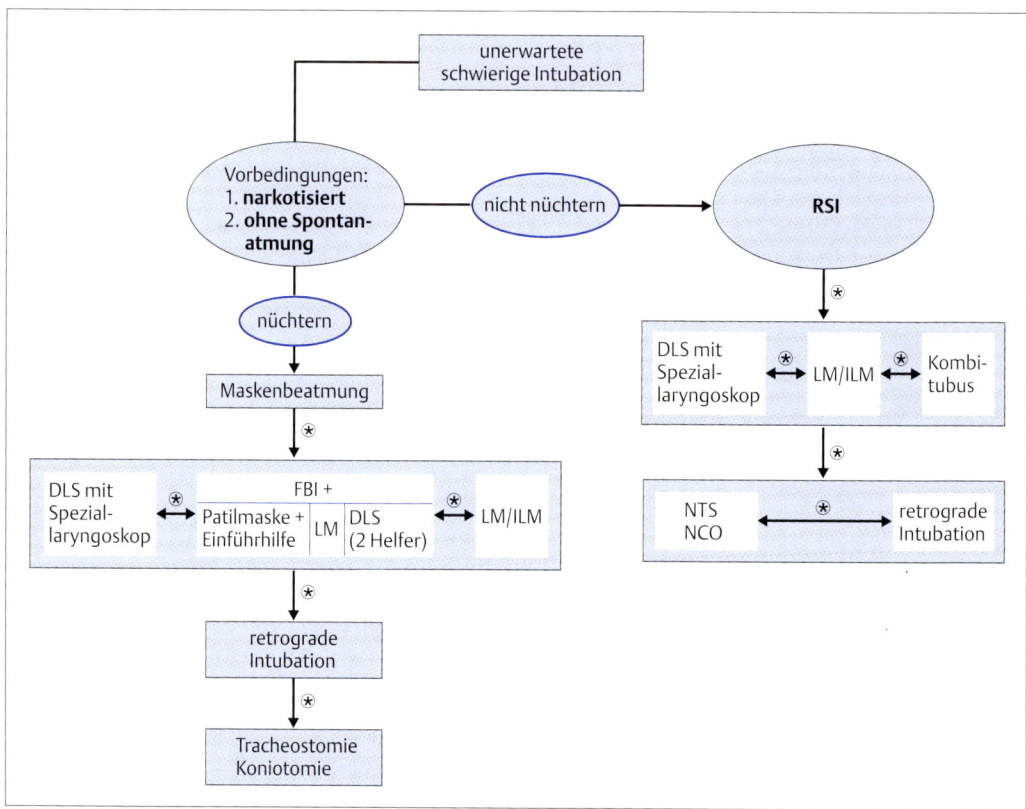

Abb. 2.23 Vorgehen bei unerwartet schwieriger Intubation.
RSI (rapid sequence induction): Magensonde; Oberkörperhochlagerung, Präoxygenierung, Krikoiddruck, Relaxierung mit Succinylcholin;
DLS = direkte Laryngoskopie;

LM = Larynxmaske;
ILM = Intubationslarynxmaske;
FBI = flexible fiberbronchoskopische Intubation;
NTS = Nottracheostomie;
NCO = Notkoniotomie
⊛ = Intubation abbrechen, Patient wach werden lassen, alternatives Verfahren wählen.

Die **Vorteile** des Bullard-Laryngoskops liegen in der schnellen Erlernbarkeit seiner Handhabung, der unmittelbaren Einsetzbarkeit (im Gegensatz zum FFB), der Robustheit und Anwendbarkeit im Kindes- (Spezialausführung) und Erwachsenenalter sowie bei Patienten mit instabiler HWS, da eine verbesserte Jackson-Position nicht erforderlich ist. Einschränkungen können sich aus der Verlegung der Optik mit Sekret, Blut oder Ähnlichem ergeben, wobei mit Hilfe des Arbeitskanals durch Spül- oder Saugmanöver Einfluss auf die Sichtverhältnisse genommen werden kann. Voraussetzung für die Anwendung ist eine **minimale Mundöffnung**. Der Schneidekantenabstand muss mindestens 25 – 28 mm betragen.

Häufiger auftretende **Probleme** sind:

- *Der Tubus lässt sich schwer bzw. nicht vorschieben:* Ist der Tubus nicht ausreichend gleitfähig gemacht, so muss erneut Gleitmittel appliziert werden. Verfängt er sich in der glossoepiglottischen Falte, so muss er zurückgezogen und ein erneuter Versuch gestartet oder die Epiglottis (ggf. durch Verlängerung der Spitze) aufgeladen und erneut versucht werden. Durch das eingeschränkte Blickfeld können Schleimhautfalten vor der Tubusspitze verborgen bleiben.
- *Schlechte Sichtverhältnisse durch Partikel vor der Optik (Blut, Sekret):* Über den Arbeitskanal kann mit physiologischer NaCl-Lösung die Sicht freigespült und gesaugt werden.

Intubation mit der Larynxmaske als Einführhilfe

Bei der unerwartet schwierigen Intubation kann die Ventilation über die Larynxmaske und die Intubation mit der Larynxmaske als Einführhilfe erfolgen.

> Die erfolgreiche Beatmung über eine Larynxmaske ist unabhängig von den für eine schwierige Intubation typischen anatomischen Besonderheiten.

Während die manuelle oder apparative (z. B. stiff neck) Stabilisierung einer instabilen HWS für die Zeit des Intubationsmanövers die Intubationsbedingungen verschlechtert, nimmt sie auf den erfolgreichen Einsatz der Larynxmaske keinen Einfluss.

Die Anwendung des **Krikoiddrucks** nach Sellick zur Verhinderung einer Aspiration von Mageninhalt beim nicht nüchternen Patienten ohne suffi-

ziente Abwehrreflexe kann die erfolgreiche Anwendung der Larynxmaske beeinträchtigen.

Die **TEI über die Larynxmaske** kann prinzipiell „blind" oder unter Sicht erfolgen:

- „blind" über einen gummiartigen Mandrin,
- „blind" direkt mit einem dünnlumigen Tubus,
- unter Sicht mit dem FFB.

Weitere **Modifikationen der Technik** ergeben sich aus Veränderungen, die an der Larynxmaske vorgenommen worden sind, wie

- *Larynxmaske ohne Modifikationen*, geeignet für Tuben bis zu einem maximalen Innendurchmesser von 7,5 mm,
- Larynxmaske, die durch *Längsspaltung an der konkaven, konvexen oder lateralen Seite* modifiziert ist und durch verschiedene Techniken verschlossen wird (z. B. Pflasterstreifen).

Praxis der TEI mit Hilfe der Larynxmaske über ein FFB

Anstelle des Endotrachealtubus wird das **FFB in den Schaft der Larynxmaske** eingeführt, nachdem ein gleitfähig präparierter Endotrachealtubus mit entsprechendem Innendurchmesser auf das FFB gefädelt worden ist.

Die Verwendung eines elastischen Diaphragmas am Konnektor zur Larynxmaske ermöglicht bei entsprechend dünnem Lumen des FFB eine adäquate Beatmung während der Fiberbronchoskopie.

Das FFB wird unter Sicht durch die Stege vorgeschoben und der korrekte Sitz der Larynxmaske kontrolliert. Danach wird das FFB in die Trachea eingeführt und der Endotrachealtubus mit anschließender Lagekontrolle über das leicht zurückgezogene FFB nachgeschoben. Das FFB wird entfernt und erneut die Lage des Endotrachealtubus mit Hilfe der Kapnographie und Auskultation kontrolliert.

Einschränkungen des Verfahrens ergeben sich aus der limitierten Größe des Endotrachealtubus durch das vorgegebene Lumen des Schaftes der Larynxmaske und der Schwierigkeit einer sicheren Entfernung der Larynxmaske nach erfolgreicher TEI, ohne die Larynxmaske zu zerstören, oder der Gefahr einer Dislokation des Endotrachealtubus.

Intubation mit der Intubationslarynxmaske (ILM)

Durch folgende Modifikationen der Standardlarynxmaske gelang Brain 1997 die Entwicklung einer Larynxmaske zur Intubation:

- starrer, silikonumhüllter **Edelstahlschaft** (Vorteil: unmittelbare Beeinflussbarkeit der Maskenposition, Nachteil: erhöhte Verletzungsgefahr),
- starrer, formbarer integrierter **Führungsgriff** (Verkürzung der Schaftlänge von 20 cm auf 17,3 cm, eine digitale Führung wie bei der Standardlarynxmaske im Bereich der Mundhöhle ist nicht erforderlich),
- anatomische **Krümmung des Schaftes** entsprechend der Gaumen-Rachen-Abwinkelung (ähnlich der Form des Oxford-non-kinking-Tubus),
- **weites Lumen** (ID 1,3 cm, AD max. 2,0 cm), sodass problemlos ein 8,0-mm-ID-Endotrachealtubus durchgeschoben werden kann,
- **kurzer Schaft**,
- Endotrachealtubus-**Führungsrampe**: Ausformung des distalen Schaftendes und Maskenbodens in Hinblick auf eine optimale Auslassposition und -richtung über eine V-förmige Konstruktion des distalen Schaftes (bewirkt eine Zentrierung und anteriore Führung des Endotrachealtubus) mit anschließender Richtungsunterstützung durch einen angeschrägten Maskenboden,
- Ersatz der zweistegigen Vergitterung des distalen Schaftlumens durch einen **zentralen Steg** (epiglottic elevating bar – EEB) mit nur noch einseitiger Fixierung des Stegs am kranialen Rand des Ostiums (so kann die Epiglottis aus dem Weg geschoben werden).

Entscheidend für die erfolgreiche Intubation mit Hilfe der ILM ist der korrekte Sitz der ILM vor dem Kehlkopfeingang sowie das Zusammenspiel von Endotrachealtubus und ILM während des Intubationsvorgangs. Dabei sollte der **Endotrachealtubus** folgende **Anforderungen** erfüllen:

- hohe Flexibilität (leichtere und weniger traumatisierende Korrekturen des Tubusverlaufs bei Abweichungen von der Auslassrichtung des distalen Schaftendes und dem intralaryngealen Raum sind so möglich),
- Entfernbarkeit des Konnektors (Manöver zur Entfernung der ILM nach erfolgreicher Intubation),
- Abstimmung von Schaftlumen und Außendurchmesser des Endotrachealtubus.

Umintubation

> Eine Umintubation kann unter direkter laryngoskopischer Sicht oder mit Hilfe eines Mandrins nach sorgfältigem Absaugen durchgeführt werden.

Bei Anwendung eines Mandrins zur Umintubation kann das Vorschieben des Tubus unter Nutzung des Stabes als Führungsschiene misslingen, da die Tubusspitze sich in einer Schleimhautfalte oder am Larynxeingang verfangen kann. Dies wird verhindert, indem die Stufe zwischen Tubusspitze und Mandrinoberfläche möglichst klein gehalten wird. Deshalb sollte der Durchmesser des Mandrins nicht zu klein gewählt werden, oder zu seiner Verstärkung ein zweiter Mandrin mit größerem Durchmesser und entsprechendem Innenlumen über den dünnen Mandrin geschoben werden. Hat sich die Spitze des Tubus verfangen, kann sie durch Zurückziehen und Rotieren des Tubus oder unter digitaler Kontrolle gelöst und erneut vorgeschoben werden.

> Die Umintubation mit Hilfe des FFB kann über das Tubuslumen (umständlich) oder daneben = „am Tubus vorbei" (häufig mit kurzzeitigem Verlust der Kontrolle über die Atemwege) durchgeführt werden.

Bei der Umintubation mit dem **FFB über das Tubuslumen** wird ein neuer Tubus bis zum proximalen Ende des Insertionskabels geschoben und der Konnektor des alten Tubus entfernt. Danach wird das FFB bis zur Carina vorgeschoben, der Tubus entblockt und entfernt. Außerhalb des Patienten umhüllt der alte Tubus nun das FFB, sodass er zur vollständigen Entfernung aufgeschnitten entfernt werden muss. Der neue Tubus kann nun vorgeschoben und unter fiberoptischer Kontrolle platziert werden.

> Müssen schwierigste Intubationsverhältnisse oder gar die Unmöglichkeit einer konventionellen Intubation angenommen werden und steht außerdem nur eine kurze Zeitspanne für die Durchführung einer elektiven Umintubation zur Verfügung (z. B. bei fehlender Spontanatmung und Hypoxämie), so stellt die geplante konventionelle Tracheostomie immer noch das sicherste „Umintubationsverfahren" dar.

Extubation

Eine Intubationsnarkose ist erst nach komplikationsloser Extubation erfolgreich durchgeführt. Dasselbe gilt in besonderem Maße für die schwierige Intubation.

Die **Routineextubation** sollte bei maximaler Sicherheit für den Patienten, von ihm unbemerkt und ohne Nebenwirkungen, erfolgen. Zur gleichzeitigen Gewährleistung dieser Punkte müssen bestimmte **Extubationskriterien** erfüllt sein, die häufig nicht miteinander in Übereinstimmung gebracht werden können.

- **Sicherheit**:
  - vollständige Wiederherstellung der Spontanatmung,
  - vollständige Wiederherstellung der Abwehrreflexe,
  - vollständige Wiederherstellung der Vigilanz,
  - Aufrechterhaltung eines direkten Zugangs zu den Atemwegen (Reintubation),
  - jederzeitige Möglichkeit der Oxygenierung und Ventilation,
  - zusätzlicher (zu den Abwehrreflexen) Schutz der Atemwege vor einer Aspiration.
- **Amnesie**:
  - ausreichendes Anästhesiestadium,
  - medikamentöse Induktion (z. B. Midazolam).
- **Nebenwirkungsfreiheit**:
  - fehlen reflektorischer Reaktionen (hämodynamische, laryngo- und bronchokonstriktorische),
  - atraumatisches Vorgehen.

Das zeitliche Intervall für eine Extubation liegt in der Zeit des Übergangs von einem tiefen Narkosestadium mit kompletter Muskelrelaxation zur vollständigen Wachheit mit Wiedererlangung sämtlicher kognitiver, sensorischer, muskulärer und reflektorischer Kompetenzen.

In Abhängigkeit von den Vorerkrankungen (Asthma, KHK) und dem Nüchternzustand des Patienten sowie der Art und Lokalisation der Operation und den Faktoren, die typisch für eine schwierige Reintubation sind, ist ein **optimaler Extubationszeitpunkt individuell** festzulegen. Die Beurteilung der Anästhesietiefe, der respiratorischen Funktion und der Präsenz eines adäquaten Atemwegsschutzes ist dabei von besonderer Bedeutung aber schwierig, da diese Parameter von unterschiedlichsten patienten-, operations- und anästhesieabhängigen Einflüssen beeinträchtigt werden:

- **Anästhesietiefe**: zentrale Analgetika, Sedativa, Antiemetika, neurologische Vorerkrankungen mit Einschränkungen des Bewusstseins,
- **respiratorische Funktion**: Muskelrelaxanzien, Anästhetika, zentrale Analgetika, respiratorische, neuromuskuläre, neurologische Vorerkrankungen; Erkrankungen, Reaktionen, Manipulationen oder äußere Umstände, die eine potenzielle Bedrohung für die Offenheit der Atemwege darstellen,
- **adäquater Atemwegsschutz**: Anästhesietiefe, Regionalanästhesie der oberen Atemwege, erhöhtes Aspirationsrisiko (Schwangerschaft, fehlende Nüchternheit, Operationen im Bereich der oberen Atemwege), neuromuskuläre Erkrankungen, Erkrankungen mit Beeinträchtigung der zentralen Abwehrreflexe.

Die wünschenswerte Amnesie des Patienten für die Zeit, in der er noch intubiert ist, sowie für den Vorgang der Extubation widerspricht dem absoluten Wachheitsgebot für eine optimale Kontrolle über die Abwehrmechanismen zum Atemwegsschutz, was wiederum der Vermeidung anderer reflektorischer Reaktionen entgegensteht. So können nur selten sämtliche Kriterien für eine optimale Extubation erfüllt werden. Stattdessen müssen **Präferenzkriterien** für den optimalen Extubationszeitpunkt festgelegt werden, wie:

- **Unterdrückung von Abwehrreaktionen** wie Husten, Laryngo- oder Bronchospasmus, hämodynamische Reaktionen: Extubation in tiefer Narkose (Muskelrelaxanzienüberhang sollte unbedingt vermieden werden, ggf. wird antagonisiert) mit ausreichender Spontanatmung, ggf. muss noch über die Gesichtsmaske oder Larynxmaske die Atmung unterstützt werden,
- **ausreichende Abwehrreflexe** bei Aspirationsgefahr, schwierige Reintubation: Extubation bei vollständiger Wiederherstellung der Vigilanz und reflektorischer Abwehrmechanismen, Spontanatmung, ggf. Analgesie der operationsbedingten Schmerzen mit Regionalanästhesieverfahren, Nachbeatmung und prolongierte Intubation.

Für die normale Extubation liegt der optimale Extubationszeitpunkt zwischen den beiden o. g. Eckpunkten: In vollkommener Bewusstlosigkeit und Analgesie mit wiedererlangter Spontanatmung sowie adäquaten Abwehrreflexen bei gleichzeitig ausreichend gedämpften Reaktionen auf den Tubus oder andere Fremdkörperreize kann die Extubation wie im Folgenden beschrieben vorgenommen werden.

- **Vorbereitung der apparativen Ausrüstung**:
  – Funktion des Absaugers überprüfen,
  – Spritze zur Entblockung des Cuffs bereitlegen,
  – Hilfsmittel (z. B. Schere) zur Lösung der Fixierung, sofern erforderlich, bereitlegen.
- **Vorbereitung des Patienten**:
  – Lagerung des Patienten: Oberkörperhochlagerung bei Patienten mit kardiorespiratorischen Erkrankungen oder Regurgitationsgefahr, horizontale Lage oder leichte Hochlagerung des Oberkörpers bei routinemäßiger Extubation, Kopftieflage und Seitenlage bei Aspirationsgefahr.
  – Beatmen mit reinem Sauerstoff für mindestens 5 min zur Prävention einer Diffusionshypoxie bei Narkosen mit Lachgas, Präoxygenierung für mindestens 5 min vor Extubationen mit erhöhter Reintubationsgefahr.
- **Durchführung der Extubation**:
  – Absaugen des Oropharynx unter laryngoskopischer Sicht nach Eingriffen an oder in der Nähe der oberen Luftwege und Langzeitintubationen.
  – Aktives Entblocken des Cuffs durch Luftaspiration mit Hilfe einer Spritze (20–50 ml). Entfernen des Tubus zum Zeitpunkt der maximalen Inspiration („Blähen"), da durch den anschließenden exspiratorischen Atem- bzw. Hustenstoß das Restsekret aus den Atemwegen herausgeschleudert wird. Alternativ oder nach längeren Intubationen, bei denen sich oberhalb des Cuffs beachtliche Sekretmengen gesammelt haben könnten, die durch oropharyngeales Absaugen nicht erreichbar sind (Ausnahme Spezialtuben, die ein zusätzliches Lumen mit einer distalen Öffnung oberhalb des Cuffs haben), steriles Einführen eines Absaugkatheters bis dicht unterhalb der Tubusspitze. Entblocken des Cuffs unter gleichzeitigem Sog am Absaugkatheter, damit ablaufendes Sekret direkt abgesaugt wird. Danach langsames Entfernen des Tubus zusammen mit dem Absaugkatheter unter kontinuierlichem Sog, sodass Sekret oder Blut entlang des Tubusverlaufs mitentfernt wird.

Ursachen einer schwierigen Extubation und ihr Management (mod. nach Hartley und Vaughan, 1993) sind:
- *Unmöglichkeit der Entleerung des Cuffs* (Ventildefekt, Zuleitung zum Pilotballon abgeklemmt oder verstopft): Die Zuleitung wird unterhalb des Ventils oder der abgeklemmten Stelle durchtrennt oder der Cuff unter z. B. bronchoskopischer Sicht entleert/perforiert.
- *Adhäsion des Cuffs an der Trachealwand,* da er nicht ausreichend gleitfähig oder die Tubusgröße inadäquat ist: Entfernen des Tubus unter vorsichtigen rotierenden Bewegungen.
- *Blockierung durch Faltenbildung des Cuffs:* Zum Beispiel durch Materialfehler des Cuffs kann es zu einer ungünstigen Faltenbildung nach Entleeren des Cuffs kommen, sodass der Außendurchmesser vergrößert oder unregelmäßig geformt ist. Beim Zurückziehen wird ein großer Widerstand spürbar. Zurückschieben des Tubus an seine ursprüngliche Stelle, Rotation und erneutes Blocken und Entblocken können zu einer günstigeren Faltenform führen und den Tubus lösen. Andernfalls können Hilfsmittel wie Zangen und Haken eine Lösung des Cuffs ermöglichen.
- *Tubusfixierung durch versehentliches Annähen oder Drahten bei Operationen in der Nähe des Tubusverlaufs:* Diagnose durch optischen Nachweis der Fixierung mit Hilfe des FFB. Operatives Entfernen der Fixierung. Die Tubusentfernung unter Anwendung von Gewalt kann letal enden.

Die reflektorischen hämodynamischen und bronchokonstriktorischen **Nebenwirkungen** gleichen denen der Intubation und sind analog vermeidbar oder behandelbar. Bestehen gleichzeitig schwierige Intubationsverhältnisse oder ein hohes Aspirationsrisiko, kann mit medikamentösen Mitteln versucht werden, die Reflexe zu dämpfen. Hierzu kann sich z. B. Lidocain intratracheal (100 mg) oder intravenös (1 mg/kgKG) oder kontinuierlich (2 mg/min) eignen. Das Aspirationsrisiko kann auch durch Abwarten minimiert werden.

Traumatische Komplikationen können auftreten im Zusammenhang mit
- einer schwierigen Extubation,
- exzessivem Absaugen,
- als Erstmanifestation nach einer traumatischen Intubation.

> Beim Verdacht auf eine traumatische In- oder Extubationskomplikation sollte die Diagnose sofort mit Hilfe einer Laryngo- und ggf. Tracheoskopie gestellt werden.

Akute Atemwegsobstruktionen post extubationem können reflektorisch als Laryngospasmus, traumatisch als Larynxödem oder Stimmbandlähmung als Druckschaden durch den Tubus oder Cuff oder durch endoluminäre Lage von Fremdkörpern (Gewebe, Blutkoagel, Tamponaden, Zähne) verursacht werden.

Die häufigste Ursache einer Atemwegsobstruktion nach Extubation ist der **Laryngospasmus**. Er stellt den natürlichen Abwehrmechanismus zum Schutze der Atemwege durch sphinkterartigen Verschluss ihres Eingangs dar und kann durch Fremdkörperreize ausgelöst werden. Zur Prophylaxe dienen die frühzeitige Elimination von möglichen Fremdkörperreizen durch subtiles oropharyngeales Absaugen, Entfernen des Tubus und die medikamentöse Dämpfung der Reflexe (tiefes Narkosestadium, Lidocain?).

> Das plötzliche Sistieren eines laryngospasmusinduzierten inspiratorischen Stridors darf keinesfalls als gutes Zeichen interpretiert werden, denn es kann auch den vollständigen Glottisverschluss und damit höchste Gefahr bedeuten.

Die *Therapie* des Laryngospasmus besteht im:
- Atmen von und ggf. Beatmen mit reinem O_2,
- Absaugen des Oropharynx unter direkter Laryngoskopie (zur Differenzialdiagnose anderer Ursachen einer Atemwegsobstruktion),
- Vertiefen der Narkose (i. v. Anästhetika wie z. B. Propofol, volatile Inhalationsanästhetika),
- Muskelrelaxation (kurzwirkend) bei bedrohlich sinkender SaO_2, ggf. Atropin zur Prophylaxe hypoxischer Reflexbradykardien, alternative Gabe von Diazepam i. v.

Larynxödeme treten am häufigsten im Kindesalter und dort besonders bei Säuglingen und Kleinkindern auf. Weitere Risiken stellen direkte Traumatisierungen durch einen zu großen Tubus, Bewegungen im Kopf-Hals-Bereich, schwierige Intubationen oder Husten und die Liegedauer (> 1 h) dar. Sie treten in den ersten 6 Stunden nach der Extubation auf.

Die *Therapie* des Larynxödems beruht auf:
- wiederholter (6-stündlich) Inhalation von vernebeltem Adrenalin 1 : 1000 (0,3 bis 0,5 ml/kgKG) in O_2-angereichertem, angefeuchtetem Atemgas,
- intermittierender, hochdosierter i. v. Gabe von Corticosteroiden (Dexamethason 0,25 mg/kgKG initial, danach 4-stündlich 0,1 mg/kgKG),
- Reintubation mit kleinerem Tubus.

Die Ursachen einer **beidseitigen Stimmbandlähmung** sind am häufigsten operativ (Eingriffe im Bereich des Halses oder Thorax) bedingt und nur selten durch eine intubationsbedingte direkte Druckschädigung des N. recurrens oder im Rahmen eines erhöhten ICP ausgelöst.

> Bleiben die üblichen Methoden der Behandlung von postoperativen Atemwegsobstruktionen (Esmarch-Handgriff, oro- oder nasopharyngealer Tubus, Absaugen etc.) bei gleichzeitig gut möglicher Maskenbeatmung erfolglos, so besteht der dringende Verdacht auf eine doppelseitige Lähmung der Stimmbänder.

Die Diagnose wird durch die starre oder flexible Laryngoskopie gestellt. In Abhängigkeit von der Ätiologie ist die **Tracheostomie** und nur selten die Reintubation oder ein abwartendes Intensivmonitoring die Methode der Wahl.

Aufgrund akuter Atemwegsobstruktionen kann sich innerhalb weniger Minuten durch die extrem negativen intrathorakalen Drucke ein **akutes Lungenödem** ausbilden. In Abhängigkeit vom klinischen Bild kann eine Spontanheilung abgewartet werden, oder es sind weitere Maßnahmen (Zufuhr von O_2, Intubation und Beatmung) erforderlich.

Die laryngeale Schutzfunktion ist post extubationem für mehrere Stunden (ca. 4 h) gestört. Dies ist zurückzuführen auf den Verlust der sensorischen Fähigkeiten und das Fehlen einer adäquaten Hustenreaktion.

Auch der Verlust eines vollständigen Glottisschlusses anderer Genese (Stimmbandlähmung, -granulome, Distorsion des Krikoarytenoidgelenkes) führt zur erhöhten **Aspirationsneigung**.

> Besteht zum Extubationszeitpunkt ein erhöhtes Aspirationsrisiko, so kann durch die Extubation in Kopftief- und ggf. Seitenlage das Risiko einer Aspiration vermindert werden.

Extubation mit hohem Reintubationsrisiko (High-Risk-Extubation)

Die Reintubationsrate einer Aufwachstation liegt unter 0,2 %. High-Risk-Extubationen können sich aus einem erhöhten Reintubationsrisiko oder schwierigen Reintubationsverhältnissen ergeben. **Ursachen** für ein erhöhtes Reintubationsrisiko sind:

- Atemwegsobstruktionen,
- Erkrankungen oder Zustände, die mit einem erhöhten Hypoventilationsrisiko verbunden sind,
- Erkrankungen mit einem erhöhten Hypoxämierisiko,
- Erkrankungen mit erhöhtem Aspirationsrisiko aufgrund fehlender Abwehrreflexe (Tab. 2.**4**).

Die Situation einer High-Risk-Extubation ergibt sich entweder aus einer vorausgegangenen schwierigen Intubation oder einem schwierigen äußeren (intermaxilläre Verdrahtung, Kieferklemme, zervikale Immobilisation) oder inneren Zugang (Ödem, Verdrängung, endoluminäre Verlegung) zu den Atemwegen.

> Die klinische Beurteilung einer ausreichenden Abschwellung eines Ödems unterschiedlichster Genese im Bereich der oberen Luftwege ist äußerst schwierig und nicht mit absoluter Sicherheit zu treffen.

Nach adäquater antiödematöser Therapie ist die klinische Inspektion der oberen Luftwege durch Mundspatel, Lampe, starres oder flexibles Laryngoskop eine obligatorische aber unsichere Methode.

Die Aussagekraft der klinischen Untersuchung kann durch den **Cuffleckagetest** nach Potgieter und Hammond (1988) verbessert und objektiviert werden. Hierbei werden der Cuff entblockt und gleichzeitig das proximale Tubuslumen digital verschlossen, während der Patient aufgefordert wird, zu atmen.

Ist ein Atemgeräusch hörbar (*positiver Leckagetest*), so muss die Schleimhaut so weit abgeschwollen sein, dass Luft außen am Tubus vorbei ziehen kann. Ist keine Luftbewegung erkennbar, der Patient also apnoisch (*negativer Leckagetest*), so besteht ein sehr hohes Reintubationsrisiko im Falle einer Extubation.

Bei negativem Leckagetest müssen die Vor- und Nachteile eines weiteren Zuwartens und Fortführens der antiödematösen Therapie gegenüber einer Risikoextubation mit Sicherung des Atemwegszugangs über einen Beatmungsmandrin oder gegenüber einer elektiven Tracheostomie sorgfältig erwogen werden.

> Bei positivem Leckagetest erscheint die Extubation in Nottracheostomiebereitschaft über einen Beatmungs-(Jet-)Mandrin nach klini-

> scher Untersuchung der Atemwege als die sicherste **nichtinvasive** Extubationsmethode und als eine mögliche Alternative zur Tracheostomie.

Für das **Management** der High-Risk-Extubation gelten folgende Leitlinien:
- Der Zugang zu den Atemwegen darf nicht unterbrochen werden.
- Eine unverzügliche Reintubation muss jederzeit möglich sein.
- Die Ventilation und Oxygenierung sollte nahezu fortlaufend fortgesetzt werden können.
- Eine Inspektion und Diagnostik der Atemwege sowie ggf. Therapie durch z.B. Absaugen, Entfernen von Partikeln etc. sollte direkt während des Extubationsmanövers erfolgen können.

Die Extubationsstrategien variieren in Abhängigkeit von den verschiedenen Extubationshilfsmitteln und den sonstigen apparativen Voraussetzungen. Dabei basieren sie alle auf dem Prinzip der Installation eines **Platzhalters in den Atemwegen**. Der Wunsch nach einem stabilen Mandrin mit entsprechend großem Durchmesser, der sich gut zur Führung von Tuben eignet, kollidiert mit dem Wunsch nach einem möglichst großen freien Atemwegslumen, das bei einem dünnlumigen, extrem flexiblen und gut tolerablen Mandrin, der aber eine schlechte Führungsschiene ist, gegeben wäre.

Damit das Einführen des Mandrins gut toleriert wird, muss vorher eine ausreichende Oberflächenanästhesie der oberen Atemwege durchgeführt werden (erhöhte Aspirationsgefahr). Als **Mandrins zur Extubation** eignen sich Bougies, Mandrins mit Innenlumen zur Jet-Beatmung oder High-Flow-O_2-Insufflation und das FFB.

Bougies sind aus solidem Kunststoff oder Gummi gefertigt und besitzen eine ausreichende Rigidität, um als Leitschiene für den Tubus die erforderliche Stabilität bei gleichzeitig vorhandener Flexibilität zu erzeugen. Äußere Markierungen helfen die entsprechende Einführtiefe abzuschätzen und beizubehalten (Dislokations- oder Verletzungsgefahr). Absaugkatheter oder Magensonden verfügen in der Regel nicht über optimale Materialeigenschaften (an der Spitze hart und im Verlauf zu flexibel).

Aufgrund des geringen Durchmessers der Innenlumina und ihrer Länge entsteht bei *Mandrins mit Innenlumen* zur Jet-Beatmung oder High-Flow-O_2-Insufflation ein hoher Widerstand, sodass eine

Tabelle 2.**4**   Ursachen für ein erhöhtes Reintubationsrisiko (modifiziert nach *Cooper* 1995)

Atemwegsobstruktionen

1. Erkrankungen der Stimmbandfunktion:
Bei der *PVCM (paradoxical vocal cord motion)*, einer seltenen Störung der Stimmbandfunktion, kann es intermittierend zu stridorösen Zustandsbildern kommen. Post extubationem können sie gehäuft und verstärkt auftreten und sogar eine temporäre Tracheostomie erforderlich machen. Die Diagnose wird laryngoskopisch gestellt. Der Versuch einer prolongierten Extubation unter Propofolinfusion (über 36 h) kann alternativ versucht werden. Prophylaktisch sollten Regionalanästhesieverfahren einer Intubationsnarkose vorgezogen werden.

2. Folgen eines operativen Eingriffs:
* *Thyreoidektomie:* Unilaterale Stimmbandlähmungen führen nicht zu respiratorischen Störungen, sondern meist zu temporärer Heiserkeit. Sie treten in weniger als 1 % permanent und ca. viermal häufiger temporär auf. Sie kommen gehäuft nach retrosternaler Schilddrüsenlage und bei Karzinomen vor. Das postoperative Nachblutungsrisiko liegt bei ca. 1 % und kann ebenfalls zu Atemwegsobstruktionen führen. Dabei kann das Hämatom direkt oder die Bildung eines pharyngealen oder laryngealen Ödems auf dem Boden einer venösen und lymphatischen Abflussbehinderung eine Kompression der Atemwege bewirken. Die Intubationsverhältnisse können schwierig sein und durch sofortige Entlastung des Hämatoms drastisch verbessert werden. Besteht der Verdacht auf eine Tracheomalazie, so kann die Diagnose fiberbronchoskopisch gestellt werden, indem der Tubus langsam zurückgezogen und bei trachealer Obstruktion sofort wieder vorgeschoben werden kann. Die Therapie besteht in einer inneren oder äußeren Stabilisierung (in der Regel operativ) der Trachea.
* *Panendoskopien* und *Mikrolaryngoskopien* (insbesondere mit Probebiopsien): Oft tritt Stridor mit akuter Atemwegsobstruktion innerhalb der ersten Stunde nach Extubation auf. Reintubationen sind 20-mal häufiger als bei den meisten anderen chirurgischen Eingriffen.
* *Uvulo-Palato-Pharyngo-Plastik (UPPP):* Intermittierende Atemwegsobstruktionen treten gehäuft auf.
* *Endarteriektomie der A. carotis:* Reintubationen können durch Hämatome im Bereich des Halses oder durch Nervenschädigungen (N. recurrens, N. hypoglossus) bedingt sein. Nach zweizeitigen Operationen an beiden Halsseiten können auch beidseitige Rekurrensschäden auftreten.
* *Maxillofaziale Operationen:* Sie erfordern häufig eine intermaxilläre Verdrahtung mit dem Nachteil des Fehlens eines direkten Zugangsweges zu den Luftwegen. Das Risiko einer Atemwegsobstruktion resultiert aus einem potenziellen postoperativen oder posttraumatischen Schleimhautödem, das zusätzlich die Reintubationsverhältnisse erschwert. Drahtschere, FFB und das Instrumentarium zur notfallmäßigen Herstellung eines chirurgischen Zugangsweges zu den Luftwegen müssen unmittelbar verfügbar sein.
* *Anteriore Dekompression des zervikalen Rückenmarks:* Sie bedroht die Luftwege ebenfalls durch die potentielle Ausbildung eines hypopharyngealen und supraglottischen Ödems. Auch hier können bei zusätzlich eingeschränktem Zugangsweg die Intubationsverhältnisse schwierig sein.

3. Obstruktives Schlafapnoesyndrom (OSAS):
Es kann postoperativ zu intermittierender Atemwegsobstruktion sogar nach Operationen in Regionalanästhesie der oberen Atemwege führen. Patienten mit OSAS sollten deshalb postoperativ intensiv für mindestens 24 h überwacht werden.

4. Atemwegsobstruktionen durch Schleimhautschwellung im Bereich des Intubationsweges unterschiedlicher Genese:
z. B. angioneurotisches Ödem, anaphylaktisches Ödem.

Erkrankungen oder Zustände mit erhöhtem Hypoventilationsrisiko

1. Zentrales Schlafapnoesyndrom

2. Überdosierung von Anästhetika

3. Erkrankungen mit Einschränkung der Zwerchfellbeweglichkeit

4. Erkrankungen der Atemmuskelpumpe

5. Neuromuskuläre Erkrankungen

6. Erkrankungen mit Beeinträchtigung des Atemzentrums

7. Erhöhte CO_2-Bildung

Erkrankungen mit erhöhtem Hypoxämierisiko

1. Gestörtes Ventilations-Perfusions-Verhältnis

2. Rechts-links-Shunt

3. Totraumventilation

4. Diffusionsstörung

5. Gesteigerter O_2-Verbrauch

6. Erniedrigtes O_2-Angebot

Erkrankungen mit erhöhtem Aspirationsrisiko aufgrund fehlender Abwehrreflexe

1. Neurologische Einschränkungen:
z. B. Bewusstseinsstörungen

2. Muskuläre Einschränkungen:
z. B. neuromuskuläre Erkrankungen

adäquate konventionelle Ventilation nicht möglich ist. Entweder gelingt durch den Anschluss an das Beatmungssystem (besser: Frischgasanschluss) vom Narkosegerät mit der O_2-Flush-Taste eine ausreichende Oxygenierung bei gleichzeitiger Hypoventilation (Bridging bis zur Herstellung eines definitiven Atemwegszugangs) oder durch Anschluss an ein Injekt-Beatmungsgerät eine adäquate Oxygenierung und Ventilation. Ein ausreichender Abstrom der Atemgase zur Prävention eines Barotraumas ist unbedingt zu gewährleisten. Nach Einführung des *FFB* bis zur Carina kann bei einem entsprechend langen Insertionskabel der Tubus entblockt und schrittweise oder in einem Zuge vollständig entfernt werden. Der Vorteil der direkten Inspektion der anatomischen Atemwegsverhältnisse mit der direkten Möglichkeit zur Behandlung wird durch den kurzzeitigen Verlust der Kontrolle über die Atemwege beim Zurückziehen des FFB aus der Stimmritze geschmälert. Unkooperative Bewegungen des Patienten, Schlucken, Husten oder Pressen in Kombination mit ödematösen Schleimhautverhältnissen, Sekret oder Blut können den endgültigen Verlust der Sicht und Kontrolle über die Atemwege bedeuten. Ein großer Vorteil der Extubation unter fiberoptischer Sicht besteht in der Möglichkeit der O_2-Insufflation und/oder Jet-Beatmung über den Arbeitskanal. Bei Luftnot oder dem Erkennen von Pathologika im Bereich der Atemwege kann über das FFB, sofern es noch intratracheal liegt, der Tubus sofort wieder vorgeschoben werden.

Als **Probleme** oder **Komplikationen** der High-Risk-Extubation über Mandrins können auftreten:

- Ausspucken oder -husten des Mandrins,
- Schleimhautverletzungen,
- Lungenabszesse,
- Laryngobronchokonstriktion,
- bei Jet-Beatmung und fehlender Öffnung zur Druckentlastung nach außen: Barotrauma mit (Spannungs-)Pneumothorax, Haut- und Weichteilemphysem, Mediastinalemphysem.

Endobronchiale Tuben für die translaryngeale Intubation und Bronchusblocker

Endobronchialtuben und Bronchusblocker sind charakterisiert durch die endobronchiale Lage ihrer distalen Spitze. Während die endotrachealen Tuben die oberen Atemwege bis zur unteren Trachea freihalten, vor flüssigen und festen Partikeln aus dem oberen gastrointestinalen und respirato-

rischen Trakt schützen, einen direkten Zugang zum tieferen Tracheobronchialsystem und die Durchführung einer seitengleichen Beatmung der Lunge ermöglichen, separieren die Endobronchialtuben zusätzlich das tiefere Tracheobronchialsystem und stellen einen direkten Zugang zur rechten und/oder linken Seite her.

Ferner stellen sie die Voraussetzung für die Anwendung seitengetrennter Beatmungsformen dar. Zudem können mit Hilfe der einlumigen Endobronchialtuben oder Bronchusblocker selektiv Teile des Bronchialsystems ausgeschaltet werden. **Indikationen** für den Einsatz von Endobronchialtuben sind:

- Separierung des Bronchialsystems zur *seitengetrennten Beatmung*: Einlungenanästhesie, seitengetrennte Beatmung bei einseitigen parenchymatösen Lungenerkrankungen, großer bronchopleuraler Fistel, Tracheobronchialruptur, gigantischen Zysten bzw. Bullae,
- Separierung des Bronchialsystems zum Schutz vor infektiösem oder sonstigem pathologischen oder fremden Material (Lungenabszesse, Blut, Fremdkörper).
- Separierung zur Durchführung seitengetrennter therapeutischer Manöver (bronchopulmonale Lavage),
- Separierung zur seitengetrennten Diagnostik (seitengetrennte Bronchospirometrie).

Relative Indikationen für Endobronchialtuben können sich aus operationstechnischen Gründen ergeben, wie

- Operationen an der Lunge (z. B. Pneumonektomie, Lobektomie, Lungentransplantation),
- Operationen im Thorax (Thorakoskopie),
- Zugangsweg bei Operationen an sonstigen Thoraxorganen/-strukturen wie z. B. Gefäßen (thorakales Aortenaneurysma, Embolektomie bei chronischer Lungenarterienembolie) oder dem Gastrointestinaltrakt (Ösophagusresektion).

Grundsätzlich lassen sich Bronchusblocker, einlumige Endobronchialtuben und doppellumige Endobronchialtuben unterscheiden.

Bronchusblocker

Die Bronchusblocker können bei dünnlumigem Bronchialsystem (z. B. Kinder) oder massiven Blutungen zur Separierung oder Ausschaltung eines bestimmten Lungensegmentes eingesetzt werden. Sie werden **unter bronchoskopischer Sicht** platziert und können bei liegendem Endotrachealtubus leicht entfernt werden. Als Bronchusblocker dienen Fogarty-Katheter oder Bronchusblocker, die in speziellen Univent-Tuben (einlumige Endotrachealtuben mit separatem Lumen für einen Bronchusblocker mit Absaugkanal) integriert sind.

Einlumige Endobronchialtuben

Einlumige Endobronchialtuben schalten einen Teil des Bronchialsystems vollständig aus, sodass kein Zugang zur operierten Seite oder zur Beatmung besteht. Indikationen für ihre Anwendung können bestehen bei massiver bronchiopulmonaler Hämorrhagie, Bronchusstumpfinsuffizienz mit Pleuraempyem nach Pneumonektomie und großer bronchopleuraler Fistel.

> Der einlumige Endobronchialtubus für die linksseitige Intubation heißt Macintosh-Leatherdale-Tubus und für die rechtsseitige Intubation Gordon-Green-Tubus.

Doppellumige Endobronchialtuben

Zur Separierung des Bronchialsystems werden am häufigsten doppellumige Endobronchialtuben (DEBT) verwendet. Sie ermöglichen gleichzeitig einen **direkten Zugang zu beiden Seiten des Bronchialsystems**.
Zwei unterschiedlich lange, dünnlumige Tuben sind miteinander verbunden, wobei das distale Lumen endobronchial und das proximale tracheal endet. Beide Lumina werden durch einen tracheal gelegenen Cuff vom proximal gelegenen Tracheobronchialsystem getrennt. Durch zwei um 90° zueinander versetzte Krümmungen wird die anatomische Form der großen Atemwege nachempfunden: Der proximale Teil ist nach anterior und der distale Teil entsprechend zur gewünschten Seite nach lateral (rechts oder links) gebogen. Während der endobronchiale Cuff für die linksseitige Intubation gleichförmig ausgebildet ist, weist er für die rechtsseitige Intubation eine Öffnung (Schlitz oder Ähnliches) für die Ventilation des rechten Oberlappens auf.
Ein **Doppelkonnektor** ist Bestandteil des Zubehörs. Er verbindet beide proximalen Tubusöffnungen mit dem Beatmungssystem und bietet die Möglichkeit eines direkten Zugangs (über eine durch ein Kläppchen verschlossene Öffnung) zu beiden Seiten des Bronchialsystems. Die selektive

Unterbrechung der Beatmung einer Seite wird ermöglicht durch Verschluss des zuführenden Lumens z. B. mit Hilfe einer Klemme.
Drei Grundtypen des roten Gummi-Doppellumenendobronchialtubus lassen sich unterscheiden:
- Der **Carlens-Tubus** ist für die linksseitige Intubation und der **White-Tubus** für die rechte Seite konzipiert. Beide Tuben weisen einen Carinasporn zur besseren Fixierung auf. Die Lumina sind oval und liegen nebeneinander.
- Beim **Bryce-Smith-Tubus** für die links- und rechtsseitige Intubation fehlt der Carinasporn. Die Lumina sind rund und übereinander angeordnet. Das distale tracheale Lumen endet in mehreren schlitzförmigen Öffnungen.
- Der **Robertshaw-Tubus** stellt die Grundform für die PVC-Doppellumentuben für die einmalige Anwendung dar. Seine in der Weite optimierten Lumina sind im Querschnitt D-förmig und liegen nebeneinander. Die neueren dünnwandigen, durchsichtigen PVC-Tuben weisen für die bronchoskopische Beurteilung vorteilhafte farblich differente (meist blau für das endobronchiale System), High-Volume-Low-Pressure-Cuffs und Pilotballons auf.

Die roten Gummituben haben aufgrund ihrer Wiederverwendbarkeit einen Preisvorteil. Die Form der PVC-Tuben wird durch einen Metallmandrin unterstützt, während die Gummituben in ihrer Form fixiert sind.

> Die Entscheidung, ob eine rechts- oder linksseitige endobronchiale Intubation erforderlich ist, hängt von der Art des Eingriffs, den apparativen Voraussetzungen zur Lagekontrolle (FFB?) und der Anatomie (rechter Hauptbronchus) ab. Der rechte Oberlappenbronchus geht nach durchschnittlich 1,2 cm (1–4 cm) aus dem Hauptbronchus hervor, während der linke Oberlappenbronchus erst nach 5 cm (3–7 cm) aus dem Hauptbronchus entspringt.

Der Sicherheitsspielraum für Lageveränderungen der endobronchialen Spitze ist abhängig von der Tubusform und dem Fabrikat und ist für rechtsseitige Endobronchialtuben viel geringer (1–11 mm) als für linksseitige (16–19 mm). Wegen der geringeren Dislokationsgefahr werden Endobronchialtuben für die linksseitige Intubation bevorzugt eingesetzt (auch für Operationen im Bereich der linken Lunge).

Grundsätzlich gilt für **thoraxchirurgische Operationen**: Die unten liegende oder nicht operierte Seite wird in der Regel endobronchial intubiert. Bei carinafernen Resektionsgrenzen wird wegen der geringeren Dislokationsgefahr auch bei oben liegender linken Seite ein Endobronchialtubus zur linksseitigen Intubation bevorzugt ausgewählt.

Wird linksseitig pneumonektomiert oder in Carinanähe der Hauptbronchus abgesetzt, so kann ggf. auch ein für die linksseitige Intubation vorgesehener Endobronchialtubus in die Trachea zurückgezogen werden.

Praxis der endobronchialen Intubation mit dem doppellumigen Endobronchialtubus

Die **Vorbereitung des Instrumentariums** geschieht folgendermaßen:
- siehe TEI,
- zusätzlich: Metallmandrin entfernen, gleitfähig machen und ins endobronchiale Lumen zurückschieben,
- endobronchialer Cuff mit 2- oder 5-ml-Spritze auf Dichtigkeit prüfen, endotrachealer Cuff mit 10-ml-Spritze prüfen.

Zur **Vorbereitung des Patienten** sind die genannten Maßnahmen durchzuführen:
- siehe TEI,
- ausgiebige Präoxygenierung,
- Einleitung der Narkose, Muskelrelaxation und ggf. Oberflächenanästhesie der Stimmbänder, Intubation in Regionalanästhesie bei wachem Patienten ist prinzipiell auch möglich.

Bei der **Durchführung** der endobronchialen Intubation ist zu beachten:
- Die Konkavität des distalen Anteils des Tubus zeigt bei Einführung in den Larynx nach vorne.
- Nach Passage der Stimmritze wird der Mandrin entfernt und der Tubus um 90° nach links oder rechts zum entsprechenden Hauptbronchus rotiert.
- Die proximale Krümmung zeigt nun nach vorne.
- Vorschieben des Tubus bis ein Widerstand spürbar wird oder der Tubus nahezu vollständig eingeführt ist.
- Verbindung über den Doppellumenkonnektor mit dem Beatmungssystem.
- Blocken der trachealen Manschette bis Dichtigkeit erreicht ist.
- Auskultation der Lunge und Feststellung eines seitengleichen Atemgeräusches.

- Abklemmen des trachealen Lumens und Öffnen des Kläppchens am Konnektor, damit Luft entweichen kann und evtl. Herüberströmen von Luft des anderen Lumens (Hinweis auf Fehllage) bemerkt werden kann.
- Vorsichtiges Blocken der endobronchialen Manschette, bis Dichtigkeit hergestellt ist.
- Auskultation der Lunge unter kontrollierter Beatmung und Feststellung eines Atemgeräusches über der endobronchial intubierten Seite und des Fehlens eines Atemgeräusches auf der anderen Seite.
- Verschluss der Öffnung am trachealen Konnektorteil und Entfernung der Abklemmung.
- Abklemmen des endobronchialen Lumens und Öffnen des Kläppchens am Konnektor.
- Auskultation der Lunge unter kontrollierter Beatmung und Feststellung des Fehlens eines Atemgeräusches auf der endobronchial intubierten Seite und Vorhandenseins auf der anderen (trachealen) Seite.
- Verschluss der Öffnung am endobronchialen Konnektorteil und Entfernung der Abklemmung.
- Auskultation eines seitengleichen Atemgeräusches über beiden Lungenseiten unter Beatmung und unauffälliges Kapnogramm.

Folgende **Modifikationen** der endobronchialen Intubation ergeben sich bei einem Doppellumenendobronchialtubus, der einen **Carinasporn** aufweist:
- Einführung der endobronchialen Spitze in die Stimmritze. Danach Rotation des Tubus um 180° in Richtung des Uhrzeigers. Der Carinasporn wird so nach anterior gedreht, um Verletzungen im Bereich des Larynx zu vermeiden.
- In Abhängigkeit von der Seite, die endobronchial intubiert werden soll, wird der Tubus nach Passage der Stimmritze in Uhrzeigerrichtung (linksseitige Intubation) oder gegen die Uhrzeigerrichtung (rechtsseitige Intubation) um 90° rotiert.

Lagekontrolle des doppellumigen Endobronchialtubus

Die häufigsten Komplikationen und Probleme bei der Platzierung eines doppellumigen Endobronchialtubus und Separierung der beiden Lungenhälften ergeben sich aus Fehllagen des Tubus oder dem Tubus selbst (insbesondere des endobronchialen Cuffs).

Grobe Fehllagen können mit Hilfe von physikalisch-klinischen Methoden (Auskultation, Inspektion und Atemwegswiderstand bei Beatmung) entdeckt und beseitigt werden.

Folgende **Tubusfehllagen** können typischerweise bei Doppellumenendobronchialtuben auftreten:

- zu tiefe Lage des Tubus (tracheales Lumen liegt endobronchial): permanent einseitiges Atemgeräusch,
- nicht ausreichend tiefe Lage des DEBT (endobronchiales Lumen liegt tracheal): bei Abklemmen eines Lumens weiter beidseitiges Atemgeräusch,
- partiell zu tiefe Lage (endobronchiale Spitze liegt im Unterlappenbronchus, Oberlappenatelektase),
- partiell nicht ausreichend tiefe Lage (tracheales Lumen liegt nicht vollständig frei gegenüber dem Ostium des nicht endobronchial intubierten Hauptbronchus, das tracheale Lumen wird durch die Trachealwand verlegt): abgeschwächtes oder fehlendes Atemgeräusch auf dieser Seite,
- endobronchiale Tubusspitze liegt im Hauptbronchus der anderen (falschen) Seite, z. B. die Spitze des Carlens-Tubus liegt im rechten Hauptbronchus: „paradoxer" Auskultationsbefund beim Abklemmen.

Komplikationen im Zusammenhang mit dem Tubus sind entweder das Auftreten eines hohen Widerstandes bei der Beatmung bedingt durch eine abgeknickte Tubusspitze bzw. Cuffhernie oder kein luftdichter Abschluss des distal der Tubusspitze gelegenen Bronchialsystems aufgrund eines defekten oder undichten Cuffs.

Die endotracheale **Tubuslage** wird überprüft durch:

- Blocken des trachealen Cuffs unter Beatmung bis Dichtigkeit hergestellt ist.
- Endotracheale Lagekontrolle durch Kapnographie und Auskultation, ggf. gibt die kontinuierliche Spirometrie Hinweise auf eine Tubusfehllage.
- Auskultation der Lunge und Inspektion der Thoraxbewegungen während der Beatmung: Einseitiges Atemgeräusch weist auf eine (vollständig) zu tiefe Lage des Tubus hin. Der Tubus wird soweit zurückgezogen, bis ein seitengleiches Atemgeräusch auskultierbar ist.

Daran schließen sich die folgenden **Kontrollen** an:

- Kontrolle der endobronchialen Tubuslage, der richtigen Seitenlage des Tubus, der Dichtigkeit des Cuffs (für die linksseitige Intubation der Ausschluss einer zu tiefen endobronchialen Lage – für die rechtsseitige Intubation der Ausschluss einer Oberlappenatelektase durch Verlegung des Ostiums des rechten Oberlappenbronchus),
- Kontrolle der korrekten Lage der trachealen Tubusöffnung und der Offenheit des nicht intubierten Tracheobronchialsystems.

Nach Smith, Hirsch und Ehrenwerth (1986) gelingt mit physikalisch-klinischen Methoden (Auskultation) eine optimale Platzierung des Doppellumenendobronchialtubus nur in 52 % der Fälle. Fehllagen wie die Verlegung des linken Oberlappens bei korrekter Lage der distalen trachealen Tubusöffnung oder die Verlegung des rechten Oberlappenbronchus durch den endobronchialen Cuff sind nur mit Hilfe des FFB sicher erkennbar und vermeidbar. Auch eine Hernie des endobronchialen Cuffs mit Einengung des nicht intubierten Lumens oder eine Lumeneinengung in Höhe des endobronchialen Cuffs durch einen erhöhten Cuffdruck sind nur fiberoptisch sicher zu diagnostizieren.

> Die fiberoptische Lagekontrolle stellt für die linksseitige endobronchiale Intubation mit Doppellumentuben die Methode der Wahl dar und ist für die rechtsseitige endobronchiale Intubation die einzige sichere Methode zur Vermeidung einer Atelektase des rechten Oberlappens und deshalb hierfür obligatorisch.
> Das FFB muss einen entsprechend kleinen Außendurchmesser (< 4 mm) und eine entsprechende Länge aufweisen.
> Nach jedem Lagewechsel des Patienten (z. B. Rückenlage zur Seitenlage) ist eine fiberoptische Lagekontrolle des Tubus erwägens- bzw. empfehlenswert.

Die **Platzierung eines Doppellumentubus** kann auch über das FFB erfolgen. Dazu wird zuerst die Trachea intubiert und das FFB über das endobronchiale Lumen erst bis zur Spitze vor- und dann in den gewünschten Hauptbronchus weitergeschoben. Danach wird der Tubus mit dem FFB als Leitschiene soweit in den Hauptbronchus nachgeschoben, bis er optimal platziert ist. Danach wird unter fiberoptischer Kontrolle über das tracheale Lumen der endobronchiale Cuff geblockt und die Lage des trachealen Lumens kontrolliert. Nach Blocken des trachealen Cuffs kann die Beatmung über beide Lumina begonnen werden.

Zu den **häufigsten Komplikationen**, die typisch für die endobronchiale Intubation sind, gehören:
- Tubusfehllagen,
- Verletzungen durch den Carinasporn im Bereich des Larynx und der Trachea,
- Verletzungen durch den endobronchialen Cuff (z. B. Rupturen im Bereich des Hauptbronchus),
- Verletzungen durch die falsche Tubusgröße.

Komplikationen der translaryngealen Intubation

Die Genese der Intubationskomplikationen umfasst akute Traumatisierungen im Bereich der oberen Atemwege und der benachbarten Strukturen, Schäden infolge der akuten oder chronischen Druckeinwirkung des Tubus und/oder Cuffs auf das umliegende Gewebe, andere Komplikationen in unmittelbarem Zusammenhang mit dem Tubus (Tubusobstruktionen) oder dem Intubationsvorgang (Aspiration) sowie reflektorische kardiovaskuläre und respiratorische Reaktionen. Intubationskomplikationen können akut oder chronisch, unmittelbar oder im Intervall zu schwer wiegenden und z. T. irreversiblen Funktionsstörungen besonders im Bereich von Larynx und Trachea sowie den benachbarten Strukturen führen. Reflektorische Reaktionen können ad hoc lebensbedrohlich sein. Sekundärkomplikationen (z. B. Infektionen oder Abszesse nach Verletzungen oder Perforationen) können zu einem späteren Zeitpunkt vital bedrohlich werden. Die **Prädilektionsstellen** der Intubationskomplikationen liegen im Bereich des Intubationsweges mit besonderer funktioneller Bedeutung im Bereich des Larynx und der Trachea.

> Mechanische Verletzungen oder Veränderungen während des Intubationsvorgangs oder während der Liegedauer des Tubus durch den Tubus, die Tubusspitze, den Cuffdruck, den Laryngoskopspatel oder sonstiges Zubehör zählen zu den häufigen Ursachen von Intubationskomplikationen.

Akute Verletzungen

Leichte funktionelle Schäden wie Schluckbeschwerden, Halsschmerzen oder Heiserkeit sind häufig. Ihr anatomisches Korrelat können Schleimhautödeme, oberflächliche Mukosaverletzungen, -einrisse oder -hämatome sein. Sie heilen in der Regel spontan ab.

Schwer wiegender sind **tiefe Verletzungen** mit Freilegung von Knorpel oder Knochen. Zur Wiederherstellung der Schleimhautkontinuität ist meistens eine operative Versorgung erforderlich. Typische Verletzungen, die bei der Passage des Tubus durch die Nasenhöhle auftreten, sind Epistaxis und retropharyngeale Dissektionen. Sie müssen durch Tamponaden, ggf. Vasokonstriktoren und/oder eine Operation behandelt werden. Zu den typischen nicht immer vermeidbaren Intubationskomplikationen zählen während des Intubationsvorgangs durch das starre Laryngoskop oder Bronchoskop hervorgerufene Zahnschäden. Weitere anästhesieassoziierte Zahnschäden entstehen in der Ausleitungsphase der Narkose durch das Beißen auf den oropharyngealen Tubus. In der Regel handelt es sich um vorerkrankte oder -geschädigte Zähne (Karies, Erkrankungen des Peridontiums).

Grundsätzlich lassen sich folgende **traumatische Zahnschäden** unterscheiden:
- Schädigung der *Zahnanlage* durch Druck oder Infektion bei Neugeborenen oder Kleinkindern mit Milchzahngebiss,
- *Zahn*: Zahnschmelz (Unregelmäßigkeit der Oberfläche), Dentin (Thermosensibilität), Pulpa (Schmerz), Wurzel (Luxation, Fraktur),
- *Subluxation*,
- *Avulsion* (vollständige Entfernung des Zahns aus der Alveole).

Die Art des Zahnschadens bestimmt das **therapeutische Procedere**
- kleinere Schmelzdefekte: elektive zahnärztliche Versorgung, Glättung,
- Zahnfrakturen oder freiliegende Zahnstümpfe: zügige zahnärztliche Versorgung, Krone, Wurzelresektion,
- Lockerungen oder Subluxationen: Reposition und sofortige zahnärztliche Fixierung durch Schienung,
- Avulsion: Bergung des Zahns und Aufbewahrung in steriler physiologischer Kochsalzlösung zur Prävention einer Aspiration und zur potenziellen zahnärztlichen Replantation (cave: Berührung des Zahns nur an der Krone, da die ligamentären Strukturen an der Wurzel wichtig für den Replantationserfolg sind; innerhalb der ersten 20 min sollte reimplantiert werden).
- Zur Prävention einer Fremdkörperaspiration müssen grundsätzlich abgebrochene Zahnteile aus den oberen Atemwegen geborgen und entfernt werden. Zur Lokalisation müssen ggf. bildgebende Verfahren (z. B. Röntgen) eingesetzt werden.

Beim Vorliegen von vorgeschädigten Front- oder Eckzähnen sollte zur Prävention von Zahnschäden kein oropharyngealer Tubus als Beißschutz eingelegt werden. Gummikeile oder angefeuchtete und aufgerollte Mullbinden können im Seitenzahnbereich alternativ als Beißschutz verwendet werden.

Durch die Auswahl eines geeigneten Intubationsverfahrens oder -weges und durch zusätzliche Schutzmaßnahmen (wie z. B. das Aufsetzen eines **Zahnschutzes**) lässt sich die Häufigkeit von Zahnschäden minimieren.

Im Larynx können neben den Schleimhauttraumen (Hämatome, Einrisse, Ödeme) auch **Luxationen der Krikoarytenoidgelenke** vorkommen. Auch sie führen zu Störungen der Stimmbandfunktion und müssen umgehend diagnostiziert und reponiert werden, bevor eine Kontraktur der Gelenkkapsel oder eine Ankylose des Gelenks die Therapie erschwert (operative Intervention) und die Prognose verschlechtert.

Ein **Larynxödem** kann durch den Druck des Tubus supraglottisch, retroarytenoidal (hinter den Aryknorpeln und unterhalb der Stimmbänder mit Einschränkung der Stimmbandbeweglichkeit) oder subglottisch (durch die Ringform ist eine Ausdehnung nach außen nicht möglich) lokalisiert sein. **Schleimhautödeme** können in Abhängigkeit von ihrer Lokalisation zu schwer wiegenden respiratorischen Störungen führen.

> Schon ein geringgradiges Schleimhautödem (1 mm) kann bei einer kleinen Öffnungsfläche, wie z. B. der engsten Stelle der Atemwege im Säuglings- und Kindesalter in Höhe des Ringknorpels, eine drastische Lumeneinengung im Verhältnis zur Gesamtfläche bedeuten, die klinisch zu Stridor und Dyspnoe führt.

Auch **Hämatome** im Bereich der Luftwege können frühzeitig zu einer Bedrohung freier Atemwege werden. Die Atemwege müssen dann intensiv überwacht, adäquat gesichert (z. B. Intubation, möglicherweise schwierig) und eine Ausräumung des Hämatoms (Infektionsgefahr) erwogen werden.

Vital bedrohlich sind **Perforationen der Atemwege** (Trachea, Bronchien, Recessus piriformis) und ihrer benachbarten Strukturen, die zu unmittelbar auftretenden Schmerzen, einem Mediastinal- oder Hautemphysem führen können. Auch die Ausbildung eines Pneumothorax ist möglich. Zu

den Ursachen zählen direkte Traumen durch den Tubus, das Intubationsinstrumentarium oder ein zu hoher Cuffdruck. Sekundärinfektionen im Bereich der Perforationsstelle wie eine Mediastinitis oder Sepsis können lebensbedrohlich werden und müssen deshalb durch sofortige Therapie verhindert werden (Breitbandantibiotika, operative Versorgung). Im Falle einer Bronchus- oder Trachearuptur wird der unverzügliche operative Verschluss als Methode der Wahl empfohlen. Einrisse unter 2 cm Länge ohne anhaltende Leckage (vollständige Rückbildung eines Pneumothorax nach Anlage einer Drainage, rückläufiges Weichteilemphysem, Spontanatmung) sind auch konservativ erfolgreich behandelt worden. Rupturen im Bereich des proximalen Tracheobronchialsystems können auch durch andere Ursachen (Zug an der Trachea wie z. B. bei Hyperextension des Kopfes, plötzlicher Überdruck in den Atemwegen bei geschlossener Glottis wie z. B. durch einen Hustenanfall, Thoraxkompression oder Einwirkung von Scherkräften auf die Trachea, spontan bei Disposition wie z. B. hohes oder niedriges Lebensalter) entstehen.

Perforationen von Strukturen in unmittelbarer Nachbarschaft zu den Atemwegen wie z. B. dem Ösophagus können im Rahmen einer Fehl- oder schwierigen Intubation auftreten. Wird eine ösophageale Tubusfehllage nicht rechtzeitig erkannt, besteht die Gefahr einer Überblähung des Magens mit potenzieller konsekutiver Perforation oder Ruptur.

> Als Folgekomplikationen akuter Intubationsverletzungen können Sekundärinfektionen mit Abszedierung oder phlegmonöser Ausdehnung auftreten. Nach ihrer Abheilung können sich noch zu einem späteren Zeitpunkt funktionelle Störungen durch fibröse narbige Umbauvorgänge als Spätkomplikationen manifestieren.

Traumatische Komplikationen können auch in größerer Entfernung zu den Atemwegen z. B. in Verbindung mit der Bewegung beteiligter Gelenke (instabile HWS als Myelontrauma) auftreten.

Dislokationen im Kiefergelenk müssen direkt durch folgende Maßnahmen reponiert werden:
- Kopf gegen eine harte Unterlage legen,
- die Daumen beider Hände auf die unteren Molaren legen und mit den Fingern den Unterrand der Mandibula umfassen,

- über die Daumen Druck nach kaudal auf den Unterkiefer ausüben, bis die Kieferköpfchen in die Gelenkpfanne zurückgesprungen sind (ggf. Beißschutz zwischen die Zähne legen).

Verletzungen infolge chronischer Druckexposition durch den Cuff oder den Tubus oder infolge von Scherkräften können sich prinzipiell überall entlang des Tubusverlaufs an den Schleimhäuten und/oder den tiefer gelegenen Gewebeschichten manifestieren (Lippen, harter Gaumen, Nasenflügel, Septum, Pharynxhinterwand, mediale Seite der Aryknorpel und des hinteren Drittels der Stimmfalte, subglottisch im Bereich des Ringknorpels, Trachea, Carina und Stammbronchien). **Oberflächliche Schleimhautveränderungen** (Ödeme) können sich schon nach wenigen Minuten entwickeln. Bei erhöhter Druckeinwirkung (z. B. 50 mmHg Cuffdruck) sind schon nach 15 min Schäden der Basalmembran und bei hohen Druckbelastungen (> 100 mmHg) nach 4 h Schäden bis zum Knorpel nachweisbar. Typische **lokale Reaktionen** sind Schleimhautödeme (6 bis maximal 96 h nach der Extubation), Ulzerationen, Nekrosen sowie Granulationen und/oder Granulome. Reparations- und Regenerationsvorgänge führen zu Fibrosierungen in diesen Arealen, die als Defektheilung in ein Narbenstadium übergehen und deshalb erst zu einem späten Zeitpunkt (nach Wochen oder Monaten) als Stenosen im Bereich der Atemwege in Erscheinung treten.

> Atemwegskomplikationen lassen sich schon nach ihrem zeitlichen Auftreten in Bezug zum Extubationszeitpunkt grob differenzieren. Bis zu 96 h post extubationem sind sie verdächtig auf Schleimhautödeme, nach einer Woche sind Sekundärinfektionen und nach Wochen und Monaten narbige Stenosen oder Granulationen wahrscheinlich.

Die Ursachen für **laryngeale Schäden** liegen entweder in der Druckbelastung durch den Tubus, die aus der Inkongruenz des Querschnitts von Tubus (kreisförmig) und Glottis (irregulär pentagonal mit seitengleicher Begrenzung durch Stimmfalten und Stellknorpel sowie dem Ringknorpel nach dorsal) und dem unterschiedlichen Verlauf von Tubus (kreisförmig gebogen) und anatomischen Atemwegen (S-förmig) in der Sagittalebene (Druck auf den Ringknorpel) resultieren können. Daneben kann die Scherkraftwirkung infolge dynamischer Prozesse wie Schlucken, Kopfbewegungen, Atmung oder Husten als Ursache infrage kommen. Der Versuch des Sprechens mit translaryngealem Tubus führt zu dynamischer Druckbelastung im Bereich der Stimmfalten und Aryknorpel.

Die Prädilektionsstelle für druckinduzierte Tubusschäden ist das **posteriore Drittel der Glottis**. Hier sind sowohl die medialen Flächen der Aryknorpel und das hintere Drittel der Stimmfalten als auch der posteriore Teil des Ringknorpels bevorzugt betroffen, da ein Abmildern des Drucks auf die sensiblen Strukturen an dieser Stelle bei starrem Umgebungsgewebe (Knochen, Knorpel) kaum möglich ist.

Die prolongierte TEI kann aufgrund von strukturellen und funktionellen Veränderungen zu einer passageren Einschränkung des Glottisschlusses führen, die eine erhöhte Aspirationsgefahr direkt im Anschluss an die Extubation bedeutet.

> Zur Aspirationsprophylaxe nach Langzeitintubation sollte für 24 Stunden post extubationem auf eine orale Nahrungs- und Flüssigkeitszufuhr verzichtet werden.

Druckinduzierte Reaktionen im subglottischen und trachealen Bereich werden häufig durch den Manschettendruck verursacht. Der Cuffdruck überträgt sich z. T. auf die Mukosa. Er sollte die Schleimhautdurchblutung möglichst nicht beeinträchtigen und deshalb zwischen 17 und 23 mmHg liegen. Ursachen für eine **Erhöhung des Cuffdrucks**:

- Lachgasdiffusion im Verlauf einer Narkose mit Lachgas. In Abhängigkeit von der Manschettenart (z. B. Niederdruck- oder Hochdruckcuff, Wanddicke, Material), dem Füllmedium und der Expositionsdauer kann sich der Cuffdruck vervielfachen.
- Durch Veränderung des Tracheaquerschnitts beim Husten kann der Cuffdruck erheblich ansteigen.
- Die Überblockung des Cuffs um 1 ml kann schon zu einem exponentiellen Anstieg des Cuffdrucks führen.

> Zur Prävention cuffdruckinduzierter Intubationskomplikationen ist deshalb während der Narkose und des Intensivstationsaufenthaltes eine kontinuierliche oder engmaschige Überwachung des Manschettendrucks obligatorisch. Alternativ können Vorrichtungen zur Begrenzung des Cuffdrucks eingesetzt werden.

Klinische Symptome, die auf Komplikationen im Bereich der oberen Luftwege hinweisen, variieren nach deren Lokalisation:

- **laryngeal**, in den ersten Tagen nach der Extubation: Schmerzen, Dysphonie, Aphonie, Heiserkeit, Schluckbeschwerden, inspiratorischer Stridor, Aspiration; nach Wochen: Belastungsdyspnoe, Stridor,
- **tracheal**, in den ersten Tagen: Schmerzen, Hämoptysis, Husten, Stridor; nach Wochen: Belastungsdyspnoe, Stridor,
- **ösophagotracheal**: Husten, Aspiration.

Zur Differenzialdiagnose kann eine weitere Abklärung mittels direkter oder indirekter Laryngotracheoskopie, Mikrolaryngoskopie, Röntgen der Halsweichteile, Tracheazielaufnahmen, Ösophagusbreischluck oder CT erforderlich sein. Die **Behandlung** dieser Intubationskomplikationen zielt auf eine Vergrößerung des Atemwegslumens und die Verhinderung von Spätkomplikationen:

- bei *entzündlichen Veränderungen post extubationem* Atemgasbefeuchtung, Adrenalininhalation, hochdosierte Cortisontherapie, Breitspektrumantibiotika,
- bei *Granulationen, Granulomen* endoskopische Abtragung, ggf. Inhalation von Corticosteroiden bei kleinen Befunden,
- bei *Synechien der Stimmfalten oder intralaryngealen oder -trachealen Membranen* endoskopische Trennung bzw. Abtragung,
- bei *Larynxstenose*
  - leichte Form: Bougierung oder laserchirurgische Erweiterung,
  - höhergradige Stenose: offene Laryngofissur mit Resektion des Narbengewebes und Mobilisation der Krikoarytenoidgelenke, danach Offenhaltung durch Stent-Einlage (Montgomery-Röhrchen = T-förmiges Rohr),
- bei *isolierter Trachealstenose* Resektion des betroffenen Segments und End-zu-End-Anastomosierung,
- bei *ösophagotrachealer Fistel*
  - Sofortmaßnahme: Aspirationsschutz durch Blocken des Cuffs unterhalb der Fistelöffnung,
  - im Intervall: operativer Verschluss, sobald der Allgemeinzustand des Patienten dies zulässt.

> Die Lage eines endotrachealen Tubus verhindert eine Anwärmung oder Befeuchtung der Atemgase und führt damit zu Veränderungen des mukoziliaren Transportes. Daraus resultieren vermehrt pulmonale Komplikationen. Die häufigsten entzündlichen Komplikationen außerhalb des Intubationswegs sind deshalb Infektionen der tiefen Atemwege, der Nasennebenhöhlen (NNH) und des Mittelohres.

Das Auftreten von **Sinusitiden** ist eine häufige Komplikation der nasotrachealen Langzeitintubation, da der Tubus und die von ihm induzierte Schwellung der Nasenschleimhäute zu einem Verschluss des Kieferhöhlenostiums führt. Ein steriler Sekretstau in den NNH mit sekundärer Infektion ist die Folge. Im Gegensatz zur orotrachealen Intubation (ca. 5%) kommen eitrige Sinusitiden bei der nasotrachealen Intubation in ca. 40% der Fälle mit Langzeitintubationen vor und führen in 2% der Fälle zur Sepsis. Infektiöse Folgekomplikationen sind Meningitiden oder Atemwegsinfektionen.

Reflektorische Komplikationen

Reflektorische Reaktionen durch die Intubation betreffen das **Herz-Kreislauf-System** mit sekundärer Beteiligung des intrakraniellen und intraokulären Drucks (Druckanstieg) sowie das **pulmonale System**: Die Intubation kann reflektorisch sympathoadrenerge und vagale Reaktionen auslösen. Das Auftreten dieser Reaktionen wird durch eine zu flache Narkose, Hyperkapnie, Hypoxie und Azidose zusätzlich begünstigt.
In unmittelbarem Zusammenhang mit der Intubation kann es zu einem Anstieg der Herzfrequenz (bis ca. 20/min), des Blutdrucks (bis ca. 50 mmHg systolisch) oder zum Auftreten von Rhythmusstörungen kommen. Der RR-Anstieg kann bei Prädisposition (bekannter Hypertonus) besonders ausgeprägt sein (bis ca. 100 mmHg). Während diese sympathoadrenergen Reaktionen von gesunden Patienten gut toleriert werden, können sie bei Patienten mit entsprechenden Vorerkrankungen (z.B. kardiovaskuläre Erkrankungen, Präeklampsie, erhöhter Hirndruck, erhöhter Augeninnendruck) ernsthafte Komplikationen (Lungenödem, Myokardischämie, Aneurysmaruptur) auslösen. Sie lassen sich durch verschiedene **Maßnahmen** unterdrücken:

- Gabe von Fentanyl in hoher Dosierung von 8 – 15 µg/kgKG,

- Oberflächenanästhesie des Larynx mit Lidocain 4% als Spray,
- i.v. Applikation von Lidocain in einer Dosis von 1,5 mg/kgKG (auch zur Unterdrückung des Hustenreizes geeignet),
- i.v. Gabe von Betarezeptorenblockern (z.B. Esmolol 1,5 mg/kgKG oder Propranolol 0,04 mg/kgKG zur Prophylaxe und Therapie von Anstiegen der Herzfrequenz),
- i.v. Gabe von Antihypertensiva (Alpharezeptorenblocker z.B. Urapidil oder Vasodilatanzien z.B. Nitroprussidnatrium $(0,2)-1-2-(6)\,\mu g/$ kgKG/min zur Prophylaxe von RR-Anstiegen),
- Atropin zur Therapie von vagalen Bradykardien.

Patienten mit sensiblem Tracheobronchialsystem oder entsprechenden Vorerkrankungen können mit einer überschießenden Bronchokonstriktion (Bronchospasmus oder Asthmaanfall) reagieren. Zur Prophylaxe und Therapie ist ein tiefes Narkosestadium und der Einsatz von volatilen Anästhetika empfehlenswert.

Freihalten der Atemwege mit Hilfsmitteln über einen operativen Zugangsweg

Koniotomie, Krikothyreotomie, Minitracheotomie

Die künstliche Eröffnung der oberen Atemwege und die Möglichkeit eines Zugangs (über klein- oder großlumige Kanülen), der zwischen dem Schild- und Ringknorpel durch das Ligamentum cricothyreoideum führt, wird Koniotomie oder Krikothyreotomie genannt.
Der Einsatz von kleinlumigen Kanülen an dieser Stelle zur Prophylaxe und Therapie von tracheobronchialen Sekretverlegungen oder zur Nutzung als Zugangsweg für die Jet-Beatmung wird häufig als Minitracheotomie bezeichnet.
Die dortige Punktion der Atemwege heißt transkrikoidale Punktion (TCP), die Hochdruckbeatmung über eine dünnlumige Kanüle transkrikoidale Jet-Beatmung (TCJB).

Vorteile eines Atemwegszugangs zwischen Schild- und Ringknorpel liegen in der unmittelbaren Nähe der Luftwege zur Haut, der leichten und sicheren Identifizierbarkeit des Punktionsortes und der Abwesenheit von essentiellen (z.B. Nerven) oder stark vaskularisierten Strukturen. Gestaffelt nach ihrer Invasivität lassen sich die

TCP, die **perkutanen Dilatationsverfahren** und die klassische **operative Freilegung** unterscheiden.
Die Vorteile der transkrikoidalen Atemwegszugänge liegen in der leichten und sicheren klinischen Identifizierbarkeit des Ligamentum cricothyreoideum, der Schnelligkeit der Durchführung, der geringen Komplikationsrate (Schutz durch die Ringknorpelplatte vor einer Perforation) und der relativ großen Entfernung zum Mediastinum.
Indikationen für die Koniotomie sind
- in der *Notfallmedizin*:
  - obere Atemwegsobstruktionen (keine Ventilation, keine Intubation möglich),
  - maxillofaziale Traumen,
  - HWS-Instabilität,
  - schwierige Intubation,
- in der *Intensivmedizin*:
  - Langzeitbeatmung (nach Sternotomie),
  - zur Behandlung der tracheobronchialen Sekretretention,
  - zur Jet-Beatmung.

Kontraindikationen für die Koniotomie stellen dar:
- Pathologika im Bereich des Zugangsweges (z.B. Larynx),
- Koagulopathien,
- Alter (relativ bei Kindern unter 10 Jahren, absolut unter 6 Jahren).

Allgemeine Komplikationen wie Blutungen, Hämatome und Infektionen treten neben typischen Akut- oder Spätkomplikationen auf.
Akutkomplikationen sind:
- Verletzung der Tracheahinterwand,
- Verletzung der Stimmfalten/-bänder,
- Ösophaguspunktion,
- Larynxruptur,
- Luftembolie,
- Stimmveränderungen,
- Barotrauma (Weichteilemphysem, Mediastinalemphysem, Pneumothorax).

Zu den **Spätkomplikationen** zählen Atemwegsstenosen im Bereich von Trachea und Subglottis (besonders bei Langzeitintubation > 7 Tage).

Transkrikoidale Punktion

Der **Vorteil** der transkrikoidalen Punktion liegt in der
- schnellen und universellen Verfügbar- und Durchführbarkeit,

- hohen Trefferquote,
- geringen Invasivität bei der Herstellung des Zugangsweges.

Sie ist jedoch ausschließlich als **überbrückende Maßnahme** bis zur endgültigen Sicherung der Atemwege indiziert.

Aufgrund des hohen Kanülenwiderstandes (geringer Innendurchmesser der Punktionskanüle z. B. 13, 14 Gauge) ist eine ausreichende Ventilation kaum mit konventioneller Beatmung erzielbar. Sie gelingt problemlos mit Hilfe der Hochdruckbeatmung wie z. B. der **Jet-Ventilation** oder der Beatmung über eine Jet-Pistole. Die konventionelle Beatmung mit niedrigen Beatmungsdrücken (z. B. über Ambu-Beutel) reicht in der Regel zur adäquaten Oxygenierung, jedoch nicht zu einer entsprechenden Ventilation aus.

Die Aufrechterhaltung der Oxygenierung und Ventilation mit einer Hochdruckbeatmung über eine Punktionskanüle ist äußerst schwierig und komplikationsträchtig (Barotrauma). Sie ist deshalb nur als Notfallmaßnahme zur Prävention von „No-Flow"- oder „No-Pressure-Beatmungssituationen" mit drohender Hypoxie als überbrückende Maßnahme geeignet, bis alternative Zugangswege für konventionelle Beatmungformen hergestellt sind. Zur Prävention eines Barotraumas muss unbedingt auf einen ausreichenden Abstrom von Atemluft geachtet werden.

Praxis der TCP

Die **Punktion** geschieht in folgenden Schritten:
- Identifizierung der anatomischen Orientierungspunkte (Schildknorpel, Inzisur, Ringknorpel),
- Stabilisierung und Fixierung des Larynx mit Hilfe der Finger der linken Hand,
- Infiltrationsanästhesie mit Lidocain und Adrenalinzusatz,
- Punktion des Ligamentum cricothyreoideum mit senkrecht aufgesetzter Punktionskanüle (ausreichend großlumige Kanüle: mittlere Größe 13 – 14 G) unter Aspiration über eine 10-ml-Spritze, bis eindeutig Luft angesaugt werden kann,
- Abwinkeln der Spritze und Kanüle, sodass sich die Achse der Kanüle der Trachealängsachse annähert,
- Vorschieben der Kanüle, bis eine eindeutig intratracheale, sichere Lage erreicht ist,
- eindeutige und freie Aspiration von Luft.

Die **Beatmung** erfolgt nach Anschluss an ein Beatmungssystem, durch:
- Verbindung mit Jet-Beatmungssystem (nicht dehnbare Schläuche) oder einem nicht dehnbaren Schlauch zur Hochdrucksauerstoffquelle und Jet-Pistole,
- direkte Verbindung mit Frischgasschlauch vom Narkosegerät und Beatmung über Flush-Taste,
- Verbindung mit Niedrigdrucksystem über einen improvisierten Konnektor aus einer stempellosen 2-ml-Spritze und einem Tubuskonnektor mit dem Ambu-Beutel oder Beatmungssystem (4 Liter/min über eine 18-G-Kanüle können für eine ausreichende Oxygenierung genügen).

Folgende **Probleme** können bei der TCP auftreten:
- Kanüle knickt ab: Punktionskanüle aus festerem Material wählen, ggf. Metallkanüle,
- Verletzungsgefahr der Tracheahinterwand bei prolongierter Anwendung: nur Plastikmandrin der Punktionskanüle im Tracheallumen belassen.

Die Kombination von spitzer Kanüle, schlechter Fixierungsmöglichkeit und einer Hochdruckbeatmung unter Notfallbedingungen birgt höchste Risiken für traumatische Komplikationen. Die Anwendung sollte sich deshalb auf das kurzmöglichste Zeitintervall zur Überbrückung von vitalen Notfallsituationen (keine Ventilation, keine Oxygenierung möglich) beschränken.

Tracheostomietuben und -kanülen

Analog den translaryngealen Tuben gibt es Tracheostomietuben mit Cuff in ein- oder zweilumiger Ausführung und ohne Cuff, die dann als Trachealkanülen bezeichnet werden.

Der Standardtracheostomietubus, der direkt im Anschluss an die Tracheostomie eingesetzt wird, ist der **einlumige Kunststofftubus**. Tracheostomietubus und Trachealkanüle werden in der Regel aus Kunststoff (PVC) oder Metall gefertigt. Dabei gibt es bei den Kunststofftuben sehr weiche (Silicon) durch eine Metallspirale verstärkte und deshalb äußerst flexible Tuben oder in ihrer Form stabile, härtere PVC-Tuben. Cufflose Metall-(Silber-) oder Kunststoffkanülen werden für den Langzeiteinsatz beim spontanatmenden Dauerkanülenträger mit Sprecheinsatz (Kläppchenventil zur Steuerung des Luftstroms) verwendet.

Tracheostomietuben werden mit einem Innendurchmesser von 2,5 – 10,5 mm und Außendurchmesser von 3,5 – 14 mm hergestellt. Bei den doppellumigen endobronchialen Tracheostomietuben ist die distale Kanülenlänge variabel (7,5; 8,5 und 9,5 cm) und der Umfang (39 Ch.) bleibt konstant.

Prinzipielle **Unterschiede** zwischen translaryngealen Tuben und Tracheostomietuben oder -kanülen liegen in ihrer seitlichen Form (nahezu rechtwinklige 90°– 110° Biegung, die eine Unterteilung in zwei fast gleich lange Abschnitte zulässt) und den konstruktiven Besonderheiten zur Phonation: Trachealkanülen für den spontan atmenden Patienten bieten durch eine oder mehrere Öffnungen im oberen, dem proximalen Tracheallumen zugewandten Kanülenbereich die Möglichkeit, den Atemstrom über diese Öffnungen translaryngeal durch die Stimmritze zu leiten, indem während der Exspiration das proximale Kanülenende verschlossen wird. Dies kann automatisch über ein ventilartiges, bewegliches Kläppchen oder manuell durch einfaches Verschließen mit dem Finger erreicht werden. Tracheostomietuben für beatmete Patienten können über eine zusätzliche Zuleitung, die oberhalb des Cuffs endet, auch eine Phonation ermöglichen. Ein künstlicher Gasstrom (z.B. 4 – 6 l/min O_2) wird bei Bedarf durch diese Leitung translaryngeal oralwärts geführt und ersetzt den natürlichen exspiratorischen Atemstrom.

> Der distale Verlauf der Trachealkanüle oder des Tracheostomietubus ist im Gegensatz zum translaryngealen Tubus der direkten Hebelwirkung seines proximalen Anteils ausgesetzt. Abweichungen im Eintrittswinkel in die Trachea wirken sich unmittelbar auf die Lage der Kanülenspitze aus, sodass auf den korrekten geraden Verlauf der Trachealkanüle in der Trachea besonders geachtet werden muss.

Im Anschluss an eine Tracheostomie ist ein häufiges (alle 20 – 30 min oder mehr) **steriles Absaugen** erforderlich. Der Tracheostomietubuswechsel richtet sich nach dem Tracheostomieverfahren und wird nach Anlage eines plastischen Tracheostomas täglich und der Dilatationstracheostomie frühestens nach 1 Woche und nicht schematisch durchgeführt.

Management der schwierigen Atemwege

Definition und Ursachen schwieriger Atemwege

Das Management schwieriger Atemwege umfasst Situationen, in denen es mit Hilfe konventioneller Methoden nicht gelingt, eine adäquate Ventilation durch Maskenbeatmung und/oder eine endotracheale Intubation zu erreichen. Im weitesten Sinne gehören zum Management schwieriger Atemwege sämtliche Situationen, die im Rahmen der Maskenbeatmung und Standardintubation zu Schwierigkeiten bei der Aufrechterhaltung eines adäquaten Gasaustausches, Sicherung der Atemwege oder zu schwer wiegenden extrarespiratorischen Komplikationen führen können. Es umfasst die Strategieplanung und Ablauforganisation unter Berücksichtigung relevanter Methoden des Atemwegsmanagements ausschließlich konventioneller Techniken für entsprechend schwierige Situationen.

Die extrem kurze Toleranzzeit des Organismus gegenüber einem O_2-Mangel mit der Konsequenz des irreversiblen Gewebeschadens oder des Todes und die Konfrontation des Anästhesisten mit dieser Problematik in nahezu allen Bereichen seines Fachgebietes (Narkosen, Intensivmedizin, Notfallmedizin) erfordern eine entsprechende Erfahrung mit den gängigen Methoden einschließlich invasiver Techniken, da im Notfall häufig ein mit der Anlage eines operativen Atemwegszugangs erfahrener Arzt nicht rechtzeitig zur Verfügung steht.

Das Management schwieriger Atemwege bezieht sowohl das Atemwegsmanagement des Routine-OP-Programms als auch des kritisch kranken Patienten auf der Intensivstation und am Notfallort mit ein.

In den **Notfall- und Intensivstationsbereichen** liegt die Versagerquote der Intubation deutlich höher als im Routine-OP-Programm (2% versus 0,1% bei elektiven Narkosen). Auch die Komplikationsrate im Zusammenhang mit Notfallintubationen ist hier beträchtlich größer (z.B. Inzidenz von Herzstillständen 1% versus 0,5% bei elektiven Narkosen).

Ursachen der schwierigen Atemwegssicherung (Abb. 2.**24**) sind:
- schwieriger anatomischer Zugang bei Anwendung konventioneller Intubationsmethoden,
- exogene (z.B. Fremdkörper) oder endogene (z.B. mediastinale Masse, Hämoptysen), partielle oder vollständige Verlegung oder Einengung,

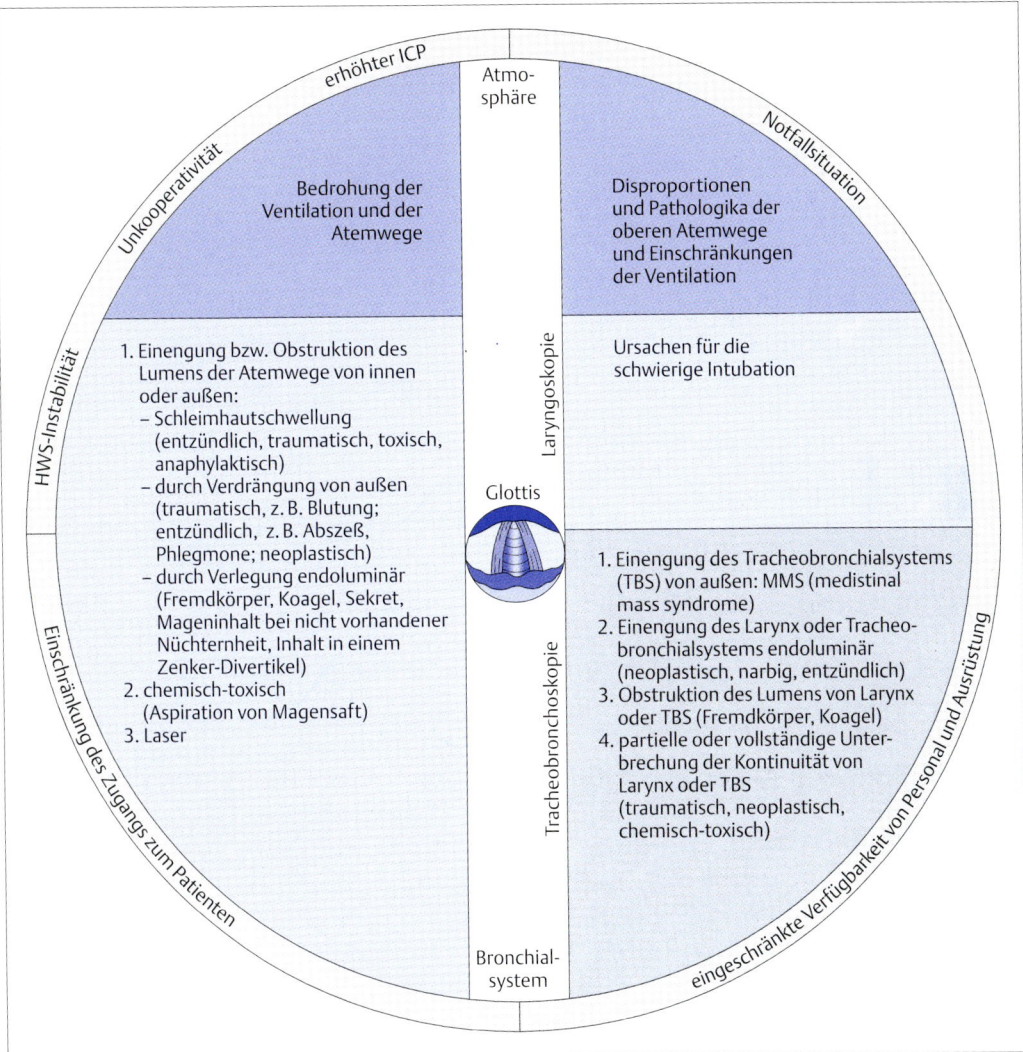

Abb. 2.**24**   Ursachen schwieriger Atemwege.

- Unterbrechung der anatomischen Kontinuität (z. B. Trachealruptur),
- Bedrohung der Integrität der Atemwege von außen (z. B. Laser, inhalative toxische oder thermische Noxen) oder endogen (z. B. saurer Magensaft),
- drohende extrarespiratorische Komplikationen (z. B. Myelontrauma bei instabiler HWS, Hirndrucksteigerung bei SHT) im Zusammenhang mit dem Atemwegsmanagement.

Cannot-Ventilate-(CV-), Cannot-Intubate-(CI-)Situation

Situationen, in denen weder intubiert noch mit der Maske beatmet werden kann, sind extrem selten (0,01 – 0,2‰, Sammelstatistik in Benumof 1991). Entsprechend gering sind die praktischen Erfahrungen und die Übungsmöglichkeiten.

> Eine unverzügliche und strukturierte Vorgehensweise in der Cannot-Ventilate-, Cannot-Intubate-Situation (Abb. 2.**25**) ist zur Präven-

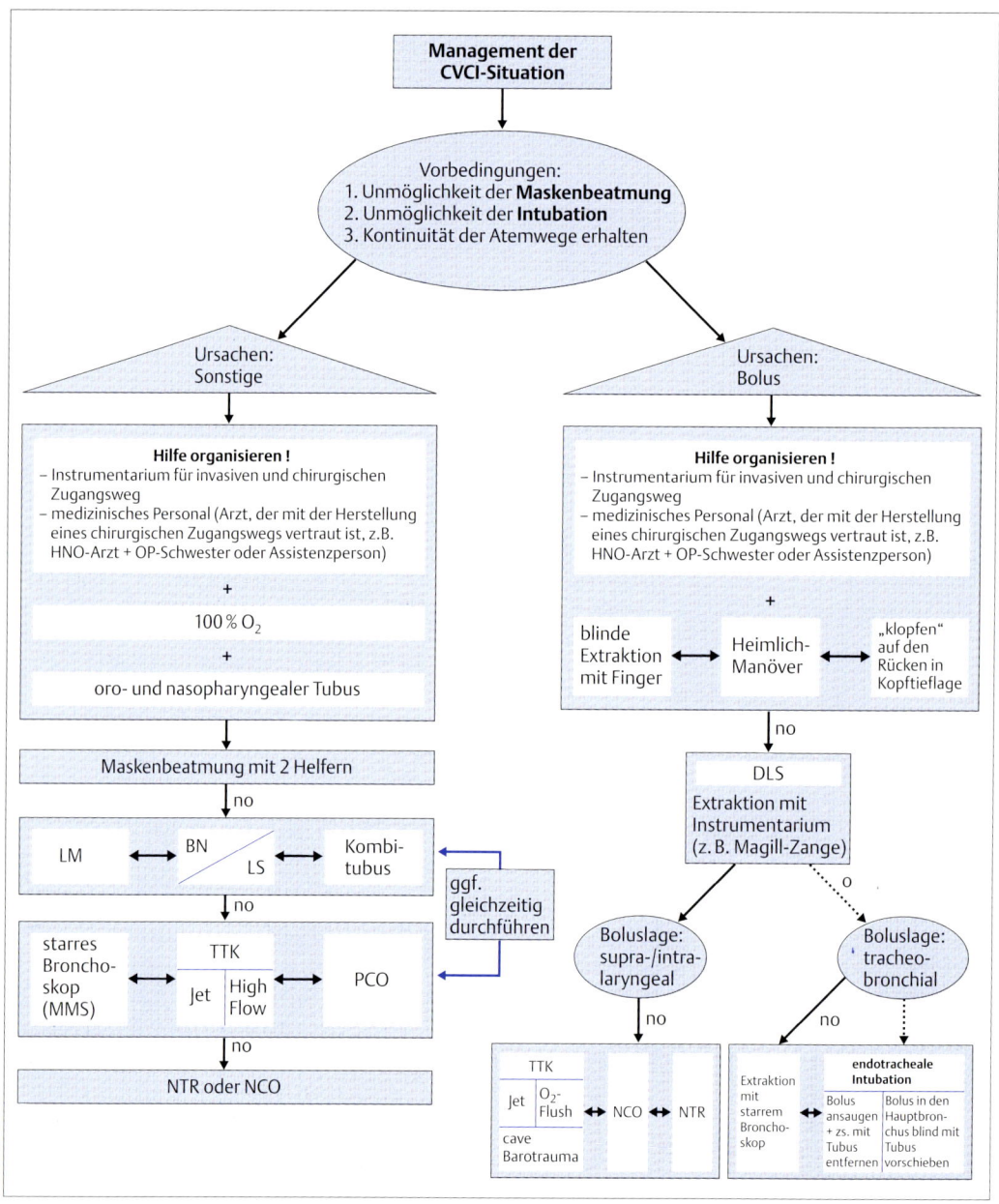

Abb. 2.25 Management der Cannot-Ventilate-(CV-)/Cannot-Intubate-(CI-)Situation.

DLS = direkte Laryngoskopie,

no = Persistieren der Unmöglichkeit der Maskenbeatmung und Intubation;

LM = Larynxmaske;

BN = blind-nasale Intubation;

LS = Lichtstab;

O = komplette Obstruktion (wegen Enge der Stimmritze in der Regel nicht möglich);

MMS = Mediastinal Mass Syndrome;

TTK = transtracheale/transkrikoidale Kanüle;

PCO = perkutane Koniotomie;

NTR = Nottracheostomie;

NCO = Notkoniotomie.

> tion schwer wiegender irreversibler Schäden essenziell. Dabei hängt die erste grundsätzliche Entscheidung für das weitere Procedere von der primären Vermutung über die wahrscheinlichste Ursache für diese Situation ab.

Liegt ein **exogenes Atemwegshindernis** (z.B. Fremdkörper im/vor dem Einröhrensystem) vor, so muss die primäre Therapie über eine Extraktion des Hindernisses erfolgen.

Im Falle einer **endogenen Ursache** (z.B. Maske kann nicht dicht gehalten werden, supralaryngeale Verlegung durch Zunge oder Pharynxweichteile) wird alternativ zur Intubation primär intern das Hindernis überbrückt, indem etagenweise in kraniokaudaler Richtung entlang der anatomischen Atemwege versucht wird, über einen „internen Bypass" (1. Larynxmaske oder Kombitube, 2. blind nasale Intubation oder Intubation mit einem Leuchtstab, 3. Beatmung über ein starres Bronchoskop z.B. bei Mediastinal Mass Syndrome) das Lumen der anatomischen Atemwege wiederherzustellen.

Scheitern die primären Therapieansätze, so bleibt als letzte Maßnahme nur noch die Herstellung eines chirurgischen Atemwegszugangs in Form der Anlage eines externen Bypasses.

Ösophagotrachealer Kombitubus (CMT)

Der CMT ist ein doppellumiger Kunststofftubus für die blinde alternative Intubation des Ösophagus oder der Trachea. Er liefert eine Möglichkeit zur Beatmung über eines der beiden Lumina in Abhängigkeit von der jeweiligen aktuellen Tubuslage (tracheal oder meistens ösophageal). Er ist nur in einer Größe für den Erwachsenen erhältlich (AD 13 mm).

Er stellt für den innerklinischen Notfall eine **Alternative zur Larynxmaske** dar. Ferner ist er auch bei kritisch kranken Patienten auf der Intensivstation und bei schwierigen Intubationen im OP erfolgreich eingesetzt worden.

Zu unterscheiden ist ein blind endendes Lumen mit seitlichen Perforationen in der unteren Hälfte (meist hypopharyngeale Lage) von einem distal offenen Lumen mit konventionellem distalen Cuff (meist ösophageale Lage), der ein Füllvolumen von 10–15 ml aufweist. In Abhängigkeit von der Lage des distal offenen Lumens ist eine tracheale oder eine ösophageale Position möglich. Das offen endende Lumen liefert einen lageabhängigen direkten Zugang zum Magen oder Tracheobron-

chialsystem. Ein großvolumiger (100 ml) proximaler Cuff dichtet den CMT im Bereich des Zungengrundes und Oropharynx nach kranial hin ab. Distal stellt der kleinvolumige Cuff eine dichte Verbindung zwischen CMT und Trachea oder Ösophagus her. Bei ösophagealer Lage des distal offenen Lumens entsteht so durch die festen Verbindungen des proximalen großvolumigen Cuffs mit der Oropharynxwand und des distalen kleinvolumigen Cuffs mit dem Ösophagus ein nach allen Seiten abgeschlossener Raum, der die Verbindung des blind endenden Lumens über die seitlichen Perforationen mit dem Larynxeingang herstellt. Über die seitlichen Perforationen kann kein Absauger in die Trachea eingeführt werden, sodass der CMT ungeeignet für die tracheobronchiale Sekretabsaugung ist. Während das Prinzip der Herstellung einer Verbindung zwischen den künstlichen Atemwegen und dem Tracheobronchialsystem dem der Larynxmaske ähnlich ist, weist der CMT im Gegensatz zur Larynxmaske den theoretischen Vorteil des sicheren Aspirationsschutzes auf und stellt eine vorteilhafte Alternative zur Larynxmaske beim nicht nüchternen Patienten dar.

Fremdkörperaspiration

Die **klinische Symptomatik** der Fremdkörperaspiration kann von der akuten Erstickung bis zur primären Symptomlosigkeit sowie schweren Komplikationen nach freiem Intervall reichen. Dabei ist die Lokalisation und Art der Obstruktion von entscheidender Bedeutung.

> Eine vollständige Obstruktion im Einröhrensystem (Larynx/Trachea) stellt eine akute vitale Bedrohung durch einen plötzlichen Atemstillstand dar, während eine komplette Verlegung einer Röhre im Mehrröhrensystem (Bronchialsystem) sich primär symptomarm darstellen kann und eine Gefahr erst nach einem längeren Intervall (>24h) von Sekundärkomplikationen (Atelektase, Infektion, Perforation) ausgeht.

Immerhin ca. 1% der akuten plötzlichen Todesfälle sind durch Fremdkörperaspiration bedingt. Gerade bei Kleinkindern ist der plötzliche Tod durch eine Fremdkörperaspiration nicht ungewöhnlich, wobei das Prädilektionsalter zwischen 1 und 3 Jahren liegt. Im Erwachsenenalter sind überwiegend ältere Menschen (>50 Jahre) betroffen oder spezielle Erkrankungen mit Beeinträchtigung der Bewusstseinslage und der Abwehrreflexe (neurologische Erkrankungen, Koma, Intoxikationen, Muskelerkrankungen, Sedierung) sind ursächlich beteiligt.

Nur ca. 7% der Fremdkörper werden bei Kindern im Einröhrensystem Larynx (1%) und Trachea (6%) gefunden, während der Hauptanteil im Bronchialsystem mit Dominanz der rechten Seite lokalisiert ist.

Die **Art der Obstruktion** lässt sich funktionell unterteilen in (nach Chatterij 1972):

- eine Ventilstenose mit inspiratorischem Einlass und exspiratorischem Verschluss, diagnostisch im Röntgenbild des Thorax an einer Mediastinalverlagerung zur gesunden und einem Zwerchfelltiefstand auf der betroffenen Seite erkennbar, infolge einer poststenotischen Überblähung der Lunge bildet sich ein obstruktives Emphysem,
- einen kompletten in- und exspiratorschen Verschluss, durch Resorption des Atemgases hinter dem Atemwegsverschluss bildet sich eine Atelektase mit Verdichtung des Lungengewebes aus und es kommt zur Mediastinalverlagerung mit Zwerchfellhochstand der betroffenen Seite (Holzknecht-Zeichen),
- ein Kugelventil mit inspiratorischem Verschluss und exspiratorischem Auslass, aufgrund des exspiratorischen Atemgasauslasses bilden sich schnell Verhältnisse wie bei einem kompletten Verschluss,
- eine inkomplette Stenose, diese ist klinisch und radiologisch primär symptomarm bzw. –los,
- eine variable Obstruktion durch Veränderungen der Fremdkörperlokalisation.

Atemwegsobstruktion durch Fremdkörperaspiration im Einröhrensystem

Die akute komplette Atemwegsobstruktion durch eine Fremdkörperaspiration ist in der Notfallmedizin eine Standardsituation, die durch folgende Symptome charakterisiert ist: plötzlicher Atemstillstand, Zyanose, Bewusstlosigkeit. Bei inkompletter Obstruktion im Einröhrensystem besteht das typische klinische Bild aus Aphonie, Heiserkeit, Dyspnoe, inspiratorischem Stridor und Stenoseatmung (ruckartige inverse Atembewegungen).

Die akute Fremdkörperaspiration im Einröhrensystem stellt eine absolute Notfallsituation dar, deren Therapie unverzüglich und mechanisch erfolgen muss.

Prinzipiell lassen sich drei **Methoden** zur Beseitigung von Fremdkörpern unterscheiden: Durch kräftiges Husten kann der **Patient selbst** zur Fremdkörperbeseitigung beitragen. Dazu muss ein ausreichend großes Atemgasvolumen distal des Hindernisses vorhanden sein oder geschafft werden, was bei einer vollständigen Obstruktion nicht gegeben ist bzw. nicht gelingt.

Durch einen **Helfer ohne Hilfsmittel** kann eine Erhöhung des Atemgasflows oder Atemwegsdrucks von extern in aborale Richtung folgendermaßen erreicht werden:

- *Heimlich-Handgriff*: Erhöhung des abdominalen Drucks durch manuelle Kompression im Bereich des Oberbauchs (Hände zwischen Nabel und Xyphoid), indem 3 – 4 kräftige Stöße in kraniodorsaler Richtung ausgeübt werden. Beim bewusstseinsklaren, stehenden oder sitzenden Patienten kann dieser Druck durch den hinter dem Patienten platzierten Helfer nach Umfassen des Patienten ausgeübt werden, während der Helfer neben dem bewusstlosen Patienten die Stöße kniend am liegenden Patienten appliziert.
- *Sternale Thoraxkompression bei Besonderheiten im abdominellen Bereich* (z. B. Schwangerschaft, Adipositas permagna).
- *Rückenschläge*: Eine kurze Serie von Schlägen mit der flachen Hand zwischen die Schulterblätter sollte in Kopftieflage (Kinder) oder Seitenlage erfolgen, da durch das Lösen des Fremdkörpers sonst ein Tiefertreten des Hindernisses erreicht oder der Fremdkörper fester verkeilt werden könnte.

Während sich die größten Volumenbewegungen durch den Heimlich-Handgriff erzielen lassen, erreicht man durch die Rückenschläge die stärkste Anhebung der Atemwegsdrücke. Alternativ zur Expulsion des Fremdkörpers kann die *manuelle Extraktion* versucht werden: Dazu werden Unterkiefer und Zunge nach vorne gezogen und mit den Fingern (Zeigefinger) der anderen Hand seitlich im Pharynx eine Lösung und Entfernung des Fremdkörpers durchgeführt (cave Tieferschieben!).

Folgende Möglichkeiten der Fremdkörperextraktion sind durch einen **Helfer mit Hilfsmitteln** gegeben:

- Extraktion unter endoskopischer Sicht (Laryngoskop, starres Bronchoskop) mit entsprechendem Instrumentarium (z. B. Zange),
- Extraktion mit Hilfe eines Absaugers,
- operative Anlage eines alternativen Atemwegs distal vom Fremdkörper: Koniotomie oder Tracheostomie.

Die transtracheale Jet-Beatmung birgt die Gefahr eines Barotraumas, da der Abfluss des Atemgases nicht gewährleistet ist. Nur ausnahmsweise löst sich vorher der Fremdkörper und wird ausgestoßen.

Atemwegsobstruktion durch einen Fremdkörper im Mehrröhrensystem

Diese Form der Atemwegsobstruktion ist selten akut symptomatisch. Häufig liegen initial Symptome wie ein unspezifisches Husten (bis 80%) und/oder geringgradige Hämoptysen vor. Typischerweise finden sich in der Anamnese Hinweise auf ein akutes Ereignis beim Essen (z. B. Husten- oder Erstickungsanfall).

Sind Kleinkinder im Augenblick der Fremdkörperaspiration unbeobachtet, so kann danach für mehrere Stunden oder Tage jeglicher klinischer Hinweis auf eine Fremdkörperaspiration fehlen. In den ersten 24 Stunden nach der Aspiration treten in der Regel keine schwer wiegenden Schleimhautveränderungen auf. Erst später kommt es zum Syndrom des vergessenen Fremdkörpers mit Husten, Fieber, Auswurf, Leukozytose und radiologischen Hinweisen (Atelektase oder Infiltration).

Bei den aspirierten Objekten unterscheidet man **röntgendichte, nicht organische** (z. B. Knochen, Metall) von **organischen, nicht schattengebenden** Fremdkörpern (z. B. Nahrungsmittel: Erdnüsse, Möhren- oder Apfelstücke), die am häufigsten im Kindesalter vorkommen. Auch kann **körpereigenes Gewebe** als Fremdkörper im Tracheobronchialsystem auftreten (z. B. erodierte Lymphknoten bei TBC oder Granulome). Bei den Sekundärkomplikationen stellen Atelektasen mit pulmonalem Shunt, Pneumonien, Abszesse, Atemwegsstenosen, Bronchiektasen und Asthmasymptome schwer wiegende, typische Erkrankungen dar, deren Behandlung nicht selten weitere invasive Maßnahmen erfordert. Seltene Komplikationen sind aufgrund einer Verletzung oder Perforation im Bereich des Tracheobronchialsystems bron-

chopulmonale Fisteln, ein Pneumothorax oder Pneumomediastinum. Ein Drittel der Fremdkörperaspirationen im Kindesalter werden erst nach einem Zeitintervall von mehr als 2 Wochen diagnostiziert.

Liegt eine respiratorische Symptomatik (z. B. Stridor, Dyspnoe, Zyanose) vor, muss unverzüglich nach kurzer klinischer Untersuchung die Fremdkörperextraktion durchgeführt werden.

Bei fehlender oder geringgradiger Symptomatik kann eine differenziertere Diagnostik, wie im Folgenden beschrieben, vorgeschaltet werden:
Dazu gehört die **Auskultation der Lunge.** Häufige Befunde (40–60%) sind dabei ein einseitig abgeschwächtes Atemgeräusch oder ein umschriebener hypersonorer Klopfschall. Trockene Rasselgeräusche wie Giemen und Pfeifen oder Stridor werden seltener gefunden. Es gibt einen großen Anteil (> 15%) von Patienten, bei denen sich kein pathologischer Auskultationsbefund findet.
Ein **Röntgenbild des Thorax** sollte in- und exspiratorisch p.-a. und lateral angefertigt werden. In ca. der Hälfte der Fälle findet man eine Überblähung eines Lungenteils, während in 20–30% der Fälle mit den radiologischen Zeichen einer Atelektase zu rechnen ist. Ein beträchtlicher Anteil der Röntgenthoraxbilder ist unauffällig (15–40%), sodass weder die klinische Untersuchung noch das Röntgenbild zum Fremdkörperausschluss herangezogen werden können. Ein indirekter Fremdkörpernachweis kann auch über das Lungenszintigramm (ideal Ventilations-Perfusions-Szintigramm) erzielt werden.
Nur die **endoskopische Untersuchung des Tracheobronchialsystems** mit Hilfe des starren oder flexiblen Bronchoskops kann einen sicheren Fremdkörperausschluss liefern und ist gleichzeitig zur Therapie erforderlich.

Bei dem Verdacht auf eine Fremdkörperaspiration muss grundsätzlich eine Endoskopie des Tracheobronchialsystems durchgeführt werden, auch wenn der Fremdkörper schon ausgehustet worden ist (Frage der Vollständigkeit, Verletzungen). Bei größeren Fremdkörpern oder Blutungsgefahr (nach längerer Einklemmzeit) ist die starre Bronchoskopie in Narkose die Methode der Wahl. Die Erfolgsquote der endoskopischen Fremdkörperentfernung liegt über 95%.

Scheitern die endoskopischen Methoden, so ist die **Thorakotomie** (besonders bei anorganischem Fremdkörper) indiziert.

Die Rate der **Spontanentfernungen** von Fremdkörpern durch kräftiges Husten liegt zwischen 1 und 10%. Ist ein Fremdkörper endoskopisch nicht extrahierbar, kann im Einzelfall bei organischen Fremdkörpern unter engmaschiger endoskopischer Kontrolle alternativ zur Thorakotomie abgewartet werden. Auf jeden Fall muss der endgültige endoskopische Nachweis des entfernten Fremdkörpers und eine Untersuchung der anatomischen Verhältnisse nach der Entfernung ge- bzw. durchgeführt werden.

Die Durchführung der Narkose zur Fremdkörperextraktion mittels starrer Laryngo- bzw. Bronchoskopie muss bei Fremdkörperlokalisationen im Einröhrensystem in Koniotomie- oder Tracheostomiebereitschaft erfolgen.

Praxis der Narkose zur Fremdkörperextraktion

Zur Vorbereitung der Narkose erfolgt eine Präoxygenierung und eine Oberkörperhochlagerung.

Besonderheiten der Durchführung bei Fremdkörpern im Einröhrensystem

Bei der Fremdkörperextraktion im Einröhrensystem gelten folgende Besonderheiten:
- intravenöse Gabe von Atropin,
- **Einleitung per inhalationem** (z.B. Sevofluran) mit einer FiO_2 von 1,0, damit die Spontanatmung erhalten bleibt, durch kontrollierte Überdruckbeatmung kann ein Tiefertreten des Fremdkörpers mit vollständiger Atemwegsobstruktion ausgelöst werden,
- ggf. Lokalanästhesie mit Xylocainspray,
- ggf. direkte Laryngoskopie mit vorsichtigem Positionieren eines dünnlumigen Tubus am Fremdkörper vorbei,
- Extraktion des Fremdkörpers über das starre Laryngotracheoskop.

Besonderheiten der Durchführung bei Fremdkörpern im Mehrröhrensystem

Die Besonderheiten sind in diesem Fall:
- intravenöse Einleitung,
- total intravenöse Anästhesie (TIVA), ggf. Einsatz von volatilen Anästhetika bei einer FiO_2

von 1,0 (Nachteil der Umgebungsbelastung und Belästigung des Operateurs durch volatile Anästhetika bei Leckagen während des Fremdkörperextraktionsmanövers),
- Muskelrelaxierung mit kurzwirksamen Muskelrelaxanzien.

Probleme

Probleme, die während des Extraktionsmanövers auftreten können, sind der **intrapulmonale oder tracheolaryngeale Verlust des Fremdkörpers**: Der Fremdkörper kann während des Zurückziehens des Greifinstrumentes im Rohr oder, wenn Rohr und Zange zusammen zurückgezogen werden (Fremdkörpergröße überschreitet das Endoskoplumen), in der Trachea oder dem Larynx gelöst und verloren werden. Prädilektionsstelle ist die subglottische Region bzw. Stimmritze beim Auftreten eines Laryngospasmus. Ist bei langbestehender Fremdkörperaspiration der distale Lungenabschnitt für den Gasaustausch funktionslos verändert (abszedierende Pneumonie, eitriger Sekretverhalt mit Atelektasenbildung), so droht bei Fremdkörperverlust mit Übertritt und Verlegung der gesunden Seite eine vitale Gefährdung des Patienten durch die Unmöglichkeit einer adäquaten Oxygenierung: Die Lungenseite der ehemaligen Fremdkörperlokalisation ist funktionslos bzw. -eingeschränkt, während gleichzeitig die gesunde Seite jetzt akut verlegt ist und damit für den Gasaustausch ebenfalls nicht zur Verfügung steht. Durch Lagerung des Patienten kann die Gefahr einer plötzlichen Verlegung der gesunden Seite gemindert werden (Seitenlage mit der gesunden Seite nach oben oder Kopftieflage). Außerdem stellt das distal vom Fremdkörper gesammelte eitrige Sekret eine Bedrohung für die gesunden Lungenabschnitte dar.

Liegen **stärkste entzündliche Veränderungen der Schleimhäute** ggf. mit Granulationsgewebe im Bereich des eingeklemmten Fremdkörpers vor, so muss bei der Fremdkörperextraktion mit massiven Blutungen gerechnet werden (s. unter „Hämoptysis").

Stärkste Hustenanfälle können mit i.v. Gaben von Lidocain behandelt oder durch prophylaktische Gabe verhindert werden.

Massive Hämoptysis

> Unter Hämoptysis versteht man das Husten bzw. Spucken von blutigem Sekret oder reinem Blut aus den oberen Atemwegen. Sie wird als massiv bezeichnet, wenn entweder die Menge größer als 200–600 ml innerhalb von (16–)24(–48) Stunden ist oder die Vitalfunktionen akut bedroht sind.

Die Prinzipien der **Akutversorgung** einer massiven Hämoptysis bestehen in der Prävention einer Hypoxämie durch „Ertrinken im eigenen Blute" bzw. akute Verlegung der tiefen Atemwege, der Lokalisation der Blutungsquelle und Diagnostik der zugrunde liegenden Erkrankung.

Prävention einer Hypoxämie

Einer Hypoxämie kann vorgebeugt werden durch:
- Anheben der inspiratorischen O_2-Konzentration (O_2-Insufflation, $FiO_2 = 1,0$),
- Aspirationsschutz im Bereich der gesunden Lungenanteile.

Lokalisation der Blutungsquelle

Die Blutungsquelle ist durch folgende Verfahren zu lokalisieren:
- **Bronchoskopie** (in Abhängigkeit von den Sichtverhältnissen: flexibel, sodass unter Sicht ein Subsegment/Segment mit einem Bronchoskop gezielt obstruiert werden kann; starr im OP, wenn die Blutung so massiv ist, dass mit dem FFB keine ausreichende Sicht herzustellen ist; eine passagere Blutstillung kann durch Spülung mit Vasokonstriktoren oder kalter physiologischer NaCl-Lösung versucht werden),
- **Angiographie** (Hochdrucksystem: Bronchialarterien, Interkostalarterien, A. mammaria; Niederdrucksystem: Pulmonalarterie).

Diagnostik der Grunderkrankung

Folgende diagnostische Verfahren dienen der Erkennung der Grunderkrankung:
- Gerinnungsparameter,
- Bronchoskopie/Histologie,
- Bakteriologie,
- Röntgendiagnostik: Thorax p.-a. und seitlich, Thorax-CT, Angiographie (systemische und pulmonale) zur Diagnose von z.B. Gefäßmissbildungen, Gefäßrupturen etc.

Ätiologie

> Massive Hämoptysen treten plötzlich (häufig) oder rezidivierend infolge einer Ruptur bei akutem Trauma (Thoraxtrauma, Swan-Ganz-Katheter) oder Arrosion eines Gefäßes (Infektion, maligne Tumoren) auf.

Zu den **Ursachen** zählen:
- Infektionen (häufig aufgrund der Hypervaskularisation) wie z.B. bei Tuberkulose, Bronchiektasen, Lungenabszessen etc.
- maligne Tumoren,
- Traumen (z.B. SG-Katheter),
- kardiovaskuläre Erkrankungen (z.B. Gefäßmissbildungen),
- differentialdiagnostisch muss an Epistaxis und Hämatemesis (Bluterbrechen) gedacht werden.

Trauma

Die Art der Schwierigkeiten des Atemwegsmanagements beim Traumapatienten hängen mit den verletzungsspezifischen Besonderheiten und der grundsätzlich fehlenden Nüchternheit des Patienten zusammen.

Instabile HWS mit drohendem oder manifestem Myelontrauma

Insgesamt ist die Häufigkeit eines spinalen Traumas nur bei weniger als 3% der das Krankenhaus lebend erreichenden Patienten zu erwarten. Für das Atemwegsmanagement bedeutet dies:
- Der Kopf darf auch während des Intubationsvorgangs nicht flektiert (gebeugt) und möglichst auch nicht rekliniert werden. Dazu wird der Kopf in neutraler Position entweder manuell („In-Line-Stabilisation") oder apparativ (**stiff neck**) fixiert. Zur „In-Line-Stabilisierung" hält ein Helfer den Kopf während des Intubationsmanövers fest.
- Bei Anwendung des **Krikoiddrucks** wird die nicht Druck ausübende kontralaterale Hand hinter die HWS platziert und übt von dorsal einen Gegendruck aus.

Schädel-Hirn-Trauma

Die Sicherstellung einer **adäquaten Oxygenierung** und **milden Hyperventilation** (pCO$_2$ > 30 mmHg) stellt bei diesen Patienten ein grundlegendes therapeutisches Prinzip dar. Jede unnötige Verzögerung der Intubation verschlechtert die Prognose. Das zweite wichtige Prinzip der Versorgung von SHT-Patienten ist die Vermeidung von intrakraniellen Druckanstiegen (Husten, Pressen, Abwehrreaktionen) und die Aufrechterhaltung eines ausreichenden zerebralen Perfusionsdrucks (CPP) (AP$_{mittel}$ – arterieller Mitteldruck):

$$CPP = AP_{mittel} - ICP > 70\,mmHg$$

Für den Intubationsvorgang ist deshalb ein tiefes Narkosestadium und Muskelrelaxierung ohne Abfall des Blutdrucks (cave Hypovolämie) bei fehlenden Kontraindikationen (z.B. schwierige Intubation) anzustreben.

Verletzungen der oberen Atemwege

Charakteristische Symptome stellen die Ausbildung eines Hautemphysems, Pneumomediastinums, Pneumothorax oder Hämatothorax als Zeichen einer Unterbrechung der Kontinuität der Atemwege in Form einer Ruptur dar. Das differenzierte Vorgehen hängt von Lokalisation (Larynx, Trachea, Bronchien), Größe, funktioneller Auswirkung (cannot ventilate, cannot intubate) sowie der Anzahl von Leckagen ab. Zur Prävention einer Vergrößerung des Ausgangsbefundes muss eine Überdruckeinwirkung (Beatmung) oder eine Via falsa (Intubation ohne Sicht) vermieden werden.

Maxillofaziale Traumen

Die Hauptprobleme bestehen in den potenziell schwierigen Intubationsverhältnissen (schlechte Sicht durch Obstruktion mit Blut und anderen Fremdmaterialien, Mundöffnung eingeschränkt) bei gleichzeitigem möglichen Bestehen einer Schädelbasisfraktur und starker Blutungen.

Verbrennungstrauma

Die Hauptbedrohung bei Verbrennungspatienten geht von einer Verlegung der oberen Atemwege durch Ödembildung (direkt thermischer Schaden oder indirekt durch entsprechendes Flüssigkeitsmanagement bei großflächigen Verbrennungen), einer pulmonalen Reaktion (z.B. toxisches Lungenödem) aufgrund toxischer Atemgase oder einer Kohlenmonoxidvergiftung aus. Thermische Schäden sind in den oberen Atemwegen lokalisiert, denn dort wird ein großer Teil der Energie aufgenommen. Tritt eine respiratorische Symptomatik (Stridor, Dyspnoe) auf, so besteht eine dringliche Indikation zur Intubation (cave schwierige Intubation).

Mediastinal Mass Syndrome (MMS)

Unter dem MMS versteht man die äußere Kompression mit nahezu vollständiger bzw. vollständiger Obstruktion der distalen oberen Atemwege, großer intrathorakaler Gefäße (V. cava superior, A. pulmonalis) und des Herzens aufgrund einer ausgedehnten mediastinalen Raumforderung.

Gewebemassen im oberen, vorderen und mittleren Mediastinum liegen in unmittelbarer Nachbarschaft zur Bifurkation der Trachea sowie der V. cava superior und der A. pulmonalis. Typischerweise werden hier folgende raumfordernde Prozesse gefunden:
- Lymphome,
- Thymome (vorderes Mediastinum),
- Teratome (vorderes Mediastinum),
- Aneurysmen (mittleres Mediastinum),
- Zysten (mittleres Mediastinum),
- Ösophagusdivertikel (mittleres Mediastinum).

Die mediastinalen Gewebemassen können zu einer anatomischen permanenten äußeren Obstruktion der Atemwege und Gefäße führen, die oft schon klinisch imponiert. Durch Umlagerung, Steigerung des intrathorakalen Drucks (Überdruckbeatmung, Pressen) oder Verminderung des Muskeltonus durch Sedierung, Narkotika und Muskelrelaxierung kann es bereits zu einer funktionellen Obstruktion kommen.
Klinische Symptome sind
- **Hypoxämie:**
  - *Kompression der Luftwege* (s.o.). Bei vollständiger Obstruktion der Trachea kommt es zum Atemstillstand, die Unterbrechung der Ventilation im Bereich eines Stammbronchus führt zur Atelektasen- und Shuntbildung.
  - *Kompression der A. pulmonalis* führt zur Steigerung der Totraumventilation (nicht durch das Atemwegsmanagement beeinflussbar).

- **Hämodynamische Instabilität:**
  - *Kompression der V. cava* = Vena-cava-superior-Syndrom (VCS-Syndrom). Durch Obstruktion der VCS kommt es zu einer plötzlichen Unterbrechung des oberen venösen Rückstroms zum rechten Vorhof mit einer akuten Abnahme der ventrikulären Füllung und entsprechendem Absinken des HZV. Klinisch kommt es zur Hypotonie, oberen Einflussstauung und Ödembildung im Bereich der oberen Körperhälfte.
  - *Kompression des Herzens.* Direkte Beeinträchtigung der Vorhof- und Ventrikelfunktion.

> Ausgedehnte mediastinale Prozesse können klinisch völlig unauffällig oder nur unter bestimmten Bedingungen symptomatisch sein und erst durch eine Narkose zur kardiozirkulatorisch und/oder pulmonal vitalen Bedrohung werden.

Deshalb sind eine präoperative subtile Anamnese und weiterführende Diagnostik zur Prävention schwer wiegender narkoseassoziierter Schäden und Planung eines adäquaten anästhesiologischen Managements von entscheidender Bedeutung.

In der klinischen Praxis wird man mit dem MMS typischerweise bei folgenden **Patientengruppen** konfrontiert:

- jüngere Patienten in gutem Allgemeinzustand (AZ) für einen diagnostischen Eingriff (z. B. Lymphknotenexstirpation),
- Patienten in schlechtem AZ mit fortgeschrittenem Tumorleiden,
- pädiatrische Patienten,
- zufällig, während einer Narkose für einen Eingriff unabhängig von den mediastinalen Gewebemassen (Teratome, Zysten).

Präanästhesiologische Untersuchung

Hinweise auf das Vorliegen eines MMS können sich aus der Grunderkrankung und anamnestisch durch Angabe von lageabhängiger Dyspnoe oder Kollapsneigung bei intrathorakalen Drucksteigerungen ergeben. Zur Narkoseplanung müssen dann weiterführende Untersuchungen durchgeführt werden (aktuelle Thoraxröntgenaufnahme p.-a. und seitlich sowie CT, EKG, Echokardiographie, funktionelle Diagnostik durch Untersuchung in verschiedenen Körperpositionen – Liegen, Sitzen, Seitenlage) sowie eine Lungenfunktionsdiagnostik (funktionelle Diagnostik zur Differenzialdiagnose extra- und intrathorakaler Atemwegsobstruktionen in verschiedenen Körperlagen), ggf. flexible Fiberbronchoskopie am wachen Patienten in Regionalanästhesie der oberen Luftwege zur funktionellen Diagnostik dynamischer Atemwegsobstruktionen.

Anästhesie bei MMS für einen elektiven Eingriff

Muss aufgrund der Lokalisation und Ausdehnung der mediastinalen Raumforderung mit einem MMS gerechnet werden, so sollte auch beim Fehlen von klinischen und diagnostischen Hinweisen auf eine funktionelle Atemwegsobstruktion ein **Regionalanästhesieverfahren** gewählt oder eine Reduktion des Befundes durch Vorbehandlung (Chemotherapie oder Radiatio) erwogen werden. Ist eine Narkose unvermeidbar, sollten besondere Vorbereitungen (z. B. ZVK über die Femoralvenen, Kanülierung der A. radialis in Lokalanästhesie zur invasiven RR-Messung, flexibles und starres Bronchoskop, Erhaltung der Spontanatmung, ultrakurzwirkende Medikamente, Beatmung mit möglichst niedrigen Beatmungsdrucken, postoperative intensive Überwachung) getroffen werden.

Management der Atemwege bei laserchirurgischen Eingriffen

> Der Begriff Laser stellt die Abkürzung für „light amplification by stimulated emission of radiation" dar. In einem Medium werden Atome so stimuliert, dass eine lawinenartige Photonenbewegung entsteht. Diese Photonen werden an zwei Spiegeln reflektiert und es entsteht eine stehende Welle. An einer durchlässigen Stelle des Spiegels kann ein Strahlenbündel austreten.

Der Laserstrahl lässt sich als chirurgisches Instrument für bestimmte Indikationen vorteilhaft einsetzen

- **Rubinlaser**: Ophthalmologie (Retina),
- **Nd-YAG-Laser**: Entfernung gefäßreicher Strukturen, Kondylome, Blasentumoren, Urethrastrikturen, endoskopische Blutstillung, endoskopische Entfernung von Tumoren (Atemwege), cave: retinale Verletzungen möglich, Schutzbrille mit grünen Gläsern,
- **Argonlaser**: Dermatologie, Behandlung von Hämangiomen, Naevi und Tätowierungen;

Ophthalmologie, Behandlungen im Bereich der vorderen Augenkammer und an der Retina (Koagulation), cave: Augenverletzung, Schutzbrille mit orangefarbenen Gläsern,

- **CO_2-Laser**: Entfernung von Papillomen, Kondylomen, Tätowierungen, intradermalen Tumoren, überschüssigem laryngealen oder trachealen Gewebe, cave: Korneaschäden, Schutzbrille aus einfachem Glas oder Kunststoff.

> Während die Anwendung des Lasers bei Operationen außerhalb der Atemwege für das anästhesiologische Management keine Konsequenzen mit Ausnahme des Eigenschutzes hat, kann es im Bereich der Atemwege in Verbindung mit dem Anästhesiematerial (Tubus) und/oder der Zusammensetzung der Atemgase zu vital bedrohlichen Komplikationen kommen. Im Bereich der Atemwege wird hauptsächlich der CO_2-Laser wegen seiner hohen Präzision eingesetzt.

Wenn auch die Komplikationsrate **thermischer Schäden** bei laserchirurgischen Operationen im Bereich der Atemwege unter Beachtung der entsprechenden Vorsichtsmaßnahmen heute unter 0,5 – 1,5 % liegt, so muss doch immer ein thermischer Zwischenfall (z. B. Tubusbrand) einkalkuliert werden (Abb. 2.**26**). Die Hauptschwierigkeiten treten im Zusammenhang mit der Beatmung und der Zusammensetzung der Atemgase auf.

Beatmung

Die Beatmung über ein **Tracheostoma** oder einen translaryngeal eingebrachten **Endotrachealtubus** birgt die Gefahr der Materialentzündung mit der Folge einer thermischen und toxischen Schädigung des Tracheobronchialsystems und des Lungenparenchyms. Laserstabiles Tubusmaterial hat grundsätzliche Nachteile wie z. B. ein ungünstiges ID/AD-Verhältnis, eingeschränkte Flexibilität, erhöhte Verletzungsgefahr durch die Oberflächenbeschaffenheit (rauh), Gasdurchlässigkeit und höhere Kosten und kann nicht für alle Tubusteile verwendet werden. Verschiedene Tubusarten mit eigenen Vor- und Nachteilen sind erhältlich (PVC oder Gummituben, Medimex CO_2-Lasertubus, laserresistenter Trachealtubus Rüsch, Xomed Lasertubus Shield II, Laser-Flex Tubus von Mallinckrodt, cuffloser Spiraledelstahltubus Norton, cuffloser Metallkupfertubus nach Pramesberger).

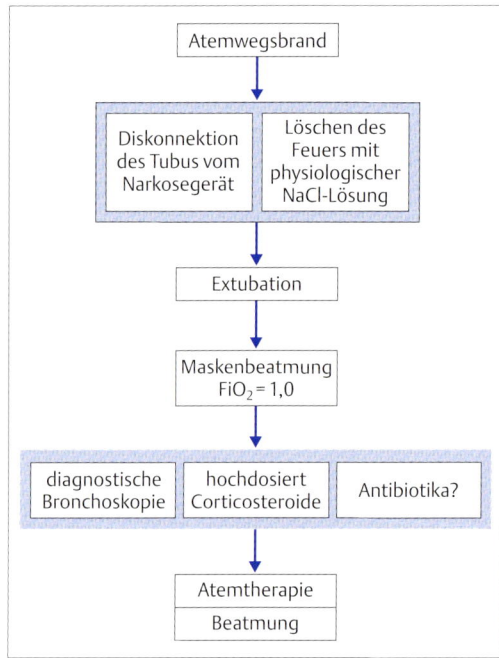

Abb. 2.**26** Algorithmus der Therapie des Atemwegsbrandes.

Die **Jet-Beatmung** kann über ein starres modifiziertes Kleinsasser-Laryngoskop oder Bronchoskop mit integrierter Jetkanüle erfolgen. Der Vorteil liegt in dem Verzicht auf potenziell entzündbares Fremdmaterial und dem Fehlen einer Sichteinschränkung durch einen translaryngealen Tubus. Blutungen oder die Unmöglichkeit oder Einschränkung des Abstroms der Atemgase durch erhebliche Atemwegsobstruktionen und der adäquaten Platzierung in den Atemwegen schränken die Anwendbarkeit der Jetbeatmung ein.

Die Jet-Beatmung kann außerdem über eine transtracheale Kanüle durchgeführt werden.

Apnoe

Für kurze Eingriffe kann der Tubus vollständig entfernt werden. Unter pulsoxymetrischer Überwachung ($SaO_2 > 95\%$) können Operationszeiten von 90 – 120 Sekunden erreicht werden. Hier ist kein Aspirationsschutz gegeben.

Atemgaszusammensetzung

Atemgase können die Entflammbarkeit zusätzlich fördern und unterhalten. Im Bereich der Anästhesie trifft dies für Sauerstoff und Lachgas zu. Volatile Anästhetika fördern die Entflammbarkeit in den üblichen Konzentrationsbereichen nicht. Toxische Pyrolyseprodukte können jedoch im Falle eines Tubusbrandes entstehen. Deshalb stellt die **TIVA unter Raumluftbeatmung** das Narkoseverfahren der Wahl bei laserchirurgischen Eingriffen im Bereich der Atemwege dar.

Bei der Laserchirurgie im Bereich der Atemwege gehen besondere Gefahren für den Patienten von der **Entzündung von Fremdmaterialien** und **Geweben** in den Atemwegen mit der Folge von thermischen und toxischen Schäden für die Lunge und die Atemwege aus. Ferner drohen thermische Schäden außerhalb der Atemwege im umgebenden gesunden Gewebe und für die Augen des Patienten. Sie sind gleichfalls beim anwesenden Personal durch reflektiertes Laserlicht gefährdet und durch entsprechende Brillen mit Seitenabdichtung zu schützen.

Grundprinzipien der Narkose bei laserchirurgischen Eingriffen im Bereich der Atemwege sind:

- Reduktion bzw. Verzicht auf jegliche Art von Fremdmaterial,
- Auswahl von laserstabilen bzw. geschützten Fremdmaterialien: Metalltuben, Schutzfolien, mit physiologischer NaCl-Lösung gefüllter Cuff, Doppelcuff, Cuffleitung in der Tubuswand,
- Verzicht auf entflammbare Atem- bzw. Narkosegase oder Reduktion der angewandten Konzentrationen (niedrige O_2-Konzentration unter pulsoxymetrischer Kontrolle),
- Schutz vor Entflammbarkeit sonstiger Materialien (Anfeuchten mit physiologischer NaCl-Lösung z.B. Tupfer, Tubus etc.),
- Bedecken von gefährdeten Regionen in der Nähe des Lasergebietes mit adäquaten Materialien (feuchte Tupfer, feuchte Tücher, Brillen, Metall) zum Augen-, Haut- und Gewebeschutz.

Typische **Komplikationen** der Laserchirurgie sind außer den thermischen und toxischen Schäden:

- Pneumothorax,
- tracheoösophageale Fistel,
- bronchopleurale Fistel,
- „laserspezifische" Verletzungen (z.B. Kornea).

Für die Praxis der Narkose bei laserchirurgischen Eingriffen (CO_2-Laser) im Bereich der oberen Atemwege gelten folgende Besonderheiten.

Beatmung über einen Endotrachealtubus oder Tracheostomietubus

Zur **apparativen Vorbereitung** gehören:

- Auswahl und Präparation eines laserresistenten oder -geschützten Tubus,
- Vorbereitung einer methylenblaugefärbten physiologischen NaCl-Lösung zur Blockung,
- Absaugvorrichtung für den Fall einer Rauchentwicklung (auch bei der laserchirurgischen Abtragung von pathologischem Gewebe), langdauernde Rauchentwicklung kann zur interstitiellen Pneumonie oder durch Partikelübertragung per inhalationem zur Übertragung von Erkrankungen führen.

Zur **Vorbereitung des Patienten** sind folgende Maßnahmen durchzuführen:

- Augenlider verschließen, ggf. zukleben (Pflasterstreifen) und mit feuchten Tupfern großflächig bedecken,
- ggf. Brille aufsetzen,
- ggf. umgebende Haut mit feuchten Tüchern abdecken.

Das **Personal** sollte zum Schutz des Augenlichtes geeignete Brillen mit Seitenabdeckung aufsetzen. Die **Narkose** wird in folgenden Schritten durchgeführt:

- TIVA,
- absolut ruhig gestelltes OP-Feld,
- Einstellung einer möglichst niedrigen O_2-Konzentration in einem O_2/Stickstoff- oder O_2/Heliumgemisch,
- PEEP von 5–7 mbar.

Jet-Beatmung

Zur **apparativen Vorbereitung** gehören:

- TIVA,
- Auskultation des Atemgeräusches über beiden Lungen nach Einführung des Jet-Rohres und Beginn der Jet-Beatmung,
- Einstellung der O_2-Konzentration in Abhängigkeit vom Patienten auf möglichst niedrige Werte (SaO_2-Kontrolle über ein Pulsoxymeter); die Sauerstoffkonzentration der Atemluft liegt auf jeden Fall unter dem eingestellten Wert, da durch die Jet-Beatmung Raumluft „mitgerissen" wird; die tatsächliche inspiratorische O_2-Konzentration ist in der Regel nicht bekannt,
- ggf. intermittierende Unterbrechung der Jet-Beatmung bei Operationen an den Stimmbändern, da sie durch den Jet-Strahl bewegt werden.

Intermittierende Extubation und Apnoe

Vor der Apnoephase erfolgt eine Präoxygenierung.

Laryngeale und tracheale Stenosen

> Ursächlich für laryngeale oder tracheale Stenosen sind typischerweise Erkrankungen mit entzündlich ödematösen oder fibrinös narbigen Reaktionen oder benigne (Papillomatose) bzw. maligne (Larynxkarzinom) Raumforderungen.

Wegweisend sind inspiratorischer **Stridor** und **Dyspnoe**, die als Frühsymptome unter Belastung und später in Ruhe auftreten.
Stenosen im Bereich der oberen Luftwege können sich akut oder langsam entwickeln. Es kann auch nach einer längeren Entstehungszeit eine plötzliche rapide Verschlechterung bzw. klinische Manifestation eintreten (z. B. durch einen akuten zusätzlichen Prozess wie eine Schwellung oder einen Fremdkörper). In Abhängigkeit von der Ursache der Stenose wie z. B.
- eines Fremdkörpers,
- einer Schleimhautschwellung (Corticosteroide, Intubation, Tracheostomie),
- einer externen Kompression (z. B. Mediastinal Mass Syndrome),
- eines soliden raumfordenden Prozesses (Tumoren, Narbengewebe)

sind unterschiedliche Therapieverfahren indiziert.

> Während für die Akutbehandlung tumorbedingter, maligner Atemwegshindernisse die Tracheostomie das Therapieverfahren der Wahl ist, können benigne Stenosen alternativ mit z. T. weniger invasiven Methoden (Laserabtragung, Bougierung, Stent-Implantation) behandelt werden. Elektiv kann durch Resektion des betroffenen Teils der Luftwege (z. B. Tracheaquerresektion) eine definitive Therapie angeschlossen werden.

Zur Festlegung des anästhesiologischen Vorgehens (Lokalanästhesie/Intubationsnarkose/Jet-Beatmung) und Auswahl des geeigneten Therapieverfahrens kommt dem Stenosegrad eine große Bedeutung zu:

Nach Cotton (1978) lässt sich das **Ausmaß der Stenosierung** in 4 Stadien einteilen:
- *Grad I* bis zu 70%ige Einengung,
- *Grad II* bis zu 90%ige Einengung,
- *Grad III* > 90%ige Einengung,
- *Grad IV* kein vorhandenes Restlumen.

Anästhesiologisches Vorgehen

Das sicherste Verfahren zur Freihaltung der Atemwege bei hochgradigen Atemwegsstenosen stellt die **Tracheostomie in Lokalanästhesie** mit anästhesiologisch überwachtem Patienten dar.
Indikationsabhängig kann bei entsprechender personeller und apparativer Ausrüstung eine **Tracheostomie vermieden** werden. In Abhängigkeit vom Stenosierungsgrad kann folgendermaßen vorgegangen werden:
Handelt es sich um eine **Grad-IV-Stenose** erfolgt die notfallmäßige Anlage eines operativen Zugangs zur Trachea (Nottracheostomie), der unterhalb der Stenose mündet. Eine Jet-Beatmung (wie z. B. über eine Punktionskanüle) ist aufgrund der Gefahr eines Barotraumas kontraindiziert, wenn kein adäquater Abfluss des Jet-Stroms gewährleistet werden kann. Der Eingriff muss in Lokalanästhesie unter O_2-Zufuhr ohne zentral wirksame Medikamente durchgeführt werden.
Bei **hochgradiger Stenosierung (Grad II und III)** kann durchgeführt werden
- eine notfallmäßige perkutane Punktion mit anschließender Jet-Beatmung (schnellste Möglichkeit zur O_2-Applikation), cave Punktionstrauma,
- eine operative Anlage eines Tracheostomas in Lokalanästhesie (sicherste Methode),
- eine translaryngeale Jet-Beatmung in Narkose zur laserchirurgischen Tumorabtragung oder Stent-Implantation.
  Eine absolute Kontraindikation ist die unmögliche oder inadäquate Einstellbarkeit der Stimmbänder, da sich dann der Jet-Strom nicht in Richtung der Trachealängsachse ausrichten lässt.

Prinzipiell muss zwischen **infra-** und **suprastenotischer Platzierung der Jet-Kanüle** unterschieden werden. Die infrastenotische Applikation des Jet-Strahls macht die transstenotische Platzierung eines Katheters mit resultierender zusätzlicher Einengung des stenotischen Bereichs erforderlich. Außerdem wächst damit die Gefahr eines Barotraumas beträchtlich. Die Anwendung der infrastenotischen Applikation ist deshalb eher für geringgradigere Stenosierungen (Grad I) geeignet.

Die suprastenotische Applikation des Jet-Strahls über ein spezielles Laryngoskop (Jet-Laryngoskop) bietet die Vorteile einer optimalen Übersicht für den Operateur und die Minderung des Risikos für das Auftreten eines Barotraumas.

Bei **Stenosen** < **70% (Grad I)** ermöglicht die nieder- oder hochfrequente Jet-Beatmung in der Regel eine adäquate Beatmung mit den oben erwähnten Vorteilen in Hinblick auf die Übersichtlichkeit und Sicherheit. Alternativ kann über einen dünnen Endotrachealtubus ein ausreichender Gasaustausch sichergestellt werden. Dies ist für den Notfall einer manifesten respiratorischen Insuffizienz eine zuverlässige und sichere Akutmaßnahme mit relativ geringer Invasivität.

> Die transstenotische Passage des Endotrachealtubus birgt das grundsätzliche Risiko einer zusätzlichen mechanischen Traumatisierung dieses Bereiches mit der Konsequenz der Progredienz des stenosierenden Prozesses nach der Extubation durch zusätzliche Schleimhautschwellung.

Deshalb sollten bei bekannter Einengung der oberen Atemwege jede unnötige Manipulation im stenotischen Bereich vermieden werden (z. B. durch den Einsatz der Larynxmaske bei geringgradigen Stenosen, der Jet-Beatmung und der Regionalanästhesie).

Grundprinzipien der Therapie von laryngealen oder trachealen Stenosen sind:

- Sicherung (und ggf. leichte Bougierung) des vorhandenen Restlumens über einen endotrachealen Tubus (Notfall),
- Bougierung (passagere Therapie),
- Stent-Implantation (z. B. als palliative oder kurative Maßnahme),
- chirurgische Abtragung (z. B. Laser) sowohl zur passageren als auch definitiven Behandlung,
- Umgehung der Stenose (Tracheostomie oder transtrachealer Katheter) über einen operativen Zugangsweg (passager oder definitiv),
- Resektion des betroffenen Abschnitts der Luftwege (z. B. Tracheaquerresektion, Laryngektomie) als definitive Therapie.

■ Bronchoskopie

Eine grundlegende Aufgabe des Anästhesisten zur perioperativen und intensivmedizinischen Versorgung von Patienten (besonders im Falle einer Langzeitbeatmung) stellt das **Management der tiefen Atemwege** mit Hilfe der Bronchoskopie dar. Dabei ist der Umgang mit dem flexiblen Fiberbronchoskop vom Management der schwierigen (oberen) Atemwege gut bekannt. In der Diagnostik und Therapie von Beatmungskomplikationen während einer Narkose (z. B. Atelektase), respiratorischen Störungen in der unmittelbaren postoperativen Phase (z. B. Aspiration) und pulmonalen Erkrankungen, die zur Aufnahme auf die Intensivstation führen (z. B. Pneumonie, respiratorische Insuffizienz, Thoraxtrauma), kommt der flexiblen Fiberbronchoskopie einschließlich ihrer speziellen diagnostischen Verfahren (z. B. bronchoalveoläre Lavage, transbronchiale Biopsie) eine große Bedeutung zu.

> Aufgrund der großen Bedeutung der flexiblen Fiberbronchoskopie gehört mittlerweile das flexible Fiberbronchoskop (FFB), ähnlich dem starren Laryngoskop, zum Basisinstrumentarium der Anästhesisten und Intensivmediziner.

Voraussetzungen der sicheren Anwendung sind anatomische Kenntnisse des Tracheobronchialsystems, praktische Erfahrung und ständige Übung im Umgang mit dem FFB wie z. B. durch Training an einem Modell und Demonstrationen während des klinischen Einsatzes mit Hilfe einer **Teaching-Optik** oder einem **Kamera-Monitor-System**.

Anatomie des Bronchialsystems

Das Tracheobronchialsystem (TBS) verengt und verzweigt sich peripherwärts von der Trachea zu den Alveolen.

Die distalen Enden der hufeisenförmigen Knorpelspangen von Trachea und Hauptbronchien nähern sich vor dem Eintritt der Bronchien in die Lunge (am Lungenhilus) zu einem Ring, sodass mit zunehmendem Abstand von der Trachea die Form der Bronchiallumina unregelmäßiger und kreisförmiger wird. Dabei wird die Form des Lumens nicht durch einteilige Knorpelringe bestimmt, sondern durch mosaikartig in die Bronchialwand eingelassene, unterschiedlich geformte, flache Knorpelstückchen gebildet. Die Aufzweigungsorte sind mit sattelförmigen, größeren Knorpelteilen stabilisiert. Verfolgt man die Bronchien bis zu ihren periphersten Aufteilungen, so stellt definitionsgemäß der Punkt, an dem das letzte Knorpelplättchen zu finden ist, das Ende der Bronchien dar. Distal davon schließen sich die Bronchiolen an, die wiederum zu den Alveolen als Endpunkte der Bronchialverzweigungen führen.

> Der Querschnitt verjüngt sich in den einzelnen Bronchialabschnitten von den Hauptbronchien (ca. 1,2 cm) über die Lappenbronchien (ca. 0,8 cm) zu den Bronchien (ca. 0,56–0,2 cm) und Bronchiolen (< 0,1 cm) bis zur Alveole (ca. 0,04 cm).

Die einzelnen Abschnitte des Bronchialsystems lassen sich mit Hilfe von **Ordnungszahlen** oder nach **Generationen** klassifizieren. Die Trachea stellt die 0. Generation, die beiden Hauptbronchien (1 rechts; 1 links) die 1. Generation, die Lappenbronchien (3 rechts; 2 links) die 2. Generation und die Segmentbronchien die 3. Generation (10 rechts; 8 links) dar. Sogar Subsegmente der 4. bis 5. (6.) Bronchusgeneration können noch endoskopisch eingesehen werden (Abb. 2.**27**).

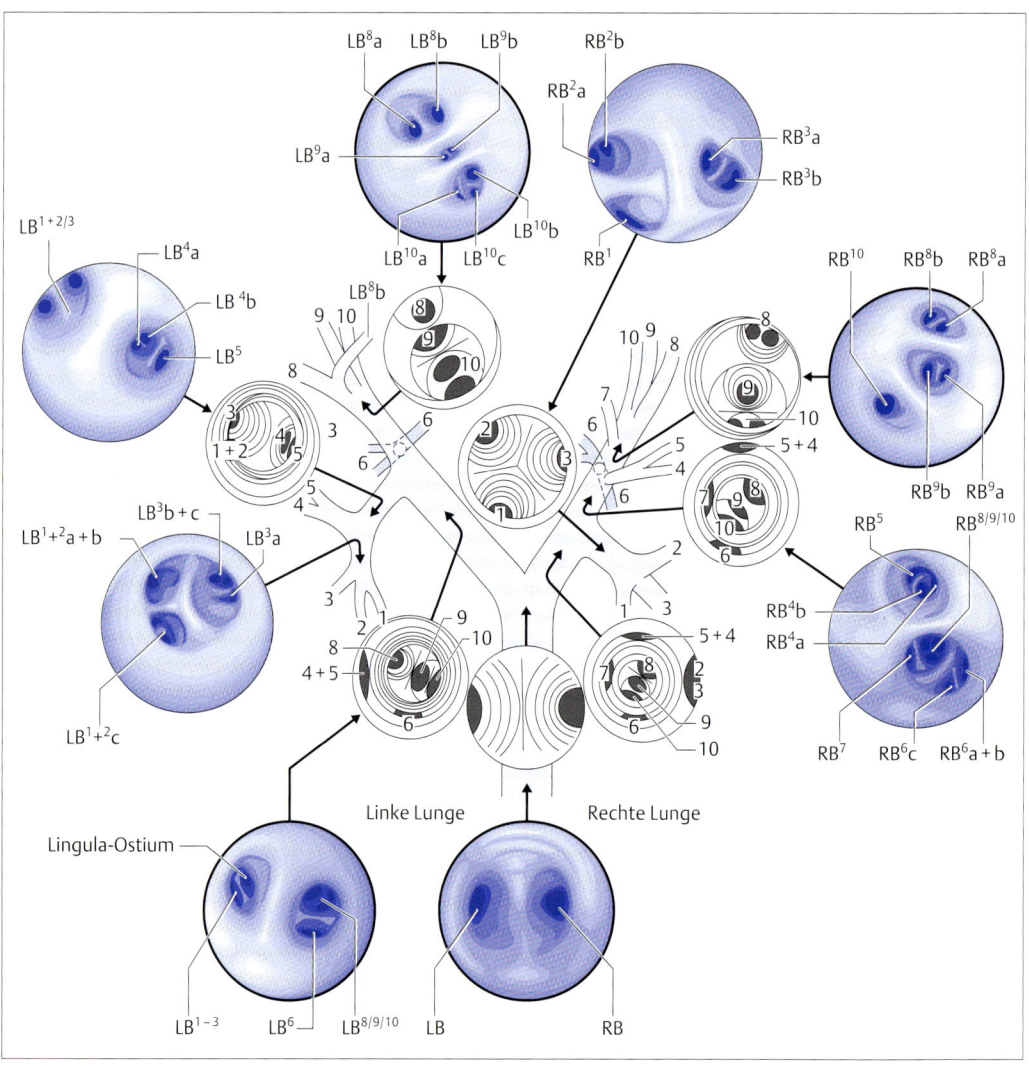

Abb. 2.**27**   Schema des Bronchialbaums mit typischen endoskopischen Bildern (mod. nach Frey u. Mitarb. 1955 und Kenkichi-Olympus).

> Entsprechend der Nomenklatur nach Ikeda u. Mitarb. (1970) wird die Bronchuslage innerhalb der rechten oder linken Lunge mit RB (rechtes Bronchialsystem) oder LB (linkes) gekennzeichnet.

Die **Segmentbronchien** sind von apikal nach kaudal nummeriert (1 – 10), wobei in der linken Lunge keine getrennt verlaufenden apikalen (RB^1) und posterioren (RB^2) Oberlappensegmentbronchien, sondern ein gemeinsamer apikoposteriorer Segmentbronchus LB^{1+2} zu finden ist. Der dem rechten 7. Segmentbronchus RB^7 entsprechende „LB^7" auf der linken Lungenseite fehlt. Die einzelnen **Segmentbronchien** sind den entsprechenden Lungensegmenten zugeordnet (Tab. 2.**5**).

Die Nummern für die Segmentbronchien können auch als Indices hinter die Bronchusseite geschrieben werden (z. B. RB^7 oder LB^{1+2}).

Nach Angabe der Seitenlage des Lappenbronchus (RB oder LB) und der Nummer des Segmentbronchus (RB^1 bis RB^{10}; LB^{1+2}, LB^3 bis LB^6 und LB^8 bis LB^{10}) können die Subsegmente der **4. Generation** mit den Buchstaben a (posterior), b (anterior) oder c (zusätzlich), der **5. Generation** mit i (posterior) oder ii (anterior) und der **6. Generation** mit einem α oder β bezeichnet werden. So ist z. B. mit der Abkürzung RB^1 biiα der subsegmentale Bronchus der 6. Generation des rechten apikalen Oberlappenbronchus, der aus den anterior verlaufenden Subsegmentbronchien der 4. und 5. Generation entspringt, eindeutig gekennzeichnet.

Für die Praxis der Anästhesie und Intensivmedizin sind die exakte Benennung der Segmentbronchien und die allgemeine Kenntnis von Subsegmenten der 4. Generation in der Regel ausreichend.

Indikationen

Zahlreiche Indikationen zur Bronchoskopie ergeben sich aus **diagnostischen und therapeutischen Gründen** in verschiedenen Fachbereichen (z. B. Pneumologie, HNO-Heilkunde, Thoraxchirurgie).
Indikationen sind:

- **Inspektion** (z. B. Intubationstraumen, Schleimhautveränderungen nach Aspiration von hyperazidem Magensaft),
- **Atemwegsmanagement:**
  - schwierige Intubation, Extubation und Tubuswechsel,
  - Freihalten der Atemwege (z. B. starres Bronchoskop beim MMS),
  - Fremdkörperaspiration,
  - Blutstillung bei Hämoptysen,
  - gezielte Bronchusblockade bei massiven Hämoptysen oder Leckagen/Fisteln im TBS,
  - Diagnostik nach einem Thorax- oder Inhalationstrauma,
- **präoperative Diagnostik:**
  - Abklärung pathologischer Röntgenbefunde,
  - Bronchiektasen,
  - MMS,
- **Diagnostik und Therapie von Erkrankungen der Atemwege und des Lungenparenchyms:**
  - Atelektase, Sekretverlegung,
  - Abklärung pathologischer Röntgenbefunde (häufig auf der Intensivstation),
  - infektiöse Lungenerkrankungen (z. B. Pneumonien, Lungenabszesse), insbesondere zum Nachweis opportunistischer Erreger (z. B. Pilze, Pneumozystis carinii),
  - sonstige nicht infektiöse Erkrankungen der Lunge (z. B. Alveolitis, Malignome),
  - Aspiration.
- **Kontrolle der Tubuslage** (z. B. Doppellumentubus),

Tabelle 2.5 Übersicht der Lungensegmente

Rechts		Links
1 apikal 2 posterior 3 anterior	**Oberlappen**	1 + 2 apikoposterior 3 anterior
4 lateral 5 medial	**Mittellappen**	4 superior ⎫ 5 inferior ⎭ Lingula
6 apikal 7 kardial 8 anterobasal 9 laterobasal 10 posterobasal	**Unterlappen**	6 apikal 8 anterobasal 9 laterobasal 10 posterobasal

- **Lasertherapie** (z.B. zur Rekanalisation von verlegten bzw. eingeengten Atemwegen durch maligne Raumforderungen),
- **Instillation therapeutischer Lösungen** (z.B. Surfactant).

Häufige Ursache von radiologischen Verdichtungen der Lunge bei Patienten der Intensivstation sind Atelektasen oder bakterielle Entzündungen. Zur diagnostischen Abklärung und ggf. Therapie sind das FFB und spezielle fiberbronchoskopische Methoden entscheidend.

Praxis der flexiblen Fiberbronchoskopie

Die räumliche Orientierung im TBS ist aufgrund seiner röhrenartigen Form mit multiplen Aufzweigungen schwierig. Schon der Standort des Untersuchers zum Patienten ist für die räumliche Einordnung des endoskopischen Bildes von großer Bedeutung.

Steht der bronchoskopierende Arzt am Kopfende hinter dem Patienten, so liefert das Endoskop ein seitenkorrektes und aufrechtes Bild des TBS. Sind die Gesichter von Arzt und Patient einander zugewandt („Dialogposition"), so liefert das Endoskop ein seitenverkehrtes, auf den Kopf gestelltes Bild.

Bestimmte **markante anatomische Strukturen** können als **Bezugspunkte** genutzt werden oder geben indirekte Anhaltspunkte zur räumlichen Orientierung. Sie sind zur sicheren aktuellen Ortsbestimmung der Endoskopspitze unentbehrlich.

Lumenform im Bereich der Trachea und der Hauptbronchien: Bei der typischen Hufeisenform weist die abgerundete bzw. gebogene Seite des Hufeisens nach vorne, während die gerade oder flache Seite typisch für den dorsalen Anteil der Trachea ist.

Oberflächenrelief der Schleimhaut: Die Knorpelspangen imponieren als bogenartige/hufeisenförmige feste Gebilde in einem Tunnel aus hintereinander aufgestellten Bögen, die mit Schleimhaut verbunden sind. Die Vorsprünge bzw. Kämme der Knorpelspangen geben der Schleimhaut im vorderen und seitlichen Trachealbereich ein Muster zirkulärer Riffelung, wobei sich die zirkulären Vorsprünge in regelmäßig aufeinanderfolgenden Abständen in die Tiefe fortsetzen. Das Schleimhautrelief der Hinterwand von Trachea und Hauptbronchien ist hingegen charakterisiert durch kontinuierlich in die Tiefe ziehende, longitudinal verlaufende Längsfältelungen.

Hauptcarina: Die Identifikation der Hauptcarina ist zur Seitenbestimmung des TBS und zur Orientierung über die Folge der Segmentbronchienabgänge wichtig. Unterstützt wird die Bestimmung der Seitenlokalisation durch das Schleimhautrelief und die Lumenform (vorne-hinten, ermöglicht eine indirekte Seitenlokalisation).

Charakteristische Anordnung und Folge der Segmentbronchienabgänge: Der rechte Oberlappenbronchus ist an seinem frühzeitigen Abgang leicht zu erkennen und bestätigt die rechtsseitige Lage der Bronchoskopspitze. Eine optimale Einsicht in den Oberlappenbronchus gelingt oft nur bei maximaler Abwinkelung der Bronchoskopspitze. Die lange Distanz des linken Hauptbronchus bis zur typischen Aufteilungsstelle der Oberlappen-Unterlappen-Carina der linken Seite bestätigt indirekt die linksseitige Lage der Spitze. Direkt lateral von der Oberlappen-Unterlappen-Carina liegt das Ostium des Lingulabronchus, in dessen Tiefe zwei weitere Ostien zur Darstellung kommen (LB^4 und LB^5). Der linke Unterlappenbronchus ist an seiner medialen Lage und dem unmittelbaren dorsalen Abgang des apikalen Unterlappensegmentbronchus LB^6 und der charakteristischen Anordnung seiner subsegmentalen Ostien (LB^6 a/b/c) leicht zu erkennen.

Beherrschung von typischen Schwierigkeiten bzw. Komplikationen

Hypoxämie

Bei Hypoxämie kann eine O_2-Insufflation über den Arbeitskanal, Unterbrechung des Bronchoskopievorgangs, Zufuhr von O_2 mit hohem Fluss (Spontanatmung), Intubation und Beatmung mit einer FiO_2 von 1,0 erfolgreich sein.

Blutungen

Bei leichten Blutungen aufgrund eines mechanischen Traumas kann entweder die spontane Blutstillung abgewartet oder durch Instillation von Adrenalinlösung (1:10000) die Blutung erfolgreich gestoppt werden. Handelt es sich um eine starke Blutung, sollte das Endoskop in „**Wedge-Position**" im Bronchus belassen werden und eine Tamponade des distal der Spitze gelegenen TBS abgewartet werden. Anschließend kann das Endoskop vorsichtig entfernt werden.

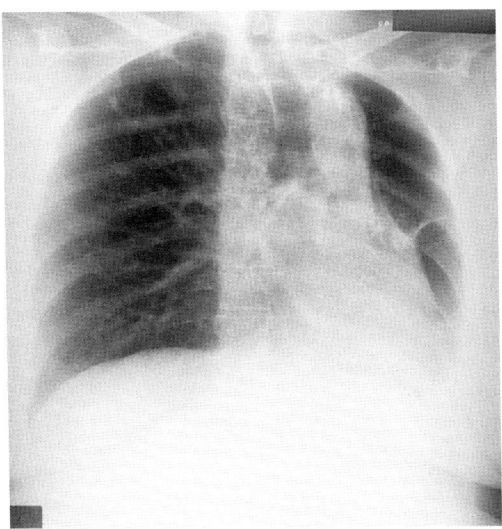

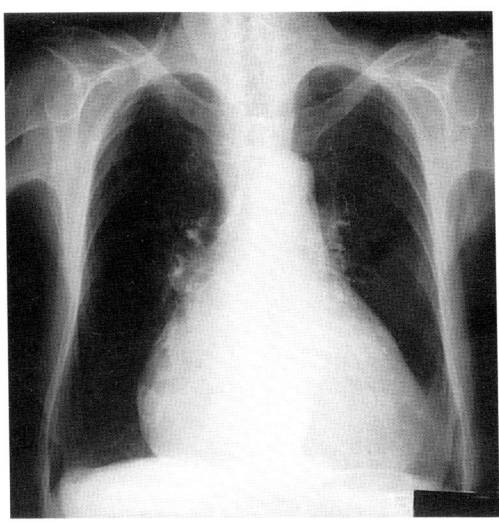

Abb. 2.**28** Linksseitige Pleuraschwarte mit Verlagerung des Mediastinums. Präoperatives Röntgenbild einer 60-jährigen Patientin, bei der eine Schenkelhalsfraktur osteosynthetisch in Intubationsnarkose versorgt werden sollte. 1961 hatte sie eine Lungentuberkulose durchgemacht.

Abb. 2.**29** Ausgeprägte Herzvergrößerung. Präoperatives Röntgenbild einer 87-jährigen Patientin, die in Intubationsnarkose wegen einer Dünndarmperforation bei Inkarzeration in einer Nabelhernie operiert werden sollte. Vor 10 Jahren war wegen eines Mitralvitiums die Mitralklappe durch eine Bioprothese ersetzt worden. Sonstiges: Cerclagedrähte bei Zustand nach Sternotomie.

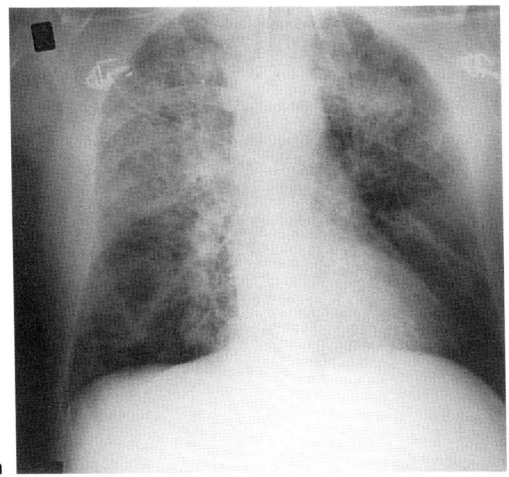

a

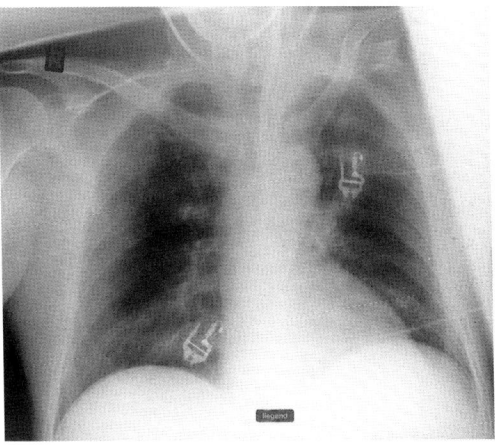

b

Abb. 2.**30 a, b** Alveoläres Lungenödem. **a** Postoperatives Röntgenbild des Thorax von einem 60-jährigen Patienten, der in der Narkoseausleitung eine respiratorische Insuffizienz entwickelte. Bei dem Patienten war vor Jahren eine Laryngektomie wegen eines Larynxkarzinoms durchgeführt worden. Ferner war der dilatative Verlauf einer KHK mit schlechter linksventrikulärer Funktion bekannt. Sonstiges: Trachealkanüle, Nährsonde. **b** Rekompensation 3 Tage später. Sonstiges: ZVK (V. subclavia rechts).

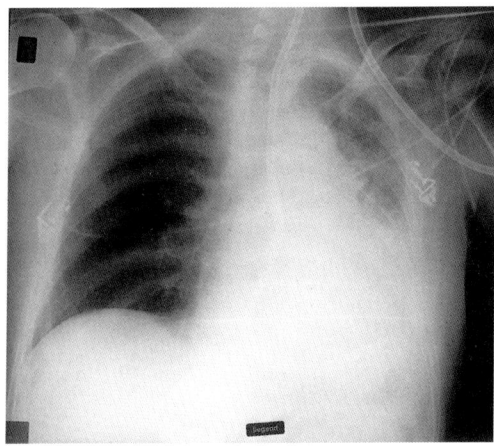

a

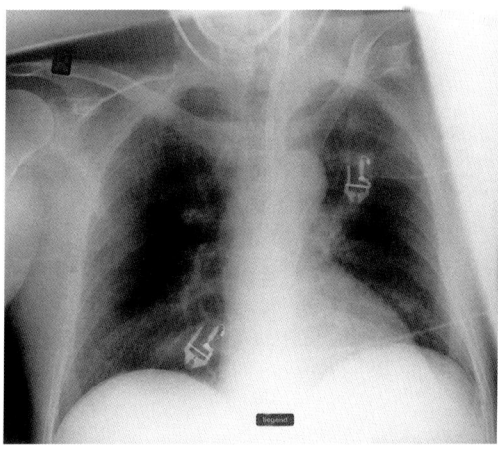

b

Abb. **2.31 a, b** Atelektase. **a** Unterlappenatelektase links mit Verlagerung des Mediastinums und Zwerchfellhochstand. Ausbildung einer Atelektase am 2. postoperativen Tag nach Anlage eines Anus präter in Intubationsnarkose. Sonstiges: Magensonde. **b** Rückbildung der Atelektase nach bronchoskopischer Sekretentfernung.

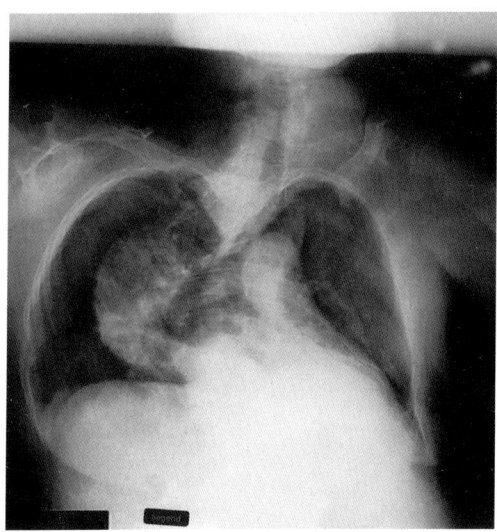

Abb. 2.**32** Thoraxdeformität infolge einer rechtskonvexen Torsionsskoliose. Bei der 71-jährigen Patientin kam es zur postoperativen respiratorischen Erschöpfung nach operativer Versorgung einer großen Bauchwandhernie in Intubationsnarkose.

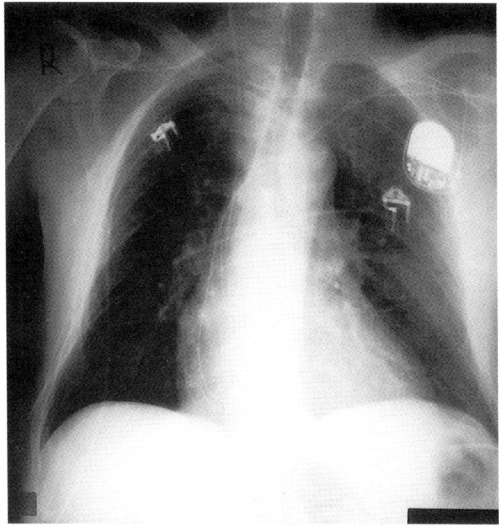

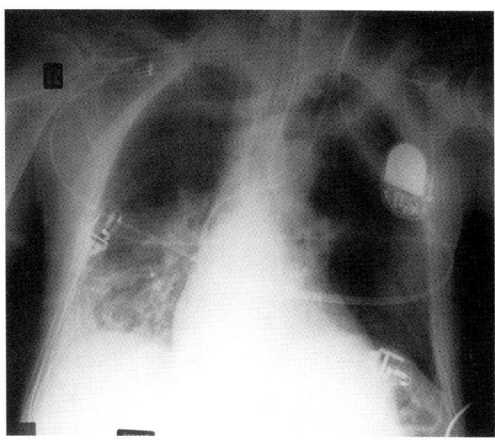

a

b

Abb. 2.**33**a, b   Aspirationspneumonie rechts. **a** Röntgenbild des Thorax vor der Aspiration. Sonstiges: Zweikammer-Herzschrittmacher, ZVK (V. jugularis interna rechts). **b** Bei dem 75-jährigen Patienten war es am 4. postoperativen Tag plötzlich zum schwallartigen Erbrechen mit Aspiration gekommen. Sonstiges: Rechtsherzkatheter über die V. jugularis interna links, Magensonde, Trachealtubus.

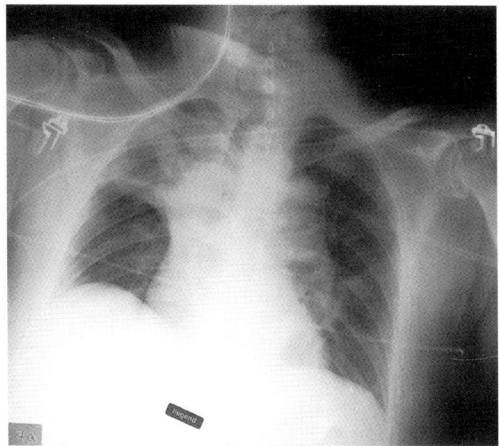

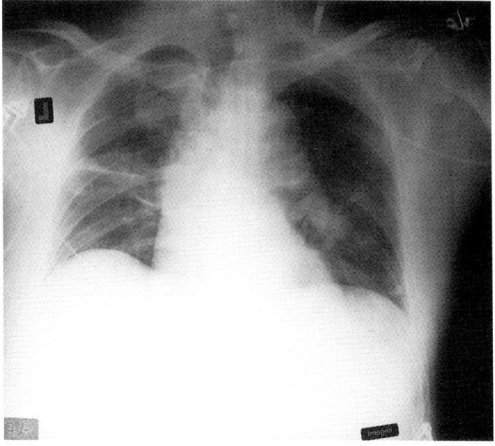

a

b

Abb. 2.**34**a, b   Oberlappenatelektase rechts. **a** Bei einem 60-jährigen Patienten mit einem Kolonkarzinom zeigte das direkt postoperativ nach Hemikolektomie rechts angefertigte Röntgenbild des Thorax eine Oberlappenatelektase rechts. Sonstiges: ZVK (V. jugularis interna links, Magensonde). **b** Rückläufige atelektatische Veränderungen nach bronchoskopischer Sekretentfernung. (Das Bild wurde seitenverkehrt beschriftet.)

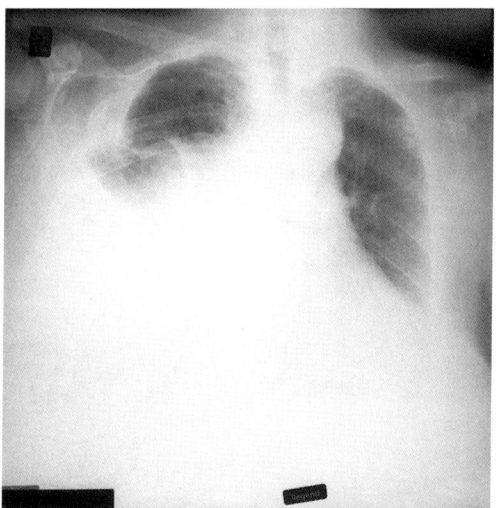

a

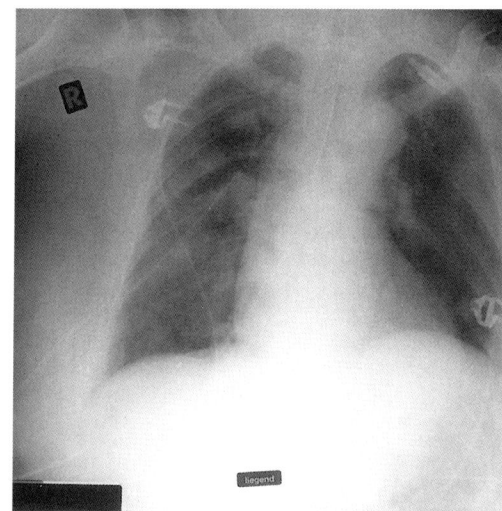

b

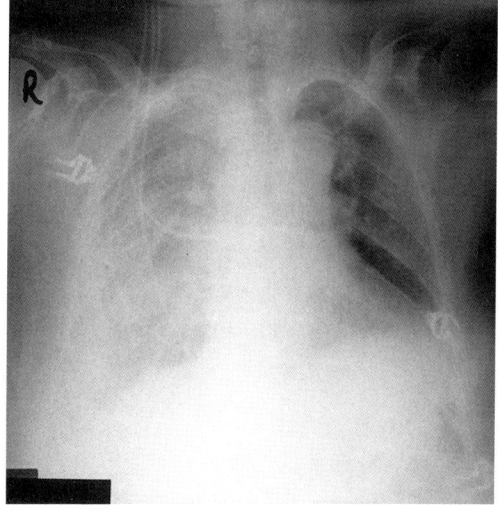

c

Abb. 2.**35a–c** Maligner Pleuraerguss rechts. **a** Die 76-jährige Patientin, die seit Jahren wegen eines rezidivierenden Mammakarzinoms behandelt wurde, kam mit respiratorischer Insuffizienz zur Aufnahme. Es zeigte sich ein ausgedehnter rechtsseitiger Pleuraerguss mit Kompression der rechten Lunge und leichter Mediastinalverdrängung. **b** Nach Anlage einer Pleuradrainage rechts konnte der Erguss nahezu vollständig entfernt werden (ca. 2 Liter). Sonstiges: Trachealtubus, ZVK (V. jugularis interna rechts). **c** Nach Verstopfung der Pleuradrainage erneutes Auftreten einer Ergussverschattung rechts.

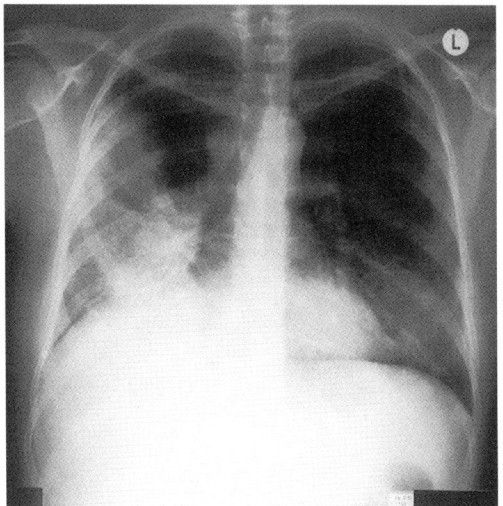

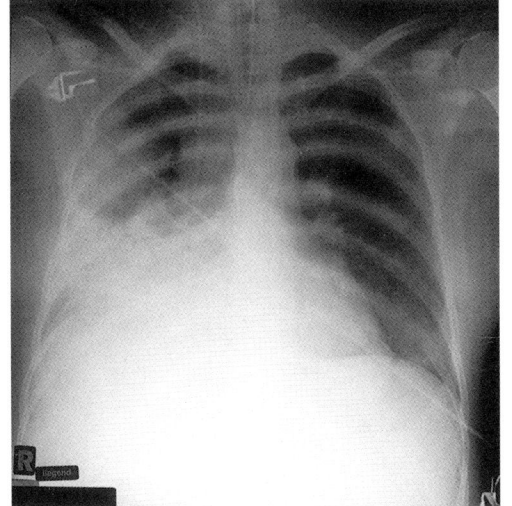

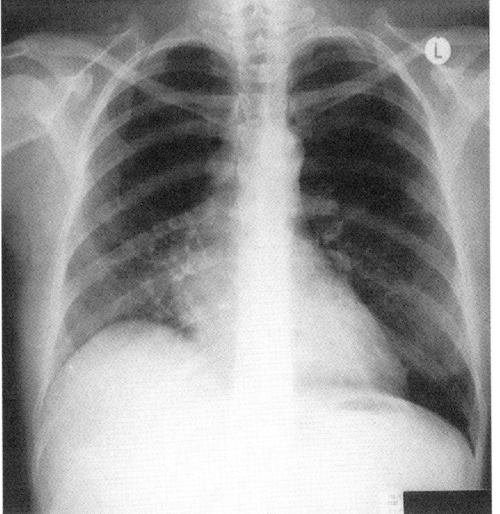

Abb. 2.**36 a – c**   Pneumokokkenpneumonie rechts.
a Die 35-jährige Patientin entwickelte eine zunehmende respiratorische Insuffizienz wegen einer Pneumo-
kokkensepsis mit progredienten pneumonischen Infiltrationen. Das Röntgenbild zeigte ausgeprägte alveoläre, konfluierende Infiltrationen im Ober- und Unterlap-
pen rechts und einen geringgradigen Pleuraerguss
rechts. **b** Zustand nach Intubation. Beginnende Infiltrationen links basal. Sonstiges: ZVK (V. jugularis interna
rechts). **c** Rückbildung der Infiltrationen nach drei Wochen. Zwerchfellhochstand rechts.

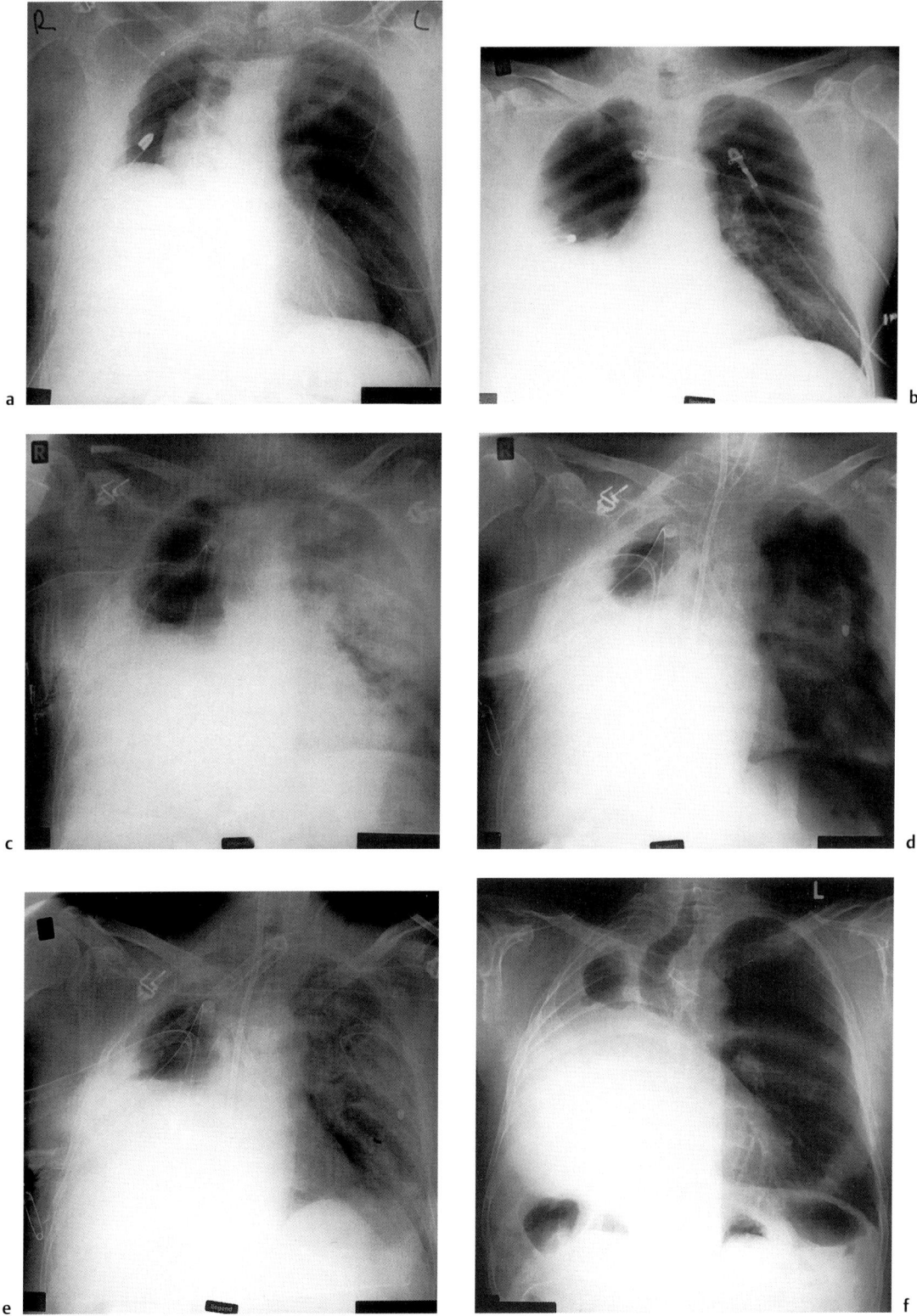

◀ Abb. 2.**37** a – f
a Zustand nach Pneumonektomie rechts. Der 55-jährige Patient war wegen eines rechtsseitigen Bronchialkarzinoms pneumonektomiert worden. Das postoperative Röntgenbild zeigte eine Thoraxdrainage rechts, eine Mediastinalverschiebung und einen Zwerchfellhochstand rechts.
b Bronchusstumpfinsuffizienz nach Pneumonektomie rechts. Der Patient entwickelte nach ca. 10 Tagen eine Bronchusstumpfinsuffizienz. Das Röntgenbild zeigte eine ausgedehnte homogene Ergussverschattung rechts und eine Thoraxdrainage rechts. Sonstiges: ZVK (V. jugularis interna rechts).
c Aspirationspneumonie der linken Lunge. Durch massiven Sekretübertritt aus der rechten Pleurahöhle kam es zur Aspiration. Der Patient wurde rethorakotomiert

und zwei neue Thoraxdrainagen wurden unter Sicht eingelegt. Im Röntgenbild zeigen sich konfluierende Infiltrationen der gesamten linken Lunge als Zeichen einer Aspirationspneumonie. Ferner erkennt man rechtsseitig ein Weichteilemphysem und Drainagen. Sonstiges: endobronchiale Tubuslage.
d Pneumothorax links. Infolge eines Barotraumas durch die Respiratortherapie der Aspirationspneumonie kam es zur Ausbildung eines linksseitigen Pneumothorax. Unter der Anlage einer linksseitigen Thoraxdrainage war es noch nicht zur vollständigen Ausdehnung der Lunge gekommen. Sonstiges: ZVK (V. jugularis interna links, Magensonde).
e Vollständige Ausdehnung der linken Lunge.
f Vollständige Rückbildung der Infiltrationen und Entfaltung der linken Lunge. Fibrothorax rechts.

Literatur

Atmung

Campbell EJ, Lefrak SS: Physiologic processes of ageing in the respiratory system. In: Doenicke A, Kettler D, List WF, Radke J, Tarnow J (Hrsg.): Anästhesiologie. Springer, Berlin 1995
Caplan RA, Karen LP, Ward RJ, Cheyney FW: Adverse respiratory events in anesthesia: A closed claim analysis. Anesthesiology (1990) 72: 828 – 833
Carlon GC, Ray C, Miodownik S, Kopec J, Groeger JS: Capnography in mechanically ventilated patients. Crit care Med (1988) 16: 550 – 556
Chopin C, Fesard Ph et al.: Use of capnography in diagnosis of pulmonary embolism during acute respiratory failure of chronic obstructive pulmonary disease. Crit care Med (1990) 18: 353 – 357
Duhm J: Physiologie der Lungenfunktion, Teil I. Ventilation. Anästh Intensivmed (1984) 25: 180 – 190
Duhm J: Physiologie der Lungenfunktion, Teil II. Alveolokapillärer Gasaustausch. Anästh Intensivmed (1984) 25: 231 – 240
Goudsouzian N, Karamanian A: Physiology for the Anesthesiologist, 2nd ed. Appleton-Century-Cofts, Norwalk 1984
Kaczmarczyk G: Blutgase. In: List WF, Metzler H, Pasch T (Hrsg.): Monitoring in Anästhesie und Intensivmedizin. Springer, Berlin 1995 (S. 392 – 412)
Konietzko N: Vorbereitung des Patienten zu Anästhesie und Operation: Art und Umfang der Diagnostik zur Erfassung des pulmonalen Risikos. In: Rügheimer E, Pasch T (Hrsg.): Vorbereitung des Patienten zu Anästhesie und Operation. Springer, Berlin 1986
Krayer S, Vettermann J: Respiratorische Funktion während der Anästhesie. In: Doenicke A, Kettler D, List WF, Radke J, Tarnow J (Hrsg.): Anästhesiologie. Springer, Berlin 1995
Lambertsen CJ: Medical Physiology, 12 th ed., Mosby, Mountcastle 1968
Larsen R: Anästhesie. In: Fischer K: Die Beurteilung der Narkosefähigkeit – Aspekte der Wirtschaftlichkeit. Urban & Schwarzenberg, München 1985

Lenz G, Klöss Th, Schorer R: Grundlagen und Anwendung der Kapnometrie. Anästhesiol Intensivmed (1985) 26: 133 – 141
Levine RL, Wayne MA, Miller CC: End-tidal carbon dioxide and outcome of out-of-hospital cardiac arrest. N Engl J Med (1997) 337: 301 – 306
Niemer M, Nemes C: Datenbuch Intensivmedizin. Fischer, Stuttgart 1981
Nunn JF: Nunn's applied respiratory physiology. Butterworth-Heinemann, Oxford 1993
Nunn JF, Camell EJM, Peckett BW: Anatomical subdivisions of the volume of respiratory dead space and effect of position of the jaw. J app Physiol (1959) 14: 174 – 180
Oczenski W, Werba A, Andel H: Atmen, Atemhilfen. Blackwell Wissenschafts-Verlag, Berlin 1996
Pasch T: Kapnometrie und Kapnographie. In: List WF, Metzler H, Pasch T (Hrsg.) Monitoring in Anästhesie und Intensivmedizin. Springer, Berlin 1995 (S. 337 – 366)
Paulus DA: Clinical and electronic airway monitoring. Anesthesiol Clin North Am (1995) 13: 337 – 360
Smalhout B: A quick guide to capnography and its use in differential diagnosis. Hewlett Packard, Böblingen 1983
Smalhout B: The importance of monitoring in anesthesia. Acta anaesth belg (1978) 29: 45
Sum Ping ST, Metha MP, Symreng T: Reliability of capnography in identifying esophageal intubation with carbonated beverage or antacid in the stomach. Anesth Analg (1991) 73: 333 – 337
West JB: Ventilation/blood flow and gas exchange. Williams & Wilkins, Baltimore 1990
Wurst H, Finsterer U: CO_2-Emphysem bei laparoskopischer Chirurgie. Anäthesist (1994) 43: 446 – 468

Atemwegsmanagement

Benumof JL: Management of the difficult adult airway-medical intelligence article. Anesthesiology (1991) 75: 1087 – 1110

Brain AIJ, Verghese C, Addy EV, Kapila A: The intubation laryngeal mask: I: development of a new device for intubation of the trachea. Br J Anaesth (1997) 79: 699 – 703

Chatterji S, Chatterji P: The management of foreign bodies in air passages. Anaesthesia (1972) 27: 390 – 395

Cooper RM: Safe extubation in the difficult airway. Anesthesiol clin. N Amer (1995) 13: 683 – 709

Cormack RS, Lehane J: Difficult tracheal intubation in obstetrics. Anesthesia (1984) 39: 1105 – 1111

Frey R, Hugin W, Mayrhofer O: Lehrbuch der Anaesthesiologie. Springer, Berlin 1955 (S. 455)

Hartley M, Vaughan RS: Problems associated with tracheal extubation – review article. Br J Anaesth (1993) 71: 561 – 568

Ikeda S, Ono Y, Miyazawa S: Flexible bronchoscope. Jibi Inkoka (1970) 42: 855 – 861

Kenkichi O: The bronchus through the bronchofiberscope. Olympus, Schautafel

Mallampati SR, Gatt SP, Gugino LD, Desai SP, Waraksa B, Freiberger D, Liu PL: A clinical sign to predict difficult tracheal intubation: a prospective study. Can Anaesth Soc J (1985) 32: 429 – 434

Mallampati SR: Airway Management. In: Barash PG, Cullen BF, Stoelting RK: Clinical Anesthesia, 3rd ed. Lippincott – Raven, Philadelphia 1997 (p. 573 – 594)

Pennant JH, White PF: The laryngeal mask airway – review article. Anesthesiology (1993) 79: 144 – 163

Potgieter PD, Hammond JMJ: "Cuff"-test for safe extubation following laryngeal edema. Crit Care Med (1988) 16: 818

Rieger A, Haß I, Eyrich K: Intraoperative Atemwegsobstruktion bei Anwendung der Larynxmaske. Anaesthesist (1996) 45: 278 – 283

Samsoon GLT, Young JRB: Difficult tracheal intubation: a retrospective study. Anaesthesia (1997) 42: 487 – 490

Smith GB, Hirsch NP, Ehrenwerth J: Placement of double-lumen endobronchial tubes. Br J Anaesth (1986) 58: 1317 – 1320

3 Kreislauf

M. Haisjackl, T. Wüst und R. Scherer

Kreislaufmonitoring

■ Klinische Untersuchung

Die klinische Untersuchung, der Blutdruck und die Herzfrequenz sind auch bei ausgedehntem sonstigen hämodynamischen Monitoring die wichtigsten Parameter der Kreislauffunktion. Das Tasten des **Pulses** ist die einfachste Methode zur Feststellung von Herzrhythmusstörungen, die dann im EKG differenziert werden müssen. Beim bewusstseinsklaren Patienten werden meistens die peripheren Pulse der Arteria radialis beidseits getastet. Dabei ergeben sich Informationen zu Herzfrequenz, Herzrhythmus und Pulsform.
Typisch ist die Beobachtung der α-adrenergen Zentralisationsreaktion z.B. bei relativem (Orthostase) oder absolutem (Blutung) Volumenmangel oder anderweitig bedingtem Absinken des Herzzeitvolumens (z.B. extreme Bradykardie). Durch eine Vasokonstriktion der Hautblutgefäße zum Zwecke der Umverteilung des Blutvolumens zugunsten zentraler Kompartimente kommt es zu einer deutlichen Hautblässe, -feuchte und -kühle. Daneben sind die peripheren Venen praktisch leer und nicht mehr erkennbar. Eine Anämie lässt sich oft an einer deutlichen Blässe der Bindehaut des Auges oder einer „Farblosigkeit" von Lippen und Wangenschleimhaut erkennen. Ohrmuscheln und Akren weisen bei Volumenmangel und Anämie ebenfalls eine graublaue oder weiße Farbe auf. Die Wiederfüllung des ausgedrückten Nagelbettes mit Blut kann auch einen Hinweis auf Anämie und Volumenmangel geben. Die Blutdruckmessung erfolgt an beiden Armen und gelegentlich auch am Bein. Es werden der systolische und der diastolische Blutdruck auskultatorisch bestimmt.

Die zentralen Pulse werden an der A. carotis oder der A. femoralis getastet. Solange zentrale Pulse in ausreichender Frequenz vorhanden sind, muss keine Herzdruckmassage durchgeführt werden.

■ Venöser Zugang

Standardzugang ist die **periphere Venenverweilkanüle**, die so groß gewählt werden sollte, dass eine ausreichende Infusions- und Transfusionsgeschwindigkeit erreicht werden kann. Sichere intravenöse Lage und gute Befestigung müssen vor jeder anästhesiologischen Maßnahme zweifelsfrei feststehen.

■ Zentraler Venenkatheter

Die Anlage eines zentralen Venenkatheters erfolgt für die Zufuhr von Medikamenten und Infusionslösungen (z.B. Chemotherapie, parenterale Ernährung), zur Messung des zentralen Venendrucks und zur Abnahme von Blut bei schlechten peripheren Venenverhältnissen. Die Liegedauer sollte so kurz wie möglich gehalten werden, um Infektionen oder Dislokationen zu vermeiden.

Punktionsorte und Punktionstechnik

Heute werden die meisten zentralen Venenkatheter und auch viele arterielle Katheter in der sog. **Seldinger-Technik** gelegt. Dies besagt, dass durch die Punktionsnadel zunächst ein Leitdraht nach intravasal vorgeschoben wird. Dieser Mandrin weist eine weiche Spitze oder auch eine selbsterhaltende Rundung an der Spitze (pig-tail, j-guide) auf, damit Verletzungen von z.B. Gefäßen oder

des rechten Vorhofs seltener vorkommen. Über ihn wird – bei dicklumigen Kathetern nach kleiner Hautinzision und Verwendung eines oder mehrerer Bougies – der endgültige Katheter vorgeschoben. Dies ermöglicht die Verwendung kleinerer Punktionskanülen als bei der **direkten Katheterisierung**, bei der der Katheter direkt durch die Punktionskanüle vorgeschoben wird.
Grundsätzlich stehen verschiedene im Folgenden beschriebene Wege für die zentralvenöse Katheterisierung zur Verfügung.

Vena basilica

Eine periphere Punktionsmöglichkeit ist die V. basilica auf der Ulnarseite der Ellenbeuge. Von hier aus kann ein entsprechend langer Venenkatheter vorgeschoben werden. Probleme können beim Vorschieben in der Achselhöhle entstehen. Außerdem weichen von peripher vorgeschobene Katheter häufiger als andere ab und liegen dann mit der Spitze nicht in der V. cava superior, sondern z. B. in der V. subclavia oder V. jugularis der Gegenseite oder der V. jugularis derselben Seite. Falls eine Lagekorrektur nicht möglich ist, sollten solche Katheter dann bis in die Nähe der Einmündung in die V. cava superior zurückgezogen werden. Als vorteilhaft ist die meist komplikationslose Punktion (cave Arterie) einer peripheren Vene anzusehen. Nachteile ergeben sich bei schlechten peripheren Venenverhältnissen aus dem langen intravenösen Verlauf des Katheters bei andauernder Bewegung (Thrombophlebitis, Dislokation) sowie aus der Häufigkeit primärer Fehllagen.

Vena jugularis interna

> Die Punktion der V. jugularis interna rechts stellt das Standardverfahren der zentralvenösen Katheterisierung dar.

Lateral der A. carotis, über deren Verlauf man sich immer palpatorisch orientieren sollte, ist diese Vene häufig als wasserkissenartige Vorwölbung sichtbar und tastbar, insbesondere in Kopftieflage und während des Valsalva-Manövers. Meistens wird die Punktion bei leicht nach links gewendetem Patientenkopf in Krikoidhöhe an der Kreuzungsstelle von V. jugularis externa und dem sternalen Anteil des M. sternocleidomastoideus vorgenommen. Die primäre Punktionsrichtung weist leicht nach lateral.

Der Katheter kann nach erfolgreicher Punktion in fast allen Fällen problemlos vorgeschoben werden und nimmt einen geraden Weg in die V. cava superior. Bei ca. 14 cm wird die Spitze des Katheters beim Erwachsenen richtig positioniert sein. **Arterielle Fehlpunktionen** (ca. 0,05 – 0,1 %) und das Auftreten eines Pneumothorax (ca. 0,1 %) sind selten. Kommt die arterielle Fehlpunktion dennoch vor, so sollte die Punktionsstelle für etwa 10 Minuten manuell komprimiert werden (cave kontralaterale Karotisstenose). Es sind einzelne Fälle neurologischer Komplikationen (TIA, apoplektische Symptomatik) beschrieben worden, die möglicherweise auf die Mobilisation und Embolisation atherosklerotischer Plaques bei arterieller Fehlpunktion zurückzuführen sind.
Die V. jugularis interna kann auch von weiter kranial oder kaudal gelegenen Stellen aus punktiert werden. Es ist anzunehmen, dass das Pneumothoraxrisiko bei weiter kaudal gelegenen Punktionsstellen zunimmt.

Vena subclavia

Die Punktion der V. subclavia ist hauptsächlich durch die Punktion der V. jugularis interna verdrängt worden. Wenn auch der Pneumothorax eine typische Komplikation der Subklaviapunktion ist (ca. 1 %), so hat doch diese Art der zentralvenösen Katheterisierung gewisse Vorteile. Während der Punktion kann die **Klavikula als knöcherne Leitschiene** benutzt werden, die für die tangentiale Punktionsrichtung einen guten Anhalt liefert. Das feste Gewebe verbunden mit den knöchernen Strukturen stellt eine anatomisch gut reproduzierbare Umgebung auch bei Säuglingen und Kleinkindern dar, bei denen sich nach erfolgloser V.-jugularis-interna-Punktion die V. subclavia als Alternative anbietet. Vom lateralen Drittel der Klavikula aus wird streng tangential zum Thorax in Richtung Jugulum/unterhalb Krikoid punktiert. Plötzliches Husten des Patienten oder die Aspiration von Luft (Pneumothorax?) sollten Anlass für eine gute Patientenüberwachung sein. Ein Röntgenbild des Thorax sollte in diesen Fällen angefertigt werden. Allerdings schliesst ein zunächst normaler Befund die spätere Entwicklung eines (Spannungs-)Pneumothorax nicht aus.

Bei Patienten mit Luftnot, die in den letzten 24 Stunden einen Subklaviakatheter erhalten haben, muss an einen Spannungspneumothorax gedacht und eine entsprechende Ausschlussdiagnostik (klinische Untersuchung, erneutes Röntgenbild) durchgeführt werden. Im Notfall sollte bei klinischer Symptomatik rasch die vorläufige Punktion zur Drainage der entsprechenden Thoraxseite erfolgen.

Vena anonyma

Als V. anonyma wird der in den Thorax und damit in die V. cava superior ziehende Anteil der V. jugularis interna bezeichnet. Kann die V. jugularis interna zervikal nicht punktiert werden, so kann versucht werden, sie in ihrem intrathorakalen Verlauf zu treffen. Die Punktionsstelle liegt etwa 5 bis 10 mm kranial der Klavikula in Höhe ihrer medialen kranialen Einkerbung (cave Arterie). Die Stichrichtung weist nach rechts seitlich in Richtung Mamille in einem 45°-Winkel zur Sagittal- und Transversalebene. Eine Vorpunktion mit einer dünnen Kanüle ist immer empfehlenswert. Auf der linken Seite kann die V. anonyma nicht punktiert werden.

> Bei Veränderungen der thorakalen Aorta (z. B. thorakales Aortenaneurysma, poststenotische Dilatation bei Aortenstenose) ist die Punktion der V. anonyma kontraindiziert.

Eine Kompressionsmöglichkeit bei arterieller Fehlpunktion besteht nicht, weshalb diese Punktionstechnik eher als Auswegpunktion bei Fehlversuchen an den anderen Punktionsstellen anzusehen ist.

Lagekontrolle

In unkomplizierten Fällen und bei freier Rückläufigkeit aller Katheterlumina ist die Anfertigung einer Röntgenaufnahme des Thorax allein zur Lagekontrolle entbehrlich, wenn mittels der intravasalen (intraatrialen) EKG-Ableitung über den Katheter die Lage der Katheterspitze in der V. cava superior gesichert werden konnte. Dazu wird der Katheter zunächst vorsichtig in den rechten Vorhof vorgeschoben, was im EKG (eine von drei Ableitungen über die NaCl-Flüssigkeitssäule des Katheters oder eine leitende Seele) dann an einer hohen P-Welle (P-Welle erreicht oft die Höhe der R-Zacke, gelegentlich Monitordoppelton) erkennbar ist. Anschließend wird der Katheter gerade soweit wieder zurückgezogen, dass die P-Welle wieder ihre normale (flache) Höhe aufweist. Der Katheter kann dann fixiert werden.

> Die Lagekontrolle mit der intravasalen (intraatrialen) EKG-Ableitung muss dokumentiert werden. Bei unkomplizierter Punktion kann auf weitere Dokumentationen der Katheterlage verzichtet werden.

Fehllagen sind damit nicht völlig ausgeschlossen, denn auch bei Aberration der Katheterspitze in herznahe Venen (z. B. V. hemiazygos) kann in Herzhöhe eine hohe P-Welle gesehen werden. Sofern derartige Fehllagen überhaupt einer Korrektur bedürfen, können sie in der Regel nur unter Röntgendurchleuchtung gesichert werden.

Kathetersysteme

Großlumige Dreilumenkatheter

Bei polytraumatisierten Patienten, Blutungen aus großen Gefäßen (BAA) oder Organen (Milz, Niere, Leber) und bei jedem Patienten mit hämorrhagischem Schock ist die primäre Anlage eines großlumigen Dreilumenkatheters indiziert (8,5 F, Anlage meist über eine Kanüle mit 1,4 mm Innendurchmesser in Seldinger-Technik). Nach Annähen des Katheters stehen zwei großlumige Zugänge und ein Medikamentenschenkel zur Verfügung, was für den ersten Therapieanlauf (z. B. in Verbindung mit einem Schnellinfusions-/-transfusionssystem) ausreichend ist. Bei schweren Blutungen empfiehlt sich allerdings die Anlage von 2 weiteren großlumigen peripheren Verweilkanülen (2 mm).

Schleusensysteme

Sogenannte Schleusen sind sehr dicklumige und kurze Katheter mit relativ dünner Wand, durch die andere Katheter im Bedarfsfall schnell nach zentralvenös vorgeschoben werden können (z. B. Pulmonaliskatheter, intravenöse Schrittmacher). Dazu werden diese Katheter unter sterilen Bedingungen in das an der Schleusenspitze befindliche selbstschließende Ventil eingeführt. Die Schleusen verfügen im Seitenschluss über ein großes Lumen, das für Infusions- und Transfusionszwecke genutzt werden kann. Das Anlegen einer Schleuse kann die sekundäre intraoperative Anlage eines

Pulmonaliskatheters sehr erleichtern und sollte als präoperative Option bei großen Eingriffen bedacht werden.

Shaldon-Katheter

Bei niereninsuffizienten Patienten, bei denen keine Dialysemöglichkeit besteht (Shuntverschluss bzw. revidierter Shunt kann noch nicht benutzt werden), sollte zur Dialyse ein großlumiger Doppellumenkatheter („arterieller" und „venöser" Schenkel) angelegt werden. Die Lagekontrolle mittels intraatrialer EKG-Ableitung ist auch hierbei möglich.

■ Arterieller Katheter

Allgemeines

Die invasive Blutdruckmessung mittels eines meist in die A. radialis, A. femoralis, A. dorsalis pedis oder A. axillaris eingelegten Katheters gestattet die kontinuierliche Überwachung des arteriellen Blutdrucks (Mitteldruck, systolischer und diastolischer Druck) und die diskontinuierliche oder kontinuierliche Bestimmung des arteriellen Blutgasstatus.

> Im operativen Bereich hängt die Indikation zur Durchführung einer invasiven Blutdrucküberwachung von den Vorerkrankungen des Patienten und vom geplanten operativen Eingriff ab.

Technik

Eine Information darüber, ob neben der Versorgung durch die A. radialis eine ausreichende Kollateralisierung der Hand über die A. ulnaris besteht, lässt sich durch eine klinische Untersuchung allein (früher **Allen-Test**) nicht klären. Routinemäßig wird die A. radialis der nicht führenden Hand des Patienten katheterisiert. Ein Durchstechen des Gefäßes scheint mit einer später höheren Komplikationsrate verbunden zu sein und sollte möglichst vermieden werden.

Druckwandler

Eichung

Die in der Regel eingesetzten mechano-elektrischen Druckwandler wandeln das durch die Flüssigkeitssäule übertragene Drucksignal in ein elektrisches Signal um und bedürfen daher einer genauen Eichung z. B. mithilfe eines Quecksilbermanometers auf 100 mmHg. Außerdem ist bei allen Druckwandlern die exakte Eichung auf den **Nullpunkt** (Höhe des Vorhofs des Patienten, näherungsweise oberes Drittel des sagittalen Thoraxdurchmessers) erforderlich. Plötzliche Anstiege z. B. des zentralvenösen Drucks (ZVD oder CVP für central venous pressure) können auch durch das Herunterfallen des Druckwandlers bedingt sein.

> Für die Leistungsfähigkeit und Qualität eines Druckwandlers spielen sein Frequenzbereich sowie das Schwingungsverhalten (Resonanz und Dämpfung) des gesamten Messsystems (arterieller Katheter, Verlängerungsschläuche, Dreiwegehähne, Konnektionen usw.) eine wichtige Rolle.

Resonanz

Intravasale Katheter haben grundsätzlich eine Eigenschwingungsfrequenz, die normalerweise höher liegt als der Frequenzinhalt des übertragenen Signals. Nähert sich der Frequenzinhalt des übertragenen Signals jedoch der Eigenschwingungsfrequenz, so kommt es zu einer Signalverstärkung („**Resonanz**"), die zu einer falsch hohen Ermittlung des systolischen Drucks und einer falsch niedrigen Ermittlung des diastolischen Drucks führt.

Deshalb sollten Katheter und Messleitungen eine **möglichst hohe Eigenschwingungsfrequenz** aufweisen. Dies ist bei kurzen, dicklumigen Kathetern der Fall, während lange, kleinlumige Katheter (Pulmonaliskatheter!) eine niedrige Eigenfrequenz aufweisen, die in den Bereich des Frequenzinhaltes des Signals herabreichen kann. Insbesondere bei tachykarden Patienten werden deshalb systolische und diastolische Drücke, die über lange, kleinlumige Katheter gemessen werden, falsch hoch bzw. falsch niedrig gemessen.

Dämpfung

Während die Resonanzphänomene zu einer verstärkenden Über- und Unterschwingung führen, wird das Ausgangssignal durch lange, weiche Leitungen und elastische Komponenten (Luft!) gedämpft. Die Dämpfung führt zu einer Abschwächung des Signals, also einer falsch niedrigen Messung des systolischen und einer falsch hohen Messung des diastolischen Blutdrucks.

> Zur Vermeidung der Resonanzphänomene ist eine bestimmte Dämpfung des Signals erwünscht.

Bei der Übertragung eines Rechteckimpulses, der als Extremfall plötzlicher Druckänderungen angesehen werden kann, müssen Überschwingungen (beim Druckanstieg) und Unterschwingungen (beim Druckabfall) so gedämpft werden, dass keine Nachschwingungen zu beobachten sind. In der Praxis gelingt dies auch unter guten Messbedingungen nur so, dass lediglich eine Nachschwingung zu beobachten ist.

Die Beobachtung der Wiedergabe eines Rechteckimpulses zur Kontrolle der optimalen Dämpfung wird als **„Flush-Test"** bezeichnet. In der klinischen Routine besteht allerdings das Problem der sauberen Applikation eines Rechteckimpulses und dessen Beobachtung zwischen den Druckwellen des Herzschlags. Die klinisch sehr einfache Verwendung der Druckspülung zur Erzeugung des „Rechteckimpulses" und die Beobachtung von z. B. zahlreichen Nachschwingungen auf einem Ausdruck mit hoher Registriergeschwindigkeit geben nur einen eingeschränkten Hinweis auf eine in diesem Fall zu geringe Dämpfung. Nachträgliche Veränderungen vorgefertigter Systeme – wie der Einbau von zusätzlichen Dreiwegehähnen – beeinträchtigen deren Übertragungseigenschaften.

Komplikationen

Die teilweise Thrombosierung der A. radialis mit Perfusionsminderung stellt die häufigste Komplikation dar (bis zu 60 % der Fälle), wenn sie auch meistens ohne dauernde Folgen bleibt. Erkennbar werden **Teilthrombosierungen** an einer Blassverfärbung des distalen Versorgungsbereichs und an der gedämpften Druckkurve. Obwohl gedämpfte Druckkurven häufig das Ergebnis von kleinen Koageln oder Lufteinschlüssen im peripheren Messsystem oder Abknickungen des Katheters sind, empfiehlt sich die Entfernung des Katheters, wenn diese Probleme durch Spülung und Umlagerung nicht dauerhaft beseitigt werden können.

Eine nicht zu unterschätzende Gefahr besteht in der **versehentlichen Injektion von Medikamenten** in den arteriellen Katheter. Dies kann je nach injiziertem Medikament zu einer ausgedehnten Nekrose mit Verlust der Hand führen.

> Jeder arterielle Katheter muss gut sichtbar und in der Nähe potenzieller Injektionsstellen als arterieller Gefäßzugang auffällig gekennzeichnet sein. Die Zahl der Injektionsstellen (Dreiwegehähne) sollte möglichst gering sein. Dreiwegehähne und Druckmessschläuche sollten rot gefärbt sein und nicht für andere Zwecke eingesetzt werden.

Kommt es dennoch zu einer versehentlichen intraarteriellen Injektion, so sind umgehend Maßnahmen zu treffen, von denen eine Verminderung des Folgeschadens erhofft wird. Die Vorstellung, injizierte Medikamente wieder aspirieren zu können, ist unsinnig. Dagegen kann aber der Versuch der Weitstellung der Arteriolen unternommen werden, um einer vasokonstriktionsbedingten Ischämie entgegenzuwirken.

Die **Häufigkeit** von Komplikationen kann näherungsweise wie folgt zusammengefasst werden:
- Verschluss oder signifikante Einengung bis 40 %,
- lokale Infektion 4 %,
- lokale Hautnekrose 0,5 – 3 %,
- Ischämie/Nekrose von Fingern sehr selten,
- Hirnembolien fraglich.

> **Regeln bei der Anwendung invasiver Blutdruckmesssysteme:**
> - Möglichst hohe Eigenfrequenz des Messsystems (> 30 Hz). Druckwandlernahe Luftblasen verschlechtern die Eigenschaften des Systems. Die dynamische Registriergenauigkeit eines Systems kann mithilfe des „Flush-Tests" geprüft und ggf. optimiert werden. Form und Frequenzinhalt einer arteriellen Druckkurve variieren inter- und intraindividuell erheblich.
> - Bei korrekter statischer Eichung des Systems stellt der arterielle Mitteldruck die verlässlichste Messgröße dar.

> • Die Punktion erfolgt an der nicht dominanten Hand, mit Farbkennzeichnung von Dreiwegehähnen und Stopfen (nicht an sterilen Stopfen sparen!). Weiterhin zu beachten sind: kontinuierliche Spülung mit NaCl/Heparin (cave HIT-Typ-II), täglicher Verbandswechsel und Inspektion der Punktionsstelle, vorsichtige manuelle Spülung, Entfernung des Katheters bei fehlender Rückläufigkeit. Liegedauer möglichst kurz halten.

■ Pulmonalarterieller Katheter

Der pulmonalarterielle Katheter (**PAK, Swan-Ganz-Katheter**) wird wie ein zentralvenöser Katheter angelegt, jedoch durch eine Schleuse mit seiner Spitze durch den rechten Vorhof, die Trikuspidalklappe, den rechten Ventrikel und die Pulmonalklappe in die Arteria pulmonalis vorgeschoben.

Indikation

Die Indikation für die Anlage eines PAK hängt von der Notwendigkeit ab, bestimmte Kreislaufparameter exakt zu kennen, um daraus therapeutische Konsequenzen zu ziehen. Voraussetzungen für eine sinnvolle Indikation sind daher ein klares pathophysiologisches Konzept und die Annahme, dass gezielte therapeutische Maßnahmen den Krankheitsverlauf beeinflussen können.

Die Indikation für einen PAK wird kontrovers diskutiert und ist in verschiedenen Institutionen durchaus unterschiedlich. Häufig ist jedoch ein PAK bei folgenden Eingriffen indiziert:

- Herzchirurgie und Risikoeingriffe bzw. Risikopatienten,
- Herz- und Lungenchirurgie und bestehende pulmonale Hypertension,
- große chirurgische Eingriffe und kardiale Risikopatienten,
- Massivtransfusion, Polytrauma, Schockzustand mit unklarer Hämodynamik, invasive Beatmung, therapierefraktäre Herzinsuffizienz.

Aufbau

Der Standard-PAK ist ein 7-F-Thermodilutionskatheter mit einer Länge von 110 cm und enthält **vier Lumina**:

- ein proximales CVP-(ZVD-)Lumen,
- ein distales PAP-(pulmonalarterieller Druck)-Lumen,
- ein Lumen für die Balloninflation,
- einen Konnektor für den Thermistor (Abb. 3.**1**).

Die Distanz zwischen dem CVP- und PAP-Port beträgt beim Standard-PAK 30 cm und ist für Erwachsene und Kinder über 18 kg geeignet. Der Abstand von der Katheterspitze ist durch Markierungen gekennzeichnet. Der Ballon fasst 1,5 ml. Für Kinder zwischen 10 und 18 kg eignen sich 4-F- bis 5,5-F-Katheter, für Kinder unter 10 kg gibt es spezielle zwei- bis dreilumige 2-F- bis 3,5-F-Katheter.

Anlage des pulmonalarteriellen Katheters

Der PAK wird in der Regel über eine Schleusenkanüle, die mittels Seldinger-Technik und Bougie gelegt wird, eingeführt.

> Es gelten die üblichen Vorsichtsmaßnahmen und Kontraindikationen für eine zentralvenöse Punktion. Blutdruck, EKG und Pulsoxymetrie als Basismonitoring sowie die Applikation

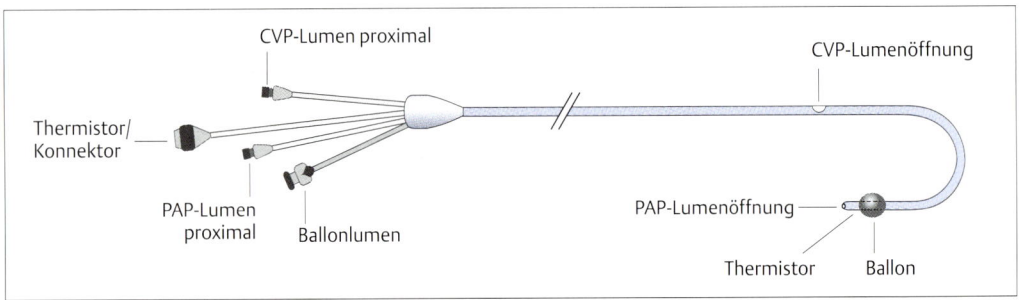

Abb. 3.**1**   Schematische Darstellung eines pulmonalarteriellen Katheters.

> von Sauerstoff über eine Nasensonde oder Maske beim nicht intubierten Patienten werden empfohlen. Ein Defibrillator muss vorhanden sein.

Vorschieben des pulmonalarteriellen Katheters

Das Vorschieben des PAK erfolgt unter Beobachtung der Druckkurve. Nach etwa 20 cm wird der Ballon vorsichtig unter Beobachtung der Druckkurve aufgeblasen. Das weitere Vorschieben des Katheters geschieht bei aufgeblasenem Ballon (Abb. 3. **2**). Die Passage durch die Trikuspidalklappe ist leicht an der typischen ventrikulären Druckkurve erkennbar. Nach etwa weiteren 15 cm erfolgt der Durchtritt des PAK durch die Pulmonalklappe, wobei ein plötzliches Anheben des diastolischen Drucks zu beobachten ist. Das Abfallen des systolischen PAP bei weiterem Vorschieben des PAK kennzeichnet das Erreichen der Katheterposition zur Messung des PCWP. Nach Ablassen der Luft aus dem Ballon erhält man wieder die Kurvenform des PAP.

Die **Distanz** von der V. jugularis interna und V. subclavia bis zum rechten Vorhof beträgt etwa 20 bis 30 cm und von der rechten/linken V. basilica bis zum rechten Vorhof etwa 40/50 cm. Die übliche Distanz für die optimale Katheterposition bei einem Zugang über die V. jugularis oder V. subclavia beträgt beim durchschnittlichen Erwachsenen etwa 50 cm.

Auf die Distanzen beim Vorschieben des PAK ist zu achten. Abweichungen sind verdächtig auf Rol-lenbildung und erfordern eine Korrektur. Vor dem Zurückziehen des PAK sollte man den Ballon immer ablassen. Entleeren des Ballons nur passiv unter Beobachtung des Volumens der dazugehörigen Spritze, um eine Beschädigung des Ballons zu erkennen. Niemals Gewalt anwenden und das eigene Handeln stets kritisch beobachten. Im Zweifelsfall alternative Möglichkeiten, wie z. B. Vorschieben des PAK unter Bildwandlerkontrolle, nutzen.

Schwierigkeiten beim Vorschieben können bedingt sein durch eine Dilatation des rechten Vorhofs oder Ventrikels, durch eine Trikuspidalinsuffizienz und ein niedriges Herzminutenvolumen. Maßnahmen zur Erhöhung des venösen Rückstroms und Positionsänderungen des Patienten können Abhilfe schaffen.

Lagekontrolle

Durch eine **a.-p. Röntgenaufnahme** wird die Lage des PAK kontrolliert. In 90 % der Fälle liegt der Katheter in der rechten Lunge. Das distale Ende sollte hilusnah liegen.

Messgrößen

Mit dem Standard-PAK als „Bedside-Methode" können folgende hämodynamische Parameter bestimmt werden:

- zentralvenöser Druck (ZVD, CVP),
- systolischer, diastolischer und mittlerer pulmonalarterieller Druck (PAP),
- pulmonalarterieller Verschlussdruck (PCWP),
- Herzminutenvolumen (HZV, CO),

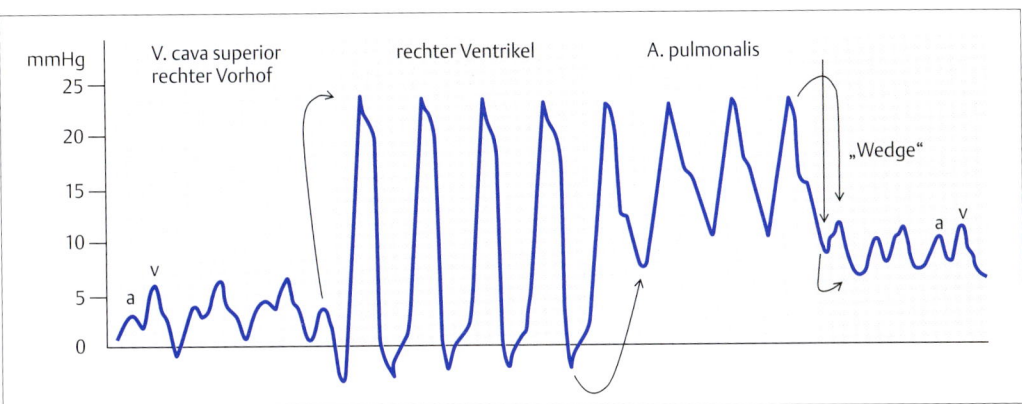

Abb. 3.2   Verlauf der über das distale Lumen gemessenen Druckkurve während des Vorschiebens eines Swan-Ganz-Katheters.

- gemischtvenöse O_2-Hämoglobinsättigung (S_vO_2).

Mit Spezialkathetern können gemessen werden:
- kontinuierliche gemischtvenöse O_2-Hämoglobinsättigung,
- kontinuierliches Herzzeitvolumen (CCO),
- rechtsventrikuläres enddiastolisches und endsystolisches Volumen (RVEDV, RVESV).

Abgeleitete Größen

Unter Berücksichtigung von Herzfrequenz, Blutdruck und arteriellen und gemischtvenösen Blutgasen können daraus abgeleitet werden:
- Schlagvolumen (SV),
- links- (LVSW) und rechtsventrikuläre Schlagarbeit (RVSW),
- gemischtvenöser Sauerstoffgehalt (C_vO_2),
- systemischer Sauerstofftransport (DO_2) und -aufnahme (VO_2)
- rechtsventrikuläre Auswurffraktion (RVEF),
- intrapulmonale Shuntfraktion (Qs/Qt).

Zusatzfunktionen sind:
- temorärer Schrittmacher,
- Bestimmung von intrathorakalem Blutvolumen und Lungenwasser (mittels Indocyaningrün und der Doppelindikatormethode, COLD-System).

Messung des Herzzeitvolumens mit der Thermodilutionsmethode

Messprinzip

Die Thermodilutionsmethode ist eine **Indikatorverdünnungsmethode**. Eine definierte Menge einer kalten Flüssigkeit (physiologische Kochsalzlösung oder 5%ige Glukoselösung) mit bekannter Temperatur wird über das proximale Lumen des PAK in den rechten Vorhof injiziert. Die Flüssigkeit vermischt sich, begünstigt durch die Passage durch die Trikuspidal- und Pulmonalklappe, mit dem Blut des rechten Herzens und führt so zu einer **Temperaturabnahme des Blutes**, die mit dem Thermistor am distalen Ende des PAK registriert wird.

> Bei der Thermodilutionsmethode wird als Indikator kein Farbstoff, sondern die Temperatur des Testvolumens (Kälte) verwendet.

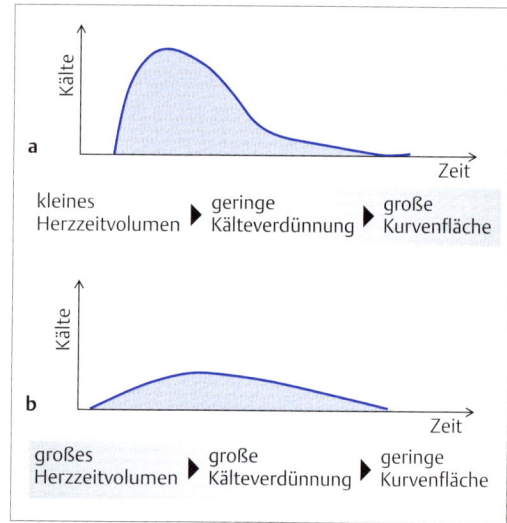

kleines Herzzeitvolumen ▶ geringe Kälteverdünnung ▶ große Kurvenfläche

großes Herzzeitvolumen ▶ große Kälteverdünnung ▶ geringe Kurvenfläche

Abb. 3.**3a, b**   Thermodilutionskurven.

Diese Temperatur wird zunächst bei der Injektion am zentralvenösen Lumen gemessen („T_i"). Die „Temperaturverdünnung" mit dem Herzzeitvolumen geschieht allerdings nicht in einem geschlossenen Gefäß, sondern kontinuierlich, weshalb eine Messung der Kälteverdünnung über die Zeit am distalen Thermistorende („T_b" in der A. pulmonalis) erforderlich ist. Als Maß für die Temperaturverdünnung wird deshalb bei der Berechnung des Herzzeitvolumens die Fläche unter der Temperaturveränderungskurve (Abb. 3.**3**) herangezogen. Dabei wird die „Kälte" (Temperaturabnahme) auf der y-Achse aufgetragen.

Praktische Durchführung

Ein genau definiertes Volumen der Injektionsflüssigkeit wird als Bolus innerhalb von längstens vier Sekunden in den proximalen Port des PAK mit der Hand injiziert. Die Thermodilutionskurve muss am Aufnahmegerät in ihrer Form beobachtet werden. Atypische Kurvenverläufe dürfen zur Auswertung nicht verwendet werden.

> Das Herzzeitvolumen hängt von der Phase des Atemzyklus ab. Die Mittelung von drei bis vier in ausreichendem Abstand (> 90 s) durchgeführten Einzelmessungen, die gleichmäßig oder zufällig über den Atemzyklus verteilt sind, ergibt zuverlässige Werte des aktuellen Herzminutenvolumens.

Aus dem Herzzeitvolumen kann die körperober-flächenkorrigierte Größe des **Herzindex** (H.I. oder C.I. für **„cardiac index"**; Normalwert 2,7 – 4,3 l/min/m^2) errechnet werden:

> Herzindex = HZV/m^2 Körperoberfläche

Kontinuierliche Messung des Herzminutenvolumens

Messprinzip

Das Messprinzip besteht in der Kombination aus Thermodilution und „stochastischer Systemiden-tifikation". Eine kleine Wärmemenge wird über ein Thermofilament in einem Pseudorandom-muster in das Blut des rechten Vorhofs abgegeben und die resultierenden Temperaturänderungen werden in der Pulmonalarterie registriert.

Über eine Kreuzkorrelation zwischen Eingangs-signal und Pulmonalarterientemperatur werden eine Thermodilutionskurve rekonstruiert und das Herzminutenvolumen berechnet. Das angegebe-ne Herzminutenvolumen repräsentiert den Durchschnittswert der vergangenen Minuten und nicht den jeweils aktuellen Wert. Plötzliche Ände-rungen der Hämodynamik werden daher erst nach mehreren Minuten mit ausreichender Ge-nauigkeit widergegeben.

Bestimmung der rechtsventrikulären Volumina (Ejektionsfraktion)

Messprinzip

> Voraussetzung für die Bestimmung der rechtsventrikulären Ejektionsfraktion (REF) sind ein bipolares Elektrodensystem zur Ablei-tung eines intrakavitären EKG, ein Fast-Re-sponse-Thermistor und eine multiperforierte Öffnung des PAK zur Injektion von kalter Flüs-sigkeit in den rechten Vorhof.

Kalte Flüssigkeit wird über das proximale Kathe-terlumen in den rechten Vorhof injiziert und im rechten Ventrikel innerhalb von zwei Herzzyklen durchmischt. Mit dem nächsten Schlagvolumen wird Blut einer bestimmten Temperatur aus dem Ventrikel ausgeworfen. Das verbleibende end-systolische Volumen vermischt sich mit dem Blut der diastolischen Füllung. Der Indikator „Kälte" wird in den folgenden Herzzyklen in Abhängig-

keit von den Ventrikelvolumina in die Pulmonal-arterie ausgeworfen, wobei ein exponentieller Temperaturabfall mit kurzen Temperaturplateaus zu beobachten ist. Die Temperatur in der Pul-monalarterie während der Systole entspricht der enddiastolischen Bluttemperatur und kann durch das Temperaturplateau mit einem „Fast-Response-Thermistor" unter Zuhilfenahme einer intrakavitären EKG-Ableitung bestimmt werden. Auf dem Prinzip der Wärmeerhaltung basierend können die rechtsventrikuläre Auswurffraktion und daraus das rechtsventrikuläre endsystoli-sche und enddiastolische Volumen abgeleitet werden.

Pulmonalarterieller Verschlussdruck

Durch den Ballon wird die Katheterspitze in eine der Aufzweigungen der Pulmonalarterien ge-schwemmt, bis das Lumen verschlossen wird. Die in der A. pulmonalis herrschenden Drucke als Ausdruck der Pumpleistung des rechten Ventri-kels sind dann über das distale PAP-Lumen nicht mehr messbar, die Drucklinie verflacht. Der so ge-messene Druck wird als pulmonalarterieller Ver-schlussdruck (pulmonary capillary wedge pres-sure, PCWP) bezeichnet und repräsentiert den pulmonalkapillären Druck (PCAP).

Vor dem Ballon befindet sich nach Äquilibrierung des Drucks eine stehende Flüssigkeitssäule, die mit dem linken Vorhof in Verbindung steht. Da in einer stehenden Flüssigkeitssäule der Druck un-abhängig vom Messort ist, entspricht der Druck am distalen Katheterende (pulmonalarterieller Verschlussdruck, PCWP) etwa dem Linksvorhof-druck (LAP) und damit dem LVEDD – linksventri-kulärer enddiastolischer Druck.

> PCWP ~ PCAP ~ LAP ~ LVEDD

Entscheidend ist, dass der PCWP nur annähe-rungsweise dem PCAP entspricht und dass der PCAP meist mehrere mmHg über dem PCWP liegt. Voraussetzungen für eine korrekte Beziehung zwischen PCWP und LVEDD sind fehlende Ein-flussbehinderung zwischen Vorhof und linkem Ventrikel (z.B. Mitralstenose, Mitralinsuffizienz, Vorhoftumor) und Katheterspitze des PAK in West-Lungenzone III.

> Die Überblähung der Lunge durch Beatmung, PEEP oder Auto-PEEP begünstigen das Vorliegen von West-Zonen I und II und können zu einer Fehlinterpretation des PCWP führen.

Es gibt keine einfachen Methoden, um eine **optimale Katheterlage** zu erkennen, da die West-Zonen vorwiegend funktionelle und weniger anatomische Einheiten darstellen. Hinweise für eine richtige Lage sind: Die Druckwellen des linken Vorhofs lassen sich gut identifizieren, Blut lässt sich gut vom PAP-Port aspirieren, eine Erhöhung des PEEP führt nur zu einem mäßigen Anstieg des PCWP.

Der Normbereich des PCWP liegt bei etwa 13–15 mmHg. Niedrigere Werte sprechen für einen Volumenmangel. Höhere Werte können auf eine Hypervolämie, eine Mitralinsuffizienz oder eine schlechte linksventrikuläre Kontraktion („Rückwärtsversagen" des linken Ventrikels mit Lungenstauung) hindeuten.

Besonderheiten

Beatmung führt zu zyklischen Änderungen des intrathorakalen Drucks, die von zyklischen Änderungen des PCWP begleitet sind. Entscheidend für die Entfaltung von Herz und den Gefäßen im Thorax ist die Differenz zwischen dem intravasalen und dem intrapleuralen Druck (P_{pl}), die als transmuraler Druck (P_{tm}) bezeichnet wird.

Das Ausmaß der intrathorakalen Drucktransmission auf die Gefäße hängt von der **Lungencompliance** ab. Unter physiologischen Bedingungen werden etwa 50% des PEEP auf den intrapleuralen Druck übertragen. Je „steifer" die Lunge ist, desto geringer ist der Einfluss des PEEP auf den P_{pl} und damit auf den transmuralen Druck.

Die Bestimmung des PCWP sollte endexspiratorisch erfolgen, da zu jedem anderen Zeitpunkt der P_{tm} beim beatmeten Patienten überschätzt wird.

Linksventrikuläres enddiastolisches Volumen

Die enddiastolische Füllung des Ventrikels (linksventrikuläres enddiastolisches Volumen, LVEDV) ist vor- und nachlastabhängig (s. u.) und ist für den aktuellen Status der Ventrikelfunktion von besonderer Bedeutung. Es wird vereinfachend angenommen, das linksventrikuläre enddiastolische Volumen lasse sich durch den linksventrikulären enddiastolischen Druck (LVEDD) abschätzen:

LVEDD ~ LVEDV

Die Steigung der Beziehung zwischen LVEDV und LVEDD ist abhängig von der diastolischen Ventrikelfunktion und somit eine individuelle Funktion. Bei der noch weitergehenderen vereinfachenden Gleichsetzung des LVEDD mit dem Druck im linken Vorhof (LAP) und dann dem PCWP

PCWP ~ LAP ~ LVEDD ~ LVEDV

muss die individuelle Ventrikelfunktionskurve berücksichtigt werden. Dies bezieht sich sowohl auf den Absolutwert als auch auf relative Änderungen von LVEDV und LVEDD. Der direkte Schluss vom PCWP auf das LVEDV ohne Berücksichtigung der individuellen diastolischen Druck-Volumen-Beziehung ist unzulässig.

Pulmonalarterieller Druck

Der pulmonalarterielle Katheter gestattet die Messung des **pulmonalarteriellen Mitteldrucks (PAP)**, dessen Normbereich bei etwa 15–20 mmHg liegt. Niedrigere Werte sprechen für einen Volumenmangel. Höhere Werte können auf eine Hypervolämie oder einen pulmonalen Hypertonus, wie er bei chronisch obstruktiven Lungenerkrankungen zu beobachten ist, hindeuten.

Der pulmonalarterielle Druck ist eine Funktion der rechtsventrikulären Pumpleistung, des Lungengefäßsystems und des Linksvorhofdrucks. Da der Lungengefäßwiderstand unter physiologischen Bedingungen relativ niedrig ist, äquilibrieren sich bei normaler Herzfrequenz in der Diastole der PCWP und der diastolische PAP (PAP_{diast}).

Beim Lungengesunden kann daher bei **Massivinfusionen** der diastolische PAP (PAP_{diast}) näherungsweise als Onlineparameter des PCWP verwendet werden.

> Bei Steigerung des Lungengefäßwiderstandes nimmt die Differenz zwischen dem PAP_{diast} und dem PCWP zu. Der PAP_{diast} ist unter diesen Bedingungen ein schlechter Parameter des LVEDD. Eine PAP_{diast}-PCWP Differenz von über 5 mmHg gilt als sicher pathologisch.

Berechnung von Gefäßwiderständen

Die Kenntnis des Herzzeitvolumens und der Drucke im großen (MAP und ZVD) und kleinen Kreislauf (PAP und PCWP) gestattet die Berechnung der Widerstände im Lungenstromgebiet und im peripheren Stromgebiet unter Anwendung des **Ohm-Gesetzes**. Das Ohm-Gesetz stammt aus der Elektrizitätslehre und besagt, dass die Spannung (U) sich proportional dem Produkt aus Widerstand (R) und Stromstärke (I) (Gleichstrom) verhält:

$$U = R \times I$$

Setzt man die Stromstärke I mit dem Herzzeitvolumen und den Widerstand R mit dem Gefäßwiderstand gleich, so kann das Gesetz analog in der Kreislaufphysiologie verwendet werden. Für die beiden in der klinischen Praxis interessanten **Widerstandsgebiete** – die Kapillargebiete des kleinen pulmonalen und des großen systemischen Kreislaufs – gilt analog, dass an ihnen entlang der Blutdruck abfällt. Dementsprechend kann als Spannung U für das systemische periphere Stromgebiet die Differenz aus mittlerem arteriellen Druck (MAP, herrscht vor dem Stromgebiet) und zentralvenösem Druck (CVP, herrscht hinter dem Stromgebiet) angesehen werden.
Der **systemische periphere Gefäßwiderstand** (SVR, systemic vascular resistance) berechnet sich als

$$SVR = (MAP - CVP) : HZV$$

Der errechnete Zahlenwert muss wegen der verwendeten Dimensionen noch mit 80 multipliziert werden. Der Normalwert liegt bei $900-2000$ dyn $\times$ sec/cm^5.
Für das pulmonale Stromgebiet muss die Druckdifferenz zwischen mittlerem pulmonalarteriellem Druck (PAP, herrscht vor dem Stromgebiet) und pulmonalkapillärem Verschlussdruck (PCWP, herrscht hinter dem Stromgebiet) herangezogen werden.
Der **pulmonale Gefäßwiderstand** (PVR, pulmonary vascular resistance) berechnet sich als:

$$PVR = (PAP - PCWP) : HZV$$

Der Normalwert beträgt $50-250$ dyn $\times$ sec/cm^5.
Aus dem Herzzeitvolumen und der Herzfrequenz (fr) lässt sich sehr einfach das **Schlagvolumen** (SV) nach folgender Formel errechnen:

$$SV = HZV \times fr$$

> Im klinischen Alltag besteht der Nutzen eines Swan-Ganz-Katheters ganz wesentlich darin, dass bei Patienten mit Hypotonie und ggf. Tachykardie als Ursache zwischen dem Volumenmangel (PAP und PCWP erniedrigt), der myokardialen Pumpschwäche (HZV erniedrigt, z. B. Herzinfarkt) und/oder der peripheren Vasodilatation (SVR erniedrigt, z. B. septischer Schock) differenziert werden kann.

Füllungszustand

Die Einschätzung des Füllungszustandes des Gefäßssystems erfolgt zunächst durch eine **klinische Untersuchung**, denn Hautfarbe, -temperatur und -durchblutungszustand, die Auskultation der Lungen, die Diurese sowie die Beobachtung der Venenfüllung an Hals und Extremitäten liefern deutliche Hinweise auf das intravasale Volumen. Bei z. B. chronischer Herzinsuffizienz, bei kardiochirurgischen Eingriffen oder in der Sepsis können solche klinischen Zeichen in der Akutphase weniger gut erkennbar und trennscharf sein und die Messung der Füllungsdrucke wird notwendig.

Vorlast und Nachlast

> Als Vorlast wird die enddiastolische Wandspannung des Ventrikels bezeichnet.

Die Vorlast eines Ventrikels ist um so größer, je mehr Volumen er am Ende der Diastole, also kurz vor der Systole, enthält. Die diastolische Volumen-Druck-Beziehung beschreibt die Abhängigkeit des enddiastolischen Ventrikeldrucks vom enddiastolischen Ventrikelvolumen. Gemäß dem **Frank-Starling-Straub-Mechanismus** ist die resultierende Kraft des Ventrikels und damit das Schlagvolumen von der Vorlast abhängig - eine größere Vorfüllung des Ventrikels führt in der Regel zu einem größeren Schlagvolumen und umgekehrt. Auf diese Weise wird die Herzleistung dem aktuellen Füllungszustand angepasst.
Als **Maß** für die Vorlast des linken Ventrikels kann näherungsweise der pulmonalkapilläre Verschlussdruck (PCWP) herangezogen werden.

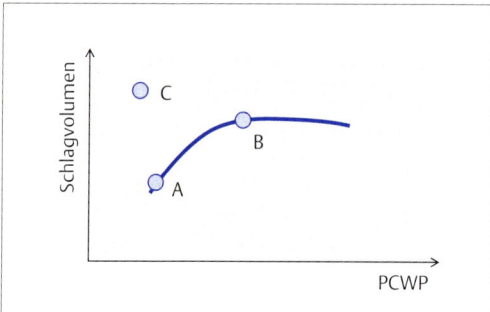

Abb. 3.4 Starling-Kurve. Durch Volumenzufuhr bewegt sich ein Patient entlang seiner Starling-Kurve von Punkt A nach B, durch Volumenverlust z. B. von B nach A. Positiv inotrope Substanzen z. B. steigern das Schlagvolumen ohne primären Einfluss auf den Füllungszustand, sodass die Starling-Kurve von A nach C aufwärts verschoben werden kann.

Mithilfe des Swan-Ganz-Katheters lassen sich also die entscheidenden Parameter zur vereinfachenden Bestimmung einer **Starling-Kurve** (Abb. 3.**4**) messen: das Herzzeit- bzw. Schlagvolumen als Parameter der linksventrikulären Auswurfleistung (y-Achse) und der PCWP als Parameter der Vorlast (x-Achse).

> Als Nachlast wird die auf die Ventrikelwand während der Kontraktion einwirkende Kraft (Wandspannung) bezeichnet.

Die Wandspannung wird von Interaktionen zwischen dem Herzen und dem Gefäßsystem beeinflusst und ist daher von den Eigenschaften des Gefäßsystems (Querschnitt des Gefäßsystems, Elastizität der Gefäßwände, Blutviskosität) und der Ventrikelfunktion (Kontraktilität, Geometrie) abhängig. Klinisch ist aber die tatsächliche Nachlast **praktisch nicht messbar**. Deshalb wird häufig – aber nicht ganz korrekt – der periphere Widerstand als entscheidende therapierbare Determinante der Nachlast angesehen.

Herzarbeit

Um bei gleichem enddiastolischen Ventrikelvolumen bei erhöhter Nachlast das gleiche Schlagvolumen zu fördern wie bei normaler Nachlast, ist eine höhere Kontraktilität erforderlich. Dies führt zu einer Zunahme der Herzarbeit. Die Herzarbeit (linksventrikulär 4,5 mkg/min/m², rechtsventri-

kulär 1,0 mkg/min/m²) ist das Produkt aus ventrikulärem Druck und Volumen.

$$\text{Herzarbeit} = P \times V$$

Für die **Therapie einer Herzinsuffizienz** ergeben sich bei ausreichendem systemischen Sauerstoffgehalt als Zieldeterminanten die Herzfrequenz (Normalisierung), die Nachlast (Senkung) und die Optimierung von Vorlast und Kontraktilität. Als Maß für die Beurteilung der myokardialen Kontraktilität kann außerdem die Druckanstiegsgeschwindigkeit im linken Ventrikel dp/dt_{max} verwendet werden.

Messung der gemischtvenösen Hämoglobinsättigung

Die Messung der gemischtvenösen Hämoglobinsättigung (S_vO_2) ergibt Hinweise über die Beziehung zwischen systemischem Sauerstoffangebot und Sauerstoffaufnahme. Die S_vO_2 kann entweder intermittierend durch Blutaspiration und anschließende Analyse in einem Co-Oxymeter aus dem „ungewedgten" distalen Port, oder kontinuierlich mit fiberoptischen Methoden bestimmt werden.

Bei der **kontinuierlichen Messung** wird Licht im Rot- und Infrarotbereich durch fiberoptische Fasern in die Pulmonalarterie geleitet und dort von den Erythrozyten reflektiert. Das reflektierte Signal gelangt über fiberoptische Fasern an einen Photodetektor. Das Messprinzip besteht im unterschiedlichen Absorptionsverhalten von Oxy- und Desoxyhämoglobin.

Die **Eichung** erfolgt in vitro mit einer Simulationsküvette oder in vivo durch Messung der gemischtvenösen Hämoglobinsättigung mit einem Co-Oxymeter.

Komplikationen

Zu den Komplikationen zählen die Pulmonalarterienruptur (Häufigkeit 0,06–0,2%; Mortalität 50%), die Myokardperforation und Perikardtamponade (selten und unerwartet), der Lungeninfarkt, Knoten und Schlingenbildung, Arrhythmien (11–68%), Schenkelblock (0,05–5%), Katheterinfektion (bis zu 6%), Verletzungen der Herzklappen und die bakterielle und aseptische Endokarditis.

Kontraindikationen

> Häufigste Kontraindikation ist die **fehlende** oder **falsche Indikation** für den PAK.

Absolute Kontraindikationen für den PAK sind die Fallot-Tetralogie wegen eines PAK-induzierten Spasmus des rechtsventrikulären Ausflusstraktes, die Trikuspidalstenose und Pulmonalstenose infolge der erschwerten Passage durch die Trikuspidal- bzw. Pulmonalklappe und der Rechtsherzthrombus und Tumor wegen Emboliegefahr.

Relative Kontraindikationen sind von der Abwägung zwischen Risiko und Nutzen für den Patienten abhängig. Dabei kann es sich handeln um schwere Arrhytmien, Koagulopathie, Schrittmacherelektroden (bei kürzlich eingeführten Schrittmacherelektroden wird das Einschwemmen des PAK unter Röntgendurchleuchtung empfohlen) und der Linksschenkelblock.

Transösophageale Echokardiographie

Technische Grundlagen

Ultraschall

Die **Schallwellen** werden von einem Transducer abgegeben. Die Schallemission erfolgt durch piezoelektrische Kristalle – hochfrequenter Wechselstrom verursacht hochfrequente Schwingungen von Kristallen, deren Energie in Form von Schall an das Gewebe abgegeben wird.

> In der Echokardiographie werden Transducer mit einer Sendefrequenz von 2,5 bis 7 MHz verwendet. Die Eindringtiefe des Ultraschalls ist proportional zur Wellenlänge. Das Auflösungsvermögen im Ultraschallbild ist umgekehrt proportional zur Wellenlänge. Der Vorteil von hohen Schallfrequenzen ist eine gute Bildschärfe, der Nachteil ist aber eine geringe Eindringtiefe.

Bildentstehung

Unter Voraussetzung einer bekannten Schallgeschwindigkeit kann aus dem Zeitintervall zwischen Emission und Schallrezeption die Distanz zwischen dem Transducer und der Gewebegrenzfläche berechnet und auf dem Bildschirm durch einen Punkt dargestellt werden. Reflexionsphänomene an verschieden tiefen Grenzflächen bedingen unterschiedliche Reflexionszeiten, die in ein eindimensionales Bild umgesetzt werden.

Die zeitliche Beobachtung dieses eindimensionalen Bildes wird als „**M-Mode**" bezeichnet. Beim „**2-D-Mode**" wird Schall in unterschiedlichen Winkeln vom Transducer an das Gewebe abgegeben. Im „**Phased-Array**-Sektorschallkopf" werden zu diesem Zweck 32 bis 64 nebeneinander liegende Einzelkristalle elektronisch angesteuert, beim mechanischen Schallkopf wird das Wandlerelement mittels eines Linearmotors mechanisch bewegt. Die reflektierten Schallwellen sind die Informationen, aus denen ein zweidimensionales Bild konstruiert wird.

Durch rasches, wiederholtes Scannen des Gewebes mit einer Frequenz von 30 bis 60 pro Minute wird ein Bildaufbau möglich, der eine zeitliche Beurteilung eines bewegten zweidimensionalen Bildes erlaubt.

Sondentechnologie

Monoplane Sonden erlauben die Schallemission in nur einer horizontalen Schallebene. Die zusätzliche Anordnung einer vertikalen Schallebene erlaubt bei **biplanen Sonden** ein 2-D-Bild in einer weiteren Ebene. **Multiplane Sonden** erweitern die diagnostischen Möglichkeiten, da die Schallebene des Transducers um 180° gedreht werden kann.

Dokumentation

Die Dokumentation für eine Offlineauswertung erfolgt mit **Videorecorder, Videoprinter und optischer Disk**.

Computerunterstützte Ultraschalldiagnostik

Das unterschiedliche Streuverhalten von Blut und Gewebe ermöglicht die Onlineerfassung der Blut-Gewebe-Grenzfläche (akustische Quantifizierung) und ist Grundlage der Onlinedarstellung der prozentualen Flächenänderung der Ventrikel. Fortschritte in der Sondentechnologie sowie Soft- und Hardware in Aufnahme und Auswertung erlauben eine Offline-3-D-Rekonstruktion der Herzbinnenräume.

Klinische Anwendung

Die transösophageale Echokardiographie (TEE) ist ein wenig invasives diagnostisches Verfahren. Die Inzidenz von schwer wiegenden Komplikationen ist bei entsprechend sorgfältiger Anwendung sehr gering. Auch wenn Kontraindikationen meist nur relativ sind, ist selbstverständlich eine Risiko-Nutzen-Abwägung angezeigt.

Absolute Kontraindikationen sind
- Ösophagusstrikturen,
- Ösophagustumore und Fistelbildung,
- Ösophagusdivertikel,
- Halswirbelsäuleninstabilität.

Relative Kontraindikationen sind gastroösophageale Chirurgie, Ösophagusvarizen, gastrointestinale Blutung, Ösophagitis, Bestrahlung des Mediastinums, Sklerodermie, atlantoaxiale Erkrankung, (Blutungsdiathese, penetrierendes oder stumpfes Thoraxtrauma).

Zu den möglichen **Komplikationen** zählen Ablenkung der Aufmerksamkeit des Anästhesisten, Ösophagusperforation, Hypertonie, Hypotonie, Arrhythmie, Herzinsuffizienz, Aspiration, Bronchospasmus, Atemwegsverschluss, Paralyse des N. laryngeus.

Links- und rechtskardiale Ursachen einer Kreislaufinsuffizienz wie Hypovolämie, akute Myokardischämie, akute Komplikationen des Myokardinfarktes (akute Mitralinsuffizienz, Ventrikelseptumdefekt, Ventrikelruptur), massive Pulmonalembolie, akute Endokarditis, Perikardtamponade, Aortendissektion und Aortenruptur können rasch differenziert werden.

Die TEE eignet sich ausgezeichnet für das **Erkennen des mechanischen Äquivalentes einer Myokardischämie**. Schwierigkeiten bereitet allerdings die Differenzierung von Akutereignissen bei bereits vorbestehender Myokardschädigung.

Intraoperative Indikationen können sein
- unklare Hypotonie, Beurteilung der globalen systolischen und diastolischen Funktion, Diagnose regionaler myokardialer Wandbewegungsstörungen, Hypokinesie (eingeschränkte Wandbewegung), Akinesie (fehlende Wandbewegung), Dyskinesie (paradoxe Wandbewegung), Wall Thickening (Myokardverdickung),
- intraoperative Beurteilung des chirurgischen Ergebnisses bei klappenerhaltenden rekonstruktiven Eingriffen, nach Verschluss von Vorhofseptum und Ventrikelseptumdefekt, nach Myomektomie des links- oder rechtsventrikulären Ausflusstraktes,

- Nachweis von intrakardialer Luftansammlung: extrakorporale Zirkulation, neurochirurgische Eingriffe in sitzender Position,
- Lagekontrolle beim Einlegen einer intraaortalen Ballonpumpe.

Postoperative/intensivmedizinische Indikationen sind die Beurteilung der regionalen und globalen Herzfunktion sowie der Herzklappenfunktion, der Ausschluss einer Endokarditis, der Nachweis eines Perikardergusses und einer Perikardtamponade.

Indikationen in der Traumatologie sind die bettseitige Diagnostik der Ventrikelfunktion beim geriatrischen Notfallpatienten, der Nachweis einer Myokardverletzung bei stumpfen und penetrierenden Thoraxtraumen und der Ausschluss einer Verletzung der thorakalen Aorta.

Durchführung

Anatomische Grundlagen

Die Nähe der TEE-Sonde zum Herzen ermöglicht eine gute örtliche und zeitliche Auflösung der Herzaktion. Definierte Standardeinstellungen (Abb. 3.**5**, 3.**6**) sind Grundlage für die anatomische Orientierung und Vergleichbarkeit der Untersuchungsergebnisse.

Perikarderguss und Perikardtamponade

Die Echokardiographie ist das Verfahren der Wahl für den Ausschluss eines Perikardergusses oder einer Perikardtamponade. Die Beurteilung der Flüssigkeitsansammlung erfolgt in der Diastole.

Diastolischer Kollaps der Vorhöfe, diastolischer Kollaps des rechten Ventrikels, kleiner rechter Ventrikel und kleiner hyperkinetischer linker Ventrikel sind das visuelle Korrelat der funktionellen Füllungsstörung durch die perikardiale Flüssigkeitsansammlung. Lokale Hämatome im Bereich des linken oder rechten Vorhofs können eine Tamponade auch bei geringer Flüssigkeitsansammlung verursachen.

Hypotonie – Volumenmangel

Die TEE ermöglicht die **direkte Messung von Ventrikelflächen**. Messungen von Ventrikelvolumina sind wegen der erschwerten Darstellung der Ventrikelspitze im Längsschnitt nur eingeschränkt möglich. Die Beobachtung der Ventrikelfläche in

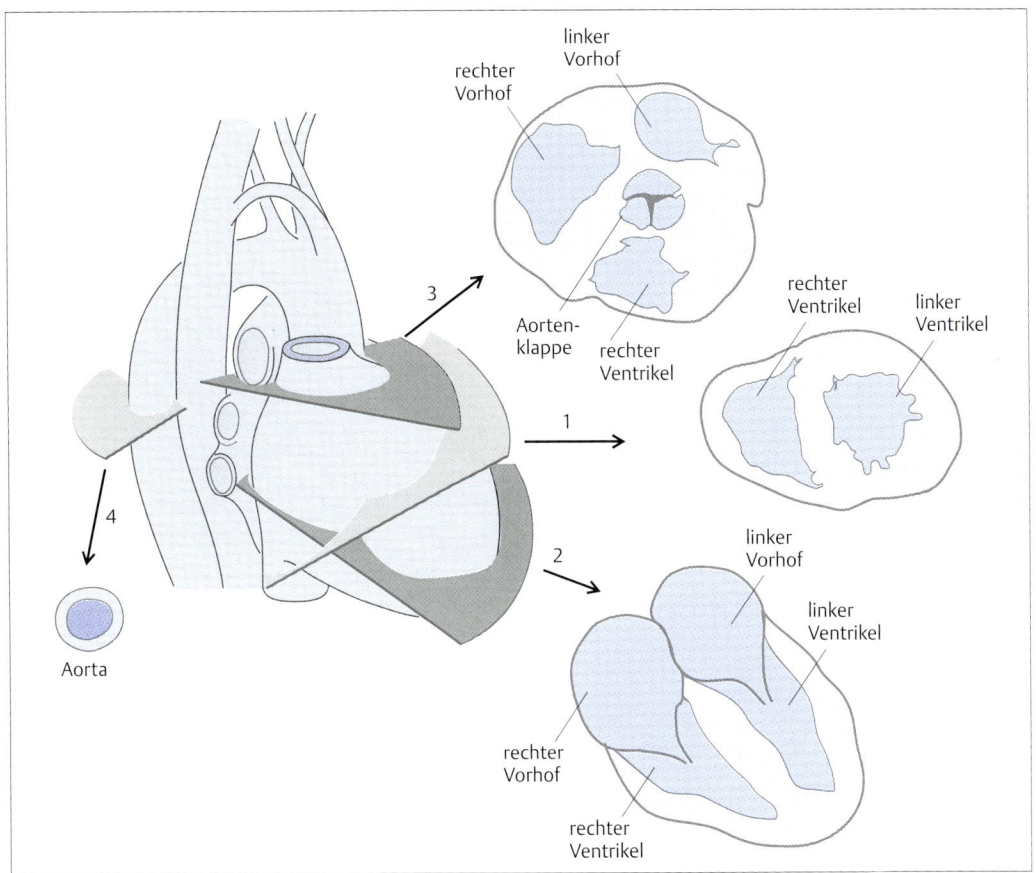

Abb. 3.**5** Schematische Darstellung der wichtigsten horizontalen Standardeinstellungen. (1) transgastrischer Querschnitt in Papillarmuskelebene, (2) midösophagealer Querschnitt (Vierkammerblick), (3) basaler Querschnitt, (4) Aortenquerschnitt.

Höhe der Papillarmuskelebene der transgastrischen kurzen Achse ist für die Abschätzung des linksventrikulären Füllungsvolumens klinisch gut geeignet. Auch wenn ein direkter Rückschluss auf effektive Ventrikelvolumina nicht möglich ist, kann ein kleiner, hyperkinetischer Ventrikel von einem dilatierten, hypokinetischen Ventrikel leicht differenziert werden. Eine linksventrikuläre enddiastolische Fläche von $< 5{,}5\,cm^2$ ist bei Traumapatienten Zeichen einer Hypovolämie.

Regionale myokardiale Wandbewegungsstörungen

Regionale myokardiale Wandbewegungsstörungen (Hypokinesie, Akinesie, Dyskinesie, systolische Myokardverdickungen) werden in der horizontalen und longitudinalen Achse im „2-D-Mode" beurteilt. Ischämien im Bereich des Ramus anterior descendens (LAD), des Ramus circumflexus (LCX) und der rechten Koronararterie (RCA) können definierten anatomischen Regionen zugeordnet werden (Abb. 3.**7**).

Klappeninsuffizienzen

Bei der Beurteilung einer Klappeninsuffizienz ermöglicht das „2-D-Bild" die Identifikation möglicher Ursachen wie endokarditische Vegetationen, Papillarmuskel- und Sehnenfädenabriss, Mitralklappenprolaps sowie Ringdilatation der Klappenebene. Darüber hinaus kann die Beweglichkeit der Klappensegel und Taschen funktionell beurteilt werden. Doppler-Untersuchungen sind

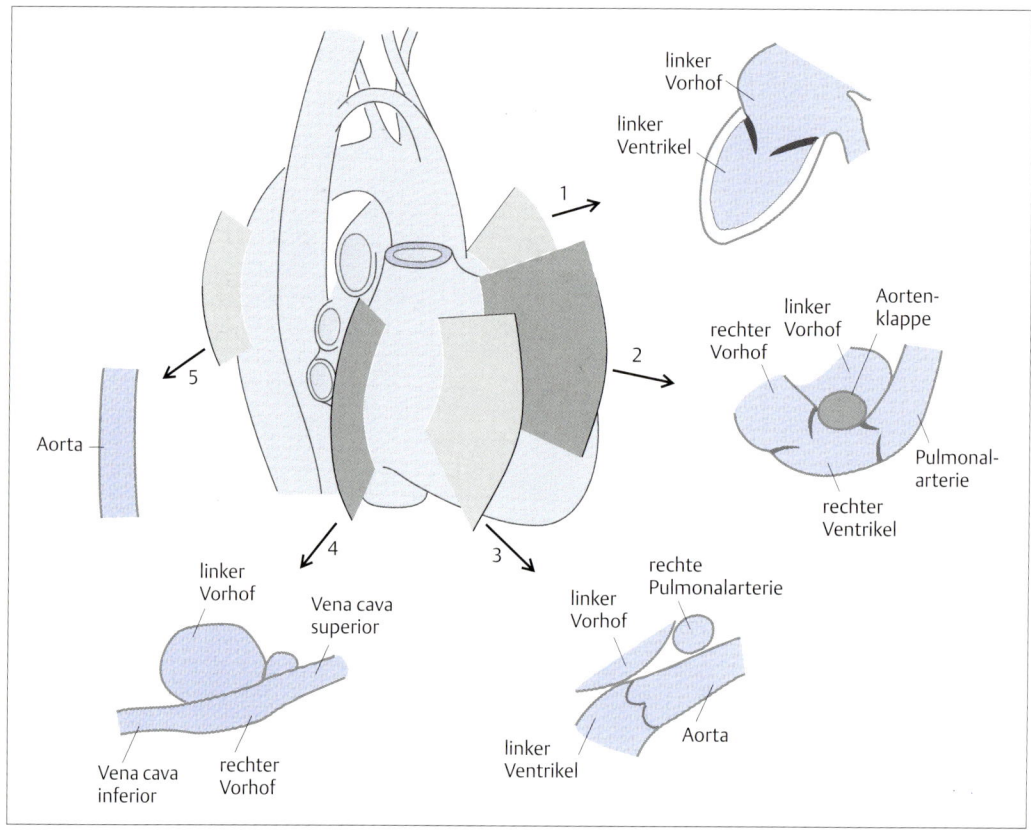

linker
Vorhof

linker
Ventrikel

1

linker
rechter   Vorhof   Aorten-
Vorhof   klappe

2

Aorta

5

Pulmonal-
arterie

rechter
Ventrikel

4   3   rechte
Pulmonalarterie

linker
Vorhof   Vena cava   linker
superior   Vorhof

linker
Ventrikel   Aorta

Vena cava   rechter
inferior   Vorhof

Abbildung 3.**6** Stark vereinfachte schematische Darstellung der wichtigsten longitudinalen Standardeinstellungen. (1) midösophagealer Zweikammerblick
(primär longitudinal), (2) rechtsventrikulärer Ausfluss-
trakt (sekundär longitudinal), (3) linker Ventrikel – Aorta ascendens (sekundär longitudinal), (4) V. cava, (5)
Aortenlängsschnitt.

die Grundlage für die klinische Abschätzung des
Ausmaßes der Klappeninsuffizienz. Die visuelle
Beurteilung des Regurgitations-Jets ist allerdings
untersucherabhängig und wird von der Geräte-
einstellung beeinflusst. Ein quantitatives Verfahren zur Bestimmung der Regurgitationsfraktion
beruht auf der Berechnung des diastolischen Bluteinstroms über die Mitralklappe im Verhältnis
zum effektiven Blutausstrom in die Aorta.

Klappenstenosen

Die Diagnostik von Klappenstenosen mittels
Echokardiographie beruht auf der Bestimmung
des Druckgradienten. Mittlere Druckgradienten
von mehr als 8 mmHg gelten als sicher pathologisch. Die Flussmessung über die Mitralklappe erfolgt vom Vierkammerblick. Die Bestimmung der

Öffnungsfläche der Aorten- oder Mitralklappe erfolgt durch Planimetrie oder durch Doppler-Ver-
fahren.

Vorhofseptumdefekt und Ventrikelseptumdefekt

Defekte auf Vorhof- und Ventrikelebene stellen
sich im „2-D-mode" durch eine **Diskontinuität** im
Vorhofseptum und Ventrikelseptum dar.
Der Farbdoppler weist auf **abnorme Links-
Rechts-Shunts** hin, die mit dem CW-(Continu-
ous-Wave-)Doppler quantifiziert werden können.
Die Kontrastechokardiographie unterstützt die
Differenzierung der **Shuntrichtung auf Vorhof-
ebene.**
Die hämodynamischen Auswirkungen (**Rechts-
herzbelastung**) sind im „2-D-Mode" sichtbar.

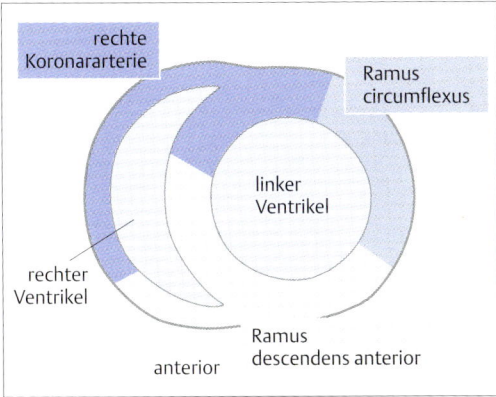

Abb. 3.7 Schematische Darstellung des Versorgungsgebietes der Koronararterien.

Endokarditis und Emboliequellen

Die geringe Entfernung des Echoskops zum linken Vorhof und zum Klappenapparat erlaubt den Einsatz hochfrequenter Schallköpfe. Die örtliche Auflösung ist daher besser mit der TEE als mit der transthorakalen Echokardiographie.

> Bei hämodynamischer Instabilität bei Verdacht auf eine massive Pulmonalembolie liefert die TEE rasch und bettseitig echokardiographische Hinweise für eine akute Rechtsherzbelastung, wie großer rechter Vorhof, Vorhofseptumshift nach links, dilatierter großer rechter Ventrikel, abgeplattetes Ventrikelseptum („D-Form"), kleiner hyperkinetischer linker Ventrikel, Trikuspidalinsuffizienz und Nachweis von embolischem Material in der Pulmonalarterie.

Thorakale Aortendissektionen

Thorakale Dissektionen vom **Typ A** (aszendierende Aorta) und **Typ B** (deszendierende Aorta) können mit einer Sensitivität und Spezifität > 95 % mit der TEE erkannt werden. Damit ist die TEE der Angiographie und Computertomographie in der Diagnostik gleichwertig. Artefakte in der aszendierenden Aorta können allerdings falsch positive Ergebnisse vortäuschen.

Das Management von polytraumatisierten Patienten wird entscheidend durch die TEE beeinflusst. Neben der dynamischen Beurteilung des Füllungszustandes des Herzens erlaubt die TEE die Diagnose der Komplikationen von stumpfen und penetrierenden Thoraxverletzungen. Eine gezielte Untersuchung in verschiedenen Schallebenen erhöht die Sensitivität der TEE.

Die TEE ist in der Diagnose der **Myokardkontusion** dem EKG und der Bestimmung der CK-MB überlegen: Verletzungen des Klappenapparates, Perikarderguss, Tamponade, traumabedingter Ventrikelseptumdefekt und Myokardruptur sind rasch nachweisbar. Mediastinale Hämatome sind mit Frakturen des Sternums, von Rippen und der Wirbelsäule und Verletzungen großer intrathorakaler Gefäße assoziiert.

Echokardiographische Kriterien eines mediastinalen Hämatoms sind: Distanz > 3 mm Abstand zwischen TEE-Sonde und deszendierender Aorta, Doppelkontur der Aortenwand sowie Thrombusbildung zwischen Aortenwand und viszeraler Pleura.

Verletzungen der thorakalen Aorta sind die Folgen eines Dezelerationstraumas und häufig am Abgang der linken A. subclavia lokalisiert.

Echokardiographische Kriterien einer **traumatischen Aortenruptur** sind intraluminale Membran oder intraluminale Masse und Verdickung der Aortenwand.

Schock

> Schock ist der klinische Zustand, in dem das Herzzeitvolumen nicht mehr ausreicht, die Gewebe adäquat mit Sauerstoff zu versorgen.

Ursachen des Schocks sind entweder der relative oder absolute Volumenmangel (hämorrhagischer Schock, neurogener Schock, anaphylaktischer Schock; der septische Schock wird hier nicht abgehandelt) oder das myokardiale Pumpversagen (kardiogener Schock). Da im kardiogenen Schock kein Volumenmangel, sondern im Gegenteil ein relatives Überangebot an Volumen für das Herz besteht, ist die Therapie dieser Schockform grundsätzlich anders.

■ Hämorrhagisch-hypovolämischer Schock – Polytrauma

Das klinisch häufigste Erscheinungsbild des hämorrhagischen Schocks bieten infolge eines Verkehrsunfalls mehrfachverletzte Patienten. Die verschiedenen Aspekte der akuten Versorgung von Patienten mit hämorrhagischem Schock sind anhand des Polytraumas gut aufzuzeigen.

Polytrauma und Massivtransfusion

Begriffsbestimmung „Polytrauma" und Vorbemerkung

> Als mehrfachverletzt gelten Patienten, bei denen mindestens zwei Körperregionen (z. B. Extremität und Schädel, Abdomen und Thorax) verletzt sind und mindestens eine Verletzung für sich allein lebensbedrohlich ist (z. B. intraabdominelle oder intrakranielle Blutung, Beckenringfraktur, Spannungspneumothorax).

Blutstillung

Blutungen werden grundsätzlich durch **Kompression** und **Hochlagerung** gestillt. Spritzende arterielle Blutungen sind seltener, venöse Sickerblutungen dagegen häufig.

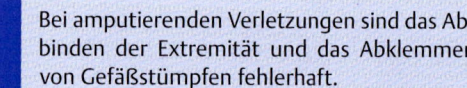

> Bei amputierenden Verletzungen sind das Abbinden der Extremität und das Abklemmen von Gefäßstümpfen fehlerhaft.

Neben der vorläufigen Kompression der zuführenden Arterie (z. B. A. brachialis, A. femoralis) erfolgt nach sterilem Abdecken der Wundfläche der ausgiebige Druckverband durch Einwickeln von Verbandspäckchen in mehreren Touren. Blutende Extremitätenstümpfe werden außerdem hochgelagert. Der präklinische Volumenersatz erfolgt beim Erwachsenen über mindestens zwei, besser drei großlumige (2 mm Durchmesser) Venenverweilkanülen gemischt kristallin/kolloidal möglichst als Druckinfusion. Bei Kleinkindern bis ca. 3 Jahre im hämorrhagischen Schock stellt die intraossäre Infusion eine gute Alternative zur perkutanen Punktion dar.

Prolabierte Organteile werden nur steril abgedeckt, keinesfalls reponiert. Fremdkörper (Messer, Stangen, Eisenträger u. ä.) werden wegen der erheblichen Blutungsgefahr nicht entfernt, sondern belassen. Ihre Entfernung erfolgt unter operativen Bedingungen im Krankenhaus.

Thoraxtrauma

Eine der Haupttodesursachen ist der unerkannte (Hämato-)**Pneumothorax bzw. Spannungspneumothorax**.
Sind klinische Zeichen des Thoraxtraumas erkennbar (Rippenfrakturen, Prellmarken), so ist auch im Verdachtsfall die Anlage von Bülau-Drainagen – auch beidseits – nach erfolgter Intubation indiziert. Verschlechtert sich der klinische Zustand eines polytraumatisierten Patienten nach der Intubation anstatt sich zu verbessern, so kommen prinzipiell die ösophageale Fehlintubation und der Spannungspneumothorax als Ursachen infrage.

Schädel-Hirn-Trauma

Wird die primäre Hirnverletzung überlebt, muss dem durch Hirndruckanstieg und sekundären Gewebeschaden verursachten Folgeschaden vorgebeugt werden. Dies geschieht durch

- **kontrollierte Beatmung** mit leichter Hyperventilation (aber arterieller pCO$_2$ über 30 mmHg),
- Sicherstellung eines **ausreichenden arteriellen Mitteldrucks** durch Volumensubstitution und Katecholaminzufuhr (z. B. Dopamin, Adrenalin),
- **Oberkörperhochlagerung** in Abhängigkeit vom arteriellen Mitteldruck,
- Anlage eines **Stiffneck.**

Grundsätzlich gelten begleitende HWS-Verletzungen bis zum Beweis des Gegenteils als wahrscheinlich und erfordern die Anlage eines Stiffnecks. Die Intubation dagegen hat als Sicherungsmaßnahme vitaler Funktionen klaren Vorrang vor der Immobilisierung der HWS. Dabei sind insbesondere Flexionsbewegungen der HWS zu vermeiden.

Schockraum

Während der Anästhesiologe die **Atmung und Kreislauf** betreffenden Erstmaßnahmen durchführt, klären (Neuro-)Chirurg und Radiologe das Vorhandensein einer intraabdominellen (Abdomensonographie) oder intrakraniellen (Verletzungsmuster, Schädelfrakturen, Pupillenweite und -reaktion, beim nicht Intubierten: Glasgow-Komaskala) Blutung ab. Hiervon hängt ab, ob sofort eine **Probelaparotomie** erfolgen muss oder ob zuerst ein **Schädel-CT** durchgeführt werden kann.
Währenddessen nimmt der Chirurg die klinische Untersuchung insbesondere von Thorax, Abdomen, Becken und Extremitäten vor. Danach wird die entsprechende Röntgendiagnostik des knöchernen Skeletts durchgeführt.

Schon während der Diagnostik ist eine kontinuierliche Absprache zwischen Anästhesist, Chirurg und Neurochirurg über Veränderungen von insbesondere Kreislauf, Beatmung und Pupillenreaktion erforderlich.

Hiervon wird abhängig gemacht, ob die Diagnostik fortgeführt werden kann, ob ein sofortiger operativer Eingriff nötig oder möglich ist oder ob z. B. nach Abschluss der primären Diagnostik zunächst eine Stabilisierungsphase auf der Intensivstation (Optimierung der Beatmung, Volumensubstitution, Erwärmung) sinnvoll ist.

Erste Maßnahmen

Beim **Intubieren** wird grundsätzlich die Auskultation des Magens und der Lungen wiederholt, die Tubuslage ggf. korrigiert – fast immer durch Zurückziehen des Tubus – und eine Markierung am Tubus in Höhe der Zahnreihe vorgenommen. Bärte, Blut und Erbrochenes machen die Tubusbefestigung mit Band erforderlich. Fehlt trotz korrekter Tubuslage einseitig das Atemgeräusch und liegt ein Thoraxtrauma vor, wird umgehend eine Bülau-Drainage angelegt. Eine Magensonde wird gelegt. Anhaltende **Blutungen in den Nasenrachenraum**, z. B. infolge Mittelgesichtsfrakturen, können erhebliche Ausmaße annehmen und machen eine Blutstillung mittels blockbarer Nasentuben (Masing-Tubus, ansonsten Dauerkatheter) sinnvoll.
Anschließend werden die vorhandenen peripheren Venenzugänge gesichert und warme Infusionen angehängt. Die Anlage eines großen Zweilumenkavakatheters mit Medikamentenschenkel per Seldinger-Technik z. B. in die V. jugularis rechts ist sinnvoll. Außerdem sollte frühzeitig ein arterieller Katheter (A. radialis, A. femoralis) gelegt werden, um intermittierende Blutgasanalysen vornehmen und eine kontinuierliche Drucküberwachung sicherstellen zu können. Die frühzeitige Blutabnahme zur Labordiagnostik, insbesondere aber zur Schnellbestimmung der Blutgruppe, muss verbunden sein mit dem sofortigen Transport des Blutes zur Blutbank/-depot, damit auf dem Rückweg bereits Erythrozytenkonzentrate und gerinnungsaktive Frischplasmen (GFP) der passenden Blutgruppe ungekreuzt mitgebracht werden können.

> Die für den Anästhesiologen primär wesentlichen Laborwerte sind Hämoglobin, Hämatokrit, Thrombozytenzahl, Na, K, Blutzucker, arterielle Blutgase, Quick, partielle Thromboplastinzeit (PTT), Antithrombin III und Fibrinogen.

Ein Blasenkatheter ist erforderlich. Schließlich empfiehlt sich die Anlage einer venösen Schleuse zur späteren Einschwemmung eines Swan-Ganz-Katheters.

Erstdiagnostik und Ersttherapie

Parallel zu den anästhesiologischen Maßnahmen hinsichtlich Atmung und Kreislauf findet die chirurgische Diagnostik statt. Zerreißungen intraabdomineller Organe und/oder Gefäße werden durch eine **routinemäßige Abdomensonographie** dargestellt. Zeigen sich hierbei Blutungen mit freier Flüssigkeit, so ist die sofortige Probelaparotomie indiziert. Insbesondere für Leberrupturen und die Verletzung großer Gefäße können erhebliche Bluttransfusionsmengen nötig sein. Dabei kann es gerade bein Eröffnen des Abdomens zu drastischen Blutdruckabfällen kommen, denen kurzfristig nur durch Katecholamine entgegengewirkt werden kann. Bestes Maß für eine schnelle, ausreichende Volumenzufuhr sind primär der arterielle Blutdruck und die Diurese.

Einseitige Mydriasis bei begleitendem Schädel-Hirn-Trauma macht eine epidurale Blutung wahrscheinlich, die schnellstmöglich entlastet werden muss.

Deshalb kann das Schädel-CT mit anschließendem Bohrloch und intrakraniellem Druckmesser durch die Neurochirurgie ebenfalls vital indiziert sein; in der Regel wird aber der notfallmäßigen Laparotomie im Sinne einer Kreislaufsicherung mit Blick auf das zerebrale Trauma der Vorrang eingeräumt. Nach dem Entscheid über Probelaparotomie oder CT werden die Maßnahmen im Schockraum mit einer Röntgenaufnahme des Thorax abgeschlossen. Häufigste Befunde sind hier die Lungenkontusion, Atelektasen, Aspiration und Hämato-/Pneumothorax. Zugleich kann eine Lagekontrolle der Katheter und des Tubus vorgenommen werden.

Anästhesiologisches Monitoring und Therapie

Beim Polytrauma kommt es auch infolge von anhaltenden Schockzuständen zur Aktivierung zellulärer und humoraler Mechanismen, die im Kaskadeneffekt zum **„Systemic-Inflammatory-Response-Syndrom" (SIRS)** führen.

> Das konsekutive Versagen von Nieren, Lungen, Leber und schließlich die inkomplette Funktionsaufnahme des Gehirns ist Ausdruck der sekundären Gewebeschädigung dieser Organe, die uniform abläuft und um so schwerer therapeutisch zu beeinflussen ist, je länger ihre Triggermechanismen aktiv sind.

Die Multiorgandysfunktion (**multi organ dysfunction, MOD**) bzw. das Multiorganversagen (**multi organ failure, MOF**) stellen nach den primären Todesfällen den zweiten späteren Letalitätsgipfel dar. Aus diesem Grunde ist die hohe Letalität nur wenig durch den konsekutiven Einsatz der Organersatzverfahren (Beatmung, Hämofiltration, Dialyse, ECMO, ECCO, Plasmapherese) zu senken, sondern durch eine frühzeitige, aggressive Therapie des Schockzustandes und einer Gewebehypoxie.

Hypoxie, Hyperkapnie und Aspiration

Unabhängig vom Bewusstseinszustand ist die sofortige Intubation und kontrollierte Beatmung des polytraumatisierten Patienten indiziert. Der Aufrechterhaltung einer ausreichenden Sauerstofftransportkapazität kommt zentrale Bedeutung zu. Hypoxie und Hyperkapnie tragen zur Hirndrucksteigerung bei und müssen deswegen vermieden werden. Nur die Intubation bedeutet sicheren **Aspirationsschutz** bei einem Patienten, mit dessen Verschlechterung des Bewusstseinszustandes gerechnet werden muss.

Hypovolämie

Auch die prompte Substitution des Blutvolumens bzw. das Aufholen des präklinischen Infusions- und Transfusionsdefizits müssen vom Moment der Krankenhausaufnahme an gesichert sein. Dies erfordert nicht nur die frühzeitige Bereitstellung ausreichender Blutkonserven und GFP, sondern die technische Perfektionierung der schnellen Volumenzufuhr ohne permanente Personalbindung. Insbesondere die Eröffnung des Abdomens bei intraabdomineller Blutung sowie ggf. das Ablassen von Luft aus der Schockhose (nur im OP!) können zu erheblichen Blutdruckabfällen führen und sollten deshalb nur in enger Absprache zwischen Chirurg und Anästhesist vorgenommen werden.

Zielgrößen für die Erythrozytensubstitution sind ein Hb-Wert von 10 g/l und ein HKT-Wert von 30 %. Nur selten besteht eine Kontraindikation für die Verwendung der maschinellen Autotransfusion, sodass diese in der Regel für jeden notfallmäßigen Eingriff vorzusehen ist.

Verbrauchskoagulopathie

Beim Polytrauma, insbesondere auch beim isolierten Schädel-Hirn-Trauma, kommt es zu einer überschießenden Aktivierung des Gerinnungssystems. Losgelöst vom lokalen Erfordernis der

Blutstillung wird Fibrin disseminiert intravasal abgelagert (**disseminated intravascular coagulation**, **DIC**). Dadurch werden Gerinnungsfaktoren (Prokoagulatoren) und -inhibitoren verbraucht, denn sie können durch die Leber – insbesondere bei schlechter Perfusion – nicht entsprechend schnell synthetisiert werden. Nach der anfänglichen klinisch und laborchemisch meist nicht fassbaren Phase der Hyperkoagulabilität stellt sich zunehmend die sekundäre Hypokoagulabilität ein, die in ihrer Endphase mit klinisch diffuser Blutung, Thrombozytopenie und Hyperfibrinolyse das typische Erscheinungsbild der Verbrauchskoagulopathie bietet.

> Ist absehbar, dass mehr als 10 Erythrozytenkonzentrate (EK) beim Erwachsenen benötigt werden, so ist die 1:1-Transfusion von EK:GFP gerechtfertigt, um eine zusätzliche Dilutionskoagulopathie zu vermeiden.
> Die am besten begründbare Therapie zur Verminderung der pathologischen Gerinnungsaktivierung ist die Substitution der AT-III-Aktivität auf > 80%.

Quickwerte oberhalb von 30% können toleriert werden. Sinken sie trotz GFP-Transfusion parallel zur EK-Substitution weiter ab und besteht eine diffuse Blutung, so ist die Gabe von Prokoagulatorkonzentraten (z.B. PPSB) zu erwägen. Allerdings muss der Gerinnungsfaktorensubstitution die Substitution der Inhibitorseite (AT III) vorausgehen. Thrombozytenpräparate wie Thromboplasmen (enthalten die Thrombozytenmenge einer Vollblutspende) sind bei einer Thrombozytopenie unter 40.000/µl mit gleichzeitig diffuser Blutung indiziert.

Hypothermie

> Patienten mit einer Körperkerntemperatur unter 35°C sind hypotherm.

Die Hauptgefahr der Hypothermie besteht in der durch die direkte Abkühlung des Herzens bedingten Verminderung der Herzleistung mit zusätzlich auftretender Sinusbradykardie, Arrhythmie und schließlich Kammerflimmern. Als kritische Temperatur wird meist 28°C in der rechten Kammer angegeben.
Kammerflimmern kann aber schon bei Temperaturen von 32–34°C eintreten, insbesondere,

wenn zusätzlich noch weitere Faktoren wie Azidose, Hyperkaliämie, Hypokalziämie etc. dazu beitragen.
Der polytraumatisierte Patient muss als **poikilotherm** angesehen und alle Maßnahmen zum **Wärmeerhalt** müssen getroffen werden. Dies gilt im Besonderen für Kinder, deren große Körperoberfläche im Verhältnis zum Volumen zu großen Wärmeverlusten durch Abstrahlung beiträgt.
Die Patienten sollten nach der klinischen Untersuchung möglichst zugedeckt bleiben. Schneller Volumenersatz kann nur mit suffizienter Erwärmung der Infusionslösungen durchgeführt werden. Nicht betroffene Extremitäten können in Watte eingewickelt werden. Sofern von pulmonaler Seite möglich, trägt die Low-Flow-Anästhesie zum Wärme- und Feuchtigkeitserhalt bei. Für die operative Versorgung empfehlen sich Wassermatten bzw. Warmluftdecken.

> Die präklinische und klinische Versorgung polytraumatisierter Patienten stellt besondere Anforderungen an Organisation, Disziplin und Fachkenntnis der beteiligten Ärzte. Dem Anästhesisten kommt im Wesentlichen die Aufgabe der Sicherung und des Erhalts der vitalen Funktionen Atmung/Beatmung und Kreislauf zu. In enger Kooperation mit (Unfall-)Chirurg und Neurochirurg werden diagnostische und therapeutische Prioritäten festgelegt. Die frühzeitige aggressive Therapie mit kontrollierter Beatmung, ausgedehntem invasiven Monitoring, großzügiger Volumentherapie und früher operativer Versorgung der Verletzungen hat zum Ziel, Schockzustände abzukürzen und durch den Erhalt einer ausreichenden Sauerstofftransportkapazität dem späteren Multiorganversagen vorzubeugen. Nach evtl. operativer Blutstillung bei Gefäß- oder Organverletzungen steht das Gehirn als Erfolgsorgan der Beatmungs- und Kreislauftherapie im Vordergrund. Die möglichst rasche Korrektur von Hypoxie, Hyperkapnie, Hypovolämie und Hypothermie bestimmen die die Diagnostik begleitenden anästhesiologischen Maßnahmen. Verbrauchskoagulopathie und Probleme der Massivtransfusion erfordern den gezielten Einsatz von Blutkomponenten und Gerinnungsfaktor-/-inhibitorkonzentraten.

■ Kardiogener Schock

> Ursache des kardiogenen Schocks ist eine verminderte Myokardkontraktilität (z.B. nach Herzinfarkt). Aufgrund der verminderten Pumpleistung des Herzens kommt es zur Hypotonie und Tachykardie bei relativer Hypervolämie.

Rasselnde Atmung mit Dyspnoe und Orthopnoe, grobblasige Rasselgeräusche und schaumiges Sekret im Mund weisen auf ein Lungenödem und damit eine **Linksherzinsuffizienz** hin. Gestaute Venen im Sinne einer Einflussstauung (Jugularvenen!) und periphere Ödeme weisen auf eine **Rechtsherzinsuffizienz** hin.

Durch die Pumpschwäche des Herzens steigen die Füllungsdrücke an, und es kommt zu einer Dilatation der Vorhöfe und der Ventrikel. In der Herzinsuffizienz ist jedoch keine Steigerung des Schlagvolumens nach dem Starling-Mechanismus möglich, sondern mit zunehmender Volumenfüllung nimmt das Schlagvolumen schließlich ab. Deshalb bestehen die **therapeutischen Prinzipien** im kardiogenen Schock in der

- Vorlastsenkung, d.h. der Verminderung des zirkulierenden Volumens,
- Nachlastsenkung, d.h. der Erniedrigung des peripheren Widerstandes unter Berücksichtigung des arteriellen Mitteldrucks (cave Hypotonie),
- Kontraktilitätssteigerung durch Zufuhr positiv inotroper Substanzen,
- Sauerstoffzufuhr zur Verbesserung des myokardialen Sauerstoffangebots,
- Rhythmisierung zum Erhalt koordinierter Vorhof- und Ventrikelkontraktionen,
- Stressausschaltung zur Senkung des Sauerstoffverbrauchs.

Senkung der Vorlast

Zur Senkung der Vorlast trägt die aufrechte Sitzhaltung mit Herabhängen der Extremitäten bei, die darüber hinaus auch die Atemhilfsmuskulatur entlastet. Ein Hinlegen der Patienten und erst recht die „Schocklage" sind kontraindiziert. Medikamentös kann die Zufuhr von Nitrokörpern und Calciumantagonisten die Vorlast durch ein venöses Pooling, also eine venöse Vasodilatation mit Verlagerung von intravasalem Volumen in das venöse Stromgebiet, senken. Die Gabe von Diuretika wie Furosemid hat neben der diuretischen Wirkung zur Volumenminderung auch einen kurzfristigen vasodilatierenden Effekt.

> Medikamente zur Vorlastsenkung sind Nitroglycerin, Nifedipin und Furosemid.

Senkung der Nachlast

Nitrokörper und Calciumantagonisten (Tab. 3.**1**) senken die Nachlast, indem sie eine arterioläre Vasodilatation bewirken. Eine arteriolär vasodilatierende Wirkkomponente haben auch die Inodilatatoren (Phosphodiesterasehemmer und Dobutamin, s. dort).

Steigerung der Kontraktilität – differenzierte Katecholamintherapie

Katecholamine mit vorwiegender β_1-**Wirkung** (kardial sympathomimetisch, dagegen β_2-Wirkung bronchodilatatorisch) (Abb. 3.**8**) steigern die myokardiale Inotropie und Chronotropie. Hierzu zählen insbesondere das Adrenalin und das Dopamin. Im kardiogenen Schock ist der kombinierte Einsatz der Inodilatatoren sinnvoll, die sowohl positiv inotrop als auch arteriolär vasodilatierend

Wirkstoff	Präparat	Dosierung
Nitrokörper		
Nitroglycerin	Nitrolingual	0,8 – 2,4 mg sublingual (1 – 3 Kapseln) 0,43 – 1,29 mg (1 – 3 Hübe Spray)
Isosorbitdinitrat	Isoket	5 – 10 mg sublingual 1,25 – 3,75 mg (1 – 3 Hübe Spray)
Calciumantagonisten		
Nifedipin	Adalat	0,5 – 1,25 mg/h i. v.

Tabelle 3.**1**   Beispiele für Nitrokörper und Calciumantagonisten in der Akuttherapie

Abb. 3.**8** Physiologie der β-Rezeptorwirkung via G-Protein und c-AMP. Angriffsort der Phosphodiesterasehemmer (PDE-Hemmer).

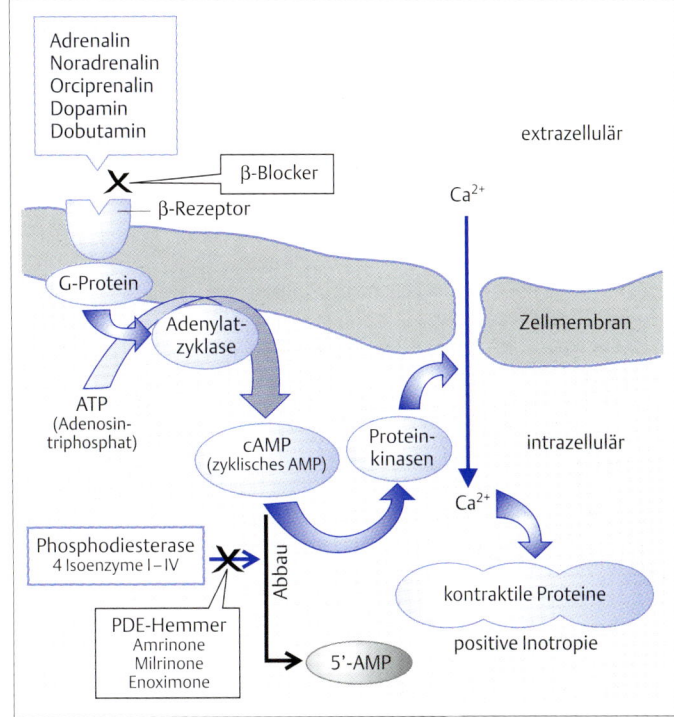

wirken und damit zwei wesentliche Angriffspunkte nutzen (Inotropie und Nachlastsenkung). Zu ihnen zählen das Dobutamin und die Phosphodiesterasehemmer Amrinone, Milrinone und Enoximone. Noradrenalin dagegen hat bei niedriger Dosierung eine stärkere **α-Wirkung**, führt deshalb zu einer peripheren Vasokonstriktion und damit einer unerwünschten Steigerung der Nachlast. Sein Einsatz kommt nur infrage, wenn mit anderen Mitteln eine Aufrechterhaltung eines arteriellen Mindestmitteldrucks (ca. 50 mmHg) nicht gelingt.

Um sich von Dosierungsangaben wie z. B. „mit 30 ml pro Stunde" zu entfernen, sollten stark wirksame Medikamente grundsätzlich gewichtsbezogen in μg/kgKG/min = γ dosiert werden.

Stimulation der β₁-Rezeptoren: positive Inotropie und Chronotropie

Primäre Kontraktilitätssteigerung wird mit Dopamin und Adrenalin erreicht. Dosierungsempfehlungen sind Tab. 3.**2** zu entnehmen.

Tabelle 3.**2** Primäre Kontraktilitätssteigerung mit Dopamin und Adrenalin

	Dosierung	Anmerkungen
Dopamin	2–5 γ	zusätzlich noch dopaminerge Wirkung, Diurese nimmt zu
	5–10 γ	zunehmende Tachykardie
	> 10 γ	Noradrenalinfreisetzung!
Adrenalin (Suprarenin)	0,01–0,025 γ	nur β-adrenerge Wirkung
	> 0,025 γ	zusätzlicher α-Effekt

Bei bradykarden Rhythmusstörungen ist **Orci-prenalin** (Alupent) in der Dosis von 0,01 – 0,05 γ angezeigt. Es dient nur zur Frequenzsteigerung.

Stimulation der β₁- und β₂-Rezeptoren: Inodilatation

Bei ausreichendem Blutdruck (Mitteldruck > 60 mmHg) erfolgt eine zusätzliche Verminderung der Nachlast mit Dobutamin (Dobutrex). Mit **2,5 – 7,5** γ wird nur eine β₁- und β₂-Wirkung erzielt. Bei einer Dosis von > **10** γ tritt ein zusätzlicher α-Effekt ein.

Hemmung der Phosphodiesterase: positive Inotropie ohne β-Rezeptoren

Bei nicht ausreichender Wirkung der Katecholamine oder bei zunehmender Verminderung der Zahl der β-Rezeptoren nach längerer hochdosierter Anwendung („**Down-Regulation** der β-Rezeptoren") kann alternativ eine cAMP-Erhöhung erreicht werden mit
- **Amrinone (Wincoram):** Kurzinfusion mit 1,5 mg/kgKG über 20 Minuten, dann 5 – 10 γ,
- **Enoximone (Perfan):** Kurzinfusion mit 0,5 mg/kg KG über 20 Minuten, wiederholbar nach 30 – 45 Minuten.

Phosphodiesterasehemmer senken ebenfalls den peripheren Widerstand und führen deshalb zu einer Nachlastsenkung. Dies ist mit einem Abfall des arteriellen Blutdrucks bei gleichzeitiger Steigerung des Herzindex verbunden. Die Herzfrequenz steigt weniger stark an als z. B. bei der verwendung von Dobutamin.

> Da die Phosphodiesterase im Thrombozyten dessen Aktivierung verhindert, führt der Einsatz von Phosphodiesterasehemmern zu einer Senkung der Thrombozytenzahl. Wegen der längeren Halbwertzeit ist eine Dosisreduktion bei Leber- und Nierenerkrankungen erforderlich.

Sauerstoffzufuhr

Für die großzügige Sauerstoffzufuhr eignen sich offene Gesichtsmasken. Der Sauerstoff-Flow sollte auf mindestens 6 Liter pro Minute eingestellt werden, damit eine effektive Anreicherung der Inspirationsluft mit Sauerstoff überhaupt erfol-

gen kann. Schwer dyspnoische Patienten tolerieren die Gesichtsmasken nicht, wenn sie sehr fest sitzen. Eine Erfolgskontrolle kann mithilfe der Pulsoxymetrie erfolgen.

Rhythmisierung

Arrhythmien bedürfen einer akuten Therapie, wenn sie zu einer **kritischen Minderung des Herzzeitvolumens** beitragen oder bei Ausschöpfung anderer Therapiemöglichkeiten der Verdacht besteht, dass sie dies tun. Außerdem sollten Rhythmusstörungen behandelt werden, wenn sie schwer wiegendere zu induzieren drohen (ventrikuläre Extrasystolie wird zu Kammerflimmern).

Für die Auswahl des voraussichtlich besten Antiarrhythmikums von Bedeutung sind die Art der bestehenden „störendsten" Komponente der Herzrhythmusstörung und der Wirkmechanismus der verschiedenen Substanzen. Die Anfertigung eines qualitativ guten EKG ist zur Differenzierung unbedingt erforderlich.

Die einfachste Einteilung der Herzrhythmusstörungen ist die in **Tachykardien** (etwa > 100 Schläge pro Minute) und **Bradykardien** (etwa < 60 Schläge pro Minute). Als nächstes ist die Unterscheidung zwischen der **regelmäßigen** (z. B. Sinustachykardie) und der **unregelmäßigen** (z. B. AV-Block II. Grades) Herzrhythmusstörung zu treffen. Schließlich werden **supraventrikuläre** Herzrhythmusstörungen mit schmalem QRS-Komplex von **ventrikulären** mit verbreitertem QRS-Komplex unterschieden.

Bradykarde Herzrhythmusstörungen werden mit Atropin 0,25 – 0,5 mg i. v. und dann mit Orciprenalin (Alupent) 0,5 – 1,0 mg langsam i. v. behandelt. Bei Erfolglosigkeit ist ein transthorakaler Klebeschrittmacher in Betracht zu ziehen.

Antiarrhythmika können je nach hauptsächlicher Wirkungsweise in verschiedene Gruppen eingeteilt werden, die einen initial differenzierten Therapieansatz erlauben. In der Praxis kann der Erfolg jedoch ausbleiben, sodass **Kombinationen** eingesetzt werden oder alternative antiarrhythmische Therapien (z. B. Kardioversion) versucht werden müssen.

Die unkritische Applikation mehrerer Antiarrhythmika ist gefährlich, da Antiarrhythmika mit einer Inzidenz von ca. 10 % selbst Herzrhythmusstörungen induzieren. Ihre Anwendung setzt meistens eine laufende EKG-Überwachung des Patienten voraus. Die i.v. Applikation sollte stets langsam und fraktioniert erfolgen.

> Bei bradykarden Herzrhythmusstörungen und Blockbildern sind viele Antiarrhythmika kontraindiziert.

Die folgenden Zusammenstellungen führen Beispiele und Dosisbereiche für den Erwachsenen auf.

Klasse-I-Antiarrhythmika

Klasse-I-Antiarrhythmika weisen einen **Na+-Antagonismus** auf. Sie werden vor allem zur **Therapie ventrikulärer Arrhythmien** eingesetzt. Sie induzieren

- eine Leitungsverlängerung (QRS ↑) und Verlängerung der Dauer des Aktionspotenzials (QT ↑), Wirkorte sind der Vorhof, akzessorische Bahnen und der Ventrikel, Substanzen:
  - Ajmalin (Gilurytmal): 50 – 100 mg i.v.,
  - Chinidin: 200 – 400 mg i.v.,
- eine Leitungsverzögerung und Verkürzung der Aktionspotenzialdauer (QT ↓), Wirkort ist der Ventrikel, Substanzen:
  - Lidocain (Xylocain): 50 – 150 mg i.v.,
  - Mexiletin (Mexitil): 2 – 3 mg/kg KG i.v. Bolus und 3 mg/kg KG i.v. über 30 min,
- eine Leitungsverzögerung ohne Veränderung der Dauer des Aktionspotenzials, Wirkort ist der Ventrikel, Beispiele:
  - Aprindin (Amidonal): 20 mg i.v. über 20 min,
  - Flecainid (Tambocor): 1 mg/kg KG i.v. (max. 2 mg/kg KG).

Klasse-II-Antiarrhythmika

Klasse-II-Antiarrhythmika sind **β-Rezeptorenblocker**, die eine Wirkung auf **supraventrikuläre und ventrikuläre Arrhythmien** haben und die AV-Überleitung hemmen. Wirkorte sind der Sinus- und AV-Knoten sowie der Vorhof. Tab. 3.**3** zeigt verschiedene Klasse-II-Antiarrhythmika mit der Erwachsenendosis.

Klasse-III-Antiarrhythmika

Klasse-III-Antiarrhythmika verlängern die Dauer des Aktionspotenzials (QRS ↑) und die Refraktärzeit (QT ↑). Wirkorte sind Vorhof, akzessorische Bahnen und Ventrikel. Einsatzgebiet sind supra-

Tabelle 3.**3** Erwachsenendosis verschiedener Klasse-II-Antiarrhythmika

Substanz	Präparat	Dosierung
Atenolol	Tenormin	2,5 mg i.v.
Esmolol	Brevibloc	0,5 mg/kg KG (über 1 min), dann 0,05 mg/kg KG (über 4 min) i.v., kein Bolus
Metoprolol	Beloc	5 mg i.v.
Pindolol	Visken	0,2 – 0,4 mg i.v.
Propanolol	Dociton	1 mg i.v.

ventrikuläre und **therapierefraktäre ventrikuläre Herzrhythmusstörungen**. Dosiert werden sie wie folgt:
- Amiodaron (Cordarex): 5 mg/kg KG i.v. (max. 450 mg),
- Sotalol (Sotalex): 20 mg/Tag i.v.

Klasse-IV-Antiarrhythmika

Klasse-IV-Antiarrhythmika sind **Calciumantagonisten**, die den langsamen Ca++-Einstrom hemmen. Sie werden wegen der Blockierung der AV-Überleitung insbesondere bei **supraventrikulären Tachykardien** eingesetzt. Wirkorte sind der Sinus- und der AV-Knoten. Folgende Dosierungen werden empfohlen:
- Diltiazem (Dilzem): 0,15–0,25 mg/kg KG über 2 min, dann 2,8 – 14 γ i.v.
- Verapamil (Isoptin): Bolus von 5 – 10 mg i.v., 0,1 – 5 γ i.v. kontinuierlich.

Verapamil ist bei Herzinsuffizienz und Hypotonie nicht indiziert.

Digitalis

Digitalispräparate sind im kardiogenen Schock nicht indiziert, da die Gefahr einer Intoxikation und Infarktausdehnung bestehen kann. Als Antiarrhythmikum kann Digitalis in der **Therapie von Vorhofflimmern oder -flattern mit schneller Überleitung** genutzt werden.

Schrittmacher

> Indikationen für die Schrittmachertherapie sind klinisch bedeutsame Bradykardien und medikamentös nicht behandelbare Tachyarrhythmien.

Schrittmacher haben im Wesentlichen drei Funktionen. Sie **stimulieren** eine Herzaktion durch einen elektrischen Impuls, sie registrieren elektrische Herzaktivität („**sensing**") und sie **reagieren** mit einer Triggerung oder Inhibierung.

Die Charakteristik eines Schrittmachers wird durch einen **Buchstabencode** angegeben, z. B. VVI oder AAI. Dabei gilt folgende Konvention:

- erster Buchstabe: **Ort der Stimulation,**
  V = Ventrikel, **A** = Atrium, **D** = dual in Atrium und Ventrikel,
- zweiter Buchstabe: **Ort des Sensing,**
  V = im Ventrikel, **A** = im Atrium, **D** = dual in Atrium und Ventrikel, **0** = kein Sensing,
- dritter Buchstabe: Art der **Schrittmacherantwort,**
  I = Inhibierung, wird ein Eigenimpuls durch die Sense-Funktion registriert, so wird der Schrittmacherimpuls unterdrückt (inhibiert),
  T = Triggerung, die Registrierung eines Eigenimpulses führt zur Abgabe eines Schrittmacherimpulses (antitachykarde Funktion),
  D = dual, die Triggerung eines Schrittmacherimpulses kann durch Eigenaktionen inhibiert werden,
  0 = keine Inhibierung oder Triggerung, der Schrittmacher stimuliert mit der eingestellten Frequenz unabhängig von elektrischen Eigenaktivitäten des Herzens.

Weitere Buchstaben werden gelegentlich angegeben und beziehen sich auf die Programmierbarkeit und spezielle antitachykarde Funktionen.

Ein VVI-Schrittmacher ist demgemäß ein Schrittmacher, der über eine Ventrikelelektrode dort stimuliert und gleichzeitig Eigenaktivitäten wahrnehmen kann. Überschreitet die patienteneigene Frequenz eine voreingestellte Schwelle, so werden die Schrittmacherimpulse inhibiert, wird sie wieder unterschritten, setzen die Schrittmacherimpulse wieder ein. Ein DDD-Schrittmacher verfügt über eine atriale und ventrikuläre Elektrode und kann an beiden Orten stimulieren (av-sequenziell) und sensen. Die Schrittmacherantwort auf gesenste Signale kann in einer Inhibierung oder Triggerung bestehen.

Defibrillation – Kardioversion

> Als Kardioversion wird die durch R-Zacken getriggerte (20 ms nach der R-Zacke, „synchronisierte") Defibrillation mit meist niedrigerer Energie (10 – 200 Joule) bezeichnet. Die Defibrillation bei Kammerflimmern wird mit 200 – 360 Joule (2 – 3 Joule/kgKG) asynchron (mangels R-Zacke) vorgenommen.

Indikationen zur Kardioversion stellen tachykarde Herzrhythmusstörungen dar, die nicht mit gleichem Erfolg medikamentös terminiert werden können, wie ventrikuläre Tachykardien, Knotentachykardien, Vorhofflimmern und –flattern.

Bei der R-Zackentriggerung der Kardioversion soll vermieden werden, dass der Gleichstromstoß in die vulnerable Phase des Vorhofs oder des Ventrikels fällt, was ein Kammerflimmern zur Folge haben kann. Digitalis sollte 2 – 3 Tage vorher abgesetzt sein. Falls dies nicht möglich ist, sollte Lidocain als Antiarrhythmikum vorgegeben werden.

Stressausschaltung

Schmerz, Angst und Stress tragen zur Steigerung des Sauerstoffverbrauchs bei, während eine Steigerung des O_2-Angebotes und **Senkung des O_2-Verbrauchs** die für eine Verbesserung der myokardialen Oxygenierung anzustrebenden Therapieziele sind. Deshalb ist auch beim schwer dyspnoischen Patienten im kardiogenen Schock meistens eine vorsichtige, aber ausreichende **Analgesierung** und **Sedierung** sinnvoll.

Bei **fraktionierter Gabe** auch zentral wirksamer Analgetika zur Schmerzausschaltung bei Myokardinfarkt ist nicht mit einem primären Atemstillstand zu rechnen. Zum Beispiel können 10 mg Morphin in 10 ml 0,9%iger NaCl-Lösung verdünnt werden, sodass 1 ml dieser Lösung 1 mg Morphin enthält. Intravenös können beim normgewichtigen Erwachsenen in 2-mg-Einzeldosen appliziert werden. Bleibt nach ausreichender Analgesierung ein Zustand der Agitiertheit und Angst bestehen, kann eine zusätzliche vorsichtige Sedierung mit z. B. 2 mg Midazolam i. v. versucht werden.

■ Anaphylaktischer Schock

> Der anaphylaktische Schock ist die schwerste lebensbedrohliche Form der allergischen Reaktion. Er ist eine sofortige Antigen-Antikörper-Reaktion, die durch IgE-(IgG-)Antikörper zu einer Aktivierung der Mastzellen, der basophilen Leukozyten und des Komplementsystems führt.

Aus den Mastzellen werden Mediatoren der anaphylaktischen Reaktion wie z.B. das Histamin freigesetzt. Das Komplementsystem hat die Aufgabe, als fremd erkannte Zellen zu zerstören. In ihm werden u.a. die Anaphylatoxine C3a und C5a gebildet, die zu einer **Vasodilatation** und **Permeabilitätssteigerung** führen.
Die Schwere einer allergischen Reaktion kann nach klinischen Gesichtspunkten in folgende vier Stadien eingeteilt werden, die nicht immer scharf voneinander zu trennen sind.

Stadium I – Haut- und Schleimhautreaktion

Typische Befunde sind das Auftreten der **Gesichtsrötung („Flush")** und eines **urtikariellen Exanthems**, das unregelmäßig aber scharf begrenzt und erhaben vornehmlich an Hals und Rumpf zu beobachten ist. Bei nicht anästhesierten Patienten können außerdem Juckreiz, Rhinitis, Nausea und Erbrechen zu beobachten sein.
Betrifft die massive Ödembildung die oberen Atemwege – Leitsymptome sind Dyspnoe und inspiratorischer Stridor –, so kann die **frühzeitige endotracheale Intubation** notwendig und schwierig sein (Zungen- oder Larynxödem). Ansonsten führen medikamentöse Therapieschemata meistens zum gewünschten Erfolg.

An erster Stelle steht die **Unterbrechung der Antigenzufuhr**. Therapeutisch werden H_1- und H_2-Rezeptorenblocker (Antihistaminika) verwendet, z.B. Dimetinden (Fenistil) 4 – 8 mg i.v. oder Clemastin (Tavegil) 2 – 4 mg i.v. und Cimetidin (Tagamet) 200 – 400 mg i.v.
Eine auch kurzfristige Progredienz zu den weiteren Stadien ist immer möglich und daher Anlass zu einem prolongierten Monitoring der vitalen Funktionen.

Stadium II und III – Atem- und Kreislaufreaktion

Hier stehen in der klinischen Symptomatik der **Bronchospasmus** und die **Hypotonie** im Vordergrund. Je nach Schwere der Reaktion von „nicht lebensbedrohlich" bis „lebensbedrohlich" geschieht die Zuordnung zu Stadium II oder III.
Nach Anlage von zwei großlumigen Zugängen zur Volumensubstitution wird die Antihistaminikumdosis erhöht und ein Corticoid i.v. verabreicht, z.B. Prednisolon (Solu-Decortin H) 250 – 500 mg oder Methylprednisolon (Urbason) 40 – 80 mg. Kommt es darunter nicht zu einer schnellen Besserung der Symptomatik oder liegt primär eine schwere Hypotonie (RR systolisch < 70 mmHg) oder Atemwegsbehinderung (in-/exspiratorischer Stridor) vor, ist die Gabe von Adrenalin (Suprarenin) fraktioniert in der Dosis von 0,05 – 0,1 mg bis 0,3 mg i.v. (bei Verdünnung der Lösung 1 : 1000 = 1 mg/1 ml auf 10 ml NaCl-Lösung ergeben sich 0,1 mg pro ml, also Bolusgaben von 0,5–1,0 ml i.v.) erforderlich.

Stadium IV – Atem- und Kreislaufstillstand

Das Stadium IV erfordert Maßnahmen der kardiopulmonalen Reanimation.

Transfusion

 Gesetzliche Grundlagen

> Blutkomponenten und Blutderivate sind verschreibungspflichtige Arzneimittel.

Ihre Produktion und Anwendung sind durch eine Vielzahl von Gesetzen und Richtlinien geregelt. Hiervon betreffen solche wie etwa das Gesetz über den Verkehr mit Arzneimitteln (**Arzneimittelgesetz**) oder die Betriebsverordnung für pharmazeutische Unternehmer (**Pharm Betr V**) vorwiegend die transfusionsmedizinischen Institute in ihrer Funktion als arzneimittelherstellende Unternehmen.
Andere wie etwa die **Richtlinien zur Blutgruppenbestimmung und Bluttransfusion (Hämotherapie)**, die vom Vorstand und Wissenschaftlichen Beirat der Bundesärztekammer 1995 publizierten **Leitlinien zur Therapie mit Blutkomponenten und Plasmaderivaten** und das 1998 in Kraft getretene **Transfusionsgesetz** betreffen Hersteller und Anwender von Blutkonserven gleichermaßen.
An Einrichtungen, an denen transfusionsmedizinische Aufgaben wahrgenommen werden, wird ein **transfusionsverantwortlicher Arzt** mit einer dem Umfang dieser Aufgaben entsprechenden Qualifikation gefordert, der für die Einhaltung der einschlägigen Gesetze und Richtlinien zuständig ist und dem die Organisation der hämotherapeutischen Maßnahmen obliegt.
Innerhalb eines Klinikums soll jede transfusionsmedizinisch tätige Abteilung einen Transfusionsbeauftragten ernennen, der in Zusammenarbeit mit dem Transfusionsverantwortlichen z. B. in der **Transfusionskommission** die Durchführung der festgelegten Maßnahmen sicherstellt. Jeder einzelne transfundierende Arzt muss über Grundkenntnisse der Transfusionsmedizin verfügen.
Besonderer Wert im Zusammenhang mit hämotherapeutischen Maßnahmen wird auf eine **eindeutige Identitätssicherung** gelegt. Probengefäße sind stets vor der Blutentnahme eindeutig zu kennzeichnen, alle Begleitpapiere müssen vollständig ausgefüllt und von der abnehmenden Person unterschrieben sein.

> Der anfordernde Arzt ist generell für die Identität der Blutprobe verantwortlich. Im Zweifelsfall muss vom Laboratorium konsequent neues Untersuchungsmaterial angefordert werden. Verwechslungen sind häufiger als Fehlbestimmungen, und die meisten schweren Transfusionszwischenfälle sind auf menschliches Versagen und Unterlassung primitivster Sicherheitsvorkehrungen zurückzuführen.

Die im Zusammenhang mit hämotherapeutischen Maßnahmen stehenden organisatorischen Abläufe müssen in Form einer schriftlichen Dienstanweisung (Transfusionsanweisung) festgelegt sein. Durchführung und Überwachung einer Transfusion fallen in den Verantwortungsbereich des transfundierenden Arztes.
Vor Beginn der Transfusion hat sich der transfundierende Arzt persönlich davon zu überzeugen, dass
- die Konserve für den betreffenden Empfänger bestimmt ist,
- die auf dem Konservenetikett angegebene Blutgruppe dem Blutgruppenbefund des Empfängers entspricht,
- die Konservennummer mit den Angaben im Begleitschein übereinstimmt.

Darüber hinaus muss das Behältnis der Blutkomponente auf äußere Unversehrtheit sowie das Verfallsdatum kontrolliert werden. Der Konserveninhalt sollte hinsichtlich des Vorliegens von Koageln oder auffälliger farblicher Veränderungen als Hinweise auf Hämolyse oder bakterielle Kontamination visuell überprüft werden.

> Unmittelbar vor der Transfusion ist vom transfundierenden Arzt oder unter seiner direkten Aufsicht der AB0-Identitätstest (Bedside-Test, Abb. 3.9) beim Empfänger vorzunehmen. Das Ergebnis des Bedside-Tests ist schriftlich zu dokumentieren.
> Der Bedside-Test ist auch vor Notfalltransfusionen durchzuführen.

Schwere, oft lebensbedrohliche Zwischenfälle bedingt durch Fehltransfusionen im AB0-System sind bei ordnungsgemäßer Durchführung ausge-

Abb. 3.**9** Bedside-Test: Die Testseren enthalten die Antikörper Anti-A (blau) oder Anti-B (gelb). Erythrozyten der Blutgruppe A mit dem Antigen A verklumpen bei Anwesenheit des Anti-A, Erythrozyten der Blutgruppe B verklumpen bei Anwesenheit von Anti-B. Blutgruppe 0 zeigt keine Verklumpung und Blutgruppe AB eine Verklumpung in beiden Feldern.

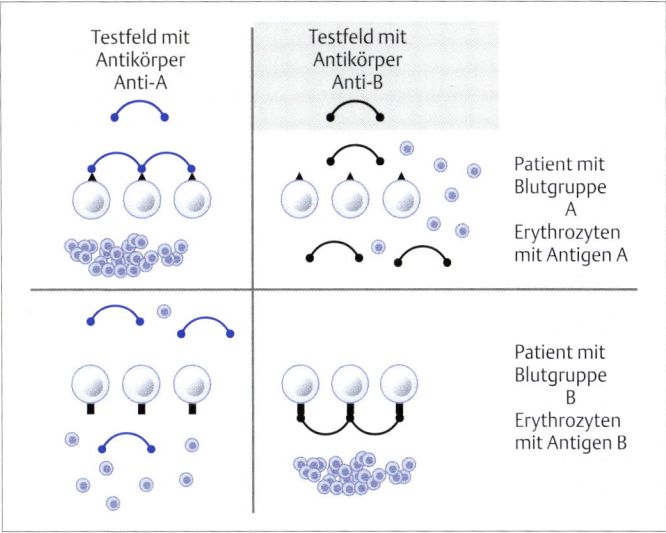

Testfeld mit Antikörper Anti-A

Testfeld mit Antikörper Anti-B

Patient mit Blutgruppe A Erythrozyten mit Antigen A

Patient mit Blutgruppe B Erythrozyten mit Antigen B

schlossen. Die Bedeutung dieser unmittelbar vor der Transfusion durchzuführenden letzten Kontrolle auf Übereinstimmung der AB0-Merkmale zwischen Empfänger und Konserve ist daher enorm. Der Bedside-Test ersetzt allerdings nicht die serologische Verträglichkeitsprobe (Kreuzprobe).

Nach der Transfusion ist das Behältnis mit dem Restblut 24 Stunden bei + 2 °C bis + 8 °C aufzubewahren, um die Abklärung etwaiger Transfusionszwischenfälle zu ermöglichen.

Die Gabe von Blutbestandteilkonserven unterliegt der **Chargendokumentationspflicht**. Ebenso sind unerwünschte Reaktionen vollständig zu dokumentieren und diese Aufzeichnungen bei den Krankenakten aufzubewahren. Insbesondere gravierende transfusionsbedingte Zwischen- oder gar Todesfälle sind dem **Stufenplanbeauftragten des Herstellers** des betreffenden Präparates sowie dem Paul-Ehrlich-Institut (PEI) zu melden.

Jeder mit transfusionsmedizinischen Maßnahmen betraute Arzt ist verpflichtet, sich die erforderliche Sachkunde anzueignen. Der Träger einer Institution ist für die Bereitstellung angemessener Personal- und Sachmittel zuständig, die die Einhaltung der gesetzlich vorgesehenen Standards ermöglichen.

■ Produktion und Charakterisierung von Blutkomponenten

Konventionelle Verfahren zur Produktion von Blutkomponenten beruhen auf der Sammlung des Spendervollbluts in einem primären Blutbeutel. Mittels steril verbundener Satellitenbeutel wird die Trennung des Vollbluts in Blutkomponenten ermöglicht. Daneben gibt es maschinelle Aphereseverfahren, die es gestatten, sowohl zellhaltige Präparate wie Thrombozytenkonzentrate als auch Plasmakonserven wie gerinnungsaktives Frischplasma zu gewinnen.

Die Anwendung von Vollblutkonserven, auch als sogenanntes Frischblut, entspricht nicht mehr dem Stand von Wissenschaft und Technik.

Erythrozytenkonzentrate

Ein Erythrozytenkonzentrat enthält die Erythrozyten einer einzelnen Blutspende. Standardpräparat ist das Buffy-Coat-freie Erythrozytenkonzentrat in additiver Lösung. Die Entfernung des im Wesentlichen aus Leukozyten und Zelltrümmern bestehenden Buffy Coats verbessert die Verträglichkeit des Erythrozytenkonzentrats und vermindert die Gefahr der Alloimmunisierung.

Die Anwendung einer **Additivlösung** (z. B. PAGGS-M) ermöglicht Produktlaufzeiten bis zu 49 Tagen und erübrigt wegen der damit verbundenen Reduktion des Konservenhämatokrits eine Aufschwemmung des Erythrozytenkonzentrats vor der Transfusion. 1999 hat das Paul-Ehrlich-Institut ein Stufenplanverfahren eingeleitet, um zu prüfen, ob eine generelle **Leukozytendepletion** insbesondere zellhaltiger Blutkomponenten die Sicherheit dieser Blutprodukte bei bestimmten Patientengruppen erhöhen könnte. In mehreren europäischen Ländern und auch in den USA wurde bereits eine generelle Leukozytendepletion eingeführt bzw. empfohlen. Gründe, die hierfür sprechen, sind im Wesentlichen:

- Vermeidung febriler nicht hämolytischer Transfusionsreaktionen (FNHTR),
- Vermeidung von Refraktärzuständen gegenüber der Gabe von Thrombozytenkonzentraten,
- Minderung des Risikos des transfusionsassoziierten Lungenversagens (TRALI),
- Vermeidung immunmodulierender Effekte allogener Transfusionen,
- Reduktion zellständiger Viren in den Blutkomponenten.

Die Leukozytenabreicherung mittels Adhäsionsfilter ist grundsätzlich sowohl am Krankenbett mithilfe spezieller Transfusionsbestecke als auch in transfusionsmedizinischen Instituten möglich. Letztgenanntem Verfahren sollte wegen der standardisierten Produktionsbedingungen sowie der Qualitätssicherung unbedingt der Vorzug gegeben werden.
Bei Bedside-Filtration wurden hypotensive Reaktionen beschrieben, die besonders bei Patienten mit gleichzeitiger Einnahme von ACE-Hemmern auf eine erhöhte Bradykininkonzentration zurückgeführt werden. Um im Produktionsablauf eine möglichst frühzeitige Leukozytendepletion zu gewährleisten, sollte die Filtration z. B. mittels Inlineverfahren bereits bei der Komponententrennung erfolgen („prestorage").
Das **gewaschene Erythrozytenkonzentrat** wird ausgehend vom Buffy-Coat-freien Erythrozytenkonzentrat in additiver Lösung durch mehrmaliges Aufschwemmen und Zentrifugieren der Erythrozyten in einer geeigneten Waschlösung hergestellt (Abb. 3.**10**). Abhängig von der Anzahl der Waschvorgänge wird dadurch die Plasmaproteinkonzentration in der Konserve reduziert.

> Bei der Anwendung von gewaschenen Erythrozytenkonzentraten ist das Verfallsdatum strikt zu beachten, da es bedingt durch eine Konservenöffnung während der Produktion zu Laufzeitverkürzungen kommen kann.

Thrombozytenkonzentrate

Thrombozytenkonzentrate (Abb. 3.**10**) werden entweder aus frisch abgenommenem Vollblut im geschlossenen Mehrfachbeutelsystem durch Zentrifugation und Isolierung der Plättchen gewonnen oder mittels maschineller, kontinuierlicher oder diskontinuierlicher Thrombozytapherese produziert.
Das aus der **Vollblutspende** abgeleitete Thrombozytenkonzentrat enthält etwa $5-8 \times 10^{10}$ Blutplättchen in annähernd 50 ml Plasma bei einer Leukozytenkonzentration von weniger als $0,2 \times 10^9$ pro Einheit und ohne sichtbare Kontamination durch Erythrozyten.
Durch „**Poolen**" können mehrere Thrombozytenkonzentrate zusammengeführt werden. Dieses Verfahren darf allerdings nur in transfusionsmedizinischen Instituten angewendet werden.
Das Thrombozytapheresekonzentrat enthält dagegen $2-4 \times 10^{11}$ Blutplättchen eines einzelnen Spenders in bis zu 300 ml Plasma und abhängig vom Aphereseverfahren etwa $0,1-5 \times 10^8$ Leukozyten und bis zu 30×10^8 Erythrozyten.
Grundsätzlich sollten sowohl das Poolpräparat aus Einzelspenderthrombozytenkonzentraten als auch das Thrombozytapheresekonzentrat aus den o. g. Gründen leukozytendepletiert werden. In Kombination mit leukozytenarmen gefilterten Erythrozytenkonzentraten ist somit ein geschlossenes Konzept zur Versorgung mit leukozytenabgereicherten zellhaltigen Blutbestandteilkonserven möglich.

Gefrorenes Frischplasma

Gefrorenes Frischplasma kann sowohl auf dem Weg der Komponententrennung aus Vollblutspenden als auch maschinell durch Plasmapherese gewonnen werden. Innerhalb von 6 h nach Entnahme sollte die **Schockgefrierung** erfolgen, damit die Aktivität besonders der labilen Gerinnungsfaktoren, als deren Leitfaktor das antihämophile Globulin A (F VIII Act) gilt, erhalten bleibt. Die Aktivität der Gerinnungsfaktoren und -inhibitoren im aufgetauten Präparat muss mindestens 70 % der ursprünglichen Aktivität inner-

Abb. 3.**10** Herstellung von Blutkomponenten.

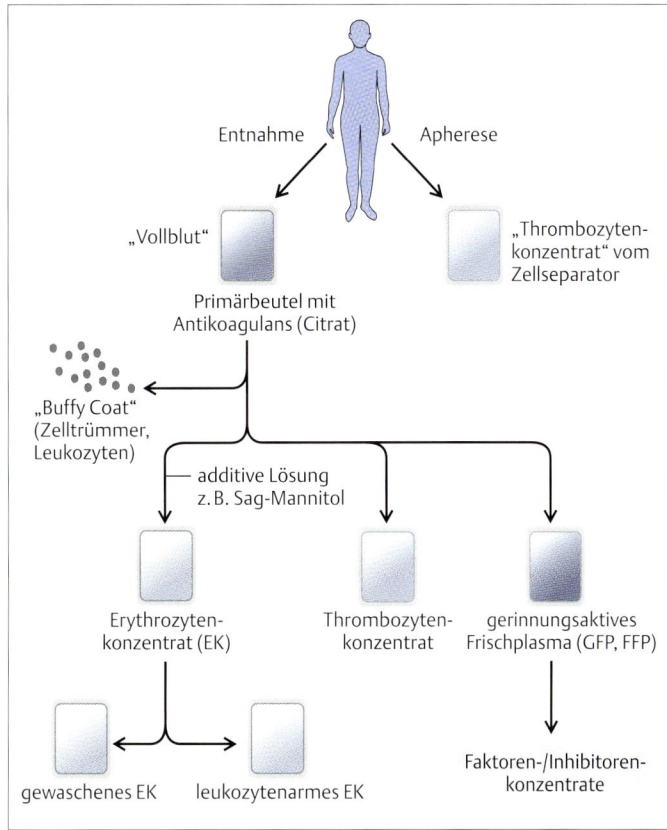

halb der physiologischen Schwankungsbreiten
entsprechen.

■ Lagerung von Blutkomponenten

Lagerung von Erythrozytenkonzentraten

Die Lagerung von Erythrozytenkonzentraten
muss bei +2 °C bis +8 °C in Kühlschränken oder
-räumen mit kontinuierlicher Temperaturmessung und -dokumentation sowie einer Alarmein-
richtung erfolgen. Bezüglich der Verwendbar-
keitsdauer insbesondere auch bei gefilterten und
gewaschenen Erythrozytenkonzentraten sind die
auf dem Etikett angebrachten Angaben des Herstellers unbedingt zu beachten.

Auch kurzfristige Unterbrechungen der Kühl-
kette sind zu vermeiden, da der Substratum-
satz proportional zur Temperatur steigt. Weil
unter diesen Bedingungen die additive Lösung
rascher verbraucht wird, kommt es zur Hämolyse und in deren Folge zum Anstieg z. B. der
Kaliumkonzentration im Konservenplasma.
Bei erneuter Kühlung ist die ursprüngliche
Qualität der Konserve nicht mehr herbeizu-
führen.

Lagerung von Thrombozytenkonzentraten

Thrombozytenkonzentrate sind bei **Raumtemperatur** (+20 °C bis +24 °C) unter ständiger Agitation
zu lagern. Unter diesen Bedingungen beträgt die
derzeit übliche maximale Laufzeit der Präparate 5
Tage, eine frühere Transfusion sollte jedoch angestrebt werden. Eine Zwischenlagerung auf Stationen ohne besondere Ausstattung (Thrombozy-
tenschüttler) verbietet sich.

Thrombozytenkonzentrate dürfen nicht gekühlt werden.

Lagerung von gefrorenem Frischplasma

Die Lagerung von gefrorenem Frischplasma muss bei mindestens – 30 °C erfolgen. Unter diesen Bedingungen, die auch bei einer eventuellen Zwischenlagerung auf Stationen erfüllt sein müssen, beträgt die maximal mögliche Verwendbarkeit 1 Jahr. Derzeit finden multizentrische Studien mit dem Ziel statt, zu belegen, dass bei einer tieferen Lagertemperatur auch eine längerfristige Lagerung ohne Aktivitätsverlust an labilen Gerinnungsfaktoren möglich ist. Keinesfalls darf Plasma, dessen Lagertemperatur den Sollwert unterschritten hat oder das gar an- oder aufgetaut wurde, erneut tiefgefroren werden, da die Wirksamkeit nicht mehr gewährleistet ist.

■ Indikation und Anwendung von Blutkomponenten

Es werden nur die Blutbestandteile ersetzt, deren im Individualfall kritische Konzentration unterschritten wird. Unter Voraussetzung der konsequenten Einhaltung der Isovolämie lautet bei Blutverlusten die Reihenfolge der zu transfundierenden Blutkomponenten in der Regel: erst Erythrozytenkonzentrate, dann gefrorene Frischplasmen, später Thrombozytenkonzentrate.

Erythrozytenkonzentrate

Wichtigster Grundsatz ist, dass die Transfusion von Erythrozytenkonzentraten die kausale Therapie einer Anämie nicht ersetzt. Die Festlegung universell anwendbarer unterer Grenzwerte für Hb-Konzentration oder Hämatokrit, ab denen eine Transfusion erfolgen müsste, ist nicht möglich.

> Patienten mit chronischen Anämien sind an den Hämoglobinmangel adaptiert. Die Entscheidung zur Transfusion muss sich an der klinischen Situation orientieren und grundsätzlich zurückhaltend gestellt werden.

Die Gabe von leukozytenarmen, gefilterten Erythrozytenkonzentraten ist dann indiziert, wenn Patienten aufgrund vorbestehender Immunisierungen gegen Histokompatibilitätsantigene auf Transfusionen mit febrilen Nebenwirkungen reagieren oder wenn eine solche Alloimmunisierung zwingend vermieden werden muss. Hierzu zählt die Gruppe der potenziellen Knochenmark- oder Organempfänger und alle Patienten die z. B. aufgrund einer Knochenmarkhypoplasie eine langfristige Transfusionstherapie zu erwarten haben. Ein weiterer Aspekt ist, dass das Zytomegalievirus (CMV) fast ausschließlich mit der Leukozytenfraktion einer Blutkonserve übertragen wird und damit die weitgehende Leukozytenabreicherung durch Filtration einen sehr guten Schutz hinsichtlich der Übertragung von CMV darstellt, insbesondere wenn etwa wegen der lokalen Gegebenheiten keine CMV-AK-negativen Blutkonserven erhältlich sind.

Die *Indikationen* für die Gabe von leukozytenarmen filtrierten Erythrozytenkonzentraten lauten daher derzeitig:

- verhindern einer Alloimmunisierung gegen leukozytäre Antigene,
- Prophylaxe und Vermeidung fieberhafter Transfusionsreaktionen,
- Prophylaxe einer transfusionsassoziierten Zytomegalievirusinfektion.

Es ist jedoch davon auszugehen, dass prestorage-leukozytendepletierte Erythrozytenkonzentrate demnächst den Standard bilden werden. Die Gabe von **gewaschenen Erythrozytenkonzentraten** ist indiziert, wenn bei Patienten allergische oder anaphylaktische Reaktionen nach Gabe von Buffy-Coat-freien gefilterten Erythrozytenkonzentraten aufgetreten sind.

Die Übertragung von vermehrungsfähigen immunkompetenten Lymphozyten eines gesunden Blutspenders auf einen abwehrgeschwächten Patienten kann zu einer Graft-Versus-Host-Reaktion (GVHR) führen, die mit einer hohen Mortalität verbunden ist. Dies kann durch **Bestrahlung** zellhaltiger Blutkonserven mit ionisierenden Strahlen (30 Gy) sicher vermieden werden. Um die Leukozytenkonzentration in den zu bestrahlenden Konserven a priori klein zu halten, sollte eine Vorfiltration mit einem Leukozytenfilter erfolgen.

> Die gesicherten Indikationen für die Gabe von bestrahlten Erythrozytenkonzentraten lauten Knochenmarktransplantation, schweres Immundefektsyndrom und intrauterine Transfusion.

Die Auswahl der zu transfundierenden Erythrozytenkonzentrate folgt blutgruppenserologischen, virusserologischen (CMV-AK) und klinischen Aspekten. Zwar sollte **nach Möglichkeit AB0-identisch** transfundiert werden, im Notfall ist jedoch bei Verwendung von plasmaarmen additiv stabilisierten Erythrozytenkonzentraten die Beschränkung auf die Majorkompatibilität akzeptabel.

Notfalls kompatible Blutgruppen bei der Transfusion von Erythrozytenkonzentraten sind in Tab. 3.**4** aufgeführt.

Innerhalb des **Rhesussystems** sollte wegen seiner starken Immunogenität das Merkmal **D** immer berücksichtigt werden. Die früher übliche Bezeichnung D^u für „schwach" D-positive Erythrozyten ist veraltet. Hierunter versteht man entweder Erythrozyten mit einer vollständigen jedoch quantitativ reduzierten Ausstattung an D-Epitopen (D^{weak}) oder Erythrozyten mit einem unvollständigen Antigenaufbau ($D^{variant}$).

Patienten mit der Blutgruppe D^{weak} dürfen mit Rh-positiven Erythrozytenkonzentraten behandelt werden. Im Gegensatz dazu dürfen Patienten mit der Blutgruppe $D^{variant}$ (oder „D-Varianz") nur Rh-negative Erythrozytenkonzentrate erhalten, da diese in der Lage sind, Antikörper gegen das Merkmal D zu bilden.

Bei Kindern, Frauen im gebärfähigen Alter und Patienten, bei denen mit einer langfristigen Transfusionstherapie zu rechnen ist, sollte auch innerhalb des gesamten Rhesus- und Kell-Systems blutgruppenkompatibel transfundiert werden.

Erythrozytenkonzentrate und davon abgeleitete Präparate werden grundsätzlich unter Verwendung eines Standardfilters mit einer Porengröße von 170–230 µm (DIN 58 360) transfundiert. Ein einzelnes Transfusionsgerät darf maximal über 6

Stunden gebraucht werden. Innerhalb dieser Zeitspanne dürfen darüber mehrere Blutkonserven verabreicht werden. Eröffnete Blutkonserven sind gleichfalls innerhalb von 6 Stunden zu transfundieren.

Thrombozytenkonzentrate

Die Indikation zur Transfusion von Thrombozytenkonzentraten besteht grundsätzlich bei Thrombopenien und Thrombopathien. Sowohl eine eingeschränkte Synthese als auch ein verstärkter Umsatz oder Verlust von Blutplättchen können Thrombopenien herbeiführen. Ein Beispiel für eine **umsatzbedingte Thrombopenie** ist die disseminierte intravasale Gerinnung (DIC), bei der es durch die Thrombinämie zu einer generalisierten Plättchenaggregation kommt, während eine massive Blutung ohne Aktivierung des Gerinnungssystems zu einem **verlustbedingten Plättchenmangel** führt. Thrombopenien als Folge von **Plättchenbildungsstörungen** treten bei primären und sekundären Knochenmarksinsuffizienzen auf. Die überwiegende Zahl der in der Klinik zu beobachtenden Thrombopathien ist auf die Einnahme **plättchenschädigender Medikamente** zurückzuführen.

Bei Thrombozytenzahlen unter 20.000/µl sollte eine Thrombozytentransfusion erwogen werden.

Dieser Wert kann bei ansonsten stabilen Patienten bis auf 10.000/µl absinken. Bei Vorliegen zusätzlicher Risikofaktoren wie fieberhaften Infekten, additiv wirkenden plasmatischen Hämostasestörungen oder raschem Thrombozytenabfall muß dieser Grenzwert allerdings auch nach oben korrigiert werden. Bei bedrohlichen Blutungen infolge eines Traumas oder chirurgischen Eingriffs können wesentlich höhere Thrombozytenzahlen erforderlich sein. Vor Operationen, rückenmarksnahen Punktionen und bei Organbiopsien mit Ausnahme von Knochenmarksentnahmen sind Mindestthrombozytenzahlen von 50.000/µl, bei Eingriffen mit besonders hohem Blutungsrisiko von 80.000/µl, sicherzustellen.

Bei der Auswahl der Präparate zur Thrombozytentransfusion ist zu beachten, dass die Blutplättchen Träger der AB0-Blutgruppenantigene, der HLA-Antigene der Klasse I und plättchenspezifischer Blutgruppensysteme sind. Unter der Bedingung fehlender Immunisierung ist die Bereitstellung von AB0-kompatiblen Plättchenkonzentra-

Tabelle 3.**4** Kompatible und nicht kompatible Blutgruppen bei der Übertragung von Erythrozytenkonzentraten

		Empfänger			
		A	B	AB	0
Spender	A	ja	nein	ja	nein
	B	nein	ja	ja	nein
	AB	nein	nein	ja	nein
	0	ja	ja	ja	ja

ten ausreichend. Von dieser Regel kann jedoch im Notfall abgewichen werden. Bei einer AB0-inkompatiblen Transfusion muss allerdings mit einer verminderten Plättchen-Recovery gerechnet werden. Da Merkmale des Rhesussystems auf Thrombozyten nicht vorhanden sind, könnte der Rhesusfaktor D grundsätzlich unberücksichtigt bleiben. Wegen der praktisch aber immer bestehenden erythrozytären Kontamination der Plättchenkonzentrate kann es in seltenen Fällen zu Immunisierungen kommen.

> Bei Rhesus-(D-)negativen Frauen im gebärfähigen Alter sollte, sofern eine Transfusion von Rhesus-(D-)positiven Thrombozytenkonzentraten nicht zu vermeiden ist, eine Prophylaxe mit Anti-D-Immunglobulin durchgeführt werden.

Zur Vermeidung einer Alloimmunisierung müssen Patienten, bei denen eine langfristige Plättchensubstitution absehbar ist, von Anfang an mittels Filtration leukozytendepletierte Thrombozytapheresekonzentrate erhalten.

> Die Transfusion von Thrombozytenkonzentraten muss über Standardtransfusionsfilter erfolgen. Keinesfalls dürfen Mikrofilter angewendet werden.

Unter der Voraussetzung, dass weder ein Thrombozytenverlust noch eine Umsatzsteigerung vorliegen, wird durch Gabe eines gepoolten Thrombozytenkonzentrates oder eines Thrombozytapheresekonzentrates normalerweise ein Anstieg von etwa 20–30 × 10^9 Plättchen/Liter herbeigeführt.

Gefrorenes Frischplasma

Die Indikation zur Gabe von gefrorenem Frischplasma (GFP) besteht in der Therapie einer **Störung des plasmatischen Gerinnungssystems**. Vorteilhaft gegenüber der Anwendung von Faktoren- und/oder Inhibitorkonzentraten ist, dass GFP sämtliche Faktoren und Inhibitoren des plasmatischen Gerinnungs- und Fibrinolysesystems in ausgewogener Zusammensetzung enthält. Nachteilig kann das vergleichsweise große Volumen sein, das erforderlich ist, um eine größere Menge von Gerinnungsfaktoren und/oder -inhibitoren zuzuführen.

Klinische Situationen, die den Einsatz von GFP rechtfertigen, sind komplexe Störungen des Hämostasesystems z.B. bei Leberparenchymschaden oder DIC, Verlust- und/oder Verdünnungskoagulopathie, Substitution von Mangelzuständen der Gerinnungsfaktoren V, XI, und XII, für die keine Konzentrate marktgängig sind, Austauschtransfusion und Plasmapherese. Keinesfalls indiziert ist die Gabe von GFP als Volumen- bzw. Eiweißersatz, zur parenteralen Ernährung oder Substitution von Immunglobulinen.

Die Auswahl des Präparates richtet sich nach der Kompatibilität im AB0-System. In der Regel soll AB0-blutgruppengleich transfundiert werden. Von dieser Regel kann im Notfall nach dem Schema in Tab. 3.**5** abgewichen werden.

Die Dosierung richtet sich nach einer groben Faustregel:

> 1 ml GFP enthält etwa 1 Einheit eines jeden Gerinnungsfaktors bzw. -inhibitors. Die Gabe von 1 ml GFP pro kg Körpergewicht erhöht die Aktivität aller Faktoren und Inhibitoren im Empfängerplasma um 1–2%.

GFP sollte möglichst rasch bei +37 °C aufgetaut werden. Es müssen **zertifizierte Geräte** verwendet werden. Nach dem Auftauvorgang müssen sämtliche Proteinniederschläge bei visueller Kontrolle vollständig gelöst sein. Die Transfusion muss wegen der äußerst geringen Halbwertszeiten der labilen Gerinnungsfaktoren im aufgetauten Produkt sofort erfolgen. Sie wird über Standardtransfusionsbestecke mit Filter durchgeführt.

Tabelle 3.**5** AB0-Blutgruppenverträglichkeit bei der Transfusion von gefrorenem Frischplasma

| | | Empfänger | | | |
		A	B	AB	0
Spender	A	ja	nein	nein	ja
	B	nein	ja	nein	ja
	AB	ja	ja	ja	ja
	0	nein	nein	nein	ja

■ Komplikationen und Nebenwirkungen der Transfusion

Transfusionsreaktionen werden ihrer Ätiologie entsprechend grundsätzlich in immunlogisch bedingte und nicht immunologisch ausgelöste gegliedert.

Immunologisch ausgelöste Transfusionsreaktionen

Hämolytische Reaktionen

Bei hämolytischen Reaktionen handelt es sich um die intra- oder extravasale Zerstörung der transfundierten Erythrozyten, die klinisch als bedrohliche Sofortreaktion oder als in der Regel weniger gefährliche Hämolyse vom verzögerten Typ nach Tagen bis Wochen auftreten kann.

Hämolytische Sofortreaktion

> Die hämolytische Sofortreaktion ist entweder im Rahmen einer Fehltransfusion im AB0-System auf präformierte Antikörper oder bei Einbindung anderer Blutgruppensysteme auf das Nichterfassen eines irregulären Antikörpers bei den der Transfusion vorgeschalteten immunhämatologischen Untersuchungen zurückzuführen.

In Abhängigkeit von der Fähigkeit des beteiligten Antikörpers, das Komplementsystems vollständig, teilweise oder gar nicht aktivieren zu können, kommt es zu einer intravasalen oder extravasalen (intrahepatischen oder intralienalen) Hämolyse. Die mit Abstand gefährlichsten Antikörper, die zu einer lebensbedrohlichen intravasalen Soforthämolyse führen, sind die der IgM-Klasse angehörenden **Anti-A-** und **Anti-B-Antikörper** mit der Fähigkeit zur vollständigen Komplementaktivierung. Andererseits sind Transfusionszwischenfälle durch Inkompatibilitäten im AB0-System einfach durch Einhalten der vorgeschriebenen Sicherheitsstandards vermeidbar. Ihre häufigste Ursache sind Verwechslungen und Unterlassungen von Transfusionsvorschriften wie etwa des Bedside-Testes.

Die **subjektiven Initialzeichen** einer hämolytischen Reaktion sind Wärmegefühl, Frösteln, Kreuz- und Kopfschmerz, Brustschmerz, Atem-

not, Brechreiz und Unruhe. Objektiv kommt es zu Hautblässe, Temperaturanstieg, Tachykardie und im Vollbild zu einer DIC mit daraus resultierendem Multiorganversagen. Besondere Aufmerksamkeit ist bei anästhesierten Patienten geboten, bei denen Blutdruckabfall, Hämoglobinurie oder eine akute Blutungsneigung auf eine hämolytische Sofortreaktion hinweisen können.

Weitere Antikörper, die hämolytische Sofortreaktionen herbeiführen können, richten sich z. B. gegen Antigene der Blutgruppensysteme Lewis (Anti-Le[a], -Le[b]), Rhesus (Anti-C, -c, -D, -E, -e), Kidd (Anti-Jk [a], -Jk[b]), Kell (Anti-K, -k) und Duffy (Anti-Fy[a], -Fy[b]). Diese Antikörper führen zu extravasalen Soforthämolysen, die in der Regel weniger dramatisch verlaufen als die intravasalen Formen.

> Sollte eine Kreuzblut- oder Konservenverwechslung vorliegen, kann ein zweiter Patient unmittelbar bedroht sein.

Labordiagnostisch ist der **Nachweis** der Hämolyse führend. Geeignete Parameter hierfür sind die Bestimmung der Konzentration des freien Hämoglobins im Plasma bzw. Urin, der LDH-Aktivität, der Haptoglobin- und Bilirubinkonzentration sowie des Blutbildes. An immunhämatologischen Untersuchungen sind der direkte Coombs-Test aus dem Empfängerblut, AB0-/Rh-Kontrollen aus Konserven- und Empfängerblut sowie die Wiederholung der Kreuzproben einschließlich Antikörpersuchtest aus prä- und posttransfionellem Empfängerblut vorrangig.

Die **Behandlung** der hämolytischen Sofortreaktion entspricht der Therapie schwerer Schockzustände. Besonderes Augenmerk ist auf die Gefahr einer frühzeitig entstehenden DIC zu richten.

Hämolyse vom verzögerten Typ

Hämolytische Reaktionen vom verzögertem Typ werden durch **erythrozytäre Alloantikörper** hervorgerufen, die zum Zeitpunkt der Transfusion unterhalb der Nachweisschwelle der eingesetzten immunhämatologischen Tests vorhanden waren. Antikörpersuchtest und Kreuzprobe sind daher negativ. Nach der Übertragung des korrespondierenden Antigens mit einer Blutkonserve kommt es zu einer verstärkten Antikörperbildung, die mit einer Latenzzeit von Tagen bis Wochen zu einer extravasal ablaufenden Hämolyse führt. Häufigste Symptome sind **Fieber**, **Hämoglobinabfall** und milder **Ikterus**. Unter Überwachung der Nierenfunktion ist eine Therapie in der Regel nicht erforderlich. Eine Prävention ist wegen der definitionsgemäß unauffälligen serologischen Tests vor der Transfusion schwierig.

Die in den Richtlinien zur Blutgruppenbestimmung und Bluttransfusion enthaltene Vorschrift, bei Blutübertragungen die serologische Verträglichkeitsuntersuchung für weitere Transfusionen nach spätestens 72 h mit einer frisch entnommenen Empfängerblutprobe durchzuführen, muß aus diesem Grund strikt beachtet werden. Dies gilt auch für vorher bereits als verträglich befundete Blutkonserven.

Febrile nicht hämolytische Transfusionsreaktionen

Diese Form der Transfusionsreaktion ist durch einen **Körpertemperaturanstieg** um mindestens 1 °C ohne Zeichen anderer transfusionsassoziierter Reaktionen gekennzeichnet und wird wahrscheinlich durch HLA-Antikörper, die sich gegen in der transfundierten Konserve enthaltene Leukozyten richten, herbeigeführt. Dementsprechend ist die Häufigkeit febriler Nebenreaktionen nach Einführung der Buffy-Coat-freien Erythrozytenkonzentrate als Standardpräparat deutlich zurückgegangen. Eine weitere Verbesserung ist durch die generelle Anwendung leukozytendepletierter Blutkomponenten zu erwarten.

> Die Transfusion muss unterbrochen werden, bis eine hämolytische Transfusionsreaktion ausgeschlossen ist.

Das Fieber wird mit Antipyretika behandelt. Zur Prophylaxe bei künftigen Transfusionen müssen mittels Filtration leukozytendepletierte Erythrozyten- und Thrombozytenkonzentrate eingesetzt werden.

Allergische Reaktionen

Allergische Reaktionen werden durch Antikörper gegen lösliche Plasmabestandteile ausgelöst. Es handelt sich meist um Sofortreaktionen, die in verschiedenen Schweregraden auftreten können. Häufig sind **urtikarielle Reaktionen**, die mit einer Erythem- und Quaddelbildung **ohne Fieber** einhergehen.

> Nach Gabe eines Antihistaminikums kann die Transfusion meist fortgesetzt werden.

Präventiv können vor künftigen Transfusionen ein Antihistaminikum eingesetzt und gewaschene Erythrozytenkonzentrate verabreicht werden. Die mit dem Vollbild eines Schocks und unmittelbar nach Transfusion geringster Mengen plasmahaltiger Blutkonserven auftretende **anaphylaktische Reaktion** ist dagegen extrem selten. Als Ursache wird das Vorliegen eines Anti-IgA beim kongenitalen IgA-Mangel diskutiert. Die Transfusion muss sofort abgebrochen werden, die sich anschließende Therapie entspricht der des anaphylaktischen Schocks. Betroffene Patienten müssen IgA-freie Blutkomponenten erhalten. Möglichkeiten hierzu bestehen z. B. im Waschen von Erythrozytenkonzentraten.

Posttransfusionspurpura (PTP)

Bei der sehr seltenen PTP handelt es sich um eine Transfusionsreaktion vom verzögerten Typ, die durch Alloantikörper gegen thrombozytäre Antigene im Patientenplasma meist der Spezifität Anti-Zwa hervorgerufen wird. Diese Antikörper reagieren mit transfundierten Zwa-positiven Thrombozyten. Die Thrombopenie tritt etwa 7 – 10 Tage nach der Transfusion thrombozytenhaltiger Blutkomponenten auf.

Die Therapie der Wahl ist die i.v. Gabe von Immunglobulinlösung in hoher Dosierung.

Graft-Versus-Host-Krankheit (GvHD)

Hierbei handelt es sich um eine infolge der Transfusion von Blutkomponenten seltene, aber gefürchtete Komplikation, bei der es im Empfängerorganismus zur Proliferation immunkompetenter Lymphozyten des Blutspenders, die in der Blutkonserve enthalten waren, kommt. Betroffen sind vorwiegend **immunsupprimierte Patienten** und Patienten, die eine von einem Blutsverwandten gespendete Konserve erhalten.

> Auch wegen der Komplikation der GvHD wird die „Familienspende" von der Mehrzahl der Transfusionsmediziner abgelehnt.

Das häufig zum Tod führende Krankheitsbild ist gekennzeichnet durch Fieber, Hautausschläge, Hepatitis, Diarrhoe und Knochenmarksdepression. Eine Prävention ist durch konsequente Bestrahlung aller zellhaltigen Blutprodukte mit einer Dosis von 30 Gy für die oben bezeichnete Gruppe von Patienten möglich.

Transfusionsassoziierte akute Lungeninsuffizienz

Bei der transfusionsassoziierten akuten Lungeninsuffizienz (TRALI-Syndrom) handelt es sich um eine seltene Transfusionsreaktion, die durch granulozytenspezifische Antikörper in plasmahaltigen Blutkomponenten hervorgerufen wird. In engem zeitlichen Zusammenhang mit der Transfusion kommt es zur Sequestration von Granulozyten in den Lungenkapillaren und Ausbildung einer oft beatmungspflichtigen Lungeninsuffizienz.

Nicht immunologisch ausgelöste Transfusionsreaktionen

Hypervolämie

Durch Infusion großer Blutvolumina kann der Kreislauf bis zur Dekompensation belastet werden. Besonders groß ist dieses Risiko bei **älteren Patienten mit chronischer Anämie**. Die konsequente Anwendung von Erythrozytenkonzentraten an Stelle von Vollblutkonserven kommt der Forderung nach möglichst geringer Volumenbelastung durch Transfusionen entgegen.

Citratintoxikation

Sämtliche Blutkomponenten enthalten zur Antikoagulation Citrat, das vorwiegend in der Leber rasch abgebaut wird. Bei ausgeprägten Leberfunktionsstörungen und bei Massivtransfusionen kann es daher zur Citratintoxikation kommen. Diese äußert sich in **Reizleitungsstörungen** und ist durch Gabe von Calciumgluconat einfach therapierbar. Eine prophylaktische Gabe von Calciumgluconat ist nicht erforderlich.

Hyperkaliämie

Die transfusionsassoziierte Hyperkaliämie ist bei ausschließlichem Einsatz von Buffy-Coat-freien Erythrozytenkonzentraten lediglich bei **Frühgeborenen**, **anurischen Patienten** und allgemein bei **Massivtransfusionen** von klinischer Bedeutung. In Anbetracht der vergleichsweise geringen absoluten Kaliummengen auch in älteren Konserven moderner Produktionsstandards ist

die Forderung nach grundsätzlicher Bereitstellung möglichst frischer Erythrozytenkonzentrate nicht aufrechtzuerhalten, sondern vielmehr auf den oben angeführten Personenkreis zu beschränken.

Hypothermie

Die Gefahr einer transfusionsassoziierten Hypothermie besteht lediglich bei **Massivtransfusionen** oder bei Patienten, die auskühlungsgefährdet sind. Ihr kann durch prätransfusionelle Erwärmung der Erythrozytenkonzentrate auf maximal + 37 °C begegnet werden.

Transfusionshämosiderose

Einem Eisengehalt von 250 mg pro Erythrozytenkonzentrat steht eine wesentlich geringere Eisenelimination von ca. 1 mg pro Tag gegenüber. Hieraus ergibt sich, dass insbesondere nicht blutende, aber chronisch transfusionspflichtige Patienten der Gefahr einer Transfusionshämosiderose ausgesetzt sind. Therapeutisch werden Chelatbildner empfohlen.

Bakterielle Kontamination

Unter ausschließlicher Verwendung geschlossener pyrogenfreier Systeme von der Spenderblutabnahme über die Komponententrennung bis zur Transfusion und konsequenter Einhaltung aller Hygieneregeln stellt eine septische Transfusionsreaktion eine Rarität dar. Sie geht weniger von den Keimen selbst als von den bakteriellen Toxinen aus. Das klinische Bild tritt unmittelbar bei der Transfusion auf und entspricht dem eines Endotoxinschocks. Die Therapie folgt den Regeln der Schockbehandlung. Die Letalität ist hoch.

Übertragung von Infektionskrankheiten

Grundsätzlich können mit allen Blutkomponenten Viren, Bakterien und Parasiten übertragen werden. Die in transfusionsmedizinischen Instituten zur Anwendung kommenden Verfahren zur Risikominimierung bestehen in der konsequenten Einhaltung aller von den Aufsichtsbehörden geforderten Maßnahmen, angefangen von der gezielten Spenderauswahl, der Standardisierung sämtlicher Produktionsprozesse, einer sich stetig dem Stand der wissenschaftlichen Erkenntnis anpassenden laboratoriumsmedizinischen Testung des Spenderblutes bis hin zu der neuerdings durchzuführenden Quarantänelagerung oder virusinaktivierenden Verfahren bei GFP.

An **laboratoriumsmedizinischen Tests** kommen bei der Untersuchung von Blutkonserven routinemäßig zum Einsatz: HIV-1/2-Antikörper, HBs-Antigen, HCV-Antikörper, nukleinsäureamplifizierende Techniken (NAT) im Poolverfahren zum Ausschluß einer Kontamination mit HCV-RNA (seit 01. 04. 1999), TPHA, GPT und CMV-Antikörper (optional).

Da transfusionsassoziierte luetische Infektionen eine Rarität darstellen, ist die Notwendigkeit zur Durchführung des TPHA-Tests (Treponema-pallidum-Hämagglutinationstest) in der Diskussion. Der Wert der GPT-Bestimmung als Surrogatmarker zur Erfassung von Non-A-/Non-B-/Non-C-Hepatitiden ist wegen geringer Sensitivität und Spezifität umstritten. Somit besitzen die Testverfahren zum Nachweis von Antikörpern gegen HIV 1/2, HCV und optional CMV, des HBs-Antigens und molekularbiologische Techniken zur Messung der HCV-RNA die größte Bedeutung, um die Übertragung von Virusinfektionen durch Blutkomponenten wirksam zu verhindern. Die genannten Tests stehen in einer sehr hohen und standardisierten Qualität zur Verfügung.

Trotzdem ist eine Übertragung der korrespondierenden Viren durch Blutkomponenten möglich. Dies rührt zum einen daher, dass die genannten Labortests (mit Ausnahme der NAT zum Nachweis von HCV-RNA) nicht die Erreger direkt, also die Virämie nachweisen, die bereits sehr früh nach Infektion vorliegt, sondern die biologische Reaktion des Organismus messen, die erst nach Wochen bis Monaten eintritt. Dieses **„diagnostische Fenster"** beträgt z. B. bei der HIV-Infektion 4 – 12 Wochen. Der zweite Grund liegt in der begrenzten Sensitivität, die auch optimierte laboratoriumsmedizinische Messverfahren aufweisen.

Aus diesen Gründen ist das **Risiko**, eine HIV-, HBV-, oder HCV-Infektion mit Blutkomponenten zu übertragen, zwar gering, aber vorhanden und etwa wie folgt zu beziffern:

- **HIV** $< 1 : 1.000.000$,
- **HBV** $1 : 50.000 – 200.000$,
- **HCV** $1 : 40.000$.

Die Zahlen bezüglich des Infektionsrisikos mit HCV beruhen auf Daten vor Einführung der HCV-NAT 1999. Eine endgültige statistische Bewertung der hierdurch zu erwartenden signifikanten Reduktion des Infektionsrisikos mit HCV ist derzeit noch nicht möglich.

Zur weiteren Optimierung der Virussicherheit wurde die **Quarantänelagerung** von GFP eingeführt. Die Quarantänezeit beträgt seit dem 01.07.1995 sechs Monate. Das bedeutet, dass das GFP nach der Spende mindestens 6 Monate aufbewahrt werden muss und erst dann als Arzneimittel in Verkehr gebracht werden darf, wenn der Spender nach Ablauf dieser Frist erneut mit negativem Ergebnis den o. g. virusserologischen Tests unterzogen wurde.

Dieses Verfahren, das selbstverständlich nur bei entsprechend langer Laufzeit der Konserve und einem hohen Anteil von Dauerblutspendern praktikabel ist, trägt wesentlich dazu bei, die „diagnostische Lücke" zu schließen, und führt zu einer erheblichen Verbesserung der Virussicherheit von GFP gegenüber anderen Blutkomponenten.

Alternativ zur Quarantänelagerung wurde nach Möglichkeiten gesucht, in unfraktioniertem Plasma eine Virusinaktivierung durchzuführen. Hierzu könnte sich das **Solvent-Detergent-(SD-)Verfahren** eignen.

Insgesamt ist, wo dies die Versorgungslage zulässt, dem Einsatz von Quarantäneplasma der Vorzug zu geben.

Blutsparende Maßnahmen

■ Präoperative Eigenblutspende

> „Patienten sind immer dann über das Risiko einer Infektion mit Hepatitis und AIDS bei der Transfusion von Fremdblut aufzuklären, wenn es für den Arzt ernsthaft in Betracht kommt, dass bei ihnen intra- oder postoperativ eine Bluttransfusion erforderlich werden kann. Darüber hinaus sind solche Patienten auf den Weg der Eigenblutspende als Alternative zur Transfusion von fremdem Spenderblut hinzuweisen, soweit für sie diese Möglichkeit besteht." (BGH-Urteil V/ZR 40/91 vom 17. 12. 1991).

Voraussetzungen zur Durchführung eines präoperativen Eigenblutspendeprogramms sind:
- Der Eingriff muss planbar sein, der Operationstermin sowie der Zeitraum des Transfusionstermins sollten verbindlich sein.
- Bei regelhaftem Verlauf der geplanten Operation sind Transfusionen erfahrungsgemäß erforderlich oder mit einer Wahrscheinlichkeit von mindestens 10 % zu erwarten.
- Der Patient muss grundsätzlich spendetauglich sein, anerkannte Kontraindikationen dürfen nicht vorliegen.
- Für den Fall, dass der Blutbedarf das kalkulierte Volumen überschreitet und das bereitgestellte Kontingent an autologen Blutkomponenten nicht ausreicht, muss die Versorgung mit homologen Blutkonserven sichergestellt sein.

Das „ernsthafte in Betracht kommen" einer Bluttransfusion wird in diesem Katalog an Voraussetzungen mit einer **Wahrscheinlichkeit des Erfordernisses zur Bluttransfusion von 10 %** beziffert. Bei einer Vielzahl von operativen Eingriffen wird es leicht möglich sein, eine entsprechende Einteilung vorzunehmen. Bei Unschlüssigkeit ist dringend das Führen einer „Hausstatistik" zu empfehlen, die OP-spezifisch den Konservenbedarf erfasst.

Als **Kontraindikationen** der autologen Blutspende gelten:
- akute Infektionen mit der Möglichkeit einer hämatogenen Streuung,
- Verdacht auf infektiöse Magen-Darm-Erkrankungen,
- akute Erkrankungen unklarer Genese,
- frischer Herzinfarkt (weniger als 3 Monate zurückliegend),
- instabile Angina pectoris,
- Hauptstammstenose der Koronararterien,
- klinisch wirksame Aortenstenose,
- behandlungsbedürftige Herzinsuffizienz,
- Synkopen unklarer Genese.

Feste Altersgrenzen sind nicht definiert, bei Schwangeren und Tumorpatienten bedarf es einer **Einzelfallbewertung**. Der aufgeführte Katalog an Kontraindikationen, der durch Anwendung von Score-Systemen noch differenziert werden kann, zeigt, dass die Eigenblutspende keineswegs ohne Risiko ist. Dieses muss bei der Indikationsstellung zur Eigenblutspende mit dem Risiko der Übertragung von HI- und Hepatitisviren in Bezug gesetzt werden.

Weiterverarbeitung und damit verbundene Prozesskontrollen des gespendeten Eigenblutes sowie **qualitätssichernde Maßnahmen** für daraus hergestellte Komponenten erfolgen derzeitig noch uneinheitlich. Bei einer Eigenblutkonserve handelt es sich jedoch entsprechend § 4(2) AMG (Arzneimittelgesetz) um ein Arzneimittel. Die Aufnahme der Eigenblutspende ist bei dem zuständigen Regierungspräsidium anzeigepflichtig. Grundsätzlich besitzen die aktuellen Richtlinien zur Blutgruppenbestimmung und Bluttransfusion (Hämotherapie) auch für Organisation, Herstellung, Lagerung und Transfusion von Eigenblut Gültigkeit. Insbesondere sind folgende **Vorschriften** zu beachten:
- Vor oder anlässlich der ersten Eigenblutentnahme sind HBs-Antigen und HIV-1/2- und HCV-Antikörper zu untersuchen.
- Die Kennzeichnung der Behältnisse für Eigenblutkomponenten muss auf der Grundlage des AMG erfolgen.
- Die Auftrennung des Eigenblutes in Komponenten ist transfusionsmedizinischer Standard.
- Die Auftrennung von Eigenblut in Blutkomponenten erfordert eine sechsmonatige Tätigkeit in einem Blutspendedienst, dessen ärztlicher Leiter eine Weiterbildungsermächtigung besitzt.
- Die Lagerung von Eigenblutkomponenten hat unter den gleichen Standards, jedoch getrennt von homologen Präparaten, zu erfolgen.

- Erfolgt die Eigenblutentnahme nicht an einem transfusionsmedizinischen Institut, ist der Nachweis von den GMP-Richtlinien (good medical praxis) entsprechenden Räumlichkeiten erforderlich.

Es ist daher zu empfehlen, dass kleinere Krankenhäuser, auch einem Votum der Länderbehörden entsprechend, die **Kooperation mit einem transfusionsmedizinischen Institut** suchen sollten. Dort können die Patienten ambulant zur Eigenblutspende vorgestellt werden, oder auf Basis einer schriftlichen Vereinbarung können z.B. die Entnahme des autologen Vollblutes im Krankenhaus, die Komponententrennung und Qualitätskontrollen jedoch im transfusionsmedizinischen Institut durchgeführt werden.

Die **Eigenbluttransfusion** selbst bedarf wie jede andere Bluttransfusion der ärztlichen Indikation. Die Durchführung der Transfusion folgt den Richtlinien, die bei der Gabe von homologen Blutkomponenten gelten, wobei der AB0-Identitätstest grundsätzlich mit dem Blut des Empfängers, bei erythrozytenhaltigen autologen Blutkomponenten auch mit dem Konservenblut zu erfolgen hat. Die serologische Verträglichkeitsprobe (Kreuzprobe) kann entfallen.

Keinesfalls kann jedoch als sicher angenommen werden, dass die Transfusion autologer Blutkomponenten stets nebenwirkungsfrei möglich ist. Gefahren gehen vor allem von Verwechslung, bakterieller Verunreinigung oder lagerungsbedingten Schäden aus.

> Nicht benötigte Eigenblutkonserven dürfen nicht anderweitig zur homologen Bluttransfusion verwendet, sondern müssen entsorgt werden.

Der Patient sollte im Rahmen der erforderlichen Aufklärung und schriftlichen Einwilligung in das Verfahren der präoperativen autologen Blutspende auch hierüber informiert werden. Üblicherweise werden nicht benötigte Eigenblutkomponenten spätestens am Entlassungstag aus dem Krankenhaus vernichtet.

■ Intraoperative autologe Transfusion

> Intraoperative autologe Transfusion bedeutet die Retransfusion von patienteneigenem Blut, das intraoperativ gesammelt wurde.

Die sicherste Methode ist die Herstellung eines maschinell erzeugten und gewaschenen autologen Erythrozytenkonzentrates.

Bei der **maschinellen intraoperativen autologen Transfusion** (Abb. 3.11) werden folgende Schritte abgearbeitet:
- Sammeln des Patientenblutes (spezieller Sauger),
- Antikoagulation des Patientenblutes (durch Zuleitung z.B. eines Heparin/NaCl-0,9%-Gemi-

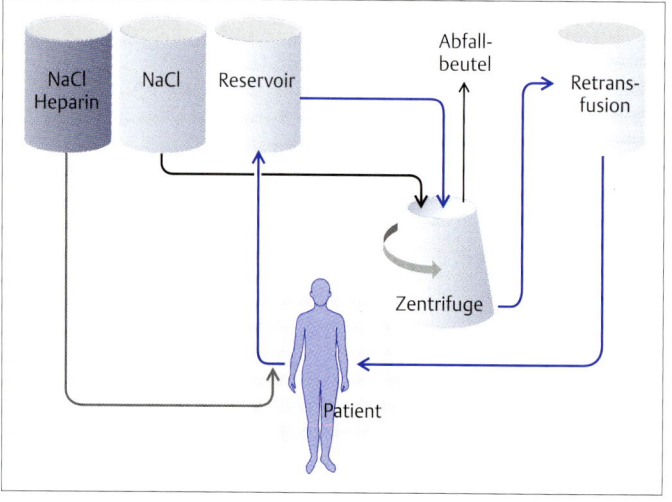

Abb. 3.**11** Prinzip der intraoperativen Autotransfusion.

sches – 30.000 IE auf 1000 ml – mit Hilfe einer eigenen Zuleitung an die Saugerspitze),

- Grobfilterung in einem Reservoir,
- Zentrifugation und Waschen mit NaCl 0,9%, dabei Entfernung von Antikoagulans, Plasma, Thrombozyten, Leukozyten und Verunreinigungen,
- Befüllung eines Retransfusionsbeutels mit Standardfilter.

Zu bedenken ist, dass eine Reduktion der für den Waschvorgang benutzten NaCl-Menge den Heparinanteil im Retransfusat erhöht.

Für **Kinder** sind kleinere Zentrifugenglocken erforderlich als für Erwachsene, da sonst zu viel Blut für die Aufbereitung einer Retransfusionseinheit erforderlich wäre. In den meisten Geräten geschehen die Arbeitsgänge Sammeln, Zentrifugieren, Waschen und Zurückpumpen in den Retransfusionsbeutel nacheinander. Das kontinuierliche Waschen des abgesaugten Eigenblutes mit kontinuierlichem Zurückpumpen in den Retransfusionsbeutel bietet den Vorteil, dass auch kleine abgesaugte Blutmengen gut aufbereitet werden können.

> Bei systemischen Erkrankungen mit dem Risiko der Übertragung von Erregern oder Toxinen (Sepsis, Darmverletzung usw.) kann die intraoperative maschinelle Autotransfusion nicht angewendet werden.

Blutgerinnungsstörungen

■ Physiologie des Gerinnungssystems

Gerinnungskaskade

„Gerinnung" bedeutet bei Flüssigkeiten eine Verfestigung und beruht immer auf der **Bildung von Molekülaggregaten**, deren Bestandteile vorher einzeln, also gelöst vorlagen.

> Im menschlichen Blut ist nur das Fibrinmonomer (FM) zur Polymerbildung in der Lage. Es entsteht unter dem Einfluss von Thrombin durch die Spaltung des Fibrinogens. Nach spontaner Fibrinpolymerbildung kann der Faktor XIIIa das Polymer kovalent vernetzen und zum Fibrin stabilisieren.

An der Aktivierung des Thrombins (IIa) aus seiner inaktiven Vorstufe Prothrombin (II) ist eine Reihe von anderen, kaskadenartig hintereinander geschalteten Gerinnungsfaktoren beteiligt. Ausgangspunkt der Gerinnungsaktivierung ist in klinisch relevanten Situationen vermutlich insbesondere der **Gewebefaktor** (synonym: Gewebsthrombokinase, Gerinnungsfaktor IV, Gewebsthromboplastin, **tissue factor** – **TF**), der auf der Oberfläche von Endothelzellen und weißen Blutkörperchen nachgewiesen werden kann. TF ist im Komplex mit VIIa zur Aktivierung von VII zu VIIa in der Lage.

Warum eigentlich geschieht die Gerinnungsaktivierung durch eine – eher komplizierte – Kaskade? Gäbe es nur einen Aktivierungsschritt, so könnte der Gewebefaktor pro Zeiteinheit nur einen weiteren Faktor – z.B. das Fibrinogen – spalten und damit aktivieren. Der Anstieg der Fibrinmonomerkonzentration würde linear zur Zeit verlaufen – eine viel zu träge Aktivierung des Gerinnungssystems wäre die Folge. Bei Verletzungen der Blutgefäße muss schnell und viel Fibrin aus dem Fibrinogenpool generiert werden, um rasch eine Blutstillung zu erreichen. Je mehr Aktivierungsschritte in die Kaskade eingeführt werden, desto mehr verändert sich der Anstieg der Fibrinmonomerkonzentration von der Linearität zur Exponentialität.

Die Gerinnungskaskade bewirkt nach initialer Triggerung einen **exponentiellen Anstieg** der Fibrinmonomerkonzentration. Dadurch wird ein prokoagulatorischer Stimulus durch Selbsttriggerung potenziert und amplifiziert. Hierbei kommt dem Thrombin besondere Bedeutung zu.

Die Thrombozyten spielen eine besondere Rolle bei der primären Blutstillung, der Hämostase. Hämostatische Aktivität ist das Ergebnis der **Bildung von Enzymkomplexen** auf Oberflächen, z.B. in der direkten Nachbarschaft eines Gefäßschadens. Thrombozyten stellen diese Oberflächen zur Verfügung. Außerdem synthetisieren und sezernieren sie antikoagulatorisch oder fibrinolytisch wirksame Substanzen wie z.B. das Heparansulfat, Gewebeplasminogenaktivator (t-PA) oder Prostacyclin (PGI$_2$), die einen ungestörten Blutfluss auch durch den kleinen Gefäßquerschnitt sicherstellen.

> Prokoagulatorische Sekretionsprodukte weisen insbesondere die Thrombozyten auf. Zur Thrombozytenfunktion zählen die Adhäsion, die Aggregation, die Sekretion und die Potenzierung der prokoagulatorischen Aktivität.

Die gesamte prokoagulatorische Aktivität der Thrombozyten wurde früher als **Plättchenfaktor 3 (PF3)** bezeichnet. In den ersten Schritten der Hämostase bindet der **Willebrand-Faktor (WF)**, eine Gerinnungsaktivität des Faktors VIII, an subendotheliale Strukturen. In dieser Bindung exponiert er Bindungsstellen für den GPIb-Rezeptor (Glykoprotein Ib) der Thrombozyten. Weitere Aktivatoren und Adhäsivproteine verstärken die initiale Adhäsion und Aktivierung des Thrombozyten, sodass weitere Thrombozyten aggregieren können. Zu den Plättchenaktivatoren gehören Thrombin, das ADP, Serotonin und wahrscheinlich die WF-GPIb-Bindung selbst.

Aktivierte Thrombozyten setzen eine Vielzahl von Prokoagulatoren und Aktivatoren aus ihren δ- und α-Granula frei. Sekretionsprodukte sind z. B. der heparinneutralisierende Plättchenfaktor 4 (PF4), das β-Thromboglobulin, Fibrinogen sowie Faktor V und VIII. PF4 hat eine hohe Affinität zum Heparin, inaktiviert es und wird in vivo an der Oberfläche von Endothelzellen und Hepatozyten gespeichert. Bindet PF4 an die endothelialen Glycosaminoglycane, so wird deren antikoagulatorischer Effekt gehemmt. Damit können aktivierte Thrombozyten dem antikoagulatorischen Effekt des Heparansulfat-AT-III-Systems entgegenwirken.

Thrombozyten besitzen außerdem **spezifische Rezeptoren für Heparin**. Bindet Heparin an diese Rezeptoren, hemmt es die Adenylatcyclase und der Spiegel des cAMP sinkt ab. Durch diese Senkung der Aktivierungsschwelle induziert Heparin eine Thrombozytenaggregation. Insofern stellt Heparin auch einen schwachen Thrombozytenagonisten dar.

Gerinnungsinhibitoren

Eine besondere Aufgabe des Blutgerinnungssystems ist es, eine Blutgerinnung in der Mikrozirkulation zu vermeiden. Dem prokoagulatorischen Effekt des abnehmenden Gefäßquerschnitts und der daraus resultierenden Stase und plasmatischen Gerinnungsaktivierung beugen im Wesentlichen zwei physiologische Inhibitormechanismen vor, die in ihrer Aktivität an endothelzellständige Komponenten gebunden sind:

● das Protein-C/S-System,
● das Antithrombin-III/Glycosaminoglycansystem.

Deshalb erlauben sie die Adaptation der antikoagulatorischen Aktivität an Veränderungen des Oberflächen-Volumen-Verhältnisses im Sinne einer mit abnehmendem Gefäßquerschnitt regional zunehmenden Gerinnungshemmung.

Protein-C/S-System

Der erste dieser Mechanismen ist in der Lage, das aus seiner inaktiven Vorstufe Prothrombin entstandene Thrombin vom Prokoagulator zum Antikoagulator umzuwandeln.

Dies geschieht durch Bindung des Thrombins an den endothelzellständigen Rezeptor Thrombomodulin. Im Thrombin-Thrombomodulin-Komplex verliert Thrombin die Fähigkeit zur Fibrinogenspaltung, kann aber nun Protein C aktivieren (APC), das zusammen mit seinem Cofaktorprotein S die Gerinnungskofaktoren Va und VIIIa spalten und damit antikoagulatorisch wirken kann. Außerdem hemmt APC den Plasminogenaktivatorinhibitor 1 (PAI-1) und wirkt so profibrinolytisch.

Antithrombin-III/Glycosaminoglycansystem

Der zweite Mechanismus steigert die Aktivität des physiologischen Inhibitors Antithrombin III (AT III) gegenüber dem Thrombin und Faktor Xa. AT III bildet insbesondere mit diesen beiden Gerinnungsfaktoren (IIa und Xa) Komplexe (z. B. den **Thrombin-Antithrombin-III-Komplex, TAT**), in denen die Gerinnungsfaktoren ihre prokoagulatorische Aktivität praktisch völlig verlieren. Damit stellt das AT III einen wichtigen physiologischen Gerinnungsinhibitor dar.

Ohne Akzeleration durch endothelzellständige Rezeptoren ist seine inhibitorische Aktivität im Gerinnungssystem jedoch gering. Die endothelzellständigen Rezeptoren sind saure Mukopolysaccharide (Glycosaminoglycane – GAG, Dermatansulfat, Keratansulfat und Heparansulfat), an die das AT III binden kann (Abb. 3.**12**).

Hierdurch kommt es zu einer Konformationsänderung des AT III, dessen aktives Zentrum für die

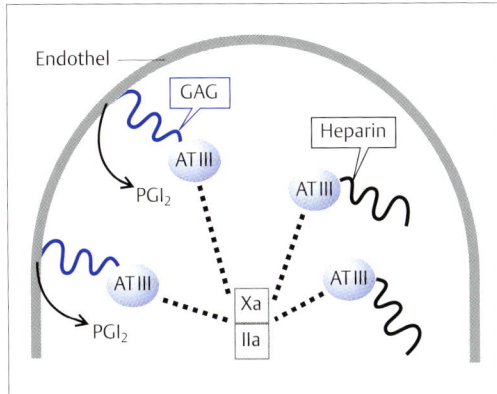

Abb. 3.12 Endothelzellständige Glycosaminoglycane (GAG) oder exogen zugeführtes Heparin (wegen seiner strukturellen Ähnlichkeit zu den GAG) können Antithrombin III (AT III) in seiner thrombin-(IIa-) und Xa-inhibierenden Wirkung (gepunktete Linie) akzelerieren. Die Bindung von ATT III an GAG bewirkt zusätzlich die Freisetzung von Prostacyclin (PGI$_2$) aus der Endothelzelle.

Gerinnungsfaktoren besser zugänglich wird und damit eine stark gesteigerte gerinnungsinhibitorische Aktivität gewinnt.

■ Verbrauchskoagulopathie

Insbesondere ausgedehnte Traumata, protrahierte Schockzustände und septische Krankheitsbilder disponieren zur generalisierten – also nicht mehr an ein lokales Erfordernis gebundenen – Aktivierung unterschiedlicher Kaskadensysteme wie Komplementsystem, Gerinnungs- und Fibrinolysesystem.

Außerdem bewirken Trauma, Schock und Sepsis die **Aktivierung von Leukozyten**, die dann analog zur Antigen-Antikörper-vermittelten Immunreaktion oder analog zur Entzündungsreaktion durch die Freisetzung von Mediatoren („Lymphokine") zur prokoagulatorischen Transformation von z. B. Endothelzellen und Monozyten durch Expression des Tissue Factors (TF) oder Suppression des Thrombomodulins führen.
Da bei diesen Krankheitsbildern der **prokoagulatorische Stimulus persistiert**, resultiert im Gerinnungssystem eine pathologische Aktivitäts-, d. h. Umsatzsteigerung, die zur Thrombinämie und damit disseminierten Fibrinbildung führt.

Diese Fibrinablagerungen finden sich in der Mikrozirkulation von Lunge, Leber, Niere und vermutlich auch Gehirn und tragen so zur Gewebsischämie und -hypoxie bei. Gelingt die Rekanalisation der Strombahn im späteren Verlauf durch eine **sekundäre Hyperfibrinolyse** oder durch therapeutische Maßnahmen wie z. B. Volumenersatz und arterielle Druckerhöhung, so wird das Gewebe im abhängigen Stromgebiet zwar reperfundiert, aber dabei erneut – z. B. durch die radikalbildende Aktivität der Xanthinoxidase – geschädigt („Reperfusionssyndrom").
Während der **frühen hyperkoagulablen Phase** der disseminierten intravasalen Gerinnung werden durch physiologische Gerinnungsinhibitoren Komplexe mit aktivierten Gerinnungsfaktoren gebildet, die gerinnungsphysiologisch inaktiv sind – z. B. Thrombin-Antithrombin-III-Komplex (TAT), Faktor-Xa-AT-III-Komplex –, oder es wer-

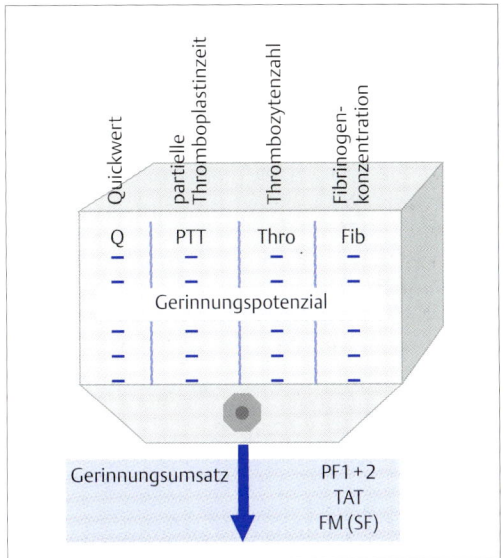

Abb. 3.13 Darstellung des Gerinnungssystems als Pool für Prokoagulatoren und Inhibitoren (Boiler) und des Gerinnungsumsatzes als regulierbaren Auslass (Wasserhahn). Das vorhandene Gerinnungspotenzial entspricht dem aktuellen Boilerstand und wird insgesamt durch die globalen Gerinnungstests beschrieben (Q = Quickwert, PTT = partielle Thromboplastinzeit, Thro = Thrombozytenzahl, Fib = Fibrinogenkonzentration). Der Umsatz von Gerinnungsfaktoren und -inhibitoren („Verbrauch", auslaufendes Wasser) kann direkt nur durch die Aktivierungsparameter der Gerinnung (PF1 + 2 = Prothrombinfragment, TAT = Thrombin-Antithrombin-III-Komplex, FM = Fibrinmonomere gleich SF = soluble fibrin) gemessen werden.

den aktive Gerinnungs(ko)faktoren gespalten (Va und VIIIa durch aktiviertes Protein C und seinen Kofaktor Protein S).

Dies resultiert in einem zunehmenden Verbrauch sowohl der Gerinnungsfaktoren (Prokoagulatoren) als auch der Gerinnungsinhibitoren (Abb. 3.**14**). Die **Potenzialerschöpfung** auf Seiten der Inhibitoren gestattet den ungebremsten weiteren Verbrauch der Gerinnungsfaktoren, sodass bei zunächst noch gesteigertem Umsatz im Gerinnungssystem eine konsekutive Hypokoagulabilität entsteht, die sich schließlich klinisch als diffuse Blutung manifestiert. Aus dieser Dynamik der Hämostasestörung bei einer pathologischen Gerinnungsstörung, die in ihrem späteren Stadium als Verbrauchskoagulopathie imponiert, ergeben sich im Wesentlichen drei **therapeutische Prinzipien**:

● die Therapie der auslösenden Ursache,
● die Senkung des Prokoagulatorenumsatzes (Gerinnungsinhibitoren),
● die Wiederauffüllung von Inhibitoren und Prokoagulatoren (Gerinnungsfaktoren) im Gerinnungssystem.

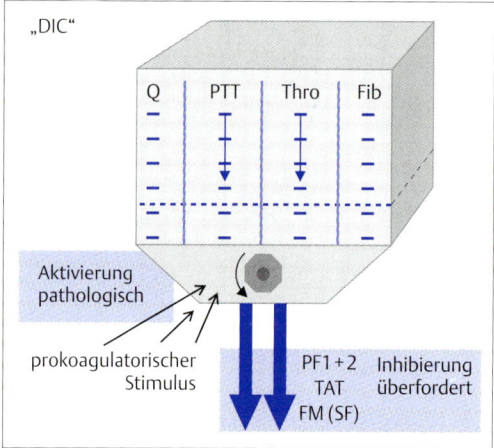

Abb. 3.**14** Darstellung der Pathophysiologie der Verbrauchskoagulopathie im Modell. Ein pathologischer prokoagulatorischer Stimulus führt zu einer inadäquaten, überschießenden Aktivierung des Gerinnungssystems („zu weites Aufdrehen des Wasserhahns und Auslaufen von zu viel Wasser für eine zu lange Zeit", DIC) mit systemischer Fibrinbildung. Die physiologischen Inhibitoren sind überfordert und es kommt zum konsekutiven Absinken des Gerinnungspotenzials, das schließlich zu einer messbaren Verschlechterung der globalen Labortests führt. Sinkt das Gerinnungspotenzial unter ein für die Hämostase bei Bagatelltraumen erforderliches Maß ab, werden klinisch diffuse Blutungen sichtbar (Verbrauchskoagulopathie).

Stufenkonzept der Therapie – Möglichkeiten und Grenzen der Therapie der Verbrauchskoagulopathie mit Blutkomponenten

Therapie der auslösenden Ursache

In der Sepsis ist die Therapie der auslösenden Ursache der pathologischen Gerinnungsaktivierung z. B. durch die **chirurgische Sanierung** eines streuenden infektiösen Herdes nur selten möglich. Die Gabe von **Antibiotika** nach Resistogramm stellt dann die einer kausalen Therapie am nahesten kommende Maßnahme dar. Allerdings besteht im SIRS die typische hämodynamische Konstellation mit erniedrigtem peripheren Gefäßwiderstand, gesteigerter kapillarer Permeabilität und einer zuerst hyperdynamen, später hypodynamen Herzfunktion, wie sie auch beim Schock aus anderer Ursache gefunden werden kann. Deshalb münden auch die hämodynamischen Veränderungen von Trauma, Schock und Sepsis in die gemeinsame Endstrecke von intravasaler Hypovolämie und niedrigem mittleren arteriellen Druck, sodass der Blutfluss in der Mikrozirkulation – zusätzlich zur Verlegung der Strombahn durch Fibrin – reduziert ist und damit zum prokoagulatorischen Faktor wird. Eine adäquate Therapie besteht deshalb in einer ausreichenden **Volumenzufuhr** und ggf. der Zufuhr von **Katecholaminen.**

Senkung des Prokoagulatorenumsatzes durch Substitution des Inhibitorenpotenzials

Patienten mit Sepsis zeigen eine signifikante Abnahme der AT-III-Aktivität, die mit der Schwere der Grunderkrankung und dem APACHE-II-Score korreliert. Daher wurde die Substitution von AT III besonders in dieser Patientengruppe untersucht. Bei septischen Patienten und solchen im prolongierten Schock mit Verbrauchskoagulopathie konnte die Menge des generierten Thrombins durch die AT-III-Substitution reduziert werden. Grundsätzlich wurden in Studien bei septischen Patienten hinsichtlich der AT-III-Substitution **zwei unterschiedliche Therapieansätze** verfolgt. Ein Therapieansatz strebt die Substitution von AT III auf etwa **70 – 100% Aktivität** an und zielt auf die Senkung der plasmatischen Hyperkoagulabilität insbesondere durch Inhibierung der Faktoren VIIa, IIa und Xa zur Unterbrechung einer DIC. Als Interventionspunkt bei der DIC gilt der progressive verbrauchsbedingte Abfall des Gerinnungspotenzials, messbar z.B. anhand globaler Gerinnungstests (Quickwert, PTT, Fibrinogen, Thrombozytenzahl) und der AT-III-Aktivität im zeitlichen Verlauf.

Der andere Therapieansatz strebt eine deutlich **höhere Aktivität von 130 – 150 %** an und hat die Inhibierung der systemischen inflammatorischen Antwort durch die AT-III-induzierte PGI_2-Freisetzung aus den Endothelzellen zum Ziel.

Interventionspunkt vorliegender Studien war bei der hochdosierten Substitution des AT III neben der Diagnose der Sepsis bzw. des Systemic-Inflammatory-Response-Syndroms (SIRS) das Vorliegen eines Schocks. Sehr uneinheitlich wurde die begleitende Medikation mit Heparin gehandhabt, und es ist zu berücksichtigen, dass AT-III-Konzentrate in der Regel kleine Heparinmengen enthalten. Bei Kindern mit Sepsis und DIC und bei Erwachsenen mit septischem Schock zeigte sich ein günstiger Einfluss der AT-III-Substitution auf die Mortalität. Allerdings konnten andere Studien diese Ergebnisse nicht bestätigen.

Neuere Studien mit ebenfalls geringer Patientenzahl konnten keine statistisch signifikante Verbesserung der Überlebensrate AT-III-therapierter septischer Patienten zeigen. Zwar war die Überlebensrate bei den mit AT III therapierten Patienten jeweils höher und es fand sich eine verbesserte Organfunktion, jedoch umfassten diese Studien auch nur ca. 30 bis 100 Patienten.

> Zusammenfassend lässt sich feststellen, dass eine AT-III-Substitution den Aktivierungsgrad der Prokoagulatoren senken und damit die systemische Thrombinbildung reduzieren kann. Sie verkürzt die Dauer der DIC. Mit den bisher untersuchten Patientenzahlen konnte eine statistische Signifikanz hinsichtlich der Verbesserung der Überlebensrate der Patienten nicht gezeigt werden. Ohne allgemein akzeptiert zu sein, stellt die AT-III-Substitution aber im Vergleich zu anderen supportiven Therapien beim septischen Patienten ein durch Ergebnisse kontrollierter Studien gut begründbares Therapiekonzept bei Patienten mit DIC sowie Sepsis/SIRS und Schock dar.

Der zur Zeit als sinnvoll anzusehende Zeitpunkt für die AT-III-Substitution ist der nicht dilutionsbedingte progressive Abfall der globalen Gerinnungsparameter (Quickwert, PTT, Thrombinzeit, Fibrinogen, Thrombozytenzahl, AT III < 70 %).

Gerinnungsaktives Frischplasma

Wenn eine Blutungsneigung bereits eine kontinuierliche Transfusionstherapie mit Erythrozytenkonzentraten (EK) erfordert, sollte gerinnungsaktives Frischplasma (Fresh-Frozen-Plasma, FFP) eingesetzt werden.

> Erwogen werden sollte die 1 : 1-Transfusion von EK und FFP immer, wenn größere Operationen bei Patienten mit schwerer vorbestehender plasmatischer Gerinnungsstörung (z. B. Leberzirrhose) durchgeführt werden, wenn die Patienten eine diffuse Blutungsneigung zeigen oder wenn eine chirurgische Blutung nicht in absehbarer Zeit beherrscht werden kann.

Hierbei ist zu diskutieren, ob nicht in Zukunft neben der Einhaltung der Quarantänevorschriften grundsätzlich virusinaktivierte Präparationen des FFP einzusetzen sind. Ein Monitoring des **ionisierten Calciums** im Plasma ist in diesen Fällen sinnvoll, um eine Calciumdepletion aufgrund von Chelatbildung durch das in den Konserven im Überschuss enthaltene Citrat zu vermeiden.

Substitution des Prokoagulatorenpotenzials

Prokoagulatorkonzentrate (Faktorenkonzentrate) sollten im dritten Therapieschritt nur nach ausreichendem Wiederauffüllen des Inhibitorpotenzials appliziert werden. Die Gabe von **Faktorenkonzentraten** ist indiziert, wenn eine wesentliche Verbesserung des Quickwertes und der PTT durch das gerinnungsaktive Frischplasma allein nicht erreicht werden kann und eine klinisch diffuse Blutung besteht. Dies kann dann der Fall sein, wenn z. B. zum Anheben des Quickwertes auf mindestens 30 – 40 % ca. 3000 IE benötigt werden (bei einem Quickwert von 5 % bei einem 70 kg schweren Patienten), was eine Zufuhr von 3000 ml FFP (1 ml entspricht 1 IE von jedem Faktor und Inhibitor) erfordern würde.

> Ohne bestehende diffuse Blutung kann die Gabe von Prokoagulatorkonzentraten nur dann indiziert sein, wenn bevorstehende invasive Eingriffe (zentraler Venenkatheter, Revisionsoperation o. ä.) ein höheres Prokoagulatorenpotenzial erforderlich machen oder wenn das prokoagulatorische Potenzial so weit ab-

> gesunken ist, dass spontane zerebrale Blutungen befürchtet werden.

Prothrombinkomplexkonzentrat

Das Prothrombinkomplexkonzentrat (**PPSB**) enthält den Faktor II (**P**rothrombin), Faktor VII (**P**rokonvertin), Faktor X (**S**tuart-Prower-Faktor) sowie den Faktor IX (antihämophiles Globulin **B**). Es wird außer bei einer Überdosierung von Vitamin-K-Antagonisten besonders bei schweren hepatogenen Hämostasestörungen eingesetzt und dann für die schnelle Wiederauffüllung der Prokoagulatoren im Gerinnungssystem genutzt.

Die erforderliche Menge kann wie beim AT III aus dem aktuellen sowie angestrebten Quickwert und dem Körpergewicht des Patienten errechnet werden. Prothrombinkomplexkonzentrate enthalten außerdem Protein C und S, sodass simultan auch die Inhibitorseite substituiert wird. Insbesondere das **Protein-C/S-System** ist in seiner Funktion in der experimentellen Endotoxinämie gestört, da eine Suppression des Thrombomodulins auf der Endothelzelloberfläche nicht nur durch das Endotoxin, sondern auch durch TNF bewirkt werden kann.

> Nach PPSB-Zufuhr sind Einzelfälle systemischer Gerinnungsaktivierungen bis hin zum Multiorganversagen beschrieben worden, weshalb empfohlen wurde, eine protektive AT-III-Substitution auf mindestens 70 % voranzustellen.

Für andere Faktorenkonzentrate mit theoretisch vorstellbarem Nutzen in dieser Therapiephase, z. B. Fibrinogen- oder Faktor-XIII-Konzentrate, ist eine Indikation in der DIC nicht gesichert.

Generelle Regel für die Therapie mit den prokoagulatorischen Faktorenkonzentraten sollte sein, dass sie ohne den nachgewiesenen Mangel des betreffenden Faktors, ohne klinisch bestehende diffuse Blutung und ohne vorherige Umsatzkorrektur durch Antithrombin III nicht eingesetzt werden müssen.

Thrombozytenpräparate

Die Transfusion von Thrombozytenpräparaten sollte von der Thrombozytenzahl und der klinischen Blutungsneigung abhängig gemacht werden. Werte **unter 50.000 Thrombozyten pro µl** stellen bei bestehender Blutung in der Regel eine Indikation zur Substitution mit Thrombozyten dar.

Antifibrinolytische Substanzen

Beim Einsatz von **Aprotinin** bei anhaltender Blutung nach Durchlaufen der vorgenannten Therapieschritte ist große Zurückhaltung angebracht. Handelt es sich um eine in der DIC typische reaktive Hyperfibrinolyse, so können antifibrinolytisch wirksame Medikamente die intravasale Fibrinablagerung durch Hemmung der Plasminwirkung fördern. Deshalb liegt der **Indikationsbereich** für Antifibrinolytika insbesondere bei der primären Hyperfibrinolyse (z.B. in der Geburtshilfe) oder bei der durch den kardiopulmonalen Bypass induzierten komplexen Gerinnungsstörung. Wird die Ursache einer weiterbestehenden diffusen Blutung in einer systemisch überschießenden reaktiven Hyperfibrinolyse gesehen, kann ein Therapieversuch mit Aprotinin (1 – 2 Mio. IE) oder auch mit Tranexamsäure (0,5 – 2 g i. v.) unternommen werden.

Kardiopulmonale Reanimation

Die kardiopulmonale Reanimation („Herz-Lungen-Wiederbelebung" – HLW, „cardiopulmonary resuscitation" – CPR) ist eine ärztliche Basismaßnahme. Jeder im präklinischen oder klinischen Bereich Tätige muss die grundlegenden Maßnahmen (**basic life support – BLS**) beherrschen, während die erweiterten Maßnahmen (**advanced cardiac life support – ACLS**) jedem Arzt in Theorie und Praxis bekannt sein müssen.

■ Physiologie und Pathophysiologie

Wirkprinzip der Herzdruckmassage – „Herzdrucktheorie" und „Thoraxpumpmechanismus"

Abbildungen aus Lehrbüchern und die Konstruktion heute noch gebräuchlicher Reanimationstorsos spiegeln wieder, welchen Wirkmechanismus man der externen Herzdruckmassage zugrunde legte: In der **„Druck-(Kompressions-)phase"** sollte es zu einer isolierten ventrikulären Kompression des Herzens zwischen den knöchernen Strukturen von Sternum und Wirbelsäule kommen, der zu einem Druckanstieg in den Ventrikeln führte. Deshalb schlossen sich die atrioventrikulären Klappen (Mitralklappe und Trikuspidalklappe) und Blut gelangte in die Ausstrombahnen von Aorta und Pulmonalarterie (passives Ausdrücken des Herzens). In der **„Entlastungs-(Relaxations-)phase"** sollten sich dann die atrioventrikulären Klappen wieder öffnen und das Blut von den Vorhöfen in die Ventrikel einströmen. Diese Vorstellung vom Wirkprinzip der Herzdruckmassage wird als „Herzdrucktheorie" bezeichnet.

Infrage gestellt wurde diese Vorstellung allerdings durch die klinischen Beobachtungen zur sogenannten **„Hustenreanimation"**. Patienten, die unter Monitoring des EKG auf einer Intensivstation ins Kammerflimmern gerieten und zufällig gleichzeitig einen schweren Hustenanfall erlitten, behielten für längere Zeit das Bewusstsein, ohne dass eine externe Herzdruckmassage durchgeführt worden wäre.

Offenbar reichen allein die durch das Husten bedingten **intrathorakalen Druckschwankungen** (Inspiration – Stimmritzenschluss – Pressen – hoher intrathorakaler Druck – plötzliche Stimmritzenöffnung – plötzlicher intrathorakaler Druckabfall – Inspiration) von etwa -20 bis $+60$ cmH$_2$O in ihrem rhythmischen Wechsel aus, um ein zumindest für den Erhalt des Bewusstseins ausreichendes Herzzeitvolumen von etwa $20-30\%$ des normalen zu generieren.

Das hieraus abgeleitete Wirkprinzip wird als „Thoraxpumpmechanismus" bezeichnet und kommt ohne die Vorstellung der direkten Kompression des Herzens aus. Der in der **Kompressionsphase** aufgebaute hohe intrathorakale Druck wirkt sich auf die intrathorakalen Anteile des Niederdrucksystems (V. cava superior und inferior, rechter Vorhof, rechter Ventrikel, Pulmonalarterie, Lungenstrombahn, linker Vorhof) aus, sodass Blut aus dem venösen intrathorakalen Reservoir herausgetrieben wird. Ein retrograder Blutfluss aus der Lungenstrombahn über den rechten Ventrikel in den rechten Vorhof ist bei intakter Trikuspidalklappe nicht möglich. Aber auch das aus dem rechten Vorhof und den intrathorakalen Anteilen der V. cava stammende Blut trifft retrograd insbesondere auf den Widerstand der z.B. an der oberen Thoraxapertur befindlichen Venenklappen. Daher ist der Widerstand im arteriellen Stromgebiet geringer, sodass es während der Kompressionsphase zu einem antegraden transmitralen und transaortalen Blutfluss kommt.

Der nicht selektive phasische intrathorakale Druckanstieg ist somit Ursache der Entleerung des intrathorakalen Blutvolumens durch den linken Ventrikel als passives Conduit. Außerdem führt er zum extrathorakalen Venenklappenschluss, mithin zur Vermeidung eines venösen Druckanstiegs z.B. in den Vv. jugulares und erlaubt damit die Perfusion des Gehirns.

In der **Relaxationsphase** wird das intrathorakale Blutreservoir aus dem extrathorakalen Anteil der V. cava wieder aufgefüllt, da ein Rückstrom aus dem arteriellen Stromgebiet durch die Aorten- und Mitralklappe verhindert wird. Die Druckentlastungsphase ist also durch den antegraden transkuspidalen Fluss gekennzeichnet.

In einigen Studien zeigte sich jedoch trotz nicht selektiver Thoraxkompression nach dem „Thoraxpumpmechanismus" (z.B. zirkumferente Thoraxdruckweste) intrakardial das zeitliche Flowmuster der „Herzdrucktheorie". Diese Befunde wurden 1991 von Beattie u. Mitarb. zu ei-

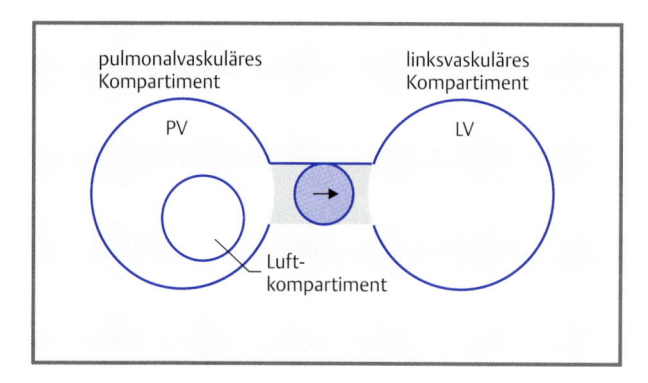

Abb. 3.**15** Wirkprinzip der Herz-druckmassage. Kompartimentmo-dell zur CPR. PV = pulmonalvaskulä-res Kompartiment, LV = linksventri-kuläres Kompartiment, gestri-chelt = Luftkompartiment.

nem Modell verbunden, das heute als Wirkprin-zip der Herzdruckmassage (Abb. 3.**15**) zugrunde gelegt werden kann.

Dabei handelt es sich um ein Ventil-(Mitralklap-pe)verbundenes **Zweikompartimentmodell.** Ein Kompartiment stellt das pulmonale Gefäßkom-partiment einschließlich des linken Vorhofs dar, das andere den linken Ventrikel. Beide können gleichmäßig von außen unter Druck gesetzt wer-den, um den Thoraxpumpmechanismus zu simu-lieren. Zu- und Abflüsse sind in der Abb. 3.**15** ver-einfachend nicht dargestellt.

Das *pulmonale Gefäßkompartiment* enthält ein *Luftkompartiment*, da funktionell der Alveolar-raum als von pulmonalen Blutgefäßen umschlos-sen gelten kann. In der Kompressionsphase der externen Herzdruckmassage kommt es im pul-monalen Gefäßkompartiment zur intrapulmona-len Luftkompression. Das Luftkompartiment ver-kleinert sich (Abb. 3.**16 a**), weshalb der Druckan-stieg im pulmonalen Gefäßkompartiment ein-schließlich des linken Vorhofs geringer ausfällt als im linken Ventrikel, der ja kein kompressibles Kompartiment enthält. Die Mitralklappe schließt sich, da der linksventrikuläre Druck höher ist als der linksatriale.

Schließlich kommt es in Abhängigkeit von der Nachlast im arteriellen System, also dem periphe-ren arteriolären Gefäßwiderstand, zum Aus-strom von Blut aus dem linken Ventrikel. Nach Druckausgleich durch den transaortalen Blutfluss setzt im Modell der transmitrale Blutfluss mit der Relaxationsphase ein, da sich das Luftkom-partiment wieder ausdehnt und zu einer atrio-ventrikulären Druckumkehr führt (Abb. 3.**16 b**). Hierbei spielen auch die Viskoelastizität der Lun-ge, der sich intrathorakale Druckänderungen

schneller oder langsamer mitteilen können, und der antero-posteriore Thoraxdurchmesser eine Rolle.

> Das hauptsächlich wirksame Prinzip bei der externen Herzdruckmassage am Menschen ist der Thoraxpumpmechanismus. Mit abneh-mender Viskoelastizität der Lunge, abneh-mendem antero-posterioren Thoraxdurch-messer des Patienten und zunehmender Kompressionstiefe kann auch eine selektive ventrikuläre Kompression im Sinne der Herz-drucktheorie eine Rolle spielen.

Die mithilfe der externen Herzdruckmassage er-reichbaren Perfusionsdrucke für das Gehirn sind aber sehr gering und liegen bei etwa 25 mmHg in der Kompressions- und 10 mmHg in der Dekom-pressionsphase.

■ Praxis der kardiopulmonalen Reanimation

In Deutschland werden die Standards für die kar-diopulmonale Reanimation (CPR) vom **Deut-schen Beirat für Erste Hilfe und Wiederbelebung der Bundesärztekammer** im Deutschen Ärzte-Verlag publiziert.

Allgemeines

Die kardiopulmonale Reanimation beginnt mit der Diagnose des **Atem-** und **Herz-Kreislauf-Still-stands**. Die ersten Handgriffe dienen der Über-

Abb. 3.**16 a, b**   Druckverteilung während der Kompressions- und Dekompressionsphase. **a** Kompressionsphase: schnellerer Druckanstieg im LV-Kompartiment, Kompression des Luftkompartiments mit verzögertem Druckanstieg im PV-Kompartiment. **b** Dekompressionsphase: Wiederausdehnung des Luftkompartiments mit Druckanstieg im PV-Kompartiment.

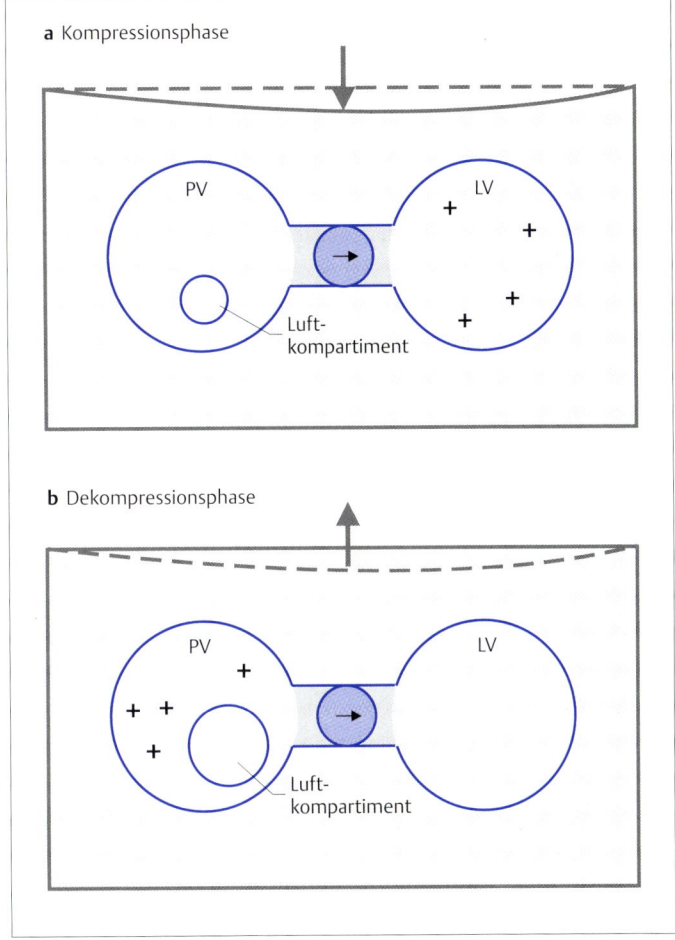

a Kompressionsphase

PV

LV

Luft-
kompartiment

b Dekompressionsphase

PV

LV

Luft-
kompartiment

prüfung der **vitalen Funktionen** Bewusstsein, Atmung und Kreislauf.

> Als diagnostischen Block bezeichnet man die der kardiopulmonalen Reanimation vorgeschalteten Handgriffe zur Diagnose des Atem- und Kreislaufstillstands, im Einzelnen das Ansprechen des Patienten zur Überprüfung des Bewusstseinszustands, das Freimachen der Atemwege und das Überstrecken des Kopfes zur Überprüfung der Eigenatmung, das Tasten der zentralen Pulse zur Feststellung eines spontanen Kreislaufs.

Auf das Tasten peripherer Pulse kann zunächst verzichtet werden, weil ihr Fehlen allein nicht zur kardiopulmonalen Reanimation zwingt. Umgekehrt kann die Herzdruckmassage auch bei fehlenden peripheren Pulsen ausgesetzt werden, sobald zentrale Pulse tastbar sind.

CPR im Krankenhaus und im Rettungsdienst

Methoden der Beatmung

Obwohl im Zuge der CPR in der Regel eine endotracheale Intubation und Beatmung mit 100% Sauerstoff erfolgen muss, ist die gute Beherrschung der anderen Beatmungsverfahren – Maskenbeatmung mit Sauerstoffzufuhr, Mund-zu-Mund/Nase-Beatmung – dringend erforderlich, um bei akuten Schwierigkeiten oder Problemen jeweils auf die nächst einfachere Beatmungsform zurückschalten zu können.

So wird bei Schwierigkeiten mit der endotrachealen Intubation (spätestens nach 30 Sekunden Intubationsversuchen) auf die Maskenbeatmung mit Sauerstoffzufuhr ausgewichen. Ist diese z.B. aus technischen Gründen nicht möglich (Ambubeutel defekt), so wird die Mund-zu-Mund/Nase-Beatmung durchgeführt.

Technik der Herzdruckmassage (HDM)

Für die HDM ist eine feste Unterlage erforderlich.

> Der Druckpunkt für die externe HDM befindet sich 2–3 Querfinger oberhalb des Xyphoids exakt in der Mitte des Sternums und wird vor Beginn der HDM durch Tasten und Abmessen festgelegt.

Die Handballen werden übereinandergelegt. Um ein Abscheren der Druckkräfte auf den seitlichen Thorax und damit Rippenverletzungen zu vermeiden, werden die Finger vom Thorax abgehoben. Druckfläche ist nur der Handballen.
Hände, Arme und Schultern des Retters bilden eine gerade Linie, damit die HDM mit dem Gewicht des eigenen Oberkörpers auch längere Zeit durchgeführt werden kann und eine senkrechte Kompression erreicht wird (Abb. 3.**17**). Der Drehpunkt für die HDM liegt im Hüftgelenk, nicht im Schultergelenk. Beim nicht intubierten Patienten werden HDM und Beatmung im Verhältnis 5:1 durchgeführt, beim Intubierten ist die asynchrone Durchführung möglich. Die Frequenz der HDM beträgt beim Erwachsenen 80–100/min.
Bei Kindern wird die HDM durch Umgreifen der Schultern mit den Daumen oder mit zwei Fingern durchgeführt. Der Druckpunkt liegt etwa in der Mitte des Sternums. Die Frequenz beträgt je nach Lebensalter 100–140/min.
Dem Gedanken des Thoraxpumpmechanismus und der Bedeutung der intrathorakalen Druckunterschiede wird in einer alternativen Technik der Herzdruckmassage Rechnung getragen. Bei der **„Active Compression/Decompression Cardiopulmonary Resuscitation" (ACDC)** wird die manuelle Herzdruckmassage mithilfe eines Saugnapfes am typischen Druckpunkt durchgeführt, an dem ein Griffteller befestigt ist und mit dem eine Kompression des Thorax möglich ist. Bei der Dekompression wird jedoch nicht nur einfach die passive Reexkursion des Thorax abgewartet, sondern durch den Saugnapf und die Hebebewegung aktiv unterstützt. Experimentell lassen sich die

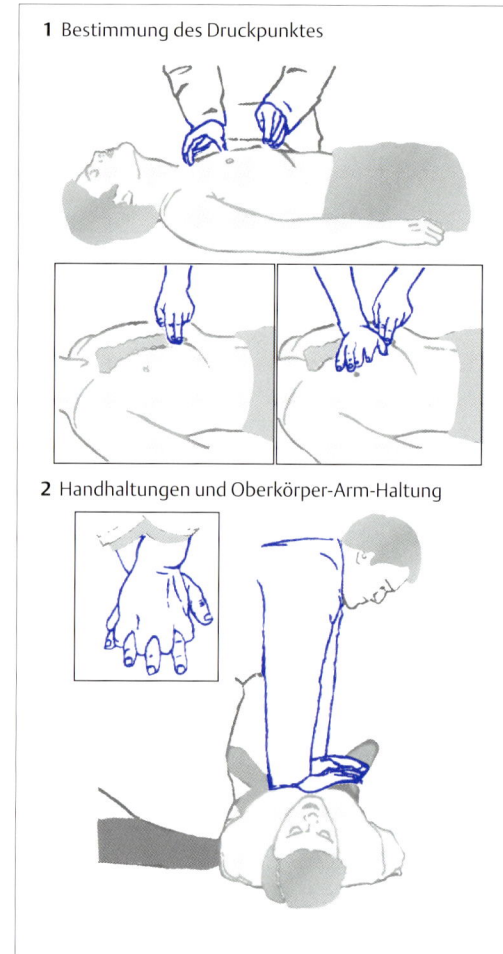

1 Bestimmung des Druckpunktes

2 Handhaltungen und Oberkörper-Arm-Haltung

Abb. 3.**17** Technik der Herzdruckmassage: Bestimmung des Druckpunktes, Handhaltungen (Verschränken oder Übereinanderlegen) und Oberkörper-Arm-Haltung.

Praktikabilität der Methode und ein verbesserter koronarer Perfusionsdruck zeigen. In der klinischen Praxis hat sich die Methode bisher nicht durchgesetzt, da sie die Standard-CPR ohne Hilfsmittel ja nicht ablösen kann und ihre Überlegenheit beim Menschen noch nicht bewiesen ist.

Phasen der Reanimation

Die Reanimation läuft in drei Phasen ab: Die **erste Phase** strebt die möglichst rasche *Sicherung der vitalen Funktionen* an und darf nur wenig Zeit in Anspruch nehmen. Sie umfasst den diagnostischen Block und die Einleitung der elementaren

Basismaßnahmen der kardiopulmonalen Reanimation, nämlich des Freimachens der Atemwege, der Beatmung (Maskenbeatmung, Intubation, 100 % O_2) und der HDM.

In der **zweiten Phase** ist das Ziel die *Wiederherstellung eines spontanen oder schrittmacherinduzierten Kreislaufs* mit zentralem Puls. In ihr gilt die Atemfunktion nach Intubation auch auf längere Sicht als hinreichend substituiert, während die HDM wegen der niedrigen erreichbaren Perfusionsdrucke als mittel- und längerfristig inakzeptabel gelten muss, da sie den Patienten jenseits der 60-Minuten-Grenze in der Regel (seltene Ausnahme: Hypothermie) nicht vor dem Hirntod rettet. Diese zweite Phase ist dementsprechend gekennzeichnet durch den gezielten Einsatz von im Prinzip nur drei Maßnahmen:

- Katecholamine (Adrenalin, Dopamin, Orciprenalin),
- elektrische Defibrillation,
- externer Herzschrittmacher.

Im Falle eines hypovolämischen Schocks kommen der Blustillung und der schnellen Volumenzufuhr ebenfalls besondere Bedeutung zu.

In der **dritten Phase** wird der durch Medikamente, Defibrillation oder Schrittmacher erreichte Kreislauf stabilisiert, damit der Patient ggf. transportfähig wird. In dieser *Stabilisierungsphase* werden insbesondere für die kontinuierliche Applikation geeignete Katecholamine (Dopamin, Dobutamin) und Antiarrhythmika (Lidocain, Ajmalin) zugeführt.

Medikamentöse Therapie

Für die Entscheidung zur gezielten Adrenalingabe oder Defibrillation ist die Ableitung eines einfachen Notfall-EKG über die Defibrillatorpaddel oder drei (Klebe-)Elektroden notwendig. Im Notfall-EKG werden grundsätzlich **zwei Formen des Herzstillstandes** unterschieden:

- Bei Vorliegen von Kammerflimmern, -flattern oder einer pulslosen Kammertachykardie ist die sofortige Defibrillation indiziert. Dies kann auch bereits vor einer endotrachealen Intubation geschehen, um die Erfolgsaussichten der Defibrillation nicht durch zeitlichen Verzug zu gefährden.
- Handelt es sich dagegen um eine Asystolie oder um die der Asystolie gleichzusetzende elektromechanische Entkoppelung (synonym Hyposystolie, kardiale elektrische Restaktivität ohne Puls), so ist die Defibrillation nicht indiziert. In

diesem Fall ist die Gabe von Adrenalin erforderlich.

Die Gabe von Adrenalin ist auch dann sinnvoll, wenn nicht feststeht, ob es sich um eine Asystolie oder ein Kammerflimmern handelt, da die Effektivität der HDM durch eine Vasokonstriktion gesteigert werden kann.

Dies ist auch der Grund dafür, weshalb die **Adrenalingabe** in den Algorithmen für die erfolglose Defibrillation als konsekutive Maßnahme auftaucht.

Die initiale **intravenöse Dosis** des Adrenalins beträgt 1 mg. Ob eine deutliche Erhöhung dieser Dosis (auf bis zu 1 mg/10 kgKG i. v.) oder die Verwendung von stärker α-konstriktorischen Katecholaminen wie dem Noradrenalin in der CPR über eine weitere Anhebung des diastolischen Aortendrucks zu einer Verbesserung der Reanimationsergebnisse beitragen können, steht nicht fest. Diesbezügliche klinische Untersuchungen haben zwar eine Verbesserung des primären Reanimationserfolgs (Patient erreicht mit einem nicht auf der HDM beruhenden zentralen Puls das Krankenhaus), nicht aber des sekundären Reanimationserfolgs (Patient verlässt lebend das Krankenhaus) ergeben. Für die späte Letalität spielten maligne Herzrhythmusstörungen in der Hochdosisgruppe eine Rolle.

Die Repetitionsdosis für Adrenalin bei persistierender Asystolie beträgt zunächst einmal 1 mg, später 3 – 5 mg i. v. alle 3 – 5 Minuten.

Medikamente der kardiopulmonalen Reanimation können teilweise mit sehr gutem Effekt **endotracheal** oder **endobronchial** appliziert werden. Adrenalin, Orciprenalin, Atropin, Lidocain u. a. werden von der Bronchialschleimhaut resorbiert und erreichen so ihren Wirkort wie bei der intravenösen Gabe. Je tiefer endobronchial statt endotracheal diese Medikamente appliziert werden (z. B. über einen dünnen in den Tubus eingeführten Katheter), desto besser werden sie resorbiert.

Bei der sehr einfachen endotrachealen Applikation von Adrenalin wird die Dosis von 1 mg verdoppelt oder verdreifacht und der Inhalt von 2 – 3 × 1 mg = 1-ml-Ampullen (2 – 3 mg) auf 10 ml NaCl-Lösung (0,9 %) verdünnt und in den Tubus gespritzt.

Bei intraaortalen oder intrapulmonalen Blutungen, bei Aspiration oder Lungenödem ist die endotracheale oder endobronchiale Gabe von Medikamenten wahrscheinlich wenig sinnvoll. Natriumbicarbonat darf als Lauge grundsätzlich nicht endotracheal oder endobronchial gegeben werden.

Bei Kindern muss endotracheales Adrenalin unbedingt verdünnt werden, da es sonst zu Schleimhautnekrosen führen kann. Die Dosis beträgt 0,02 mg/kgKG für endotracheal appliziertes Adrenalin, die i. v. initiale Dosis beträgt 0,01 mg/kgKG (dies entspricht 1 [i.v.] bzw 2 [endotracheal oder endobronchial] ml des 1 : 10 verdünnten Adrenalins pro 10 kg KG).

Die endotracheale Gabe von 2 mg Adrenalin in 10 ml NaCl-Lösung (0,9 %) kann damit sofort nach der endotrachealen Intubation erfolgen, sodass hierfür die Voraussetzung eines intravenösen Zugangs entfällt.

Im weiteren Verlauf der CPR ist allerdings die periphere Venenpunktion notwendig, um einen sicheren Zugang für Infusionen und weitere Medikamente zur Verfügung zu haben. Sobald ein periphervenöser Zugang geschaffen worden ist, bietet die endotracheale oder endobronchiale Applikation von Medikamenten keine Vorteile mehr.

Bei Erfolglosigkeit der Adrenalingabe wird diese alle 3 – 5 Minuten repetiert. Die Repetitionsdosis sollte zunächst 2 mg i.v., später 3 – 5 mg i. v. betragen.

Von besonderer Bedeutung ist, dass die Basismaßnahmen der CPR – Herzdruckmassage und Beatmung mit reinem Sauerstoff – kontinuierlich fortgeführt und überwacht werden, denn nur sie garantieren, dass die myokardiale Hypoxie nicht weiter zunimmt.
Bleibt die Gabe von Adrenalin längere Zeit erfolglos und erscheinen die Reanimationsmaßnahmen technisch korrekt durchgeführt, so ist keine spezifische Medikation bekannt, die die Prognose verbessern würde. Es bleiben nur eine weitere **Erhöhung der Adrenalindosis** oder die **Verwendung eines externen Schrittmachers** (transthorakaler Klebeschrittmacher) übrig. Allerdings sind die Erfolgsaussichten einer Schrittmacheranwendung in der Spätphase der CPR als minimal einzuschätzen, sodass schließlich über den Abbruch der Reanimation nachgedacht werden muss.

Elektrische Defibrillation

Bei der elektrischen Defibrillation wird ein **Gleichstrom durch die Herzlängsachse** (von rechts parasternal zur Herzspitze links thorakal) geschickt (Abb. 3.**18**). Die Energie dieses Gleichstroms soll initial etwa 3 Joule bzw. Ws pro kgKG betragen.
Durch die Anwendung des Gleichstroms sollen alle Zellen des Myokards in den gleichen depolarisierten Zustand überführt werden und entsprechend der Refraktärzeit besteht die Hoffnung, dass der Sinusknoten – oder ein tiefer gelegenes Zentrum – als erster wieder depolarisiert und seine Schrittmacherfunktion übernimmt.
Der Erfolg der Defibrillation ist eng an die **myokardiale Sauerstoffversorgung** geknüpft. Die Erfolgsaussichten der Defibrillation werden deshalb durch einen kurzen Zeitabstand zum Beginn des Kammerflimmerns, eine technisch einwandfreie kardiopulmonale Reanimation, die Beatmung mit reinem Sauerstoff und die Gabe von Adrenalin zur Verbesserung des koronaren Perfusionsdrucks günstig beeinflusst. Da die Ursache eines Kammerflimmerns meistens die myokardiale Ischämie und nicht eine Herzrhythmusstörung (R-auf-T-Phänomen) ist, steht die antiarrhythmische medikamentöse Therapie nicht im Vordergrund.
Im Gegenteil kann z. B. Lidocain die Flimmerschwelle senken und damit die Erfolgsaussichten der Defibrillation eher verschlechtern. Der Indikationsbereich des Lidocains in der CPR ist vielmehr die nach erfolgreicher Reanimation erforderliche Stabilisierung etwa beim Vorliegen polytoper ventrikulärer Extrasystolen.

Beim Erwachsenen werden bei Vorliegen eines Kammerflimmerns die ersten beiden Defibrillationen mit 200 J vorgenommen. Danach wird die Energie auf 360 J erhöht. Bei Kindern sind niedrigere Energien und kleinere Paddel erforderlich (3 J/kgKG).

Die **Erfolgskontrolle** der elektrischen Defibrillation ist das Tasten des zentralen Pulses. Liegt kein zentraler Puls vor, wird die Herzdruckmassage wieder aufgenommen. Das EKG dient nur der Entscheidung über die dann zu treffenden Maßnahmen.
Die elektrische Defibrillation verlangt Vorkehrungen zur **Sicherheit** der Behandler und des Patienten. Das Aufladen des Defibrillators wird bei einigen Geräten von einem Pfeifton begleitet, der verstummt, wenn der Aufladevorgang abgeschlossen

Abb. 3.**18** Position der Defibrillationspaddel.

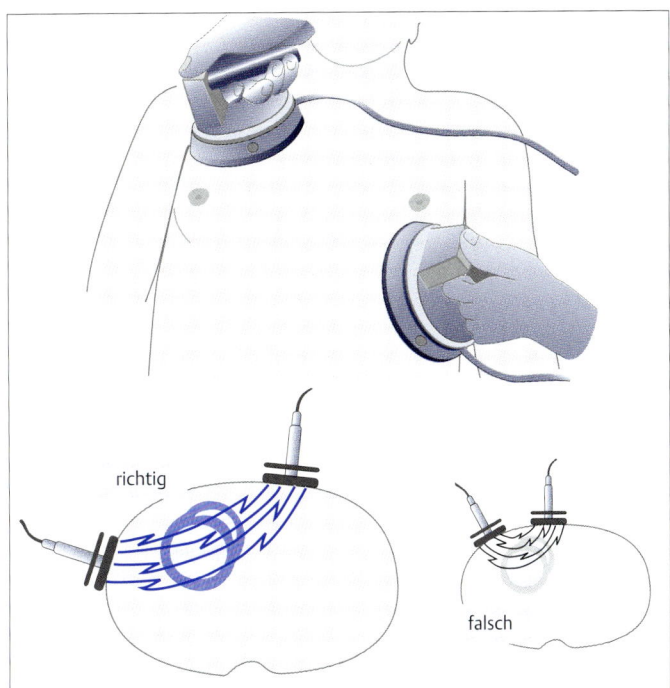

ist, während andere Geräte zu pfeifen beginnen, wenn sie aufgeladen sind.

Da eine erhebliche Energieübertragung durch die Haut des Patienten zustande kommt, muss der Widerstand zwischen Paddel und Haut durch das **Aufbringen von Gel** zur Vermeidung von Verbrennungen gesenkt werden.

Obwohl zur Abgabe des Energieimpulses in der Regel zwei Knöpfe jeweils am Paddel gedrückt werden müssen, sollte der Defibrillierende darauf achten, keinen Kontakt mit den Paddels zu haben. Umstehende müssen jeden **Kontakt mit dem Patienten** oder ihn berührenden leitenden Teilen (feuchter Ambubeutel, Bettgestell) **vermeiden**.

Schrittmacherkabel werden häufig von der rechten Thoraxseite aus in den Ventrikel vorgeschoben. Die Schrittmacheraggregate sind in der Regel leicht tastbar. Die hohe elektrische Energie der Defibrillation kann zu einem Temperaturanstieg im Schrittmacherkabel und durch Induktion zu **Insertionsnekrosen** im Endokard führen. Deswegen sollte der Defibrillationsimpuls möglichst nicht entlang des Verlaufs des Schrittmacherkabels abgegeben werde, sondern die Paddel sollten in Abwandlung der Standardaufsetzpunkte so positioniert werden, dass der Stromverlauf eher im stumpfen Winkel zum Schrittmacherkabel ist.

Antiarrhythmische medikamentöse Therapie

Aus den o.g. Gründen ist **Lidocain** (Xylocain, 1 mg/kgKG i.v.) nicht das Medikament der ersten Wahl beim Kammerflimmern, sondern Sauerstoff. Erst wenn mehrere Defibrillationen erfolglos bleiben oder ein spontaner Herzrhythmus wiederhergestellt ist, der durch zahlreiche polytope ventrikuläre Extrasystolen (VES) oder kurzfristige Flimmerintervalle gestört wird, sollte Lidocain stabilisierend eingesetzt werden.

Dabei ist zu bedenken, dass nicht jede Tachykardie oder VES nach erfolgreicher Reanimation mit Lidocain behandelt werden muss. Vielmehr ist es „normal", dass Tachykardien und VES nach höherer Adrenalindosis auftreten und gelegentlich von allein geringer werden. Häufig ist eher die fraktionierte Weitergabe von Katecholaminen anstelle einer antiarrhythmischen Therapie notwendig.

> Man sollte sich nicht durch die zu rasche Folge von Adrenalin- und Antiarrhythmikumgaben selbst in der Therapie aufschaukeln.

Alternativ stehen für ventrikuläre Herzrhythmusstörungen **Ajmalin** (Gilurytmal, 0,75 mg/kgKG

Reanimationsalgorithmus „Kammerflimmern"
- Erwachsene -

- Vitalfunktion prüfen
- CPR beginnen (Maske/Intubation + HDM)
- Defipaddel aufsetzen (2 Positionen)

↓

Defibrillation 200–200–360 J
danach EKG-Diagnostik und Pulskontrolle

↓

Kammerflimmern
pulslose Kammertachykardie

↓

CPR fortführen
Intubation 100 % O$_2$ und i.v. Zugang peripher

↓

Adrenalin
1 mg i.v. oder 2 mg endobronchial (notfalls sublingual)
alle 3–5 Minuten
später Dosiserhöhung auf 3–5 mg i.v. möglich

↓

Defibrillation 360 J
danach EKG-Diagnostik und Pulskontrolle

↓

Lidocain 1–1,5 mg/kg KG i.v. (doppelte Dosis endobronchial)
evtl. MgSO$_4$ 1–2 mg/kg (torsade des pointes)
evtl. Amiodaron 5 mg/kg als Kurzinfusion
evtl. Ajmalin 1 mg/kg langsam i.v.
evtl. Na-Bicarbonat 8,4 % 1 mg/kg i.v.

Reanimationsalgorithmus „Asystolie"
- Erwachsene -

- Vitalfunktion prüfen
- CPR beginnen (Maske/Intubation + HDM)
- Defipaddel aufsetzen (2 Positionen)

↓

CPR fortführen
Intubation 100 % O$_2$ und i.v. Zugang peripher

↓

Evtl. transkutaner Schrittmacher

↓

Adrenalin
1 mg i.v. oder 2 mg endobronchial (notfalls sublingual)
alle 3–5 Minuten
später Dosiserhöhung auf 3–5 mg i.v. möglich

↓

Evtl. Beseitigung spezifischer Ursachen
Hypoxie, Hyper-, Hypokaliämie, Azidose,
Intoxikation, Hypothermie

↓

Atropin 1 mg i.v.
alle 3–5 Minuten bis zu 3mal
nicht bei EMD

↓

Reanimationsabbruch erwägen

Reanimationsalgorithmus „Kammerflimmern"
- Kinder/Säuglinge/Neugeborene -

- Vitalfunktion prüfen
- CPR beginnen (Maske/Intubation + HDM)
- Kleine Defipaddel aufsetzen (2 Positionen)

↓

Defibrillation 2–2–4 J/kg KG
danach EKG-Diagnostik und Pulskontrolle

↓

Kammerflimmern
pulslose Kammertachykardie

↓

CPR fortführen (1 Minute)
Intubation 100 % O$_2$ und i.v./i.o. Zugang peripher

↓

Adrenalin
10 mg/kg KG oder 100 mg/kg KG i.v./i.a. endobronchial
jede weitere Dosis
100 mg/kg KG

↓

3x Defibrillation 4 J/kg KG
danach EKG-Diagnostik und Pulskontrolle

↓

evtl. Lidocain 1–1,5 mg/kg i.v.
evtl. Na-Bicarbonat 8,4 % 1 mg/kg KG i.v.

Reanimationsalgorithmus „Asystolie/EMD"
- Kinder/Säuglinge/Neugeborene -

- Vitalfunktion prüfen
- CPR beginnen (Maske/Intubation + HDM)
- Kleine Defipaddel aufsetzen (2 Positionen)

↓

CPR fortführen
Intubation 100 % O$_2$ und i.v./i.o. Zugang peripher

↓

Adrenalin
10 mg/kg KG i.v./i.o. oder 100 mg/kg KG
endobronchial

↓

CPR fortführen (3 min) und dabei:
evtl. Beseitigung spezifischer Ursachen
Hypoxie, Hyper-, Hypokaliämie, Azidose,
Lungenembolie, Pneumothorax, Tamponade,
Intoxikation, Hypovolämie, Hypothermie

↓

Adrenalin
1 mg/kg KG alle 3–5 Minuten

↓

evtl. transkutaner Schrittmacher

↓

Reanimationsabbruch erwägen

Abb. 3.**19** Algorithmen der kardiopulmonalen Reanimation.

i. v.) und **Propafenon** (Rytmonorm, 1 mg/kgKG i. v.) zur Verfügung.

Vereinfachte Algorithmen zum Ablauf der Reanimation bei Erwachsenen und Kindern bei Vorliegen einer Asystolie und Kammerflimmern sind in Abb. 3.**19** zusammengestellt.

Pufferung der metabolischen Azidose

Eine **Blindpufferung** während der CPR – insbesondere vor dem Wiedererreichen einer spontanen Zirkulation – birgt die Gefahr der Überpufferung und damit der metabolischen Alkalose, die die Flimmerschwelle senkt. Wenn überhaupt eine Blindpufferung durchgeführt wird, sollte sie eine Dosis von höchstens 1 mval = 1 ml der 8,4%igen NaHCO$_3$-Lösung pro Kilogramm Körpergewicht nicht überschreiten.

Abbruch einer Reanimation

Während für den Beginn der CPR eine klare Richtlinie vorgegeben ist – Kreislauf- und Atemstillstand ohne sichere Todeszeichen und ohne mit dem Leben unvereinbare Verletzungen – ist der Zeitpunkt für den sinnvollen Abbruch von Reanimationsmaßnahmen weniger scharf festzulegen.

> Etwa nach 30 bis 45 Minuten technisch einwandfreier, aber erfolgloser Reanimation wird in der Regel ein Abbruch erwogen. Als erfolglos wird eine Reanimation abgebrochen, wenn zu keinem Zeitpunkt klinische Zeichen einer zerebralen oder myokardialen Perfusion zu erkennen waren.

Eine andauernde **Mydriasis** ohne Lichtreaktion in Verbindung mit einer persistierenden Asystolie trotz hochdosierter Adrenalingabe zeigen in den meisten Fällen die Aussichtslosigkeit der Bemühungen an. Das Vorliegen einer Mydriasis bei Reanimationsbeginn bedeutet nicht die Sinnlosigkeit von Reanimationsmaßnahmen, da die Mydriasis **kein sicheres Todeszeichen** ist. Insofern gibt sie nur einen Anhalt für die Dauer der zerebralen Hypoxie.

Da die Zeitangabe von ca. 30 bis 45 Minuten nur als grober Anhalt dienen kann, der bei jedem Patienten individuell kritisch beurteilt werden muss, lassen sich Umstände und Symptome benennen, die zu einer Verlängerung bzw. Verkürzung der Reanimationszeit führen können.

Zu einer **Intensivierung bzw. Verlängerung der Reanimationsbemühungen** sollten z.B. das Antreffen des Patienten mit noch engen Pupillen, elektrische Restaktivität des Myokards (elektromechanische Entkoppelung, Flimmern, Flattern), zwischenzeitliches Kammerflimmern, zwischenzeitliches Engerwerden der Pupillen, Hypothermie, kindliche Patienten insbesondere in Verbindung mit einer Hypothermie, Intoxikationen oder Medikamenteneinfluss führen.

Unter klinischen Bedingungen können inkurable Grundleiden als Kontraindikation für eine kardiopulmonale Reanimation angesehen werden. Hier empfiehlt es sich frühzeitig, einen Konsens zwischen allen Beteiligten einschließlich der Angehörigen zu finden.

Literatur

Auer L. Gesetz zur Regelung des Transfusionswesens (Transfusionsgesetz). Kommentar und Vorschriftensammlung. Kohlhammer, Stuttgart, 1999

Barthels M, Poliwoda H (1987). Gerinnungsanalysen. 3. Aufl. Georg Thieme Verlag, Stuttgart

Beattie C, Guerci AD, Hall T, Borkon AM, Baumgartner W, Stuart RS, Peters J, Halperin H, Robotham JL (1991). Mechanisms of blood flow during pneumatic vest cardiopulmonary resuscitation. J Appl Physiol 70: 454–465

Bone RC (1992). Modulators of coagulation. A critical appraisal of their role in sepsis. Arch Intern Med 152: 1381–1389

Bone RC, Balk RA, Cerra FB, Dellinger RP, Fein-AM, Knaus-WA, Schein RM, Sibbald WJ (1992). Definitions for sepsis and organ failure and guidelines for the use of innovative therapies in sepsis. The ACCP/SCCM Consensus Conference Committee. American College of Chest Physicians/Society of Critical Care Medicine. Chest 101: 1644–55

Brown CG, Werman HA (1990). Adrenergic agonists during cardiopulmonary resuscitation. Resuscitation 19: 1–16

Callaham M, Madsen CD, Barton CW, Saunders CE, Pointer J (1992). A randomized clinical trial of high-dose epinephrine and norepinephrine vs standard-dose epinephrine in prehospital cardiac arrest. JAMA 268: 2667–2672

Cohen TJ, Tucker KJ, Redberg RF, Lurie KG, Chin MC, Dutton JP, Scheinman MM, Schiller NB, Callaham ML (1992). Active compression-decompression resuscitation: a novel method of cardiopulmonary resuscitation. Am Heart J 124: 1145–1150

Connors AF Jr, Speroff T, Dawson NV et al (1996). The effectiveness of right heart catheterization in the initial care of critically ill patients. SUPPORT Investigators. Jama 276: 889–897

Darmon PL, Hillel Z, Mogtader A et al. Cardiac output by transesophageal echocardiography using continuous-wave Doppler across the aortic valve. Anesthesiology 1994; 80: 796–805

Fehske W. Praxis der konventionellen und farbkodierten Doppler-Echokardiographie. Verlag Hans Huber, Bern 1988

Fourrier F, Chopin C, Huart JJ, Runge I, Caron C, Goudemand J (1993). Double blind, placebo controlled trial of antithrombin III concentrates in septic shock with disseminated intravascular coagulation. Chest 104: 882–888

Halperin HR, Tsitlik JE, Gelfand M, Weisfeldt ML, Gruben KG, Levin HR, Rayburn BK, Chandra NC, Scott CJ, Kreps BJ, Siu CO, Guerci AD (1993). A preliminary study of cardiopulmonary resuscitation by circumferential compression of the chest with use of a pneumatic vest. N Engl J Med 329: 762–768

Halperin HR, Weiss JL, Guerci AD, Chandra N, Tsitlik JE, Brower R, Beattie C, Wurmb E, Cadden J, Weisfeldt ML (1988). Cyclic elevation of intrathoracic pressure can close the mitral valve during cardiac arrest in dogs. Circulation 78: 754–760

Jacquet L, Hanique G, Glorieux D, Matte P, Goenen M (1996). Analysis of the accuracy of continuous thermodilution cardiac output measurement. Comparison with intermittent thermodilution and Fick cardiac output measurement. Intensive Care Med 22: 1125–1129

Kemnitz J, Peters J (1993). Herzschrittmacher und implantierbare Kardioverter/Defibrillatoren in der perioperativen Phase. Anasthesiol Intensivmed Notfallmed Schmerzther. 28: 199–212

Kemnitz J, Winter J, Vester EG, Peters J (1992). Transcutaneous cardiac pacing in patients with automatic implantable cardioverter defibrillators and epicardial patch electrodes. Anesthesiology 77: 258–262

Kienast J, Ostermann H, Mesters R (1994). Gerinnungsinhibitoren bei Sepsis und disseminierter intravasaler Gerinnung. In: Martin E, Nawroth P (Hrsg). Fachübergreifende Aspekte der Hämostaseologie. Springer Verlag, Berlin, S. 19–36

Lindner KH (1992). Neue Entwicklungen und Standards der mechanischen Maßnahmen der kardiopulmonalen Wiederbelebung. Anästhesiol Intensivmed Notfallmed Schmerzther 27: 231–233

Lindner KH, Ahnefeld FW (1992). Aktuelle Richtlinien für die kardiopulmonale Reanimation. Internist 33: 318–325

McCrirrick A, Kestin I (1992). Haemodynamic effects of tracheal compared with intravenous adrenaline. Lancet 340: 868–870

Missri J (1993). Transesophageal Echocardiography. Clinical and Intraoperative Applications. Churchill Livingston, London

Moore FA, Moore EE, Read RA (1993). Postinjury multiple organ failure: role of extrathoracic injury and sepsis in adult respiratory distress syndrome. New Horiz 1: 538–549

Mueller-Eckhardt C (Hrsg) (1996). Transfusionsmedizin. 2. erw Aufl. Springer-Verlag, Berlin

Müller-Berghaus G, Madlener K, Blombäck M, Ten Cate JW (1993). DIC-Pathogenesis, diagnosis and therapy of disseminated intravascular fibrin formation. 1. Aufl. Excerpta Medica, Amsterdam

Nelson LD (1996). The new pulmonary arterial catheters. Right ventricular ejection fraction and continuous cardiac output. Crit Care Clin 12: 795–818

Niemer M, Nemes C, Lundsgaard-Hansen P, Blauhut B (1992). Datenbuch Intensivmedizin. Gustav Fischer, Stuttgart, S. 424–430

Paradis NA, Martin GB, Goetting MG, Rosenberg JM, Rivers EP, Appleton TJ, Nowak RM (1989). Simultaneous aortic, jugular bulb, and right atrial pressures during cardiopulmonary resuscitation in humans. Insights into mechanisms. Circulation 80: 361–368

Perret C, Tagan D, Feihl F (1994). Der Rechtsherzkatheter in der Intensivmedizin. Blackwell Wissenschafts-Verlag, Berlin

Peters J (1995). Die invasive Messung arterieller, venöser und pulmonalarterieller Blutdrücke. In: List WF, Metzler H, Pasch T (Hrsg). Monitoring in Anästhesie und Intensivmedizin. Springer Verlag, Berlin, S. 205–249

Redens TB, Leach WJ, Bogdanoff DA, Emerson TE (1988). Synergistic protection from lung damage by combining antithrombin III and alpha1-proteinase inhibitor in the E. coli endotoxemic sheep pulmonary dysfunction model. Circ Shock 26: 15–26

Redl H, Nikolai A, Kneidinger R, Schlag G (1993). Endothelial and leukocyte activation in experimental polytrauma and sepsis. Behring Inst Mitt 8: 218–228

Safar P (1993). Cerebral resuscitation after cardiac arrest: research initiatives and future directions. Ann Emerg Med 22: 324–349

Safar P, Bircher NG (1990). Wiederbelebung Herz – Lunge – Gehirn. 2. Aufl. Georg Thieme Verlag, Stuttgart

Scherer R, Paar D, Stöcker L, Kox WJ (1994). Diagnose und Therapie pathologischer Gerinnungsaktivierungen. Anästhesist 43: 347–354

Schipper HG, Ten Cate JW (1982). Antithrombin III transfusion in patients with hepatic cirrhosis. Br J Haematol 52: 25–33

Shultz JJ, Coffeen P, Sweeney M, Detloff BA, Kehler C, Pineda E, Yakshe P, Adler SW, Chang M, Lurie KG (1994). Evaluation of standard and active compression-decompression CPR in an acute human model of ventricular fibrillation. Circulation 89: 684–693

Society of Critical Care (ed) (1997). Controversies in pulmonary artery catheterization. New Horizons 5, William and Wilkinson, Baltimore

Sorensen JV, Jensen HP, Rahr HB, Borris LC, Lassen MR, Fedders O, Haase JP, Knudsen F (1993). Haemostatic activation in patients with head injury with and without simultaneous multiple trauma. Scand J Clin Lab Invest 53: 659–665

Stiell IG, Hebert PC, Weitzman BN, Wells GA, Raman S, Stark RM, Higginson LAJ, Ahuja J, Dickinson GE (1992). High-dose epinephrine in adult cardiac arrest. N Engl J Med 327: 1045–1050

Taylor FB, Emerson TE, Jordan R, Chang AK, Blick KE (1988). Antithrombin III prevents the lethal effects of Escherichia coli infusion in baboons. Circ Shock 26: 227–235

Thijs LG, de Boer JP, de Groot MCM, Hack CE (1993). Coagulation disorders in septic shock. Intensive Care Med 19: S8–S15

Vignon P, Lagrange P, Bonceur MP et al (1996). Routine transesophageal echocardiography for the diagnosis of aortic disruption in trauma patients without enlarged mediastinum. J Trauma 40: 422–427

Von Planta M, Trillò G (1994). Closed chest compression: a review of mechanisms and alternatives. Resuscitation 27: 107 – 115

Vorstand und Wissenschaftlicher Beirat der Bundesärztekammer (Hrsg) (1995). Leitlinien zur Therapie mit Blutkomponenten und Plasmaderivaten. Deutscher Ärzte-Verlag, Köln

Wagner DL, Stoelting RK (1988). Hemodynamic Monitoring. In: Brown DL (Hrsg.). Risk and Outcome in Anesthesia. Lippincott, Philadelphia, S. 213 – 234

Ward PA, Mulligan MS, Warren JS (1993). Neutrophils, cytokines, oxygen radicals, and lung injury. In: Faist E, Meakins J, Schildberg FW (eds). Host defense dysfunction in trauma, shock and sepsis. Springer Verlag, Berlin, S. 177 – 180

Weißbach G (1990). Blutgerinnungsdiagnostik in der Klinik. 1. Aufl. Verlag Gesundheit, Berlin

WHO, Europarat (1996). Empfehlungen des Europarates und der Weltgesundheitsorganisation zu Blut und Blutzubereitungen. Bundesanzeiger Verlag, Köln

Wilkenshoff U, Kruck I (1995). Handbuch der Echokardiographie. Blackwell Wissenschafts-Verlag, Berlin

Wissenschaftlicher Beirat der Bundesärztekammer, Paul-Ehrlich-Institut (1996). Richtlinien zur Blutgruppenbestimmung und Bluttransfusion (Hämotherapie). Deutscher Ärzte-Verlag, Köln

4 Zentrales Nervensystem

H. Wiedemayer und R. Scherer

Bewusstsein und Bewusstseinsstörungen

■ Definition

> Zweckmäßig und weitgehend anerkannt ist eine operationale Definition des Komas als ein Zustand, in dem der Patient nicht in der Lage ist, Aufforderungen zu befolgen oder Worte zu äußern und die Augen ständig geschlossen hält, d. h. nicht erweckbar ist.

Die Vitalfunktionen sind noch erhalten und je nach Komatiefe können Abwehrbewegungen auslösbar sein oder nicht. Eine Kontaktaufnahme mit der Umwelt ist nicht möglich. Durch das Kriterium „geschlossene Augen" werden andere Zustände mit fehlender Kontaktaufnahme abgegrenzt, wie z. B. das apallische Syndrom. Andere Begriffe wie **Somnolenz** und **Sopor** sind weniger klar definiert. Sie stellen Stadien der Vigilanzminderung auf der kontinuierlichen Skala zwischen vollem Wachbewusstsein und Koma dar, und durch äußere Reize kann wenigstens kurzzeitig ein Kontakt mit dem Patienten hergestellt werden. Störungen des Antriebs können auch in einer Antriebssteigerung bestehen (**Agitiertheit**). Grundsätzlich müssen diese quantitativen Störungen des Wachbewusstseins (**Vigilanz**) von **qualitativen Bewusstseinsstörungen** unterschieden werden. Zu den letzteren gehören:
- gestörte Orientiertheit zu Ort, Zeit oder Person,
- Störungen der Wahrnehmung mit Halluzinationen.

Das Wachbewusstsein ist eine integrative Leistung des Großhirns unter dem Einfluss des im Hirnstamm lokalisierten aufsteigenden **retikulären aktivierenden Systems**. Störungen der Vigilanz treten infolge einer diffusen Schädigung beider Großhirnhemisphären und/oder des Hirn-

stamms auf. Qualitative Bewusstseinsstörungen können auch bei lokalisierten Läsionen der Hemisphären (z. B. Antriebsminderung bei bilateralen Frontalhirnläsionen oder Agitiertheit bei Infarkten im Versorgungsgebiet der A. cerebri posterior) oder bei psychiatrischen Krankheitsbildern beobachtet werden.

■ Klinische Untersuchung

Glasgow-Komaskala

Eine bewährte und weit verbreitete Skala zur quantitativen Beurteilung von Bewusstseinsstörungen ist die **Glasgow-Komaskala** (**GCS**). Mit dieser Skala werden drei Aspekte des Bewusstseins untersucht und in einer unterschiedlichen Anzahl von Stufen quantitativ bewertet:
- das Öffnen der Augen,
- die beste motorische Reaktion,
- die beste verbale Antwort (Tab. 4.**1**).

In der 1974 vorgestellten ursprünglichen Form umfasste die Skala einen Punktwert von 3 bis 14. Die Skala der motorischen Reaktion wurde 1976 um einen Punkt erweitert, um eine normale Beugeabwehr auf Schmerzreize von pathologischen Beugemechanismen zu unterscheiden. In dieser heute meist benutzten Form liegt der Punktwert der gesamten Skala zwischen 3 und 15 Punkten. In der Praxis wird entweder ein Summenwert angegeben oder es werden die Einzelwerte der drei untersuchten Modalitäten festgehalten. Beispielsweise kann für einen Patienten, der die Augen geschlossen hat, auf Schmerzreize mit einer gezielten Abwehr reagiert und keine verbale Antwort zeigt, der Glasgow-Komawert als Summenwert von 7 oder als E-M-V (eye, mo-

Tabelle 4.**1** Glasgow-Komaskala

Augenöffnen (E)		Beste motorische Antwort (M)		Verbale Antwort (V)	
		auf Anforderung	6		
		auf Schmerz gezielt	5	orientiert, adäquat	5
Spontan	4	auf Schmerz ungezielt	4	verwirrt	4
Auf Anruf	3	Beugesynergien	3	einzelne Worte	3
Auf Schmerz	2	Strecksynergien	2	unverständliche Laute	2
Kein Augenöffnen	1	keine Abwehr	1	keine Antwort	1

tor, verbal response) von 1-5-1 angegeben werden.

Bei verletzten Patienten ist es gelegentlich nicht möglich, alle Modalitäten zu prüfen. Bei einem Brillenhämatom oder Schwellungen der Gesichtsweichteile ist das Augenöffnen nicht zu bewerten, beim intubierten Patienten die verbale Antwort. In diesen Fällen beschränkt man sich am besten auf die Feststellung der **motorischen Reaktionslage** und verzichtet auf die Verwendung von vermuteten oder konstruierten Punktwerten. Sinnvolle Modifizierungen der GCS werden für Kinder vorgeschlagen, um die verbale Anwort altersgerecht zu beurteilen.

Die GCS hat zwei praktisch wichtige Anwendungsbereiche gefunden: zum einen für wissenschaftliche Zwecke und zum anderen im klinischen Alltag.

> Beim Schädel-Hirn-Trauma besteht eine gut dokumentierte Beziehung zwischen dem Summenwert der GCS und dem Behandlungsergebnis („outcome").

Deshalb wird der Schweregrad einer Hirnverletzung nach dem initialen Punktwert auf der GCS häufig in drei Kategorien unterteilt:

- 3 bis 5 Punkte,
- 6 bis 8 Punkte,
- mehr als 8 Punkte.

Zu den schweren Hirnverletzungen werden diejenigen gezählt, die 8 Punkte oder weniger auf der Skala erreichen.

Bei wissenschaftlichen Studien wird zur Klassifizierung des Schweregrades einer Hirnverletzung heute am häufigsten die Glasgow-Komaskala verwendet. Im klinischen Alltag eignet sich die GCS zur Überwachung und Dokumentation der Bewusstseinslage des einzelnen Patienten im zeitli-

chen Verlauf. Der in regelmäßigen stündlichen oder kürzeren Intervallen dokumentierte Punktwert erlaubt eine **Verlaufsbeobachtung** über einen längeren Zeitraum, die vom Einzelbeobachter relativ unabhängig ist.

Jedem, der die Glasgow-Komaskala benutzen will, müssen die Grenzen ihrer Anwendung bekannt sein. In der Frühphase nach einer akuten Hirnverletzung ändert sich der Punktwert der GCS häufig und rasch. Medikamente, Hypoxie, arterielle Hypotonie und ein Zustand nach Krampfanfall beeinflussen die erhobenen Befunde. Deshalb gilt:

> Der Punktwert der GCS ist erst nach Stabilisierung der Vitalfunktionen als verlässlich zu beurteilen.

Die GCS trennt nicht scharf zwischen komatösen und nicht komatösen Patienten in der o. g. Definition des Koma. Bei einem Summenwert von 8 Punkten sind etwa 50% der Patienten im Koma, bei einem Punktwert von 7 und weniger besteht in jedem Fall ein Koma, Patienten mit 9 und mehr Punkten auf der GCS sind alle nicht komatös. Wichtige Aspekte in der Verlaufsbeobachtung von Patienten mit akuten Hirnläsionen werden von der GCS nicht erfasst. Insbesondere bleibt die **Pupillenreaktion unberücksichtigt**. Ebenso werden Seitendifferenzen in der Motorik nicht berücksichtigt, da für die motorische Antwort die beste Reaktion bewertet wird.

Ein Patient, der in der Verlaufsbeobachtung eine Anisokorie und eine Hemiparese entwickelt, bleibt in seinem Punktwert nach der GCS unverändert. Daraus ergibt sich, dass die Glasgow-Komaskala den **neurologischen Untersuchungsbefund** in keinem Fall ersetzen kann.

Neurologische Untersuchung des komatösen Patienten

Die neurologische Untersuchung des bewusstseinsgestörten Patienten hat in der Praxis keine so entscheidende Bedeutung für die Differentialdiagnose des zugrunde liegenden Krankheitsbildes. Nur in erster Näherung spricht ein sog. neurologischer Herdbefund eher für eine strukturelle Läsion als für eine metabolisch-toxische Ursache der Bewusstseinsstörung. Tatsächlich sind hier die technischen Untersuchungen wichtiger, z. B. Laboruntersuchung des Blutes, Liquorstatus und Schädel-CT. Entscheidende Bedeutung hat der neurologische Befund aber für der Diagnose einer **Hirnstammkompression durch eine intrakranielle Massenverlagerung**, die eine dringliche operative Notfallsituation darstellen kann. Ebenso ist die Verlaufsdynamik einer intrakraniellen Läsion vor allem durch die engmaschige neurologische Untersuchung des Patienten zu beurteilen. Diese kann sich auf einige wesentliche Befunde beschränken, die ohne Kooperation des Patienten erhoben werden können. Zu beurteilen sind:

- Pupillen,
- Augenbewegungen,
- Hirnstammreflexe,
- Motorik.

Die Pupillen werden bei diffuser Beleuchtung hinsichtlich ihrer Weite (Angabe in Millimetern) beurteilt. Bei einseitiger Beleuchtung werden die direkte und konsensuelle Lichtreaktion beurteilt.

> Eine einseitige Pupillenerweiterung (Anisokorie) mit Abschwächung oder Ausfall der direkten und konsensuellen Lichtreaktion des mydriatischen Auges ist zunächst immer verdächtig auf eine Herniation des Temporallappens mit Kompression des N. oculomotorius.

Während der Prüfung der Pupillenreaktion wird auf konjugierte, d. h. gleichsinnige oder dyskonjugierte Abweichungen der Bulbi geachtet. Solche Störungen der Okulomotorik geben einen Hinweis, dass eine strukturelle Läsion vorliegt, sind aber letztlich vieldeutig auch hinsichtlich ihres lokalisatorischen Wertes. Ein konjugiertes Abweichen der Bulbi zu einer Seite (deviation conjugée) wird beobachtet bei kontralateralen Läsionen der Großhirnhemisphären, aber auch bei ipsilateralen Läsionen der Pons.

Zu den einfach zu prüfenden Hirnstammreflexen gehört der **okulozephale Reflex**. Dieser Reflex wird geprüft, indem der Kopf passiv rasch seitlich gedreht wird (nicht bei Verdacht auf HWS-Verletzung) und auf die Stellung der Augen geachtet wird. Bei intaktem Reflex kommt es gegensinnig zur Drehrichtung des Kopfes zu einer konjugierten Bewegung der Bulbi. Bei Ausfall des Reflexes bleiben die Augen in starrer Position wie die unbeweglichen Augen eines Puppenkopfes (*Puppenkopfphänomen*). Der Reflex ist an die funktionelle Integrität des Hirnstamms gebunden. Störungen des Reflexes sind lokalisatorisch vieldeutig. Er fehlt sowohl beim wachen als auch somnolenten Patienten und verschwindet mit zunehmender Komatiefe erneut. Ebenfalls einfach zu prüfen ist der **Kornealreflex**, der an die Integrität des N. trigeminus (V, afferenter Schenkel) und des N. facialis (VII, efferenter Schenkel) gebunden ist. Von großer Bedeutung ist die Prüfung der Motorik. Beim komatösen Patienten werden Muskeltonus, Spontanmotorik und die motorische Antwort auf Schmerzreize beurteilt. Das Babinski-Zeichen ist beim Komatösen ebenfalls leicht zu prüfen. **Seitendifferenzen** weisen auf eine strukturelle Läsion hin. **Unterschiede zwischen oberen und unteren Extremitäten** sind beim Traumapatienten verdächtig auf eine Wirbelsäulenverletzung. Gezielte Abwehrbewegungen auf einen Schmerzreiz und Beugebewegungen der Extremitäten, um dem Schmerzreiz auszuweichen, gehören zu normalen motorischen Reaktionen.

> Tonische Streckbewegungen der Extremitäten, oft verbunden mit einer Innenrotation der Arme, oder tonische Beugebewegungen der Arme sind pathologische Reaktionen, die auf eine intrakranielle Schädigung hinweisen.

Bei Schädigung des **Hirnstamms** treten häufig abnorme Abläufe der Motorik auf, die als **Streckmechanismen** oder **Streckkrämpfe** bezeichnet werden. Der Streckmuskeltonus an oberen und unteren Extremitäten ist maximal erhöht, die Füße sind plantar flektiert, die Arme innenrotiert, ein spontanes Babinski-Zeichen kann auftreten. Diese Streckmechanismen können kurzzeitig oder anhaltend, spontan oder nur auf äußere Reize auftreten, sie können ein- oder beidseitig beobachtet werden. An den oberen Extremitäten kann anstelle der Streckmuskulatur eine abnorme Beugerspannung mit Adduktion der Arme vorliegen.

Syndrome mit Bewusstseinsstörungen

Erhebliche praktische Bedeutung besonders bei **operationsbedürftigen intrakraniellen Raumforderungen** haben die Herniationssyndrome.

> Infolge einer intrakraniellen Raumforderung kommt es zur Massenverlagerung von Hirngewebe. Abhängig von der Lokalisation und Richtung der Raumforderung werden bestimmte Nachbarstrukturen **komprimiert**, wobei es zu charakteristischen neurologischen Ausfällen kommt.

Es werden verschiedene Syndrome der Einklemmung beschrieben. Sie unterscheiden sich vor allem durch ihre frühen Symptome. In fortgeschrittenen Stadien der Einklemmung findet sich oft das einheitliche Bild der **schweren Hirnstammschädigung**:
- Koma,
- bilateral weite lichtstarre Pupillen,
- bilaterale Strecksynergismen.

Am häufigsten zu beobachten sind die laterale Herniation am Tentoriumrand und die zentrale Herniation (Abb. 4.**1**).
Bei der **lateralen tentoriellen Herniation** werden durch eine Raumforderung im Bereich des Temporallappens oder der mittleren Schädelgrube – klassisches Beispiel ist das *temporale epidurale Hämatom* – die medialen Anteile des Temporallappens gegen den Tentoriumschlitz verlagert. Bei oft noch wachem Patienten entwickelt sich als frühes neurologisches Zeichen eine *Anisokorie*. Die in der Regel ipsilateral zur Läsion gelegene Pupille erweitert sich und wird lichtstarr – verursacht durch eine Kompression des N. oculomotorius am Tentoriumrand. Bei weiterer Massenverlagerung kommt es zur Kompression des Hirnstamms mit zunehmender Eintrübung und schließlich *Bewusstseinsverlust, kontralateraler Hemiparese* und abnormer Motorik mit *Beuge- und Strecksynergismen*. Schließlich kann sich das Vollbild einer Hirnstammeinklemmung entwickeln.
Bei der **zentralen tentoriellen Herniation** kommt es frühzeitig zu Störungen der Vigilanz mit Schläfrigkeit und häufigem Gähnen. Steigerung des Muskeltonus und bilaterale Streckreaktionen auf Schmerzreize zeigen sich vor Störungen der Pupillomotorik. Die Symptome sind Folge der zu-

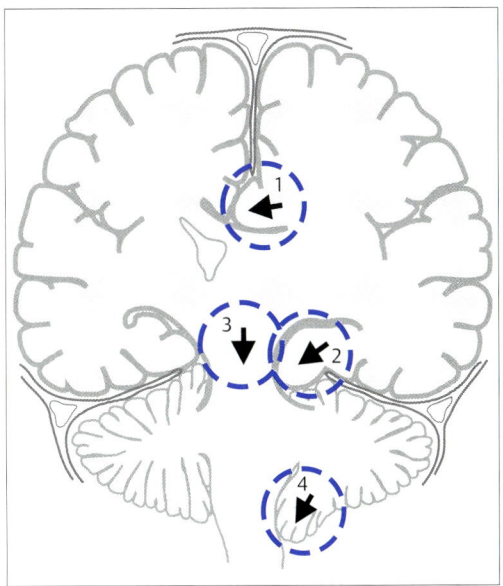

Abb. 4.**1** Verschiedene Formen der Herniation. Abhängig von der Lokalisation und Richtung der Raumforderung kommt es zur Verlagerung und Kompression von Hirngewebe an bestimmten intrakraniellen Fixpunkten. Diesen Lokalisationen sind charakteristische Leitsymptome zugeordnet. Man unterscheidet: 1 = die subfalxiale Herniation mit Verlagerung des Gyrus cinguli unter die Falx, 2 = die laterale tentorielle Herniation mit Verlagerung des medialen Temporallappens über den Tentoriumschlitz, 3 = die zentrale tentorielle Herniation bei diffuser supratentorieller Raumforderung, 4 = die Herniation der Kleinhirntonsillen ins Foramen magnum bei infratentorieller Raumforderung.

nächst auftretenden Schädigung die dienzephalen Strukturen. Sobald die Massenverlagerung weiter fortschreitet, kommt es ebenfalls zu Hirnstammsymptomen mit Störungen der Pupillenreaktion und der Augenmotilität.
Sehr charakteristisch sind die frühen Zeichen einer **posterioren tentoriellen Herniation**. Nicht selten werden die Symptome beim dekompensierten Hydrozephalus beobachtet, wenn sich der aufgeweitete 3. Ventrikel gegen den Tentoriumschlitz vorwölbt. Beim wachen oder nur gering eingetrübten Patienten kommt es durch Druck auf die Vierhügelregion zu einer bilateralen Ptosis und einem Parinaud-Syndrom mit Blickheberlähmung und Konvergenzparese der Augen.
Ist eine Raumforderung **infratentoriell** lokalisiert, z.B. bei einem Tumor des Kleinhirns oder bei einer Kleinhirnblutung, so kommt es zu einer Einklemmung am Foramen magnum.

Typ der Massen-verlagerung	Beteiligte Struktu-ren	Klinische Symptome
Subfalxial (Gyrus cinguli)	Gyrus cinguli A. cerebri anterior	Beinparese
Lateral tentoriell (Unkus)	N. oculomotorius	Anisokorie, Mydriasis, Strabismus
	Hirnschenkel A. cerebri posterior	Hemiparese Hemianopsie
Posterior tentoriell (Tektum)	Vierhügelregion	bilaterale Ptosis, Parinaud-Syndrom
Zentral tentoriell (Hirnstamm axial)	Formatio reticularis Pyramidenbahnen Hirnstamm	Vigilanzstörung Streckmechanismen Blickparese, Bradykardie, Hypertonie, Atemstörung, Apnoe
Foramen magnum (Kleinhirntonsillen)	Medulla oblongata	Atemstörung, Apnoe

Tabelle 4.**2**   Syndrome der intrakraniellen Massenverlagerung und Einklemmung

> Bei infratentoriellen Raumforderungen mit Einklemmungserscheinungen am Foramen magnum muss durch Kompression der Medulla oblongata mit dem frühzeitigen Auftreten einer Apnoe gerechnet werden (Tab. 4.**2**).

In Zusammenhang mit einer Schädigung des Zwischenhirns oder des Hirnstamms werden auch regelmäßig Störungen der Atmung beobachtet. Dabei werden nach dem Muster der Atmung verschiedene Typen der zentralen Atemstörung beschrieben:

- Die **Cheyne-Stokes-Atmung** ist durch ein periodisches An- und Abschwellen des Atemzugvolumens gekennzeichnet.
- Bei der **Biot-Atmung** folgen auf eine Serie normaler oder vertiefter Atemzüge längere Atempausen.

- Wechseln Atemfrequenz und Atemzugvolumen in irregulärer Folge, spricht man von einer **ataktischen Atmung**.

Weitere Formen der zentralen Atemstörungen sind beschrieben. In der Praxis hat diese Abgrenzung verschiedener pathologischer Muster der Spontanatmung weniger eine lokalisatorische Bedeutung, indem die verschiedenen Atmungstypen bestimmten Läsionsorten im Hirnstamm zuzuordnen wären. Wichtig ist vielmehr die Kenntnis, dass die gestörte Atmung Folge einer **Hirnstammschädigung** ist und alsbald zu einer Hypoventilation oder Apnoe führen kann und damit **Intubation** und **Beatmung** indiziert sind.

Zerebrale Perfusion

■ Intrakranieller Druck

> Als intrakranieller Druck wird allgemein der Druck bezeichnet, der im Liquorraum auf Niveau des Foramen Monroi mit Referenz zum atmosphärischen Druck gemessen wird. Der Normalwert des intrakraniellen Drucks (ICP, intracranial pressure) beträgt im Liegen 10 bis 15 mmHg. Bei Kindern ist dieser Wert geringer (bis etwa 5 mmHg).

Physiologische Schwankungen können erheblich sein. Im Stehen fällt der Hirndruck auf 0 mmHg oder leicht negative Werte, bei Anstieg des intrathorakalen Drucks (Husten, Pressen, Valsalva) können Werte von 30 mmHg leicht überschritten werden. Bei Registrierung im Schlaf treten Druckanstiege über 15 mmHg während der REM-Schlafphasen auf. Wegen dieser bereits physiologisch auftretenden Schwankungen ist ein Momentanwert des intrakraniellen Drucks nicht aussagekräftig.
Die Aufzeichnung des ICP muss grundsätzlich über einen längeren Zeitabschnitt verfolgt werden.

> Als Grenze zum pathologischen ICP nimmt man etwas willkürlich einen Wert von 20 mmHg an.

Werte zwischen 20 und 40 mmHg sind als **mäßig erhöht** zu betrachten, Werte über 40 mmHg sind als **erheblicher Hirndruck** zu bezeichnen. Bei Werten über 20 mmHg kann die zerebrale Mikrozirkulation durch Kompression des kapillären Gefäßbetts eingeschränkt werden. Werte über 30 mmHg können durch Kompression des venösen Systems zur Behinderung des Blutabstroms führen. Druckanstiege über 40 mmHg gefährden die zerebrale Perfusion durch Absinken des zerebralen Perfusionsdrucks (s. u.).

Druck-Volumen-Beziehung und Compliance

Das Schädelinnere ist beim Erwachsenen ein starrer Raum mit vorgegebenem konstanten Volumen. Unter dem Aspekt der Druck-Volumen-Relation unterscheidet man drei wesentliche Kompartimente:

- Hirngewebe,
- Liquorraum,
- Blutvolumen.

Unter **Normalbedingungen** befinden sich diese Kompartimente in einem dynamischen Gleichgewicht bei einem intrakraniellen Druck von 10 bis 15 mmHg. Unter pathologischen Bedingungen kann sich ein Kompartiment vergrößern, z. B. der Liquorraum beim Verschlusshydrozephalus, das Blutvolumen bei Hyperämie, oder es kann ein viertes Kompartiment hinzukommen, z. B. das Volumen eines epiduralen Hämatoms oder einer intrazerebralen Blutung. Eine solche Volumenzunahme kann teilweise oder vollständig kompensiert werden durch Volumenminderung in einem anderen Kompartiment. Da das Volumen des Hirngewebes kaum variabel ist, erfolgt ein solcher Ausgleich in erster Linie über eine Verminderung des Liquorvolumens oder des Blutvolumens in den venösen Gefäßen. Dieses sog. **Reservevolumen** kann zunächst einen Anstieg des intrakraniellen Drucks abfangen. Sobald diese Reserven aufgebraucht sind, kommt es dann zu einem raschen Anstieg des ICP. Diese Beziehung zwischen Volumenanstieg und intrakraniellem Druck wird in der Druck-Volumen-Beziehung (Abb. 4.**2**) graphisch dargestellt. Der Verlauf der Druck-Volumen-Kurve ist nicht linear, sondern exponentiell.

In der Initialphase kann eine Volumenzunahme durch Aufbrauchen des Reservevolumens kompensiert werden und der intrakranielle Druck steigt zunächst nicht oder nur geringfügig an. Im weiteren Verlauf führt dann ein nur geringer Volumenzuwachs zu einem raschen Anstieg des intrakraniellen Drucks.

Diese Situation wird mit dem Begriff der **intrakraniellen Compliance** beschrieben. Compliance bedeutet die Volumenzunahme bezogen auf den erzeugten Druckanstieg dV/dP:

> **Intrakranielle Compliance = dV/dP**

Als Messgrößen der Compliance werden häufig der Druck-Volumen-Index (PVI, pressure-volume index) und die Volumen-Druck-Antwort (VPR, vo-

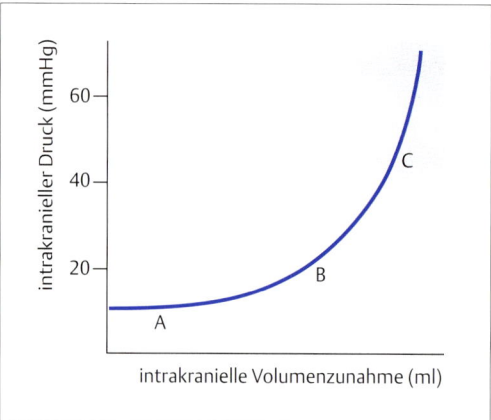

Abb. 4.**2** Druck-Volumen-Beziehung. Die drei Bereiche A – C kennzeichnen Kurvenabschnitte mit zunehmender Steigung in der Druck-Volumen-Beziehung
und abnehmender Compliance. A = normale Compliance: Durch Aufbrauchen der Reserveräume führt eine
Zunahme des intrakraniellen Volumens nicht zu einem
wesentlichen Anstieg des intrakraniellen Drucks.
B = eingeschränkte Compliance: Eine weitere Volumenzunahme lässt den intrakraniellen Druck ansteigen.
C = hochgradig herabgesetzte Compliance: Der intrakranielle Druck steigt bei geringem Volumenzuwachs
rasch an.

lume-pressure response) verwendet. Der **Druck-
Volumen-Index** ist das rechnerisch ermittelte Volumen, das zu einem Druckanstieg auf das 10fa-
che des Basiswertes führt. Der Normalwert liegt
bei 25 – 30 ml. Die **Volumen-Druck-Antwort** bezeichnet den Druckanstieg, der durch Zuführen
von 1 ml Volumen in einer Sekunde entsteht. Der
Normalwert liegt unter 2 mmHg/ml (Tab. 4.**3**).
Werte über 5 mmHg/ml sprechen für eine deutlich herabgesetzte Compliance.

Die intrakranielle Compliance kann bei vorhandener Hirndruckmessung (s. u.) durch verschiedene Methoden am Patientenbett ermittelt werden. Meist wird über einen Ventrikelkatheter in
einem festen Zeitintervall ein definiertes Liquor-
volumen entnommen oder ein Volumen eingege-
ben, und die dabei auftretende Druckänderung
wird registriert. Bei der Behandlung von Patienten, die durch eine intrakranielle Drucksteigerung
gefährdet sind, hat die Kenntnis der Compliance
eine praktische Bedeutung.

> Patienten mit verminderter Compliance kön-
> nen als besondere Risikogruppe identifiziert
> werden, da sie durch eine geringe Volumen-
> veränderung, z.B. durch Zunahme einer Hirn-
> schwellung oder durch eine Nachblutung, ei-
> nen erheblichen Hirndruckanstieg erleiden
> können.

Die Bestimmung der intrakraniellen Compliance
wird aber erst dann zur klinischen Routine gehören, wenn einfache und zuverlässige Messmetho-
den vorliegen. Automatisierte Messverfahren für
Hirndruckmesssysteme sind in der Entwicklung.
Bei der Betrachtung der Druck-Volumen-Beziehung sind zwei weitere Gesichtspunkte zu berücksichtigen. Zum einen spielt der **Zeitfaktor** eine erhebliche Rolle. Bei einem langsamen Zu-
wachs des intrakraniellen Volumens kann das Reservevolumen wesentlich besser ausgeschöpft
werden. Wahrscheinlich können auch Kompensa-
tionsmechanismen, z.B. die Reduzierung der Liquorproduktion, aktiviert werden. Der intrakranielle Druckanstieg fällt deshalb geringer aus, die
Druck-Volumen-Kurve verläuft in ihrem Anfangs-
teil flacher. Mit anderen Worten führt eine lang-

			Tabelle 4.**3** Basiswerte des intrakra-niellen Drucks
Hirnvolumen		1800 – 1900 ml	
Davon:	Hirngewebe	80 – 85 %	
	Liquor	10 %	
	Blutvolumen	5 – 10 %	
Reservevolumen	langsame Volumenzunahme	150 ml	
	rasche Volumenzunahme	50 ml	
Intrakranieller Druck (ICP)	normal	10 – 15 mmHg	
	pathologisch	> 20 mmHg	
	mäßig erhöht	20 – 40 mmHg	
	stark erhöht	> 40 mmHg	
Volumen-Druck-Antwort (VPR)		< 2 mmHg/ml	

same Volumenzunahme, z. B. durch Wachstum eines Tumors, zu einem geringeren Anstieg des intrakraniellen Drucks als die gleiche Volumenvermehrung z. B. durch ein sich rasch entwickelndes epidurales Hämatom.

Der zweite Aspekt betrifft die absolute **Größe des Reservevolumens**. Letzteres schwankt individuell erheblich und ist z. B. bei einer Hirnatrophie durch die Vermehrung des Liquorvolumens erheblich vergrößert. Aus diesem Grunde können z. B. ausgedehntere Subduralhämatome bei Patienten mit alkoholtoxischer Hirnatrophie oder älteren Patienten symptomarm bleiben.

Folgen der intrakraniellen Drucksteigerung

Ein Anstieg des intrakraniellen Drucks wird für den Patienten auf zwei Wegen bedrohlich. Zum einen führt eine Drucksteigerung durch eine intrakranielle Raumforderung zu einer Massenverschiebung mit nachfolgenden **Einklemmungserscheinungen**. Zum anderen wirkt sich eine intrakranielle Drucksteigerung auf die **Hirndurchblutung** aus.

Zerebraler Perfusionsdruck

Der effektiv für die Hirndurchblutung wirksame Druck ist der zerebrale Perfusionsdruck (**CPP**, cerebral perfusion pressure). Er errechnet sich als Differenz von arteriellem Mitteldruck (MAP) und intrakraniellem Druck (ICP):

$$CPP = MAP - ICP$$

Ein Anstieg des intrakraniellen Drucks führt bei unverändertem systemischem Blutdruck zu einer Verminderung des zerebralen Perfusionsdrucks.

> Bei intakter Autoregulation der Hirngefäße stellt ein zerebraler Perfusionsdruck von 70 mmHg eine ausreichende Hirndurchblutung sicher, ein Wert von 50 mmHg sollte nicht unterschritten werden. Ein Wert unter 30 mmHg bedeutet eine akute Ischämiegefahr, ein Wert über 170 mmHg gefährdet den Patienten durch Hyperämie und kann zu einer hypertensiven Enzephalopathie führen.

Massenverlagerung und Einklemmung

Bei einer umschriebenen intrakraniellen Raumforderung kommt es nicht zu einem gleichförmigen Druckanstieg im Schädelinnenraum. Tatsächlich führt eine lokalisierte Raumforderung zunächst zu einem lokal erhöhten Druck. Infolgedessen treten Druckgradienten auf, die zu einer Verlagerung von Hirngewebsanteilen führen.

Die Richtung und die Folgeerscheinungen dieser Massenverlagerung werden bestimmt von der Lokalisation der Raumforderung und von den besonderen anatomischen Gegebenheiten des Schädelinneren. Falx, Tentorium und Foramen magnum stellen fixierte Raumteiler mit freien Kanten im Schädelinneren dar, an denen es bei einer Massenverlagerung von Hirngewebe zu Einklemmungserscheinungen kommt.

Eine **parietal lokalisierte Raumforderung** mit einer Massenverschiebung zur Gegenseite führt z. B. zu Einklemmungserscheinungen im Bereich der Falx cerebri. **Temporale Raumforderungen** führen vorzugsweise zu einer Einklemmung am Tentoriumschlitz, **infratentorielle Läsionen** zu einer Einklemmung im Foramen magnum. Die anatomischen Beziehungen zu den dort lokalisierten Strukturen (Abschnitte des Hirnstamms, Hirnnerven) bedingen, dass charakteristische neurologische Symptome auftreten, die als spezifische Einklemmungssyndrome beschrieben sind.

> Die Erfahrung zeigt, dass es keine feste Beziehung zwischen dem absoluten Wert des Hirndrucks und der Gefährdung durch eine Einklemmung gibt.

Hämatome, die z. B. den Temporallappen komprimieren, können zu einer Mittellinienverlagerung und Einklemmung am Tentoriumschlitz führen, ohne dass der intrakranielle Druck global auf pathologische Werte ansteigt. Ein weiteres Beispiel sind Raumforderungen der hinteren Schädelgrube, die bei scheinbar normalem supratentoriell gemessenem Hirndruck zu einer Hirnstammkompression führen können.

> Lokale Druckgradienten können zu bedrohlichen Massenverlagerungen führen, ohne dass der intrakranielle Druck global ansteigt.

Dies ist eine wichtige Feststellung für alle Patienten, die mit einer Hirndruckmessung überwacht werden. Ein normaler Hirndruckwert schließt eine sich entwickelnde intrakranielle Raumforderung nicht aus. Die begleitende Überwachung des neurologischen Befundes ist unerlässlich.

Indikation zur Hirndruckmessung

Da die Messung des Hirndrucks eine invasive und nicht risikolose Intervention ist, bedarf sie der gezielten Indikationsstellung. Beim Schädel-Hirn-Trauma ist eine Indikation gegeben, wenn der Verletzte komatös ist (8 oder weniger Punkte der Glasgow-Komaskala), und das Schädel-CT einen pathologischen Befund zeigt. Bei dieser Patientengruppe tritt in 50 bis 70 % der Fälle ein pathologischer intrakranieller Druck auf. Bei normalem Schädel-CT werden oft weitere Risikofaktoren für einen intrakraniellen Druckanstieg zur Indikationsstellung herangezogen wie

- Alter über 40 Jahre,
- systolischer Blutdruck unter 90 mmHg,
- motorische Streckreaktionen.

Besondere **klinische Gesichtspunkte** können ebenfalls eine Indikation zur Hirndruckmessung darstellen wie z. B. eine mehrstündige Operation bei einem mehrfachverletzten Patienten mit Schädel-Hirn-Trauma. Vielfach wird heute eine Hirndrucküberwachung auch immer dann durchgeführt, wenn der Hirnverletzte beatmet und sediert werden muss und eine Kontrolle des neurologischen Befundes nur eingeschränkt möglich ist. Weiterhin wird bei einer Reihe von **nicht traumatischen Hirnläsionen** gelegentlich eine Hirndruckmessung indiziert sein. Beispiele sind der Normaldruckhydrozephalus, postoperative Überwachung nach intrakraniellen Eingriffen, Subarachnoidalblutung, intrazerebrale Massenblutung, ausgedehnter Hirninfarkt, hypoxischer Hirnschaden, Enzephalitis und die hepatische Enzephalopathie.

■ Hirndurchblutung

> Die Hirndurchblutung (CBF, cerebral blood flow) beträgt im Durchschnitt 55 ml/100 g/min. Die regionalen Schwankungen sind erheblich.

In der grauen Substanz ist die Durchblutung (60 – 110 ml/100 g/min) deutlich höher als in der weißen Substanz (20 – 30 ml/100 g/min). Die Hirndurchblutung wird über mehrere Mechanismen den metabolischen Anforderungen angepasst, was als Koppelung von CBF und **CMRO$_2$ (cerebral metabolic rate of oxygen)** bezeichnet wird. Beteiligt sind neurochemische Mediatoren und neurogene Regulationsvorgänge. Von praktischer Bedeutung sind der Einfluss des pCO$_2$ und des Blutdrucks auf die Hirndurchblutung.

Arterieller pCO$_2$

Ein Anstieg des arteriellen pCO$_2$ führt zu einer Vasodilatation der Hirngefäße mit Zunahme der Hirndurchblutung und vice versa. Der Regulationsmechanismus wird wahrscheinlich über den **perivaskulären pH-Wert** vermittelt.

> Näherungsweise ändert sich die Hirndurchblutung innerhalb eines arteriellen pCO$_2$-Bereichs von 25 – 60 mmHg um 4 % pro 1 mmHg.

Nach Änderungen des arteriellen pCO$_2$ folgen Veränderungen des CBF etwa 2 Minuten später und erreichen ein Gleichgewicht nach 12 Minuten. Bei einem arteriellen pCO$_2$ von 70 mmHg ist die Vasodilatation maximal und die Hirndurchblutung nimmt nicht weiter zu. Der untere Endpunkt liegt bei einem pCO$_2$ von 20 mmHg mit maximaler Vasokonstriktion.
Bei chronischer Hyperventilation mit niedrigem pCO$_2$ kommt es innerhalb von 24 bis 36 Stunden wieder zu einem Anstieg des CBF. Diese Anpassung wird von einer Normalisierung des pH-Wertes im Liquor begleitet.

Autoregulation

Als Autoregulation der Hirndurchblutung im engeren Sinne wird die Aufrechterhaltung einer konstanten Hirndurchblutung über einen bestimmten Bereich des zerebralen Perfusionsdrucks bezeichnet. Der Regelungsmechanismus wird über eine Änderung des zerebralen Gefäßwiderstands gesteuert.
Bei Minderung des Perfusionsdrucks kommt es zu einer Erweiterung der präkapillären Widerstandsgefäße.

> Durch die Autoregulation der Hirndurchblutung (Abb. 4.**3**) wird der normale CBF von 55 ml/100 g/min bei Schwankungen des Perfusionsdrucks von 50 – 170 mmHg konstant gehalten.

Abb. 4.**3** Autoregulation der Hirndurchblutung. Die Hirndurchblutung ist als Funktion des zerebralen Perfusionsdrucks (CPP) und des arteriellen CO_2-Partialdrucks (p_aCO_2) dargestellt. Bei einem Perfusionsdruck zwischen 50 und 170 mmHg bleibt die Hirndurchblutung auf normalem Niveau konstant. Zwischen Hirndurchblutung und arteriellem pCO_2 besteht innerhalb des Bereichs von 25 bis 60 mmHg eine annähernd lineare Beziehung.

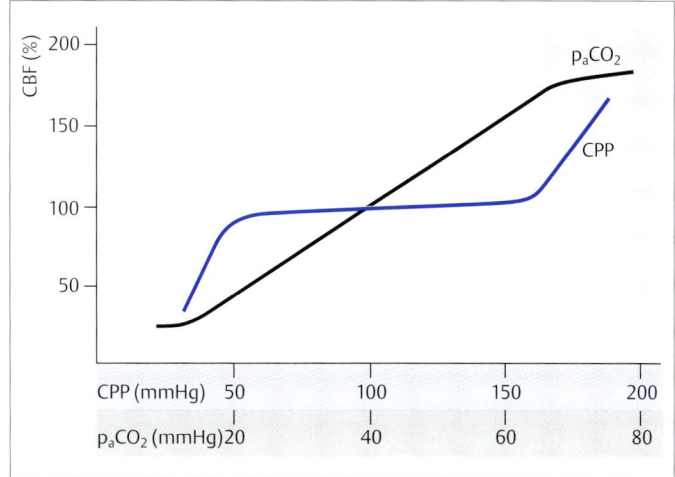

Insofern ist in diesem Bereich des Perfusionsdrucks eine ausreichende Hirndurchblutung gesichert. Von praktischer Bedeutung ist die Tatsache, dass der untere und obere Grenzwert dieses „sicheren" Bereiches unter verschiedenen pathologischen Bedingungen verändert sein kann. Bei chronischer arterieller Hypertonie sind z.B. beide Werte nach oben verschoben.

In dieser Situation kann die Hirndurchblutung bei einem zerebralen Perfusionsdruck von 50 mmHg bereits deutlich absinken. Ebenso kann in kontusionierten Hirnarealen nach einem Schädel-Hirn-Trauma die Autoregulation mehr oder weniger aufgehoben sein. In diesen Hirnabschnitten kommt es frühzeitig bei arterieller Hypotonie zu einer Minderung der regionalen Hirndurchblutung.

Die arterielle Sauerstoffspannung (pO_2) hat über weite Bereiche keinen Einfluss auf die Hirndurchblutung. Erst bei einer Hypoxie mit einem Abfall unter 50 mmHg kommt es zu einer Vasodilatation und zu einem Anstieg des CBF.

Schwellenwerte der Hirndurchblutung

Das Hirngewebe ist auf eine kontinuierliche Versorgung mit Sauerstoff und Glucose angewiesen. Obwohl das Hirngewebe nur 2% des Körpergewichts ausmacht, beansprucht es 15% des Ruhe-HZV und 20% des O_2-Verbrauchs.

Nennenswerte Vorräte an Stoffwechselsubstraten fehlen. Kein Organ reagiert empfindlicher auf eine Minderdurchblutung. Die normale Hirndurchblutung gewährt deshalb eine gewisse **Schutzreserve**. Unter physiologischen Bedingungen liegt das Angebot an Sauerstoff und Glucose deutlich über dem Bedarf.

Der O_2-Verbrauch im Hirngewebe liegt bei etwa 3–5 ml/100 g/min. Das O_2-Angebot beträgt normalerweise 10 ml/100 g/min bei einem CBF von 50 ml/100 g/min und einem O_2-Gehalt im Blut von etwa 20 ml/100 ml. Eine Reduktion der Hirndurchblutung um 50% stellt damit noch eine ausreichende Versorgung sicher. Bei einem Abfall der Hirndurchblutung auf 20 ml/100 g/min kommt es zu ersten Störungen der hirnelektrischen Funktionen, die sich z.B. im EEG erkennen lassen.

> CBF-Werte unterhalb von 15 ml/100 g/min führen zu einem Ausfall der neuronalen Funktionen. Unterhalb von 7–10 ml/100 g/min kommt es zu strukturellen Schäden der Zellen.

Die unterschiedlichen Schwellenwerte bedeuten, dass es einen Bereich der Minderdurchblutung gibt, in dem die elektrophysiologischen Zellfunktionen erloschen sind, der Strukturstoffwechsel aber noch ausreicht, um ein Überleben der Zellen zu gewährleisten. Solche Regionen werden mit dem Begriff des **ischämischen Halbschattens** (**„Penumbra"**) bezeichnet und sind in der Praxis das Ziel verschiedener therapeutischer Ansätze.

Das Ausmaß der Minderperfusion ist nur eine Komponente, die den Schweregrad der ischämischen Läsion bestimmt. Ein zweiter Faktor ist **die Dauer der reduzierten Durchblutung**. Bei einem kompletten Sistieren der Hirndurchblutung kommt es, abhängig von weiteren Faktoren, zu ir-

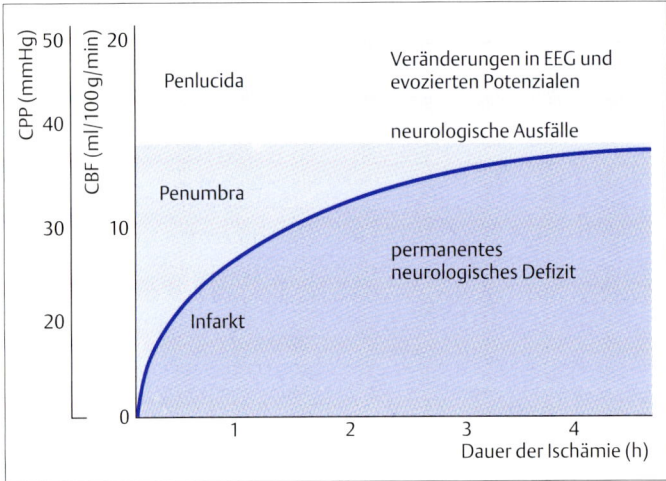

Abb. 4.**4**   Schwellenwerte der Hirndurchblutung. Beziehung zwischen Ausmaß und Dauer der zerebralen Minderperfusion. Bei einem Abfall der Hirndurchblutung unter 20 ml/100 g/min treten zuerst Störungen der hirnelektrischen Funktionen auf. Unterhalb von 15 ml/100 g/min kommt es zu neurologischen Ausfällen. Bei einer weiteren Abnahme der Hirndurchblutung kann sich in Abhängigkeit von der Dauer der Ischämie ein Hirninfarkt entwickeln.

reversiblen strukturellen Schäden nach etwa 10 Minuten. Im Bereich der **Infarzierungsschwelle** bei einem CBF von 10 ml/100 g/min können die Zellen strukturell mehrere Stunden überleben (Abb. 4.**4**).

Aus diesen Überlegungen ergibt sich, dass bei einer fokalen Ischämie Hirnareale mit erhaltener Restdurchblutung über mehrere Stunden erho-

lungsfähig bleiben. Für Interventionen ergibt sich damit ein zeitliches **„therapeutisches Fenster"**.

Stoffwechsel und Energetik

> Der O_2-Verbrauch des Hirngewebes beträgt 3 – 5 ml O_2/100 g/min (Tab. 4.**4**).

Tabelle 4.**4**   Basiswerte der Hirndurchblutung und des Hirnmetabolismus

Hirndurchblutung		
Zerebraler Blutfluss (CBF)		700 – 800 ml/min
Regionaler zerebraler Blutfluss (rCBF)	global:	55 ml/100 g/min
	weiße Substanz:	20 – 30 ml/100 g/min
	graue Substanz:	60- 110 ml/100 g/min
Zerebraler Gefäßwiderstand (CVR)		1,6 mmHg/ml/100 g
„Schwellenwerte" der Hirndurchblutung	Veränderungen bei EEG und evozierten Potenzialen, Penlucida, voll reversibel	< 20 ml/100 g/min
	neurologische Ausfälle	< 15 ml/100 g/min
	Penumbra, bis einige Stunden reversibel	10 – 15 ml/100 g/min
	Infarzierung, nur wenige Minuten reversibel	7 – 10 ml/100 g/min
Hirnmetabolismus		
Glucoseverbrauch		31 μmol/100 g/min
Glucoseangebot		250 μmol/100 g/min
O_2-Verbrauch des Hirngewebes		3 – 5 ml/100 g/min
O_2-Angebot im Blut		20 ml/100 ml Blut
O_2-Angebot bei CBF von 50 ml/100 g/min		10 ml/100 g/min
$CMRO_2$		1,5 μmol/g/min

Die CMRO$_2$ ist unter physiologischen Bedingungen weitgehend konstant. Rund 40 % des Stoffwechsels dienen der **Strukturerhaltung** des ZNS und etwa 60 % sind als **Funktionsstoffwechsel** anzusehen. Der Energiebedarf des Hirngewebes wird zu 95 % durch oxidative Phosphorylierung von Glucose gewonnen. Ein nennenswerter Vorrat an Energie besteht nicht. Bei vollständiger Unterbrechung der O$_2$-Zufuhr sind die Energiereserven des ZNS nach 2 bis 5 Minuten aufgebraucht.

Sekundärer Gewebeschaden und Hirnprotektion

Bei akuten Hirnläsionen verschiedener Ätiologie wird zwischen einem **primären** und **sekundären Gewebeschaden** unterschieden. Dieses Konzept geht von der Erkenntnis aus, dass durch eine akute Läsion des Hirngewebes eine Reihe von Folgeerscheinungen in Gang gesetzt werden kann, die das Ausmaß der initialen Schädigung verstärken und zusätzliche irreversible Schäden erzeugen. Ein solcher Ansatz erweist sich als nützlich, um vermeidbare Komplikationen zu verhindern und auftretende Folgeerscheinungen zu behandeln. Diese Überlegungen spielen besonders beim Schädel-Hirn-Trauma und bei der akuten ischämischen Läsion des Hirngewebes eine Rolle.

Bei einem Schädel-Hirn-Trauma kann es durch die initiale Gewalteinwirkung zu verschiedenen **unmittelbaren Schäden** am Hirngewebe kommen: Kontusionen, Lazerationen, diffusen axonalen Schäden, Gefäßrupturen mit Blutung oder Ischämie. Diese Läsionen sind als primärer Gewebeschaden irreversibel und nicht behandelbar.

Außerdem kann ein leichtes Hirntrauma **Folgeerscheinungen** auslösen, die zu einem schweren sekundären Gewebeschaden führen. Ein sehr einfaches Beispiel ist ein Schädel-Hirn-Trauma mit einer Kalottenfraktur, die selbst unerheblich ist. Durch die Mitverletzung eines Duragefäßes entwickelt sich ein epidurales Hämatom, das durch intrakranielle Drucksteigerung und Massenverlagerung zu einem schweren Sekundärschaden führen kann.

> Eine erhebliche Bedeutung als Faktoren des sekundären Gewebeschadens haben die Hypoxie und die arterielle Hypotonie.

Bei Patienten mit Schädel-Hirn-Verletzungen konnte nachgewiesen werden, dass eine initiale **Hypotonie** oder **Hypoxie** das Behandlungsergebnis ungünstig beeinflussen. Besonders die **Kombination** beider Faktoren – Hypoxie und Hypotonie – führen zu einem erheblichen sekundären Gewebeschaden, der verlaufsbestimmend sein kann.

Auch bei einer ischämischen Hirnschädigung können diese Faktoren eine erhebliche Rolle spielen. Im Bereich der ischämischen Penumbra kann ein Abfall des Perfusionsdrucks den lokalen Blutfluss unter die Infarzierungsschwelle sinken lassen und damit das Areal des irreversiblen Gewebeschadens vergrößern.

> Als weiterer Faktor des sekundären Gewebeschadens ist die **Hyperglykämie** zu beachten.

Eine erhöhte Konzentration der Blutglucose vor und während eines ischämischen Insultes führt zu einer Zunahme des **neurologischen Defizits**, wie in tierexperimentellen und klinischen Studien nachgewiesen werden konnte. Als Ursache wird eine vermehrte anaerobe Glykolyse bei Hyperglykämie mit Akkumulation von Laktat und nachfolgender Laktazidose angenommen. Ein direkter vasokonstriktorischer Effekt mit verminderter regionaler Durchblutung wird ebenfalls diskutiert.

Zelluläre Prozesse nach akuter Hirnschädigung

Bei einer **primär ischämischen Läsion** kommt es durch die unzureichende O$_2$-Versorgung zu einem Mangel an energiereichen Phosphaten. Der Vorrat an Kreatinphosphat ist innerhalb 1 Minute, der an Glucose in 4 Minuten und der an ATP in 5 bis 7 Minuten verbraucht. Der anaerobe Stoffwechsel führt zu einer Laktazidose in deren Gefolge es zu einem Versagen der Ionenpumpen und zu einer Membrandepolarisation kommt.

Bei einer **traumatischen Hirnläsion** entstehen durch das initiale Trauma über eine Gefäß- und Endothelschädigung petechiale Blutungen mit einem Übertritt von Serum in die Hirnsubstanz. Durch direkte Zellschädigung wird Glutamat freigesetzt. Über eine Aktivierung des Kallikrein und Bradykinin aus dem Kontaktaktivierungssystem und andere Mediatoren werden Vasodilatation, eine Störung der Blut-Hirn-Schranke und ein Hirnödem ausgelöst.

Ein **Hirnödem** kann auf verschiedenen pathoge-netischen Wegen entstehen, und häufig sind mehrere Faktoren daran beteiligt. Es wird zwischen dem vasogenen, dem zytotoxischen und dem osmotischen Hirnödem unterschieden.

> Das Gefäßendothel der Hirnkapillaren ist das morphologische Substrat der Blut-Hirn-Schranke.

Ein *vasogenes Ödem* entsteht, wenn die funktionelle Integrität des Endothels gestört ist und damit die Permeabilität der Hirngefäße zunimmt. Dieser Pathomechanismus spielt beim Schädel-Hirn-Trauma, bei Infektionen und Tumoren eine wichtige Rolle. Dem *zytotoxischen Ödem* liegt dagegen eine Permeabilitätsstörung der Zellmembran der Hirnparenchymzellen zusammen mit einem Versagen der energieabhängigen Ionenpumpen zugrunde. Dieser pathogenetische Weg ist wahrscheinlich bei der zerebralen Ischämie von vorrangiger Bedeutung. Ein *osmotisches Hirnödem* tritt bei verringerter Osmolarität im Plasma oder bei erhöhter Osmolarität im Hirngewebe auf. Eine erhöhte Osmolarität im Gewebe kann z. B. nach einer intrazerebralen Blutung durch das Freisetzen von Proteinen aus dem Hämatomabbau auftreten.

Das vasogene und das osmotische Hirnödem führen zu einer vermehrten Wasseransammlung im extrazellulären Raum und werden deshalb auch als interstitielles Ödem bezeichnet. Diese Abgrenzung erfolgt gegenüber dem intrazellulären Ödem, das sich beim zytotoxischen Hirnödem findet.

Calcium nimmt eine zentrale Stellung in der Pathogenese des sekundären Gewebeschadens ein.

> Durch ATP-Mangel und Membrandepolarisation werden spannungsabhängige Ca^{++}-Kanäle der Zellmembran geöffnet.
> Die Freisetzung von exzitatorischen Neurotransmittern (Glutamat, Aspartat) bewirkt die Öffnung von agonistenabhängigen Ca^{++}-Kanälen. Hier sind u. a. NMDA-(N-Methyl-D-aspartat-)Rezeptoren von Bedeutung.

Es resultiert eine **Calciumüberladung der Zellen** mit nachfolgenden Kaskadenreaktionen. Beteiligt sind an diesen Abläufen biogene Amine (Serotonin, Histamin), ungesättigte Fettsäuren (Arachidonsäure und ihre Metabolite), NO und freie Radikale, die über eine Schädigung der Zellmembran zu Ödembildung und Zelltod führen.

Nach der initialen Schädigung kommt es zu einer Reihe zeitlich aufeinander folgender Reaktionen (Abb. 4.**5**), die grundsätzlich einer Intervention zugänglich sein können. Hieraus haben sich einige pharmakotherapeutische Ansätze ergeben, die darauf abzielen, in den Reaktionsablauf einzugreifen und den sekundären Gewebeschaden zu begrenzen.

Hirnprotektion

Barbiturate werden als zerebroprotektive Substanzen angesehen, wobei verschiedene Wirkmechanismen angenommen werden:

- Verminderung des O_2-Verbrauchs der Hirnzellen,
- Senkung des intrakraniellen Drucks,
- Verminderung des globalen CBF und damit eine Verbesserung des regionalen CBF durch Redistribution in ischämischen Arealen,
- Hemmung pathologischer intrazellulärer Reaktionen.

In der Praxis werden Barbiturate, insbesondere Thiopental, bei intrakranieller Drucksteigerung und intraoperativ bei antizipierten transitorischen Ischämien verwendet. Thiopental (3 – 5 mg/kgKG) wird am besten unter Kontrolle des EEG bis zum Burst-Suppression-Muster (s. u.) verabreicht. Die EEG-Suppression wird mit repetitiven Dosen von 1 – 2 mg/kgKG aufrecht erhalten, alternativ kann eine kontinuierliche Infusion mit 3 – 5 mg/kgKG/h erfolgen. Bedarfsweise wird der Blutdruck mit **Katecholaminen** gestützt.

Etomidat wird in ähnlicher Weise wie Thiopental zur Hirnprotektion eingesetzt. Der Vorteil gegenüber den Barbituraten ist die höhere kardiovaskuläre Stabilität, nachteilig kann sich bei hoher Dosierung die Nebennierenrindensuppression auswirken. Ebenso wird **Propofol** eine zerebroprotektive Wirkung zugeschrieben. Insgesamt ist die Wirksamkeit von Etomidat und Propofol weniger gut untersucht als die der Barbiturate.

Von den volatilen Anästhetika kommt dem **Isofluran** eine gewisse Bedeutung bei der Hirnprotektion zu. In klinischer Konzentration (0,5 bis 1,0 MAC) wird durch Suppression des Hirnstoffwechsels eine verbesserte Ischämietoleranz erreicht. Allerdings muss bei höherer Konzentration durch eine Vasodilatation mit einem Anstieg des intrakraniellen Drucks gerechnet werden.

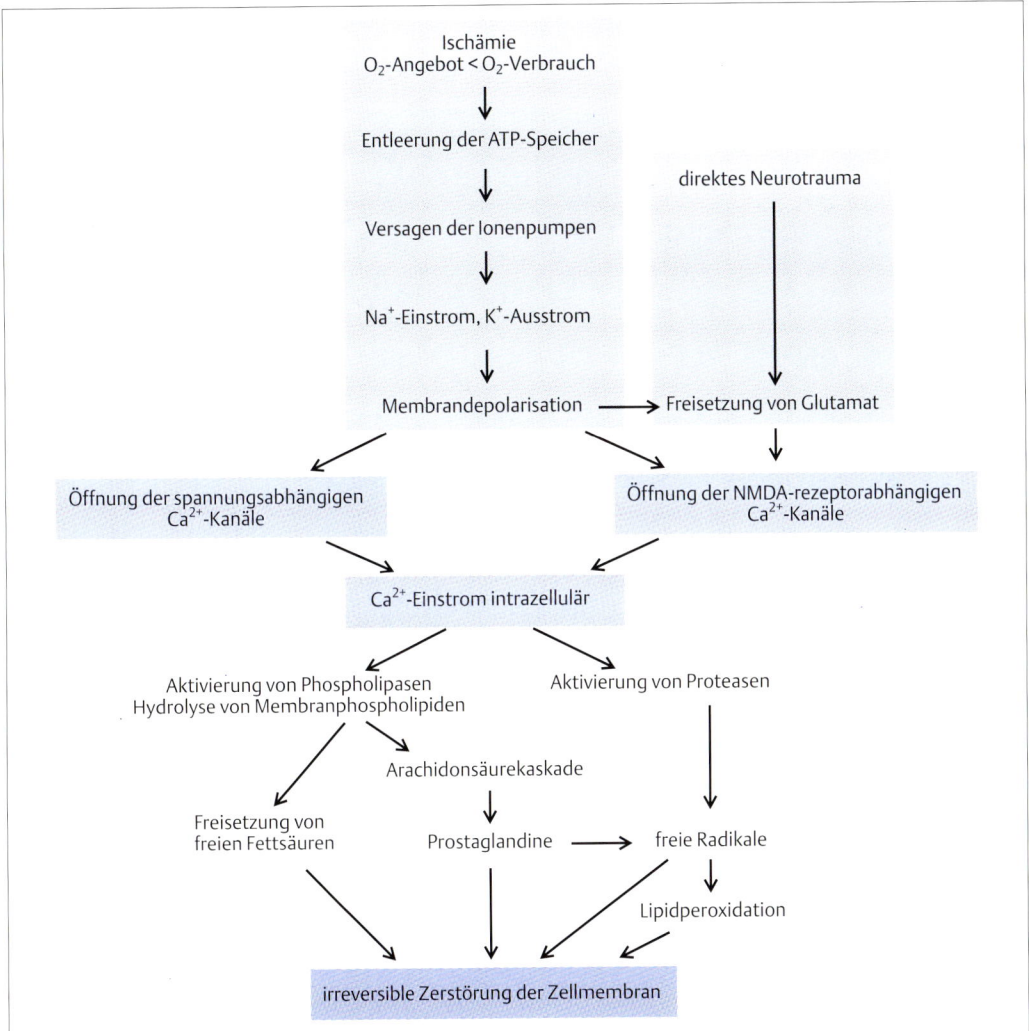

Abb. 4.5 Hypothetische Kaskade von pathophysiologischen Abläufen, die am sekundären Gewebeschaden nach Ischämie, Reperfusion und Hirntrauma beteiligt sind.

Für **N$_2$O** wurden im Tierexperiment ungünstige Wirkungen bei zerebraler Ischämie berichtet, möglicherweise infolge einer Sympathikusaktivierung. In Kombination mit anderen volatilen Anästhetika waren diese Wirkungen nicht nachzuweisen.

> Intraoperativ gibt es Situationen, in denen mit einer temporären zerebralen Ischämie zu rechnen ist.

Hierzu gehören Eingriffe am offenen Herzen, Chirurgie der extrakraniellen Karotis, Operationen intrakranieller Aneurysmen und alle Eingriffe, die zu einer ausgeprägten arteriellen Hypotonie führen können. In diesen Fällen bieten sich einige **Maßnahmen zur Hirnprotektion** an:

- Pharmaka,
- Optimierung des arteriellen Blutdrucks und Blutzuckers,
- Hypothermie.

Thiopental wird vorzugsweise gegeben, wenn bei intrakraniellen Gefäßoperationen eine temporäre fokale Ischämie auftreten kann. Bei Eingriffen an der extrakraniellen A. carotis wird häufig auch Isofluran verwendet.

> Eine induzierte arterielle Hypertonie kann die Auswirkungen einer fokalen zerebralen Ischämie günstig beeinflussen, indem ischämische Hirnareale mit gestörter Autoregulation besser perfundiert werden.

Durch eine Anhebung des arteriellen Mitteldrucks mit Katecholaminen um 10–20 % sollte versucht werden, die regionale zerebrale Durchblutung zu verbessern.

Ein erhöhter **Blutzuckerspiegel** scheint die negativen Auswirkungen der zerebralen Ischämie zu verstärken. Der Blutzuckerspiegel sollte deshalb perioperativ überwacht werden. Werte über 200 mg/dl sind zu vermeiden. Auf die perioperative Gabe von Glucoselösungen sollte verzichtet werden, außer wenn eine Hypoglykämie droht.

Tiefe **Hypothermie** wird traditionell in der Kardiochirurgie verwendet. Neuere Befunde weisen daraufhin, dass auch eine moderate Hypothermie mit Absenken der Hirntemperatur um 1–3 °C einen zerebroprotektiven Effekt hat.

In der perioperativen Anwendung und auch in der Behandlung des Schädel-Hirn-Traumas können sich hier in Zukunft neue Möglichkeiten ergeben. **Calciumantagonisten**, insbesondere Nimodipin, werden bei der Behandlung zerebraler Ischämien eingesetzt. Der Wirkmechanismus ist nicht ganz klar. Vermutet werden eine Verbesserung des regionalen Blutflusses und eine Umverteilung zugunsten der minderperfundierten Hirnareale sowie subzelluläre Mechanismen, die eine Calciumüberladung der Zelle verhindern. Obwohl die Studienergebnisse z. T. widersprüchlich sind, kann angenommen werden, dass Calciumantagonisten einen gewissen protektiven Effekt bei fokalen ischämischen Läsionen und bei einem Vasospasmus nach Subarachnoidalblutung haben. Zur Prävention und Therapie des Vasospasmus nach Subarachnoidalblutung hat Nimodipin weite Verbreitung gefunden. Neuere Untersuchungsergebnisse weisen darauf hin, dass Nimodipin auch bei der traumatischen Subarachnoidalblutung einen positiven Effekt hat und das posttraumatische neurologische Defizit vermindert.

Eine zerebroprotektive Wirkung von **Steroiden** beim Schädel-Hirn-Trauma konnte durch klinische Studien nicht belegt werden, sodass die Gabe von Steroiden nicht gerechtfertigt ist. Einige Befunde deuten auf einen günstigen Effekt von hochdosiertem Methylprednisolon beim spinalen Trauma hin. Derzeit kann aber die routinemäßige Anwendung nicht empfohlen werden.

Monitoring des zentralen Nervensystems

■ Hirndruckmessung

Verschiedene Verfahren zur intrakraniellen Druckmessung sind in Gebrauch. Technisch zu unterscheiden sind im Wesentlichen zwei Systeme:

- Übertragung des Drucks über eine Flüssigkeits- oder Luftsäule an einen externen Wandler ähnlich wie bei Systemen zur invasiven Blutdruckmessung,
- Miniaturdruckwandler („Tip-Manometer") unmittelbar am Ort der Messung und Weitergabe des Messwertes als optisches oder elektrisches Signal an die Registriereinheit.

Der intrakranielle Druck kann an verschiedenen Orten gemessen werden: im Ventrikelsystem, im Subarachnoidalraum, im Subduralraum und im Epiduralraum.

Bei der **Ventrikeldruckmessung** wird über ein meist rechts frontal paramedian vor der Koronarnaht gelegenes Bohrloch ein Katheter durch das Hirngewebe in das Vorderhorn des Seitenventrikels vorgeschoben. Der Druck wird über die Liquorflüssigkeitssäule an einen externen Druckwandler weitergegeben. In gleicher Weise kann auch eine Miniaturdrucksonde zur Ventrikeldruckmessung verwendet werden. Mit einigen Systemen ist auch eine Druckmessung im Hirnparenchym möglich, wenn bei sehr engen Ventrikeln eine Punktion nicht gelingt und damit die Koppelung über eine Flüssigkeitssäule nicht möglich ist. Die Druckmessung im Ventrikel bietet neben der guten Messgenauigkeit den Vorteil, dass zusätzlich zur Messung über den eingelegten Katheter auch eine therapeutische Liquordrainage zur Drucksenkung erfolgen kann. Nachteile sind das Risiko einer **Infektion** des Liquorraums und

einer **Blutung** im Punktionskanal. Die Ventrikeldruckmessung wird heute vielfach als „goldener
Standard" betrachtet. Sie kommt beim Schädel-
Hirn-Trauma als erste Wahl in Betracht, wenn
nicht durch eine Engstellung des Ventrikelsystems („Schlitzventrikel") oder eine Störung der
Blutgerinnung ein erhöhtes Punktionsrisiko vorliegt.

Die **subarachnoidale Messung** erfolgt mit Druck-
aufnehmern, die nach Bohrlochtrepanation in die
Schädelkalotte eingeschraubt werden. Dura und
Arachnoidea werden im Bereich des Bohrlochs er-
öffnet, sodass der Sensor am distalen Ende der
Schraube Kontakt zum subarachnoidalen Liquorraum findet. Subdurale oder epidurale Druckmes-
sungen können sowohl mit flüssigkeitsgekoppel-
ten Systemen als auch mit Miniaturdrucksonden
realisiert werden.

Vorteile der **epiduralen Messung** liegen in der geringeren Invasivität und vor allem dem praktisch
fehlenden Infektionsrisiko. Diese Messanordnung
wird deshalb bei elektiven rein diagnostischen
Messungen bevorzugt, z. B. wenn die Operationsindikation bei einem aresorptiven Hydrozephalus
geprüft wird. Nachteile ergeben sich aus einer höheren Störanfälligkeit. Epidurale Blutansamm-
lungen oder die Eigenspannung der Dura können
die Messergebnisse verfälschen.

Alle Methoden der Hirndruckmessung sind grundsätzlich störanfällig und müssen kritisch interpretiert werden. Zeichen einer Fehlmessung sind das
Fehlen oder die starke Dämpfung der pulssynchro-
nen Schwankungen des Hirndrucks. Eine orientierende Funktionsprüfung ist durch Änderung der
Körperlage (Druckabfall durch Hochlagerung des
Oberkörpers) oder Kompression beider Jugularvenen (Druckanstieg) möglich.

Der gemessene intrakranielle Druck wird unter
zwei Gesichtspunkten beurteilt:
- Höhe des durchschnittlichen Mitteldrucks,
- Auftreten pathologischer Wellenformen.

Ein **Mitteldruck** zwischen 15 und 20 mmHg ist als
grenzwertig anzusehen, ein Druck über 20 mmHg
als pathologisch. Werte über 20 mmHg gelten
beim Schädel-Hirn-Trauma als Interventions-
grenze.
Zu den **pathologischen Wellenformen** sind die
sog. *Plateauwellen* (*A-Wellen* nach Lundberg,
Abb. 4.**6**) zu rechnen. Hier kommt es ausgehend
von einem meist erhöhten Basiswert zu einem

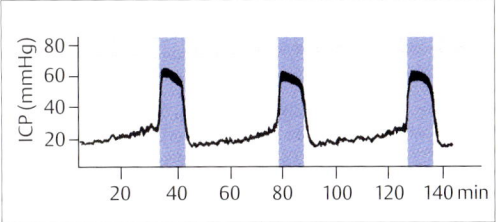

Abb. 4.**6** Plateauwellen (A-Wellen nach Lundberg).
Von einem Basiswert von 20 mmHg steigt der intrakranielle Druck rasch auf 70 mmHg an. Der ICP bleibt 10
Minuten auf hohem Niveau und fällt dann rascher auf
den Ausgangswert zurück.

langsamen Ansteigen auf über 50 mmHg. Der
Druck persistiert auf hohem Niveau für 5 bis 20
Minuten und fällt dann rascher auf den Ausgangs-
wert ab.

Plateauwellen werden meist in Zusammenhang mit
Liquorzirkulationsstörungen beobachtet. Sie zeigen
eine hochgradige Einschränkung der intrakraniellen
Compliance an und signalisieren oft bevorstehende
irreversible Hirndruckkrisen.

Andere Wellenformen wie die B- und C-Wellen
nach Lundberg haben eine weniger klare klinische Bedeutung.

■ Doppler-Sonographie

Mit der Doppler-Sonographie lassen sich Strömungsrichtung und Strömungsgeschwindigkeit
des Blutes in den Blutgefäßen darstellen. Das
Prinzip der Untersuchung beruht darauf, dass
hochfrequenter Ultraschall an den vorbeiströ-
menden korpuskulären Elementen des Blutes reflektiert wird. Proportional zur Strömungsgeschwindigkeit des Blutes kommt es zu einer **Fre-
quenzänderung des reflektierten Ultraschalls**
(Doppler-Effekt) in der Art, dass bei einer Blutströmung zur Ultraschallsonde hin die Frequenz
des reflektierten Schalls erhöht ist und bei einer
Blutströmung von der Sonde weg die Frequenz erniedrigt ist.
Hinsichtlich der technischen Ausstattung sind Geräte zur Untersuchung der extrakraniellen hirnversorgenden Arterien (**extrakranielle Doppler-
Sonographie**) zu unterscheiden von denen zur
Untersuchung der intrakraniellen Gefäße (**transkranielle Doppler-Sonographie, TCD**) (Tab. 4.**5**).

Tabelle 4.5   Transkranielle Doppler-Sonographie

Arterie	Untersuchungs-fenster	Tiefe in mm	Strömungsrichtung zur Sonde: zugewandt ($\rightarrow$) abgewandt ($\leftarrow$)	Mittlere Geschwindigkeit in cm/s
A. carotis interna	transorbital	60	$\rightleftarrows$	52 ± 11
A. cerebri anterior	transtemporal	70	$\leftarrow$	48 ± 12
A. cerebri media	transtemporal	50	$\rightarrow$	60 ± 10
A. cerebri posterior	transtemporal	60	$\rightleftarrows$	34 ± 9

Für die extrakraniellen Gefäße wird ein kontinuierliches Ultraschallsignal verwendet.

Bei der transkraniellen Doppler-Sonographie benutzt man ein gepulstes Signal mit dem ein definiertes Messvolumen in einer variabel wählbaren Tiefe erfasst wird. Dieses gepulste Schallsignal relativ geringer Frequenz (1–2 MHz) kann den Schädelknochen an bestimmten dünnen Stellen (**Untersuchungsfenster**) durchdringen.

In Kenntnis der topographischen Anatomie lassen sich durch Wahl des geeigneten Fensters und der Eindringtiefe sowie durch Bestimmung der Strömungsrichtung bestimmte Hirngefäße identifizieren und untersuchen. Zum Beispiel kann über der Schläfenregion durch den meist dünnen temporalen Schädelknochen (**transtemporal**) in 50 mm Tiefe mit Strömungsrichtung auf die Sonde zu, die A. cerebri media beschallt werden, während in 70 mm Tiefe mit abgewandter Strömungsrichtung die A. cerebri anterior darzustellen ist. Mit dieser Untersuchungstechnik lassen sich die schädelbasisnahen Abschnitte der A. carotis interna, der A. cerebri anterior, der A. cerebri media, der A. cerebri posterior sowie der A. vertebralis und A. basilaris untersuchen.

> Mit der extrakraniellen Doppler-Sonographie lässt sich ein Verschluss oder eine über 50%ige Stenose im Bereich der hirnversorgenden extrakraniellen Gefäße sicher erfassen.

Zusätzlich erhält man Informationen über einen möglichen **Kollateralkreislauf**. Beispielsweise kann sich bei einem Verschluss der A. carotis interna ein Kollateralkreislauf über die A. carotis externa und die A. ophthalmica ausbilden, wobei eine Umkehr der physiologischen Strömungsrichtung in der A. ophthalmica auftritt. Dieser nunmehr von extrakraniell nach intrakraniell gerichtete Blutfluss im Kollateralkreislauf kann Doppler-sonographisch nachgewiesen werden.

Mit der transkraniellen Doppler-Sonographie lassen sich **Einengungen** der intrakraniellen Gefäße nachweisen und die **Kollateralverhältnisse** bei extrakraniellen Gefäßprozessen überprüfen. Ferner kann in einer bestimmten Versuchsanordnung mit der transkraniellen Doppler-Sonographie die Kollateralzirkulation bei Gefäßstenosen und -verschlüssen hinsichtlich ihrer **funktionellen Kapazität** beurteilt werden, was für die Operationsindikation von Bedeutung ist. Dabei wird die Flussgeschwindigkeit in der A. cerebri media unter Inhalation von CO_2 gemessen. Beim Gefäßgesunden kommt es bei einem Anstieg des arteriellen pCO_2 zu einem fast linearen Anstieg der Flussgeschwindigkeit um 3 % pro mmHg. Wenn aber bei schlecht kollateralisierten Gefäßprozessen die Hirndurchblutung kritisch vermindert ist, liegt bereits eine maximale kompensatorische Weitstellung der Hirngefäße vor. In diesen Fällen bleibt der Anstieg der Flussgeschwindigkeit unter CO_2-Inhalation aus. Diese fehlende CO_2-Reaktivität der Hirngefäße weist darauf hin, dass die funktionelle Reservekapazität der Hirndurchblutung bereits ausgeschöpft ist.

Ein weiterer wichtiger Anwendungsbereich der transkraniellen Doppler-Sonographie ist die Überwachung von Patienten mit einer **aneurysmatischen Subarachnoidalblutung**. 20–30% dieser Patienten entwickeln innerhalb der ersten drei Wochen nach der Blutung einen zerebralen Vasospasmus, der zu einer ischämischen Hirnschädigung führen kann.

Mit der transkraniellen Doppler-Sonographie lässt sich frühzeitig die Entwicklung eines **Vasospasmus** erkennen. Noch bevor sich klinische Symptome manifestieren, kann eine Therapie eingeleitet werden. Am zuverlässigsten wird ein Vasospasmus durch regelmäßige Bestimmung der Flussgeschwindigkeit in der A. cerebri media erfasst. Bei zunehmender Lumeneinengung der intrakraniellen Gefäße steigt die mittlere Flussgeschwindigkeit in der A. cerebri media auf Werte von 120–230 cm/s an.

Werte über 120 cm/s gelten als verdächtig auf einen Vasospasmus, Werte über 200 cm/s als kritisch für die zerebrale Perfusion.

Zwischen Ausmaß der Gefäßverengung und Anstieg der Flussgeschwindigkeit besteht allerdings keine lineare Beziehung. Zunächst steigt mit Einengung des Gefäßlumens die Flussgeschwindigkeit an. Bei kritischer Gefäßverengung kommt es dann aber zu einer Verminderung des Blutflusses. So findet man bei einer Flussgeschwindigkeit in der A. cerebri media über 200 cm/s in der extrakraniellen A. carotis interna eine Verminderung der Flussgeschwindigkeit, wahrscheinlich aufgrund einer Verminderung der Hirndurchblutung. Um diesen Effekt zu berücksichtigen, wird zur hämodynamischen Beurteilung des zerebralen Vasospasmus der Lindegaard-Index ermittelt.

Der **Lindegaard-Index** setzt die mittlere Flussgeschwindigkeit in der A. cerebri media (v_{mca}) in Relation zur mittleren Flussgeschwindigkeit in der extrakraniellen A. carotis interna (v_{ica}).

$$\text{Lindegaard-Index} = v_{mca}/v_{ica}$$

Ein Index größer als 3 wird als pathologisch bewertet (Tab. 4.**6**).

Bei Patienten mit Schädel-Hirn-Trauma oder intrakranieller Drucksteigerung anderer Ursache wird die transkranielle Doppler-Sonographie zur Beurteilung der **zerebralen Zirkulation** herangezogen. Als Kenngröße spielt hierbei der **Pulsatilitätsindex** (PI) eine Rolle. Dieser wird nach folgender der Formel berechnet:

$$PI = (v_s - v_d)/v$$

Dabei entspricht v_s der maximalen Flussgeschwindigkeit in der Systole, v_d der enddiastolischen Flussgeschwindigkeit und v der mittleren Flussgeschwindigkeit. Der Pulsatilitätsindex ist ein annäherndes Maß für den zerebrovaskulären Widerstand. Normal beträgt der enddiastolische Fluss etwa 50% des systolischen Spitzenflusses. Mit steigendem intrakraniellem Druck kommt es zunächst zu einer Behinderung des Bluteinstroms in der Diastole und damit zu einem Anstieg des Pulsatilitätsindex. Übersteigt der intrakranielle Druck den diastolischen Blutdruck, so lassen sich Doppler-sonographisch hohe systolische Spitzen ohne diastolischen Fluss nachweisen.

Allerdings sind die Befunde mit Vorsicht zu interpretieren, weil vorausgesetzt wird, dass der Durchmesser der zerebralen Gefäße bei einem Anstieg des intrakraniellen Drucks konstant bleibt, was letztlich nicht bewiesen ist.

Intraoperativ wird die transkranielle Doppler-Sonographie bei der Karotischirurgie eingesetzt, um die Auswirkungen des Abklemmens der A. carotis communis zu überprüfen und die Indikation zum Einlegen eines temporären Shunts zu stellen.

Eine Verminderung der Strömungsgeschwindigkeit in der A. cerebri media nach Abklemmen der A. carotis interna unter 40% des Ausgangswertes zeigt eine kritische zerebrale Minderperfusion an.

Außerdem wurde versucht, mit der Doppler-Sonographie bei Operationen mit **extrakorporaler Zirkulation** zerebrale Luft- und Partikelembolien aufzuspüren.

Grundsätzlich ist bei der Anwendung der Doppler-Sonographie zu berücksichtigen, dass lediglich Flussgeschwindigkeiten in den Gefäßen und nicht der Volumenfluss und die Durchblutung gemessen werden. So können im Prinzip ganz unterschiedliche und hinsichtlich der zerebralen Perfusion gegensätzliche Vorgänge zu einer Zunahme der Flussgeschwindigkeiten führen. Bei einer arteriosklerotischen Gefäßstenose oder einem Vasospasmus mit verminderter zerebraler Perfusion wird z. B. eine hohe Flussgeschwindig-

Tabelle 4.**6** Befunde der transkraniellen Doppler-Sonographie beim Vasospasmus

Mittlere Geschwindigkeit in cm/s	Lindegaard-Index	Bewertung
< 120	< 3	normal
120–200	3–6	leichter Vasospasmus
> 200	> 6	schwerer Vasospasmus

keit gemessen, ebenso wie bei einer zerebralen Hyperämie mit vermehrter Hirndurchblutung.

Die Befunde der Doppler-Sonographie müssen deshalb stets im klinischen Kontext unter Berücksichtigung weiterer Symptome und Befunde interpretiert werden.

Oxymetrie

Oxymetrie im Bulbus der V. jugularis

Nach Punktion der V. jugularis am Hals wird retrograd ein fiberoptischer Katheter in den Bulbus der V. jugularis vorgeschoben. Das Prinzip der Messung entspricht dem der Pulsoxymetrie. In-vitro-Eichung des Systems und wiederholte In-situ-Eichungen sind erforderlich. Die gemessene **zerebrovenöse Sauerstoffsättigung (SjvO$_2$)** dient als globales Maß für die Sauerstoffausschöpfung durch das Hirngewebe.

> Der Normalwert der SjvO$_2$ liegt zwischen 60 und 80 % (Tab. 4.**7**). Ein Absinken der zerebrovenösen Sauerstoffsättigung unter 50 % signalisiert eine globale zerebrale Minderperfusion, ein Anstieg über 80 % spricht für eine zerebrale Hyperämie.

Messung des Gewebe-pO$_2$ im Hirnparenchym

Mit einer flexiblen pO$_2$-Mikrokathetersonde kann der Sauerstoffpartialdruck im Hirngewebe kontinuierlich gemessen werden. Das Prinzip der Messung beruht auf der polarographischen Methode: Sauerstoff diffundiert durch die Sensormembran und wird an der Kathode reduziert. Die dadurch verursachte Änderung des Polarisationsstroms zwischen Anode und Kathode ist proportional zum Sauerstoffpartialdruck. Der Sensor ist vorkalibriert und kann sofort eingesetzt werden. Die gemessenen Werte sind **temperaturabhängig** und müssen deshalb nach der Körpertemperatur korrigiert werden. Die Mikrosonde mit einem

Tabelle 4.7 Normalwerte der Oxymetrie

O$_2$-Sättigung im Bulbus der V. jugularis (SvjO$_2$)	60 – 80 %
Hirngewebe-pO$_2$	20 – 30 mmHg
Liquor-pO$_2$	60 – 70 mmHg

Durchmesser unter 1 mm wird über ein Bohrloch ins Hirnparenchym eingelegt.

> Der Normalwert des zerebralen Gewebe-pO$_2$ liegt im Bereich von 20 – 30 mmHg. Ein Absinken des Gewebe-pO$_2$ auf Werte nahe 0 mmHg zeigt eine Störung im Gleichgewicht zwischen O$_2$-Angebot des Blutes und O$_2$-Verbrauch des Hirngewebes an (Tab. 4.**7**).

Beide Methoden können z. B. bei Patienten mit einem Schädel-Hirn-Trauma eingesetzt werden, um ischämische Ereignisse bei intrakranieller Drucksteigerung zu erfassen.

Elektroenzephalogramm (EEG)

Grundlagen des EEG

Beim konventionellen EEG werden über Kopfhautelektroden spontane Potenzialschwankungen über den Großhirnhemisphären abgeleitet und auf einem Papierstreifen registriert. Die Elektroden werden in standardisierten Positionen (nach dem internationalen 10 – 20-System) angebracht und in unterschiedlicher Weise gegeneinander verschaltet. Man erhält so eine simultane Aufzeichnung der elektrischen Aktivität über bestimmten Abschnitten der Großhirnhemisphären, die jeweils in verschiedenen Verstärkerkanälen registriert werden: Je nach EEG-Gerät stehen 6 bis 12 oder mehr Kanäle zur Verfügung.

> Bei der visuellen Auswertung eines EEG werden im wesentlichen Amplitude und Frequenz der Potenzialschwankungen, ihre räumliche Verteilung, das Aktivitätsmuster im Zeitverlauf und abnorme Kurvenformen (Graphoelemente), wie z. B. Spikes oder Spike-Wave-Komplexe berücksichtigt.

Die Amplituden betragen zwischen 20 und 100 Mikrovolt, die Frequenzen variieren zwischen 0,5 und 30 Hz. Unter rein empirischen Gesichtspunkten werden die Frequenzen in diskrete Bereiche unterteilt:

- Subdeltawellen ($<$ 1 Hz),
- Deltawellen (1 – 4 Hz),
- Thetawellen (4 – 8 Hz),
- Alphawellen (8 – 12 Hz),
- Betawellen ($>$ 12 Hz).

Bei einem **normalen Ruhe-EEG** dominieren die Alphawellen mit einem Schwerpunkt über den hinteren Hirnregionen, aber auch Betawellen sind meistens als physiologisch anzusehen.
Pathologische EEG-Befunde können sich darstellen als
- Allgemeinveränderungen,
- Herdbefunde,
- abnorme Graphoelemente.

Eine *Allgemeinveränderung* des EEG liegt vor, wenn z. B. über allen Hirnregionen gleichförmig langsamere Wellen aus dem Theta- oder Deltabereich vorherrschen. Man spricht von einem *Herdbefund* im EEG, wenn Frequenzabweichungen nur fokal, d. h. über umschriebenen Hirnarealen auftreten. Im Normalfall nicht auftretende Wellenformen wie z. B. Spikes oder Spike-Wave-Komplexe werden als *pathologische Graphoelemente* bezeichnet und können mit bestimmten klinischen Erscheinungen einhergehen, z. B. einer erhöhten Anfallsbereitschaft.
Einige typische Veränderungen des EEG sind mit festen Begriffen gekennzeichnet:
- isoelektrisches EEG,
- Burst-Suppression-Muster,
- Alphakoma.

Beim **isoelektrischen EEG** (Null-EEG, Nulllinien-EEG) lassen sich keine Potenzialschwankungen über den Großhirnhemisphären registrieren, die spontane hirnelektrische Aktivität ist erloschen. Ein isoelektrisches EEG tritt auf, wenn der Funktionsstoffwechsel des Hirngewebes vollständig zum Erliegen kommt, z. B. bei einer kompletten globalen Ischämie. Grundsätzlich kann es sich hierbei um einen reversiblen Zustand handeln. Nur in bestimmten klinischen Situationen und zusammen mit definierten neurologischen Befunden beweist ein isoelektrisches EEG den *Hirntod*.
Ein **Burst-Suppression-Muster** im EEG stellt eine Form der schweren Allgemeinveränderung dar. Es werden isoelektrische Strecken (Suppression der EEG-Kurve) über mehrere Sekunden registriert, die von kurzdauernder Aktivität rascherer, meist niedrigamplitudiger Wellengruppen („*bursts*") unterbrochen sind. Das EEG-Muster ist unspezifisch und Ausdruck einer globalen erheblichen Herabsetzung der hirnelektrischen Funktionen. In Zusammenhang mit der Verabreichung hirnprotektiver Pharmaka kennzeichnet ein Burst-Suppression-EEG die erwünschte maximale Herabsetzung der Stoffwechselaktivität des Hirnge-

webes vor dem Auftreten eines isoelektrischen EEG.
Als **„Alphakoma"** bezeichnet man einen komatösen Zustand, bei dem im Gegensatz zu der tiefgreifenden Bewusstseinsstörung ein EEG mit „normalem" Alpharhythmus abzuleiten ist. Ein Alphakoma kann bei *Läsionen des Hirnstamms* z. B. durch eine Blutung oder Infarzierung beobachtet werden, bei denen die funktionelle Aktivität der Großhirnhemisphären zunächst ungestört ist.

EEG-Spektralanalyse

Für den intraoperativen Einsatz des EEG ist eine konventionelle Ableitung mit zahlreichen Kanälen und Registrierung auf einem Papierstreifen wenig geeignet. Durch die Fülle der dabei erhobenen Daten ist es auch für einen erfahrenen Neurophysiologen schwierig, über einen längeren Zeitraum kontinuierlich das EEG zu überwachen. Hier bietet die computergestützte EEG-Verarbeitung (**PEEG, processed EEG**) Vorteile.
Durch eine **Datenreduktion** wird die Auswertung des EEG übersichtlicher und einfacher, ohne dass der Informationsgehalt wesentlich vermindert wird. Außerdem lassen sich aus dem verarbeiteten EEG einfache Kenngrößen extrahieren – allerdings mit deutlich vermindertem Informationsgehalt –, die eine Beurteilung des EEG auch durch den weniger Erfahrenen ermöglichen. Vor anderen Verfahren der computergestützten EEG-Verarbeitung hat die Spektralanalyse des EEG die größte Bedeutung. In der Regel wird das EEG nur in 2 oder 4 Kanälen abgeleitet.

> Bei der Spektralanalyse werden nach Digitalisierung des EEG-Signals in Echtzeit Epochen von 2 Sekunden einer Fast-Fourier-Transformation unterzogen. Für diese EEG-Abschnitte von 2 Sekunden erhält man ein Diagramm der spektralen Leistung (Power-Spektrum).

Diese Darstellung enthält alle wesentlichen Informationen des Roh-EEG über Frequenz und Amplitude der hirnelektrischen Aktivität. Es lässt sich so in einfacher Weise darstellen, in welchem Ausmaß einzelne Frequenzbänder des EEG zur gesamten spektralen Leistung, ausgedrückt als Quadrat der Amplituden, beitragen. Ein solches Profil der spektralen Leistung lässt sich dann auf unterschiedliche Weise graphisch darstellen. Ein Modus ist die **komprimierte Spektraldarstellung**

(**CSA, compressed spectral array**). Hierbei wird die spektrale Leistung jeder EEG-Epoche auf der y-Achse gegen die Frequenz auf der x-Achse aufgetragen. Die einzelnen EEG-Epochen werden dann hintereinander aufgezeichnet, sodass sich eine pseudodreidimensionale Darstellung ergibt, mit einer z-Achse als Zeit.

Ein anderer Modus der Darstellung wird als **dichtemodulierte Spektraldarstellung** bezeichnet (**DSA, density spectral array**). Diese Darstellung ist zweidimensional mit der Zeit auf der x-Achse und der EEG-Leistung auf der y-Achse. Die Frequenzbänder werden kodiert als Dichte von Punktwolken oder farbkodiert dargestellt (Abb. 4.**7**).

Eine weitere Vereinfachung der Interpretation des EEG ergibt sich, wenn man die Beschreibung von Frequenz und Amplitude auf eine Kenngröße reduziert. In Gebrauch sind verschiedene Kenngrößen: Die **„Peak Power Frequency"** (**PPF**) bezeichnet diejenige Frequenz, die den größten Anteil der spektralen EEG-Leistung erbringt. Die **spektrale Medianfrequenz** (**SMF**) ist die Frequenz, die die gesamte spektrale Leistung des EEG in zwei gleiche Hälften unterteilt. Das heißt, die Frequenzbänder oberhalb und unterhalb der SMF erbringen je 50 % der spektralen Gesamtleistung. Vielfach wird als Kenngröße eine **spektrale Eckfrequenz** (**SEF**) verwendet. Die **SEF** bezeichnet die obere Grenze eines Frequenzbereichs, in dem ein definierter Anteil der spektralen Gesamtleistung liegt.

Die SEF_{90} bezeichnet z. B. das Ende des Frequenzbandes, in dem 90 % der spektralen EEG-Leistung liegen. Beträgt z. B. die SEF_{90} 8 Hz, so werden von allen EEG-Frequenzbändern unterhalb von 8 Hz 90 % der spektralen Gesamtleistung erbracht. Vereinfacht ausgedrückt herrschen im EEG die Frequenzen unterhalb von 8 Hz vor und machen 90 % der Gesamtamplituden aus. Die SEF_{50} entspricht damit der spektralen Medianfrequenz SMF.

> Näherungsweise gilt: Je niedriger die spektrale Eckfrequenz um so mehr wird das EEG von langsamen Wellen dominiert.

Technik der PEEG-Ableitung

Für intraoperative Anwendungen können Oberflächenelektroden, z. B. EKG-Klebeelektroden nach entsprechender Vorbereitung der Kopfhaut verwendet werden. **Sterile Nadelelektroden** haben zwar eine höhere Impedanz, sind aber rascher und sicherer zu plazieren als Oberflächenelektroden und werden deshalb oft bevorzugt. Die Elektroden werden nach dem **10–20-Schema** über beiden Hemisphären angeordnet. Je nach Fragestellung werden Mehrkanalableitungen mit 8 bis 12 Kanälen durchgeführt, um auch fokale Störungen der hirnelektrischen Aktivität zu erfassen.

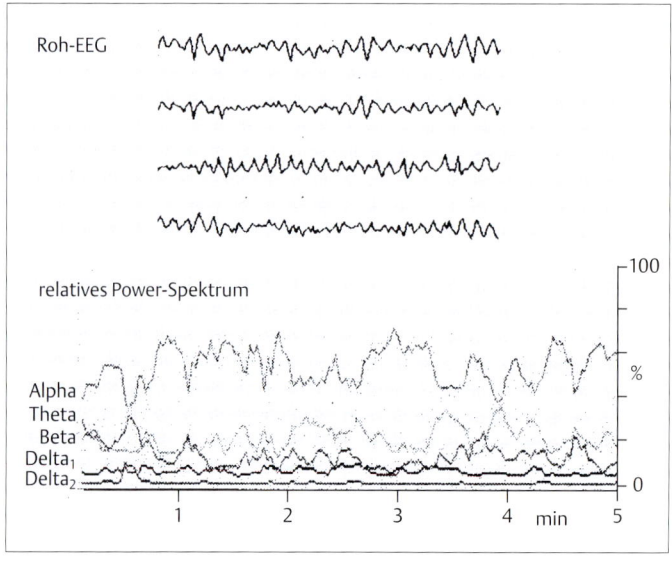

Abb. 4.**7** Spektraldarstellung des EEG. Links ist das Roh-EEG auf 4 Kanälen abgebildet. Rechts ist das Power-Spektrum einer 5-Minuten-EEG-Epoche dargestellt. Auf der x-Achse ist die Zeit aufgetragen. Auf der y-Achse ist der relative Anteil der einzelnen Frequenzbänder an der gesamten spektralen EEG-Leistung abgebildet. Im hier gezeigten Beispiel ist zu erkennen, daß das Alphaband etwa 60 % der spektralen Gesamtleistung erbringt und das Thetaband etwa 20 %. Betawellen machen etwa 15 % der spektralen Leistung aus und Deltawellen tragen nur geringfügig zum EEG bei.

Für bestimmte Fragestellungen, etwa zur näherungsweisen Beurteilung der Narkosetiefe, sind 2-Kanal-Ableitungen mit der Möglichkeit des interhemisphärischen Seitenvergleichs ausreichend.

Auch bei Ableitung eines computergestützten EEG ist es zwingend erforderlich, das Signal des Roh-EEG darzustellen, um mögliche Störungen durch **Artefakte** zu erkennen. Die Verwertbarkeit einer intraoperativen EEG-Ableitung erfordert das Erkennen und Ausschalten von Artefakten. Eine artefaktfreie Ableitung des Roh-EEG ist unabdingbare Voraussetzung für die Beurteilung der computergestützten EEG-Auswertung. Häufige Artefaktquellen sind:

- elektrische Felder durch andere Geräte im Operationssaal,
- schlecht fixierte Ableitelektroden,
- Bewegungen der Elektrodenkabel,
- Einstreuung der EKG-Aktivität.

Zum Beispiel können rhythmische Schwingungen der Ableitkabel langsame Wellen aus dem Deltabereich vortäuschen und das PEEG völlig verfälschen. Jede Veränderung im PEEG muss auf mögliche Artefakte durch Inspektion des Roh-EEG überprüft werden.

Klinische Anwendungen des EEG

Größere Erfahrungen liegen mit der intraoperativen EEG-Überwachung bei Karotisendarteriektomie vor.
Ziel des Monitorings ist es, eine **Minderperfusion** im Bereich der abhängigen Hirnareale zu erfassen. Grundlegend ist die Überlegung, dass bei einem Abfall des CBF Störungen der hirnelektrischen Aktivität vor irreversiblen neurologischen Schäden auftreten. Fällt die zerebrale Perfusion auf Werte unter etwa 20 ml/100 g/min, treten Veränderungen im EEG auf.
In dieser Situation ist der Funktionsstoffwechsel des Hirngewebes beeinträchtigt, der Erhaltungsstoffwechsel aber noch ausreichend. Durch geeignete Maßnahmen – etwa durch Einlegen eines intraluminalen Shunts oder durch Anheben des zerebralen Perfusionsdrucks – kann ein permanentes neurologisches Defizit verhindert werden.
Im EEG beobachtet man bei einer **Ischämie** vor allem eine

- Zunahme der langsamen Frequenzen,
- Minderung der Amplituden im höherfrequenten Bereich.

Ein Seitenvergleich der Hemisphären scheint die Sensitivität der Methode zu erhöhen.

> Grundsätzlich können sich Indikationen zur intraoperativen EEG-Überwachung bei allen Eingriffen, z. B. auch in der Kardiochirurgie, ergeben, wenn das Risiko einer zerebralen Ischämie besteht.

Eine weitere Indikation zur intraoperativen EEG-Ableitung kann bei der Anwendung von **hirnprotektiven Pharmaka** bestehen, z. B. bei der neurochirurgischen Operation intrakranieller Aneurysmen. Vor der temporären Unterbindung eines hirnversorgenden Gefäßes durch einen Clip soll der Hirnstoffwechsel möglichst weitgehend supprimiert werden, um die Ischämietoleranz des Hirngewebes zu erhöhen. In diesem Fall dient das EEG als Richtlinie für die individuelle Dosierung. Barbiturate werden bis zum Auftreten eines Burst-Suppression-Musters ausdosiert, durch kontinuierliche oder repetitive Dosen wird die EEG-Suppression aufrecht erhalten (Abb. 4.**8**).
Ferner gibt es Ansätze, das EEG zur **Narkosesteuerung** einzusetzen. Meist werden computergestützte Zwei-Kanal-Ableitungen verwendet. Als einfacher Parameter wird eine spektrale Eckfrequenz, z. B. die SEF_{90}, verwendet. Die Grundüberlegung ist, dass mit höherer Dosierung der Anästhetika und mit zunehmender Narkosetiefe die raschen Frequenzen im EEG zugunsten der langsamen Frequenzanteile abnehmen.
Umgekehrt führt eine zu flache Narkose zur Frequenzbeschleunigung. Man kann nun versuchen, anhand des EEG ein optimales Anästhesiestadium zu definieren.

Bei einer balancierten Anästhesie kann z. B. angestrebt werden, die SEF_{90} zwischen 8 und 12 Hz zu halten. Ein Anstieg der SEF_{90} über 12 Hz würde eine zu flache Narkose signalisieren.

Derzeit lässt sich die Wertigkeit des EEG für die Narkoseführung nicht beurteilen. Zu berücksichtigen sind zwei Gesichtspunkte:

- EEG-Veränderungen sind grundsätzlich *unspezifisch*; eine Verlangsamung der EEG-Aktivität ist nicht gleichzusetzen mit einer zu tiefen Narkose, sie kann z. B. auch Folge einer zerebralen Ischämie sein, der eine andere Ursache zugrunde liegt,

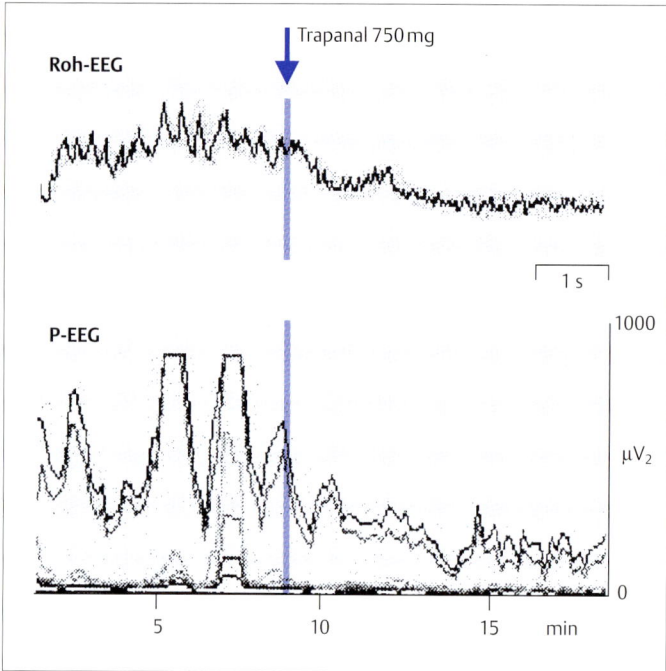

Roh-EEG

Trapanal 750 mg

1 s

P-EEG

1000

μV₂

0

5   10   15   min

Abb. 4.8 Suppression des EEG unter hirnprotektiver Barbituratgabe. Oben ist ein 8-Sekunden-Abschnitt des Roh-EEG dargestellt. Unten sind 15 Minuten des PEEG abgebildet. Das PEEG zeigt auf der y-Achse in Absolutwerten die spektrale EEG-Leistung. Die oberste Kurve zeigt die totale spektrale EEG-Leistung. Nach Gabe von 750 mg Trapanal findet sich im Roh-EEG eine hochgradige Suppression der Kurve. Im PEEG fällt die totale Power von etwa 750 μV² auf 250 μV².

- es besteht *keine einfache Korrelation* zwischen einer einzelnen EEG-Kenngröße und dem Anästhesiestadium.

Bei zu flacher Narkoseführung kann es auch zu einer plötzlichen EEG-Verlangsamung kommen, meist in Zusammenhang mit einem chirurgischen Schmerzreiz. Dieses Phänomen wird als *paradoxe Aufwachreaktion* bezeichnet.
Daraus folgt, dass ein intraoperatives EEG – wie alle gemessenen Größen – nur im klinischen Kontext unter Beachtung weiterer Parameter sinnvoll interpretiert werden kann.

■ Evozierte Potenziale

Allgemein versteht man unter einem evozierten Potenzial (EP) eine elektrische Aktivität im Bereich des zentralen oder peripheren Nervensystems, die reizbezogen nach Applikation eines Stimulus auftritt. Das EEG stellt dagegen eine spontane Aktivität der Großhirnrinde dar.

Abhängig von Art und Ort des Reizes sowie der involvierten peripheren und zentralen Leitungssysteme unterscheidet man verschiedene Modalitä-

ten der EP. Für die intraoperative Anwendungen haben Bedeutung:

- **somatosensibel evozierte Potenziale (SEP)** nach Stimulation des N. medianus (M-SEP) oder nach Stimulation des N. tibialis (T-SEP),
- **frühe akustisch evozierte Potenziale (FAEP)**,
- **motorisch evozierte Potenziale (MEP)** nach Stimulation des Kortex oder des Rückenmarks (selten).

Während die Amplituden der spontanen EEG-Aktivität in der Größenordnung von 20 bis 100 Mikrovolt liegen, sind die Spannungen der EP mit 0,1 bis 10 Mikrovolt deutlich kleiner.
Eine unmittelbare Ableitung der niedrigamplitudigen EP ist wegen der überlagerten elektrischen Störsignale nicht möglich. Zur Darstellung der EP werden **elektronische Mittelungsverfahren (Averaging)** benutzt, die das nach dem Stimulus zeit-und phasenkonstant auftretende EP aus den zufällig verteilten Störsignalen filtern. Je nach Größe des Signal-Rausch-Verhältnisses kann dies mehr oder weniger aufwendig sein. Bei den SEP sind etwa 250 Mittelungen erforderlich, bei den FAEP etwa 2000. Die Generierung eines evozierten Potenzials ist in der Regel ein komplexer Vorgang. Je nach Ableitort und Modalität kann ein EP einfach die fortgeleitete Erregungswelle reprä-

sentieren oder aber Ausdruck einer komplexen Aktivität von neuronalen Verbänden in Kerngebieten sein.

 Das anatomische Substrat einer EP-Komponente ist nicht in allen Fällen genau bekannt.

Somatosensibel evozierte Potenziale

Somatosensibel evozierte Potenziale werden nach elektrischer Stimulation von peripheren Nerven, meist des N. medianus am Handgelenk oder des N. tibialis am Sprunggelenk, über verschiedenen Orten der aszendierenden sensiblen Bahnen abgeleitet. Der Reiz wird im peripheren Nerven fortgeleitet, verläuft ganz überwiegend über die ipsilateralen Hinterstränge des Rückenmarks, kreuzt auf Hirnstammniveau im Lemniscus medialis nach kontralateral und erreicht die postzentrale Hirnrinde.

SEPs können an verschiedenen Orten des aszendierenden Bahnsystems abgeleitet werden. Für das intraoperative Monitoring von Bedeutung sind vor allem die spinalen Komponenten und die frühen kortikalen Antworten.

Die einzelnen Komponenten der SEP werden gemäß ihrer **Polarität** und **Latenzzeit** nach Stimulusapplikation benannt; z. B. N20 für einen negativen Gipfel 20 Millisekunden nach Reizapplikation. Beim M-SEP kann der Gipfel N13 über der Nackenregion abgeleitet werden. Er repräsentiert im wesentlichen eine Aktivität im Bereich der Hinterstrangkerne in Höhe der Medulla oblongata. Über dem postzentralen Kortex werden die Gipfel N20, P25 und N35 als primäre kortikale Antworten abgeleitet. Sie repräsentieren die Reizankunft und -verarbeitung in der postzentralen Hirnrinde (Tab. 4.**8**).

Die späteren Komponenten, die auf den primären kortikalen Komplex N20/P25 folgen, haben intraoperativ wegen ihrer Variabilität und Suppression durch Anästhetika keine Bedeutung.

Nach Stimulation des N. tibialis lässt sich über LWK1 nach etwa 20 Millisekunden ein negativer Gipfel ableiten, der als lumbales N20 bezeichnet wird. Das lumbale N20 repräsentiert wahrscheinlich eine elektrische Aktivität, die beim Eintritt der Hinterwurzeln ins Rückenmark entsteht. Analog zum M-SEP wird über der postzentralen Hirnrinde mehr paramedian ein W-förmiger primärer kortikaler Komplex generiert. Für die intraoperative Überwachung haben die frühen Gipfel P40 und N50 eine Bedeutung (Tab. 4.**8**). Sie repräsentieren die primäre elektrische Antwort des somatosensiblen Kortex.

Für das M-SEP und T-SEP lässt sich durch Subtraktion der jeweiligen Latenzen für die spinalen und kortikalen Antworten die sog. **zentrale Leitungszeit** (**CCT, central conduction time**) berechnen, die als Kenngröße für die Erregungsleitung im ZNS auch bei den intraoperativen Anwendungen eine Rolle spielt.

Frühe akustisch evozierte Potenziale

Für die frühen akustisch evozierten Potenziale werden mit hohem Schalldruck von 60 bis 90 dB überschwellige akustische Klickreize über einen Kopfhörer oder speziellen intraoperativen Ohrhörer appliziert. Voraussetzung für die Ableitung der FAEP ist ein **intaktes Hörvermögen**.

Ableitelektroden werden am Ohrläppchen oder Mastoid und an der Kopfhaut in Vertexposition plaziert. Für intraoperative Anwendungen sind die **frühen Komponenten** von Bedeutung, die in-

Tabelle 4.**8** Messgrößen und Warnkriterien bei der intraoperativen Überwachung mit evozierten Potenzialen

Modalität	Messgröße	Warnkriterium
M-SEP	Leitungszeit N13-N20 Latenz N20 Amplitude N20/N25	Verlängerung > 1 ms Verlängerung > 10 % Verminderung > 50 %
T-SEP	Leitungszeit lumbal N20-P40 Latenz P40 Amplitude P40/N50	Verlängerung > 2 ms Verlängerung > 10 % Verminderung > 50 %
FAEP	Interpeaklatenz I – III Interpeaklatenz I – V Amplitude der Wellen I und V	> 1,5 ms > 1,5 ms Ausfall der Welle I oder V

nerhalb von 10 Millisekunden nach Stimulation registriert werden. Diese Komponenten werden als „frühe" akustisch evozierte Potenziale bezeichnet und damit von den akustisch evozierten Potenzialen mittlerer und später Latenz abgegrenzt, die bei intraoperativen Anwendungen keine Rolle spielen. Im Zeitfenster von 10 Millisekunden werden meist sieben Potenzialgipfel, als Wellen I – VII mit römischen Ziffern benannt, aufgezeichnet, von denen die ersten fünf wegen ihrer Konstanz und guten Reproduzierbarkeit hauptsächlich für die intraoperative Überwachung relevant sind. Welle I und II repräsentieren eine elektrische Aktivität im distalen und proximalen Abschnitt des peripheren N. acusticus. Im Gegensatz zu früheren Ansichten lassen sich die Wellen III bis V nicht diskreten Hirnstammstrukturen zuordnen. Sie werden im unteren Hirnstamm durch komplexe Interaktionen von Corpus trapezoideum, Nucleus olivaris superior und Lemniscus

medialis generiert, wobei auch kontralateral zum Reiz gelegene Strukturen beteiligt sind. Relevante Messgrößen beim intraoperativen Monitoring sind die Amplituden der Wellen I und V, der Quotient aus beiden Amplituden und die Latenzzeiten zwischen den Gipfeln I und III sowie I und V (IPL, Interpeaklatenz) (Abb. 4.9).

> Die Interpeaklatenz I-III repräsentiert die Leitungszeit im peripheren Hörnerven.

Stimulation motorischer peripherer Nerven

Zur intraoperativen Funktionsprüfung von peripheren Nerven oder Hirnnerven wird mittels einer Reizsonde im Operationsfeld der Nervenstamm stimuliert und es werden die **Muskelsummenpotenziale** des Zielmuskels entweder im

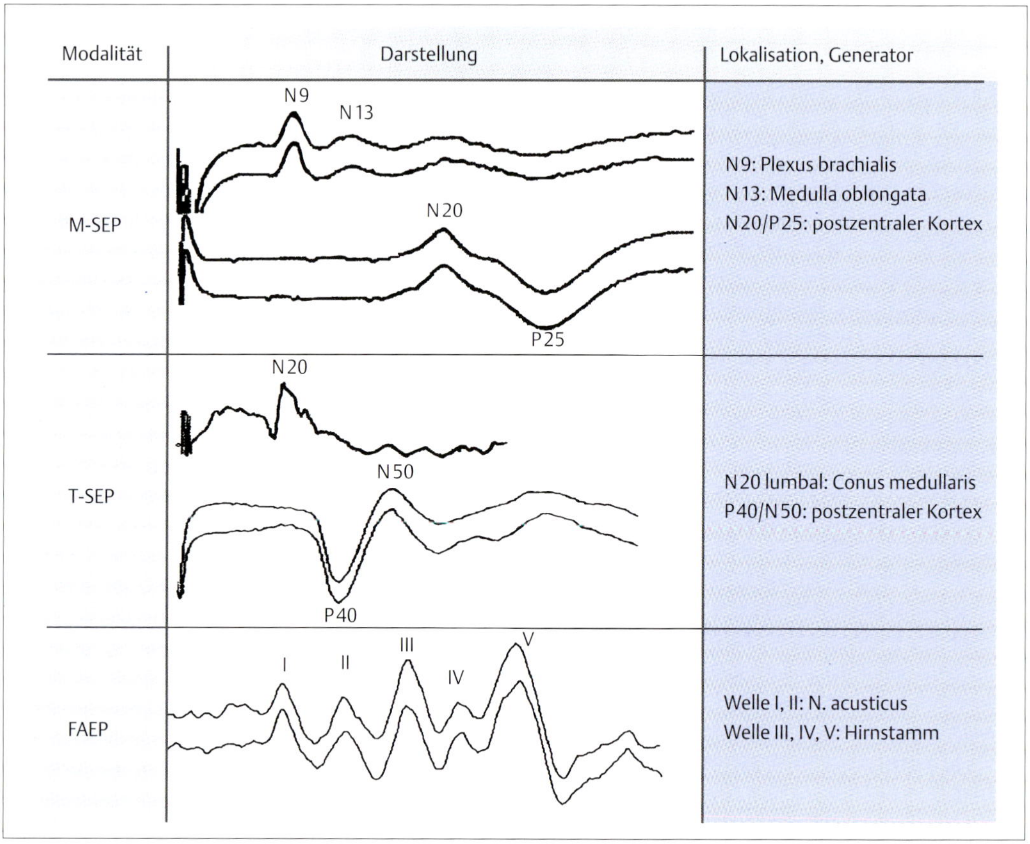

Abb. 4.**9**   Für das intraoperative Monitoring relevante Komponenten der evozierten Potenziale.

Operationsfeld oder außerhalb mit Oberflächen- oder Nadelelektroden abgeleitet. Da die Amplitude des Muskelsummenpotenzials im Bereich von mehreren hundert Mikrovolt bis einigen Millivolt liegt, ist ein Averaging nicht erforderlich.

Anwendung findet diese Methode in der peripheren Nervenchirurgie, wenn z. B. bei Freilegung eines verletzten Nerven die Leitungsfähigkeit geprüft werden soll. Vor allem bei neurochirurgischen Eingriffen werden mit dieser Methode motorische Hirnnerven identifiziert und funktionell überwacht, so z. B. der N. fazialis bei Exstirpation eines Akustikusneurinoms.

Motorisch evozierte Potenziale

Während mit den SEP die zentralen sensiblen aszendierenden Bahnen überwacht werden, dienen die motorisch evozierten Potenziale der Funktionskontrolle der zentralen motorischen deszendierenden Bahnen.

Der motorische Kortex kann durch die intakte Schädelkalotte oder nach Kraniotomie auf der Hirnoberfläche stimuliert werden. Eine Rückenmarksstimulation ist mittels epidural eingebrachter Elektroden möglich.

Die direkte Stimulation des operativ freigelegten motorischen Kortex bei neurochirurgischen Eingriffen und die epidurale Stimulation sind mit einfachen Reizgeräten zu realisieren. Die Kortexstimulation mit Kopfhautelektroden durch die intakte Schädelkalotte erfordert spezielle Reizgeräte, die einen kurzdauernden Hochspannungsimpuls bis 750 Volt liefern, oder Magnetstimulatoren, die einen entsprechenden magnetischen Impuls abgeben. Abgeleitet wird meist das **Muskelsummenpotenzial** aus der Arm- oder Beinmuskulatur. Alternativ oder ergänzend kann auch ein **Rückenmarkspotenzial** durch eine epidurale Elektrode abgeleitet werden.

Bei der intraoperativen Überwachung mit motorisch evozierten Potenzialen bestehen **technische Probleme**, sodass eine Anwendung in der Routine derzeit noch nicht etabliert ist.

Anästhetikawirkungen und Narkoseführung

Für das intraoperative neurophysiologische Monitoring ist eine Anpassung der Narkoseführung zwingend erforderlich. Grundsätzlich haben alle Anästhetika Einfluss auf die evozierten Potenziale. Die späten Komponenten werden deutlich mehr verändert, meist vollständig supprimiert, sodass für intraoperative Anwendungen nur die **frühen Potenzialgipfel** geeignet sind. Diese frühen Komponenten werden durch verschiedene Anästhetika in unterschiedlicher Weise verändert, meist in Form einer Verminderung der Amplituden und einer Verlängerung der Latenzen.

N_2O und volatile Anästhetika bewirken dosisabhängig eine Verminderung der Amplituden der frühen SEP Komponenten, die Latenzen werden geringfügig verlängert.

Wenn die Ausgangswerte der Amplituden ausreichend sind, kann z. B. Isofluran in niedriger Konzentration von 0,3 bis 0,4 Vol.-0% ohne wesentliche Auswirkungen auf die neurophysiologische Überwachung verwendet werden. Höhere Dosierungen von 1,5 Vol.-0% können zu einer Amplitudenreduktion um mehr als 50% führen.

Barbiturate und **Benzodiazepine** führen zu einer verhältnismäßig geringen Verminderung der Amplituden und Verlängerung der Latenzen.

Fentanyl verändert die Amplituden der SEP kaum, die Latenzen werden geringfügig verlängert.

Unter **Propofol** werden die späten SEP-Komponenten deutlich supprimiert, während N20/P25 in der Amplitude sehr stabil bleibt.

Etomidat und weniger ausgeprägt auch Ketamin bewirken eine Amplitudenzunahme der frühen SEP-Anteile.

Die FAEP werden insgesamt weniger stark pharmakologisch beeinflusst. Gute Erfahrungen bestehen mit einer **totalen intravenösen Narkoseführung** (**TIVA**) mit Propofol und Fentanyl während der intraoperativen Überwachung mit SEP und FAEP.

Nur bei ausreichend hohen SEP-Amplituden können in niedriger Dosierung auch volatile Anästhetika gegeben werden.

Muskelrelaxanzien verändern die SEP und FAEP nicht. Häufig wird die Ableitung bei vollständiger Relaxation verbessert, weil störende Muskelartefakte wegfallen und damit das Signal-Rausch-Verhältnis günstiger wird.

Wenn aber ein Muskelsummenpotenzial abgeleitet werden soll, also nach Stimulation peripherer Nerven oder bei den MEP, macht eine vollständige Relaxation die Überwachung unmöglich. Hier müssen die Muskelrelaxanzien sorgfältig unter *Relaxometrie* titriert werden bei konstant gehaltener Muskelrelaxation. Empfehlenswert ist die kontinuierliche Gabe eines kurzwirkenden Relaxans über einen Perfusor. Bolusinjektionen können die Auswertung dagegen unmöglich machen.

> Die MEP nach Kortexstimulation sind extrem sensibel gegenüber verschiedenen Anästhetika.

N_2O führt bei 66 Vol.% zu einer Minderung der Amplitude um mehr als 90%, Supplementierung von Isofluran führt zur vollständigen Suppression der MEP. Barbiturate, Propofol und Midazolam bewirken eine deutliche Amplitudenreduktion. Grundsätzlich erlaubt eine Narkoseführung mit N_2O in niedriger Dosierung unter Verwendung von Flunitrazepam oder Thiopental und Fentanyl bei kontrollierter Relaxation die intraoperative Darstellung der MEP. Eine ausreichend stabile und reproduzierbare Ableitung der MEP nach kortikaler Stimulation unter Operationsbedingungen ist derzeit noch problematisch, sodass die Voraussetzungen für eine routinemäßige Anwendung nicht gegeben sind.

Grundbedingung für ein aussagekräftiges intraoperatives neurophysiologisches Monitoring ist die enge Abstimmung von Monitoring und Anästhesie. Bolusgaben von Medikamenten sind möglichst zu vermeiden, da sie zu raschen und manchmal nicht vorhersehbaren Veränderungen der EP führen können und dann als pathologisches Ereignis fehlinterpretiert werden.

Klinische Anwendungen

Eine **präoperative Vorableitung** ist für die Planung einer intraoperativen neurophysiologischen Überwachung unerlässlich. Mit dieser Untersuchung werden vorbestehende Veränderungen erfasst. Bei einem Akustikusneurinom kann z. B. das FAEP vollständig ausgefallen sein, sodass eine Überwachung mit dieser Modalität nicht möglich ist. Bei einem spinalen Tumor können die SEP bedingt durch die neurologische Vorschädigung, die allerdings mehr als etwa 75–80% der Fasern betreffen muss, fehlen. Auch können hochgradige Amplitudenminderungen vorliegen. Die Überwachungstechnik muss dann angepasst werden, z. B.

sind volatile Anästhetika unbedingt zu vermeiden.

Nach der Narkoseeinleitung werden vor Operationsbeginn **Ausgangsbefunde** abgeleitet. Diese unter Steady-State-Narkosebedingungen erhobenen Werte (Amplitude und Latenz der EP-Gipfel) werden als Referenzwerte für die intraoperative Überwachung verwendet. Änderung der Narkoseführung oder Bolusgaben von Anästhetika sind danach möglichst zu vermeiden. Die Kriterien für einen pathologischen Befund bei der neurophysiologischen Überwachung (Warnkriterien) sind nicht einfach zu definieren. Latenzen und Amplituden der evozierten Potenziale zeigen intraoperativ eine gewisse spontane Variabilität.

> Im Allgemeinen werden eine Latenzverlängerung von mehr als 10% des Ausgangswertes und eine Amplitudenreduktion von mehr als 50% bei den SEP als signifikante Abweichung angesehen, wobei den Amplitudenveränderungen die größere Bedeutung zukommt.

Die Befunde müssen im Kontext mit den klinischen Gegebenheiten und dem Operationsbefund interpretiert werden. So sind z. B. bei einer spinalen Überwachung bei einem neurochirurgischen intramedullären Eingriff Veränderungen der evozierten Potenziale häufiger, intensiver ausgeprägt und anders zu bewerten als bei einer Skolioseoperation, bei der durch das operative Vorgehen das Rückenmark zunächst gar nicht tangiert ist. Grundsätzlich ist ein **intraoperatives Monitoring** immer dann sinnvoll, wenn

- ein *relevantes Risiko* für ein postoperatives neurologisches Defizit besteht,
- die Läsion grundsätzlich *reversibel* ist,
- der Operateur die Möglichkeit hat, auf ein Ereignis bei der Überwachung zu *reagieren*.

Die wichtigsten Ursachen für ein postoperatives neurologisches Defizit sind eine **ischämische Läsion** oder eine unmittelbare **mechanische Schädigung**, nicht selten eine Kombination beider Faktoren. Für beide Einwirkungen sind die evozierten Potenziale prinzipiell hinreichend sensitiv, d. h., Veränderungen der evozierten Potenziale sind zu registrieren, bevor ein irreversibler Schaden eingetreten ist.

Ähnlich wie das EEG zeigen die EP frühzeitig Veränderungen, wenn die Perfusion einen Schwellenwert unterschreitet, bei dem der Funktionsstoffwechsel gestört ist, der Erhaltungsstoffwechels aber noch ausreicht, um einen irreversiblen Gewebsuntergang zu verhindern.

In dieser Situation kann durch geeignete Maßnahmen ein permanentes neurologisches Defizit verhindert werden.

Bei **Operationen an der extrakraniellen A. carotis** wird das M-SEP überwacht, um eine zerebrale Ischämie nach Ausklemmen des Gefäßes zu erkennen. Als Warnkriterium wird eine Reduktion der Amplitude des primären kortikalen Komplexes um mehr als 50 % angesehen. Diese Überwachung wird häufig benutzt, um die Indikation für einen *temporären Shunt* zu stellen.

Bei der **Aortenchirurgie** können die T-SEP verwendet werden, um eine mögliche *Rückenmarksischämie* durch Insuffizienz der Interkostalarterien zu erkennen. Ein Ausfall der Potenziale für mehr als 30 Minuten bedeutet ein hohes Risiko einer Paraplegie.

In der **interventionellen Neuroradiologie** werden T-SEP zur Rückenmarksüberwachung bei spinaler Angiographie und *Embolisation* von spinalen Gefäßmalformationen eingesetzt. Bei der **zerebralen Angiographie** und Intervention überwacht man je nach Lokalisation der Läsion mit M-SEP, T-SEP oder FAEP.

Bei **Skolioseoperationen** gibt es umfassende Erfahrungen mit der neurophysiologischen Rückenmarksüberwachung. Vorwiegend wird das T-SEP mit Ableitung kortikaler und spinaler Potenziale eingesetzt. Alternative Überwachungsmethoden sind die direkte Rückenmarksstimulation und die Ableitung von Rückenmarkspotenzialen mit spinalen epiduralen Elektroden. Kommt es bei der Distraktion und Aufrichtung der Wirbelsäule zu signifikanten Veränderungen der evozierten Potenziale, besteht das Risiko einer *Rückenmarksschädigung* mit postoperativem neurologischen Defizit.

Vielfältige Anwendungen hat das intraoperative Monitoring bei **neurochirurgischen Eingriffen** gefunden. Bei *rückenmarksnahen* Eingriffen und *intramedullären* Operationen wird eine spinale Überwachung mit den SEP durchgeführt, wobei kortikal oder mit epiduralen Elektroden im Operationsitus abgeleitet werden kann. Bei Eingriffen im *Kleinhirnbrückenwinkel* wird ein Monitoring des N. acusticus mit den FAEP durchgeführt, z. B. bei einem Akustikusneurinom oder bei einer neurovaskulären Dekompression bei Trigeminusneuralgie. Bei der Operation eines *intrakraniellen Aneurysmas* (Abb. 4.**10**) kann ein temporäres Clipping des zuführenden Gefäßes notwendig sein. Hier kann die SEP-Überwachung eine drohendes ischämisches Defizit signalisieren, das durch Anpassung des operativen Vorgehens vermieden werden kann. Neurophysiologische Methoden werden außerdem bei neurochirurgischen Operationen genutzt, um *neurale Strukturen zu lokalisieren* und zu *identifizieren*. Bei einem Akustikusneurinom ist z. B. der *N. facialis* vom Tumor verdrängt und deformiert, sodass der Nerv auch unter mikrochirurgischen Bedingungen nicht sicher zu identifizieren ist. Hier kann der Nerv durch elektrische Stimulation im Operationsfeld und Ableitung eines Muskelsummenpotenzials aus der mimischen Muskulatur lokalisiert werden. Bei *raumfordernden Prozessen im Bereich funktionell wichtiger Hirnregionen* kann z. B. die prä- und postzentrale Hirnwindung durch Ableitung des M-SEP vom freigelegten Kortex identifiziert werden. Alternativ kann die motorische Präzentralwindung durch direkte elektrische Stimulation und Ableitung eines Muskelsummenpotenzials lokalisiert werden. Diese Verfahren werden in Abgrenzung vom eigentlichen „Monitoring" auch als **„Mapping"** bezeichnet.

Der Stellenwert des intraoperativen Monitorings wird unterschiedlich bewertet, wenn es um die Frage geht, ob durch eine neurophysiologische Überwachung tatsächlich ein postoperatives neurologisches Defizit verhindert werden kann. Außerdem ist die praktische Durchführung einer neurophysiologischen Überwachung verglichen mit der Überwachung anderer intraoperativer Parameter relativ aufwendig und an ein geübtes Team gebunden. Auf der anderen Seite bieten die neurophysiologischen Methoden die einzige Möglichkeit, unter Narkosebedingungen eine **funktionelle Beurteilung** neuraler Strukturen durchzuführen. Bei vielen anspruchsvollen operativen Verfahren, die mit einem relevanten Risiko eines postoperativen neurologischen Defizits verbunden sind, stellen neurophysiologische Überwachungsverfahren sicher eine wertvolle Bereicherung dar.

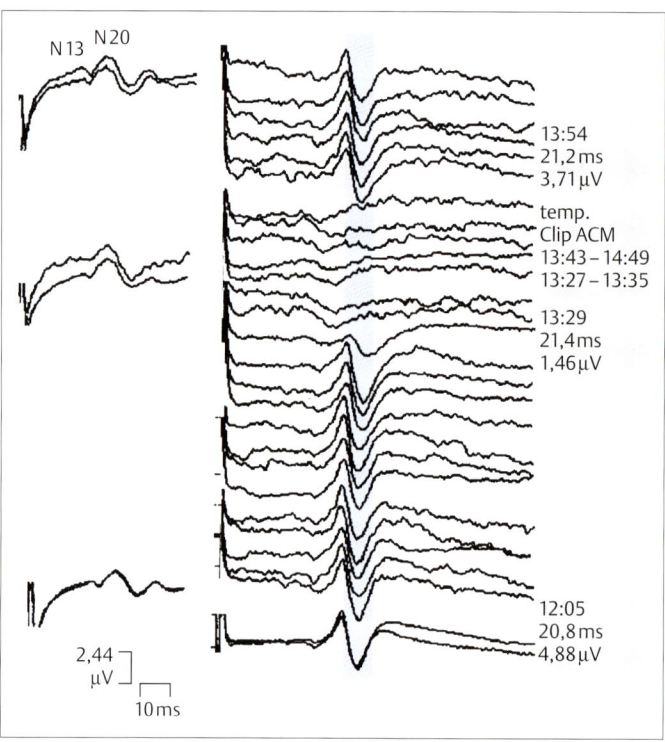

N 13 N 20

13:54
21,2 ms
3,71 µV

temp.
Clip ACM
13:43 – 14:49
13:27 – 13:35

13:29
21,4 ms
1,46 µV

12:05
20,8 ms
4,88 µV

2,44
µV

10 ms

Abb. 4.**10**   Intraoperative Überwachung mittels M-SEP bei intrakraniellem Aneurysma. Bei der Operation eines Aneurymas der A. cerebri media wird ein temporärer Clip auf den Hauptstamm der A. cerebri media gesetzt. 2 Minuten nach Applikation des Clips kommt es zu einer signifikanten Amplitudenreduktion des M-SEP von 4,8 µV auf 1,4 µV; 4 Minuten später zu einem Ausfall des Potenzials. Nach Entfernen des Clips erholt sich das M-SEP innerhalb von 5 Minuten. Der Operateur wurde durch die Überwachung auf die drohende Ischämie rechtzeitig hingewiesen. Der Patient blieb ohne neurologisches Defizit.

■ Schädelcomputertomographie

> Bei der Computertomographie (CT) wird ein errechnetes Bild erstellt, das die Absorption von Röntgenstrahlen der einzelnen Volumenelemente repräsentiert.

Für das Schädel-CT werden die errechneten Absorptionswerte in **Hounsfield-Einheiten** angegeben und auf die Dichte von Hirngewebe bezogen. Als **isodens** bezeichnet werden Dichtewerte, die dem des Hirngewebes gleichen. Eine **hypodense** Läsion hat einen geringeren Absorptionswert als Hirngewebe und wird im Bild dunkler dargestellt, eine **hyperdense** Läsion erscheint heller als Hirngewebe.

Wegen der hohen Röntgenabsorption von Knochen wird zur Abbildung des Schädelknochens ein anderer Darstellungsmaßstab („**Knochenfenster**") benutzt als für das Hirngewebe.

Bei intrakraniellen Läsionen ist in der akuten Phase das CT des Schädels das bevorzugte bildgebende Verfahren. Die Gabe von intravenösem Kontrastmittel kann bei besonderen Fragestellungen

erforderlich sein. Mit einem **Kontrastmittelbild** lassen sich Störungen der Blut-Hirn-Schranke nachweisen. Die **Kernspintomographie** wird nur selten in der Akutphase benötigt, wenn z. B. eine Läsion in der hinteren Schädelgrube oder im Bereich des Hirnstamms oder ein intraspinaler Prozess (Querschnitt) vermutet wird. Beim Schädel-Hirn-Trauma können alle für die Erstversorgung wichtigen Informationen durch ein natives CT des Schädels gewonnen werden (Tab. 4.9).

Extrazerebrale Hämatome stellen sich im CT als hyperdense Läsionen zwischen Schädelkalotte und Hirngewebe dar, wobei epidurale Hämatome sich meist durch ihre bikonvexe Form von den halbmondförmigen subduralen Hämatomen unterscheiden lassen. Selten können frische extrazerebrale Hämatome hypodens erscheinen, wenn durch Volumenverlust der Hämatokrit stark abgesunken ist. Chronische subdurale Hämatome stellen sich in der Regel hypo- aber auch isodens dar. **Kontusionsblutungen** und **intrazerebrale Blutungen** sind als hyperdense Läsionen innerhalb des Hirngewebes zu erkennen. Eine **Subarachnoidalblutung** stellt sich in den ersten Tagen als filmartige hyperdense Auflagerung im Subarachnoi-

Tabelle 4.**9** Dichteverhalten verschiedener Gewebe und Läsionen im CT des Schädels

Gewebe, Läsion	Dichtewert (Hounsfield-Einheiten)	Bezeichnung
Graue Substanz	30–40	
Weiße Substanz	20–35	
Knochen	600	stark hyperdens
Liquor	5	hypodens
Verkalkungen	100–300	hyperdens
Luft	–1000	stark hypodens
Fett	–40	stark hypodens
Kontrastmittel in Blutgefäßen	90–100	hyperdens
Hirnödem	10–14	hypodens
Hirninfarkt früh bis 24 h	10–25	hypodens isodens
Chronisches Hämatom	10–25	hypodens
Akutes Hämatom	75–80 bei HKT < 23%	hyperdens isodens

dalraum über den Hemisphären dar und als hyperdense Ansammlung in den basalen Zisternen. Geringe Blutmengen sind im CT häufig nicht nachweisbar.

Raumforderungseffekte sind im CT als Kompression und Verlagerung der Ventrikel, als Verlagerung der Mittellinienstrukturen und als Verlegung der basalen Zisternen und äußeren Subarachnoidalräume zu erkennen. Isodense raumfordernde Prozesse sind u. U. nur aufgrund ihrer raumfordernden Begleitzeichen zu vermuten.

> Eine Verlagerung der Mittellinie um mehr als 3 Millimeter signalisiert die Gefahr einer Einklemmung.

Ein **Hirnödem** mit vermehrter intrazellulärer oder interstitieller Wassereinlagerung erscheint hypodens, wobei ein **vasogenes Ödem** sich auf das Marklager beschränkt und die graue Substanz typischerweise ausspart, während sich das **zytotoxische Ödem** diffus ausbreitet.

Hiervon abzugrenzen ist eine **Hirnschwellung** infolge eines erhöhten intrakraniellen Blutvolumens durch zerebrale Vasodilatation. Bei der Hirnschwellung fehlen umschriebene Dichteveränderungen, man erkennt die Zeichen einer diffusen intrakraniellen Drucksteigerung mit Einengung des Ventrikelsystems, Verlegung der äußeren Subarachnoidalräume und Kompression der Zisternen.

Der **akute Verschlusshydrozephalus** ist gekennzeichnet durch eine Aufweitung der Ventrikel, von der alle Kompartimente des Ventrikelsystems rostral der Obstruktion betroffen sind. Die normalerweise kaum sichtbaren Temporalhörner der Seitenventrikel sind deutlich dargestellt, der sonst schlitzförmige 3. Ventrikel wird rund und balloniert und es kann zu einem interstitiellen Ödem kommen, das als hypodense Veränderung des Marklagers das Ventrikelsystem umgibt.

Eine **ischämische Läsion des Hirngewebes** stellt sich als hypodense Läsion des Hirngewebes dar. Die Veränderungen sind einem abhängigen Gefäßterritorium zuzuordnen und betreffen graue und weiße Substanz gleichermaßen. Innerhalb der ersten 6 bis 24 Stunden können Dichteveränderungen im ischämischen Hirnareal völlig fehlen, sodass bei klinischem Verdacht und unauffälligem CT eine Kontrolluntersuchung erforderlich ist. Selten kann ein Hirninfarkt isodens bleiben. Hier kann eine Untersuchung mit Kontrastmittel (cave Toxizität) hilfreich sein, da in der Regel eine variabel ausgeprägte Anreicherung ab dem 3. Tag zu beobachten ist.

Ausgedehnte Hirninfarkte können eine erhebliche Raumforderung verursachen. In manchen Fällen ist die Abgrenzung gegenüber einem Tumor oder einem Abszess erst in der Verlaufskontrolle möglich.

Bei akuten Hirnläsionen sollte nach der Untersuchung in der Frühphase eine Kontrolle des Schädel-CT nach 24 Stunden erfolgen.

Beim Schädel-Hirn-Trauma können sich innerhalb dieser Zeitspanne raumfordernde Hämatome entwickeln, die bei der Erstuntersuchung nicht nachweisbar waren. Ebenso stellen sich raumfordernde Effekte und Kontusionsherde oft erst bei der Kontrolluntersuchung vollständig dar. Ischämische Läsionen können, wie erwähnt, im frühen Schädel-CT zunächst einen unauffälligen Befund zeigen und sich dem Nachweis gänzlich entziehen.

Atypisch gelegene Blutungen lenken den Verdacht auf eine zerebrale Gefäßmalformation, einen intrakraniellen Tumor oder – bei entsprechender Klinik (epileptischer Anfall, Kopfschmerz, „Herdsymptome") – auf eine **Sinusvenenthrombose**. Nach Kontrastmittelgabe lässt sich häufig eine Aussparungsfigur im Confluens sinuum („empty triangle") nachweisen.

Grundlagen der Therapie

■ Intrakranielle Drucksteigerung und Hirnödem

Die Behandlung der intrakraniellen Drucksteigerung richtet sich nach der zugrunde liegenden Ursache. Zunächst ist immer zu prüfen, ob eine **operative Behandlung** erforderlich ist.
Bei einem Verschlusshydrozephalus führt z. B. eine Liquordrainage meist ohne weitere Behandlungsmaßnahmen zu einer Kontrolle des intrakraniellen Drucks. Ebenso ist bei einem intrakraniellen Hämatom, einem Hirnabszess, einem subduralen Erguss etc. die operative Entlastung entscheidend.
Allgemeine Maßnahmen zur Senkung des intrakraniellen Drucks umfassen:
- Hochlagerung der Oberkörpers um 30 Grad,
- Beseitigung einer venösen Stauung im Bereich der Jugularvenen (Lagerung des Kopfes in Neutralstellung),
- Analgesie und Sedierung,
- beim beatmeten Patienten Hyperventilation mit einem pCO_2 von 30 – 35 mmHg.

Zur **Pharmakotherapie** der intrakraniellen Drucksteigerung stehen zur Verfügung:
- Osmotherapie,
- Diuretika,
- Steroide.

Hyperosmolare Lösungen führen rasch und effektiv zu einer Senkung des intrakraniellen Drucks. Die intravenöse Infusion bewirkt einen osmotischen Gradienten zwischen Hirngewebe und Extrazellulärraum in den Hirnarealen, in denen die Blut-Hirn-Schranke intakt ist. Dadurch wird dem Hirngewebe Wasser entzogen, das Volumen des Hirngewebes wird reduziert und der intrakranielle Druck gesenkt.

Als Osmotherapeutikum wird z. B. Mannitol 20 % in einer Dosierung von 0,25 – 1,0 g/kgKG verwendet.

Der hirndrucksenkende Effekt hält individuell unterschiedlich lange an und variiert zwischen 2 und 6 Stunden. Wegen eines möglichen Rebound-Effekts wird die Osmotherapie insbesondere erst bei Versagen der übrigen therapeutischen Optionen eingesetzt.
Diuretika führen zu einer verstärkten und prolongierten Wirkung der Osmotherapie. Außerdem können Diuretika über eine Erhöhung der Serumosmolarität und möglicherweise durch eine Verminderung der Liquorproduktion den Hirndruck senken.

Häufig wird als Diuretikum Furosemid in einer Dosierung von 0,7 mg/kgKG benutzt.

Steroide haben eine gute Wirkung auf das perifokale Ödem bei Tumoren oder entzündlichen Läsionen. Die Wirksamkeit bei traumatischen Läsionen ist fraglich. In der Regel wird Dexamethason mit einer Initialdosis von 10 – 50 mg und einer Erhaltungsdosis von 16 mg/24 h verabreicht. Ob höhere oder „ultrahohe" Dosierungen von 100 – 500 mg/24 h eine bessere Wirkung haben, ist fraglich.

■ Schädel-Hirn-Trauma

Bei der Behandlung des schweren Schädel-Hirn-Traumas wird nach folgenden Prinzipien verfahren:
- operative Entfernung raumfordernder intrakranieller Hämatome,
- operative Versorgung von offenen Hirnverletzungen und Impressionsfrakturen,
- Kontrolle des intrakraniellen Drucks (ICP < 20 mmHg, CPP > 70 mmHg).

Die Behandlung der **intrakraniellen Drucksteigerung** folgt einem Stufenplan:
- allgemeine Maßnahmen (s. o.),
- Analgosedierung und ggf. Relaxierung,
- Hyperventilation,
- ggf. Liquordrainage,
- Osmotherapie.

Wenn sich mit diesen Maßnahmen der intrakranielle Druck nicht kontrollieren lässt, stehen an **Behandlungsoptionen** noch zur Verfügung:
- forcierte Hyperventilation mit Absenken des arteriellen pCO_2 unter 30 mmHg,
- Gabe von Barbituraten,
- induzierte Hypertonie zur Aufrechterhaltung eines zerebralen Perfusionsdrucks über 50 mmHg,
- dekompressive Trepanation.

Steroide werden beim Schädel-Hirn-Trauma nicht mehr eingesetzt. Bei der traumatischen Subarachnoidalblutung kann möglicherweise der Einsatz von Calciumantagonisten (Nimodipin) den Verlauf günstig beeinflussen.
Vorsicht ist bei der **forcierten Hyperventilation** geboten. Sie kann durch zerebrale Vasokonstriktion und nachfolgende Minderung der zerebralen Perfusion das Auftreten von ischämischen Läsionen begünstigen. Bei einer Absenkung des pCO_2 unter 30 mmHg sollte deshalb eine begleitende Überwachung der zerebralen Perfusion z. B. durch Jugularvenenoxymetrie oder Messung des Hirngewebe-pO_2 erfolgen.
Die Effektivität der **Barbiturate** beim Schädel-Hirn-Trauma ist weiterhin umstritten. Sie werden deshalb nur beim Versagen der anderen Maßnahmen eingesetzt. Thiopental wird in einer Initialdosis von 10–20 mg/kgKG und einer kontinuierlichen Infusion von 2–5 mg/kgKG/h eingesetzt. Eine Dosierung unter EEG-Kontrolle bis zum Burst-Suppression-Muster ist zu empfehlen.

In einzelnen Fällen, besonders bei Kindern und Jugendlichen oder bei rechtshemisphärischen Ischämien (nicht dominante Hemisphäre), kann eine **dekompressive Trepanation** erwogen werden. Dabei werden abhängig von Art und Ausdehnung der Hirnverletzung ein- oder beidseitig große fronto-temporo-parietale Anteile der Schädelkalotte entfernt. Bei dem Eingriff wird eine **Erweiterungsplastik der Dura** durchgeführt. Auf diese Weise wird das Volumen des Schädelinneren artefiziell vergrößert und durch die temporobasale Entlastung die Gefahr einer Hirnstammeinklemmung vermindert. Im späteren Verlauf können die Knochendeckel wieder reimplantiert werden.

■ Subarachnoidalblutung und intrazerebrale Blutung

Der akuten Subarachnoidalblutung liegt meist die Ruptur eines Aneurysmas der Hirnbasisarterien zugrunde.

> Leitsymptome der akuten Subarachnoidalblutung sind Nackensteifigkeit, Kopfschmerz („wie noch nie") und evtl. neurologische Herdsymptome.

Bei der Behandlung stehen zwei **Zielsetzungen** im Vordergrund:
- Verhinderung einer oft letalen **Rezidivblutung**,
- Verhinderung einer ischämischen Hirnschädigung durch einen **Vasospasmus**.

Die Rezidivblutung kann nur durch unverzügliche diagnostische Klärung mittels zerebraler Angiographie (Nachweis eines Aneurysmas) und operativer Versorgung verhindert werden. Bis zur definitiven operativen Ausschaltung des Aneurysmas ist vor allem eine **Kontrolle des Blutdrucks** erforderlich. Angestrebt wird eine Normotonie, wobei eine Hypertonie eine erneute Blutung provozieren kann und eine Hypotonie den Patienten durch eine zerebrale Ischämie gefährdet. Für eine ausreichende **Analgesie und Sedierung** muss gesorgt werden. Weit verbreitet ist die Gabe des Calciumantagonisten Nimodipin zur Prophylaxe des zerebralen Vasospasmus, wenngleich die Effektivität dieser Behandlung nicht unumstritten ist. Die Dosierung erfolgt einschleichend mit Infusion von 1 mg/h in der ersten Stunde und wird bei stabilem Blutdruck auf 2 mg/h erhöht.

Nach der operativen Ausschaltung des Aneurysmas wird der Blutdruck im oberen Normbereich gehalten, eine Hypotonie muss konsequent vermieden werden.

Die Therapie des Vasospasmus erfolgt mit **Hypervolämie** und **Hypertonie**. Die Hypervolämie wird durch Infusion von kristalloiden oder kolloidalen Infusionslösungen erreicht, dabei wird ein ZVD von > 10 mmHg und ein PCWP von 12 bis 15 mmHg angestrebt. Der arterielle Mitteldruck sollte um 130 mmHg liegen, bedarfsweise werden Vasopressoren eingesetzt. Der Zeitraum, in dem der Patient nach einer Subarachnoidalblutung durch einen Vasospasmus gefährdet ist, erstreckt sich auf die ersten drei Wochen nach dem Blutungsereignis.

Intrazerebrale Blutungen werden am häufigsten durch eine Vaskulopathie infolge einer chronischen Hypertonie verursacht. Seltenere Ursachen sind Gefäßmalformationen, Tumoren oder Blutgerinnungsstörungen. Raumfordernde intrakranielle Blutungen können abhängig von verschiedenen Faktoren (Alter des Patienten, Lokalisation und Ausdehnung der Blutung, Beteiligung des Ventrikelsystems, Ursache der Blutung) eine operative Behandlung erforderlich machen. Im übrigen richtet sich die Behandlung nach den Prinzipien der Hirndrucktherapie. Störungen der Blutgerinnung sollten in jedem Fall korrigiert werden.

Hirntod

Aus heutiger wissenschaftlicher Sicht ist der Hirntod der Tod des Menschen. Mit dem Tod des Gehirns erlischt die menschliche Persönlichkeit.

> Der Hirntod ist der irreversible Verlust aller Funktionen des gesamten Gehirns.

■ Richtlinien der Bundesärztekammer

Diagnose des Hirntodes

„Die Verantwortung für die Feststellung des Hirntodes bleibt unteilbar beim Arzt." Stellungnahmen und Richtlinien des wissenschaftlichen Beirates der Bundesärztekammer zur Hirntoddiagnostik sind als Unterstützung gedacht, die ein Arzt bei der klinischen Diagnose des Hirntodes erhält und die ihm die Gewissheit geben soll, eine korrekte und ausreichend dokumentierte Hirntoddiagnostik durchgeführt zu haben.

Die Richtlinien sind nicht dazu gedacht, ärztliche Bedenken gegenüber der Diagnose Hirntod beim einzelnen Patienten zu zerstreuen. Auch stellen sie keine rechtsverbindlichen Regelungen dar. Der Arzt selbst muss vom Hirntod des Patienten klinisch überzeugt sein; die Richtlinien helfen ihm, die **Diagnostik** allen – zurecht strengen – Ansprüchen gerecht werden zu lassen und eine einwandfreie **Dokumentation** zu erstellen.

In Deutschland hat der wissenschaftliche Beirat der Bundesärztekammer 1982, 1986, 1991 und zuletzt 1997 seine Entscheidungshilfen publiziert, nach denen verfahren wird. Der Deutsche Bundestag hat 1997 diese Richtlinien im Transplantationsgesetz als verbindlich festgelegt.

Die Diagnose des Hirntodes ruht auf drei Säulen:
- exakte Einhaltung bestimmter **Voraussetzungen,**
- Feststellung der **klinischen Symptome:**
  - Koma,
  - Hirnstammareflexie,
  - Atemstillstand,
- Nachweis der **Irreversibilität** des Hirnfunktionsverlustes.

Voraussetzungen

Zunächst wird die allgemeine Feststellung des Vorliegens eines akuten schweren Hirnschadens (primär oder sekundär) getroffen. Außerdem sollen Krankheitsbilder, die als wesentliche Mitursachen des Ausfalls von Hirnfunktionen im Untersuchungszeitraum infrage kommen können, aber reversibel sind, mit einer vernünftige Zweifel ausschließenden Sicherheit ausgeschlossen werden. Zu diesen zählen
- **Intoxikationen,**
- **neuromuskuläre Blockade,**
- **Hypothermie,**

- **Schockzustand,**
- **endokrines/metabolisches Koma.**

> Sind zentral dämpfende Medikamente therapeutisch angewendet worden und erscheint deren Nachwirkung möglich, so ist innerhalb der Hirntoddiagnostik der apparative Nachweis des zerebralen Funktionsausfalls zwingend.

Bei primär infratentoriellen Läsionen ist eine Zusatzuntersuchung zwingend erforderlich (Nulllinien-EEG, Nachweis des zerebralen Zirkulationsstillstandes).

Klinische Diagnose des Hirntodes

Der zweite Schritt besteht im klinischen Nachweis des Hirntodsyndroms. Hierzu gehören das Koma, der Ausfall sämtlicher Hirnstammreflexe sowie der Ausfall der Spontanatmung. Im Einzelnen müssen nachgewiesen und dokumentiert werden:

- **Lichtstarre der mittel- bis maximal weiten Pupillen,**
- **fehlender okulozephaler Reflex (Puppenkopfphänomen),**
- **fehlender Kornealreflex,**
- **fehlende Reaktion auf Schmerzreize im Trigeminusbereich,**
- **fehlender Pharyngealreflex,**
- **Ausfall der Spontanatmung.**

Der **Apnoetest** ist obligatorisch. Er prüft, ob auch bei deutlicher Hyperkapnie (z.B. pCO_2 von 60 mmHg für Patienten ohne Diffusions- und Verteilungsstörungen) ohne Gefährdung durch eine Hypoxie keine Spontanatmung auftritt. In der Praxis wird mit 100 % O_2 beatmet und das Atemminutenvolumen so lange reduziert (auf etwa 25 % des Ausgangswertes), bis ein pCO_2 von mindestens 60 mmHg erreicht ist (**Hypoventilationsphase**). Eine Dokumentation durch eine arterielle Blutgasanalyse ist erforderlich. Danach wird der Patient unter hinreichender Insufflation von Sauerstoff in den Tubus (z.B. 10 l/min über einen Absaugkatheter) vom Respirator diskonnektiert, um die Apnoe zu objektivieren (**Diskonnektionsphase**). Unter Sauerstoffinsufflation kommt es nur selten zu Bradykardien und Blutdruckabfällen. Auch die Oxygenierung ist in der Regel ausreichend. Hier bietet sich die pulsoxymetrische Überwachung an.

> Treten nicht innerhalb einer „angemessenen Frist", also etwa innerhalb von 10 Minuten, spontane Atemzüge auf, so gilt der Ausfall der Spontanatmung als bewiesen.

Das Vorliegen aller dieser Befunde muss übereinstimmend von **zwei Ärzten** festgestellt und dokumentiert werden. Hierfür wird das **„Protokoll zur Feststellung des Hirntodes"** verwendet. Beide Ärzte müssen über mehrjährige Erfahrung in der Intensivbehandlung von Patienten mit schwerer Hirnschädigung verfügen. Wird eine Organentnahme beabsichtigt, müssen beide Ärzte unabhängig von einem Transplantationsteam sein.

Nachweis der Irreversibilität des Hirntodes

Im dritten Schritt soll die Irreversibilität des Verlustes der Hirnfunktionen bewiesen werden. Dies kann auf zwei Wegen geschehen: Entweder werden ergänzende beweisende Befunde erhoben (Nulllinien-EEG, erloschene frühe akustisch evozierte Potenziale – FAEP, zerebraler Zirkulationsstillstand) oder die klinische Hirntodfeststellung und -protokollierung müssen über einen bestimmten Zeitraum wiederholt werden.

> Ein Nulllinien-EEG über mindestens 30 Minuten erlaubt die Feststellung des Hirntodes ohne weitere Beobachtungszeit. Bei Neugeborenen, Säuglingen und Kleinkindern bis zum vollendeten 2. Lebensjahr muss das EEG nach 24 bzw. 72 Stunden wiederholt werden.
> Auch das schrittweise Erlöschen der bilateralen intrazerebralen Komponenten (Welle III bis V) der FAEP beweist bei primärer supratentorieller und sekundärer Hirnschädigung die Irreversibilität des Hirntodes. Dies gilt jedoch nicht für Neugeborene.

Werden keine ergänzenden Befunde erhoben, und besteht die Möglichkeit einer längeren Beobachtungszeit, so müssen bestimmte **Mindestfristen** in der Dauer der Beobachtung des Hirntodsyndroms eingehalten werden.
Bei sekundärer Hirnschädigung (z.B. infolge Reanimation) und bei allen Neugeborenen müssen die Symptome des Hirntodsyndroms mindestens während dreier Tage mehrmals übereinstimmend festgestellt werden. Bei primärer Hirnschädigung verkürzt sich für Erwachsene und Klein-

kinder die erforderliche Beobachtungszeit auf 12 bzw. 24 Stunden.

Mit dem(n) ordnungsgemäß erhobenen und dokumentierten **Hirntodprotokoll**(en) ist der Tod des Patienten festgestellt. Als **Todeszeitpunkt** gilt in der Regel der Zeitpunkt der Feststellung des Todes, da der Zeitpunkt seines tatsächlichen Eintritts nicht bekannt ist.

An Transplantationszentren besteht eine strenge **Trennung** zwischen den den Hirntod diagnosti-zierenden Ärzten – z. B. Neurologen und Neurochirurgen – und den an der Transplantation beteiligten Chirurgen und Anästhesisten. Die Hirntodbestimmung kann durch die von der Transplantationsabteilung unabhängigen Ärzte des Zentrums vor Ort im Spenderkrankenhaus unterstützt oder durchgeführt werden. Auch die Übernahme eines möglichen Organspenders zur oder nach Hirntoddiagnostik ist möglich.

Intoxikationen

Während früher Monointoxikationen z. B. mit Barbituraten häufig anzutreffen und z. T. an den pathognomonischen „Barbituratblasen" erkennbar waren, handelt es sich heute bei den meisten Intoxikationen um **Mischintoxikationen**, bei denen insbesondere der Alkohol, klassische Opiate, Opioide und Sedativa eine Rolle spielen. Diese münden häufig in ein **uniformes Intoxikationssyndrom** und sind deshalb klinisch selten differenzierbar. Darüber hinaus nehmen die Intoxikationen mit Lösungsmitteln und synthetischen Verbindungen zu.

■ Substanzgruppen

Alkohol

Der übermäßige Genuss und die Abhängigkeit von Alkohol (Ethanol, CH_3CH_2OH) sind ungelöste gesellschaftliche Probleme. 40–50 % der Verkehrstoten, 65 % der Verbrennungspatienten und ca. 50 % hypothermer Patienten weisen erhöhte Alkoholspiegel im Blut auf. Alkohol ist wasserlöslich und permeiert leicht die Schleimhäute. 3–5 Promille gelten als tödliche Blutkonzentration, jedoch sollen schon 11–15 Promille überlebt worden sein.

Benzodiazepine

Unter den Benzodiazepinen wird von den Konsumenten in der Regel das Flunitrazepam (Rohypnol) bevorzugt, vermutlich wegen seiner verlängerten Wirkdauer (Tbl. mit 1 mg).

Cannabis

In der Tendenz zwar abnehmend, aber immer noch zu den häufigsten missbrauchten Drogen zu zählen ist Cannabis (Delta-9-Tetrahydrocannabinol, dTHC) die Wirksubstanz der Pflanze Cannabis sativa. Die Mischung getrockneter Blätter, Stengel und Samen wird als Marihuana bezeichnet, während die getrockneten blühenden Pflanzenspitzen der weiblichen Pflanze Haschisch genannt werden. Cannabis wirkt antiemetisch, bronchodilatatorisch und angstlösend. Außerdem beeinflusst es die Membranfluidität von Neuronen, was dem vermuteten Effekt von Allgemeinanästhetika ähnelt. Es kann inhaliert (joint) oder oral aufgenommen werden (hash oil). Seine „therapeutische Breite" ist sehr groß und Todesfälle sind kaum bekannt.

Opiate und Opioide

> Als Opiate werden Derivate des Morphins bezeichnet. Neben dem Morphin wird hier insbesondere das Codein verwendet. Opioide heißen Substanzen, die keine chemischen Derivate des Morphins sind, aber an den gleichen (Opiat-)Rezeptoren wirken.

Hier sind insbesondere das **Heroin** (3fache Wirkstärke des Morphins), **Fentanyl** (100fache Wirkstärke des Morphins) und **Methadon** zu nennen. Methadon ist ebenso wirksam wie Morphin, kann aber bei Dosisverdopplung auch oral eingenommen werden. Alle anderen Substanzen müssen intravenös verabreicht werden, um mehr halluzinogene und bewusstseinsverändernde Effekte und keine Dysphorie und Emesis zu bewirken.

Bereits ein Viertel der Morphindosis reicht aber beim Methadon aus, um Entzugssymptome zu verhindern, sodass Programme mit Methadon als Substitut des Morphins durchführbar erscheinen.

Designerdrogen

Einige Substanzen, die als Designerdrogen bezeichnet werden, wurden gezielt synthetisiert („designed"), um eine stärkere Wirkung bei geringerem Preis zu erzielen. Hierzu gehören insbesondere Fentanylderivate wie das „China White" (α-**Methylfentanyl**). **3-Methylfentanyl** hat die 2000fache Wirkstärke des Morphins, ein Umstand, der wegen allfälliger Rechenfehler in der „Szene" bei der Herstellung der Verdünnungen zu zahlreichen Todesopfern führte.

> Eine besondere Gefahr der Designerdrogen besteht darin, dass sie spezifische, bisher unbekannte Früh- und Spätfolgen haben können, die klinisch praktisch nicht mit dem Missbrauch einer halluzinogenen Substanz in Verbindung gebracht werden.

Ein gutes Beispiel hierfür ist das **MPTP** (1-Methyl-4-Phenyl-1,2,3,6-Tetrahydropyridin). Es entstand zufällig bei der Synthese von Propionoxypiperidin (MPPP) in einem chemischen Labor; dabei fiel den Laboranten die bewusstseinsverändernde Wirkung auf. Da grundsätzlich davon ausgegangen werden darf, dass alle Substanzen, die bewusstseinsverändernd wirken, auch zu diesem Zweck missbraucht werden, befindet sich MPTP auf dem Markt. Es induziert spezifisch eine Nekrose der Substantia nigra und führt damit zu einem Parkinson-ähnlichen klinischen Bild, bei dem der Abhängige immobil und reaktionsträge wird („frozen addict").

Cocain

Cocain ist ein Sympathomimetikum. Es erhöht die Konzentration von Noradrenalin, Dopamin und Serotonin im zentralen Nervensystem und wirkt euphorisierend und mental stimulierend. Als freie Base aufgelöst in Backpulver und Wasser („crack" oder „rock") kann es geraucht werden, da es sich beim Erhitzen nicht zersetzt. Da es auch von den Schleimhäuten resorbiert wird, kann es auch geschnupft (Nasenscheidewandatrophie, -perforation) oder oral aufgenommen werden.

Halluzinogene Amphetamine

Sympathomimetische Substanzen mit struktureller Ähnlichkeit zu den Katecholaminen sind die **halluzinogenen Amphetamine**. Einige können in der Apotheke erstanden werden (over-the-counter-products). Das d-Amphetamin wurde früher in Schnupfensprays, später als Stimulationsdroge im 2. Weltkrieg für Soldaten benutzt. Mit der Einführung des Methamphetamins („ice"), das geraucht werden kann, ist mit einem Anstieg des Missbrauchs zu rechnen. Auch in dieser Substanzgruppe werden spezielle Substanzen „designed". Hierzu zählt insbesondere das „Ecstasy", das in Form kleiner, bunter Tabletten in der „Disco" oder in der Schule erhältlich ist (Preis pro Tablette ca. 5–50 DM) und eine leicht berauschende Wirkung verbunden mit einem nachhaltigen Wacheffekt entfaltet.

LSD (Lysergsäurediethylamid)

LSD ist eine „psychedelische" Droge, die zu Veränderungen der Wahrnehmung und Beeinflussung von Denkabläufen führt. LSD scheint ein Inhibitor des Serotonins im Gehirn zu sein und damit zu einer Aktivierung von kortikalen Neuronen zu führen. LSD kann oral aufgenommen sowie geraucht, geschnupft, i. v. oder s. c. injiziert und konjunktival instilliert werden. Es wirkt binnen weniger Minuten. Im Verkehr ist es u. a. in Form von kleinen Tabletten („microdots"), Würfelzucker, Gelatineblättern und imprägniertem Papier („blotter acid"). Typisch ist bei den Patienten das Gefühl, eins mit dem Universum zu sein, philosophische Wahrheiten über Natur und All zu kennen sowie religiöse oder mystische Erkenntnisse von galaktischer Bedeutung zu besitzen. Daneben ist für das LSD der „Bad Trip" bekannt, denn gelegentlich befinden sich die Patienten in einem Zustand des „Terrors" und der Depersonalisierung.

Phencyclidin

Phencyclidin (1-Phenylcyclohexylpiperidin, PCP) ist ein Verwandter des Ketamins. Es wurde früher als reguläres Anästhetikum genutzt, zeigte aber eine häufig prolongierte Wirkung mit Halluzinationen und Agitation. PCP wird normalerweise geraucht, indem dicht gerollte Zigaretten in die in Wasser gelöste Substanz eingetaucht werden („shermans" oder „super cools"). PCP kann auch oral aufgenommen werden und z. B. über Brote gestreut („angel dust") oder i. v. injiziert werden („hog").

> Nach einer Periode sehr bizarren und mitunter gewalttätigen Verhaltens kann es plötzlich zum Koma kommen.

Volatile Substanzen

Der Mißbrauch volatiler Substanzen ist immer zu erwarten, wenn eine Verbindung gasförmig ist oder bei Zimmertemperatur verdampft, die Atemwege nicht irritiert und psychoaktiv ist. Es handelt sich um **aliphatische Kohlenwasserstoffe** (z. B. Benzin, Naphtha, Kerosin), **halogenierte Kohlenwasserstoffe** (Fleckentferner, Lösungsmittel, Verdünner für Schreibmaschinenkorrekturflüssigkeit), **Alkylnitrite** (Raumspray; Vasodilatantien in Kapselform, bezeichnet als „popper" oder „snapper"), **aromatische Kohlenwasserstoffe** (Lösungsmittel für Farben und Kleber), Ether (z. B. Diethylether, Divinylether) und **Ketone** (Nagellackentferner, Lösungsmittel). Die volatilen Substanzen werden meistens aus einem Behälter geschnüffelt („sniffing"); gelegentlich sind auch aus Gasmasken die Filterpatronen entfernt und stattdessen mit Lösungsmitteln getränkte Watte eingefüllt worden. Auch das Aufträufeln auf die Kleidung (Ärmel, Schal im Sommer; „huffing") oder das Einfüllen in Beutel zur Konzentrationserhöhung („bagging") sind nicht selten.

■ Allgemeine klinische Leitsymptome der Intoxikation

Alkohol- und Drogenmissbrauch sowie andere Intoxikationen führen zu unspezifischen Vergiftungssymptomen, die sich in der Regel sehr ähneln und keine Differenzierung der Vergiftungsursache ermöglichen (Tab. 4.**10**).

■ Spezifische klinische Leitsymptome der Intoxikation

Die wenigen spezifischen Leitsymptome, die auf eine bestimmte Intoxikationsart hindeuten können, sind in Tab. 4.**11** zusammengestellt. Die Differentialdiagnose des Drogenmissbrauchs bedeutet präklinisch meistens keinen Therapievorteil: Die präklinische Therapie ist fast immer rein symptomatisch. Dagegen können in der Klinik bei Kenntnis der Diagnose bestimmte Therapiemaß-

Tabelle 4.**10**   Unspezifische Intoxikationssymptome

ZNS	Koma, Somnolenz, Müdigkeit, Lethargie, Agitation, Aggression, paranoid-halluzinatorische Psychosen, Euphorie, Dysphorie, Halluzinationen, Ataxie, Krämpfe, Atemdepression
Magen-Darm-Trakt	Übelkeit, Erbrechen, Diarrhö
Herz-Kreislauf-System	Tachykardie/Bradykardie, Hypotonie/Hypertonie, Herzrhythmusstörungen
Sonstiges	Begleitverletzungen, insbesondere Schädel-Hirn-Trauma

nahmen – z. B. Intubation, Beatmung, Giftelimination – früher begonnen werden.

> Der chronische Abusus von Alkohol und Drogen kann eine große Zahl von Symptomen verursachen, bei denen die Differentialdiagnose nicht auf der Hand liegt.

Insbesondere bei der klinischen Suche nach den Ursachen unklarer „Synkopen" o. Ä. sind chronische Intoxikationen mit in Betracht zu ziehen.

■ Therapeutische Maßnahmen

Symptomatische Behandlung – Sicherung der vitalen Funktionen

Unabhängig von der Art der Intoxikation steht die Sicherung der vitalen Funktionen an erster Stelle. Bei Bewusstlosigkeit ist die endotracheale Intubation zur kontrollierten Beatmung und Aspirationsprophylaxe indiziert. Ist die Bewusstseinstrübung nicht genau einzuschätzen, so kann ein vorsichtiger Intubationsversuch vorgenommen werden. Scheitert dieser an Schluck- und Hustenreflexen, so ist bei ausreichender Spontanatmung die stabile Seitenlage sinnvoll. Bei fehlender Spontanatmung und Kreislaufstillstand werden die Maßnahmen der kardiopulmonalen Reanimation in gewohnter Weise durchgeführt.
Bei allen intoxikierten Notfallpatienten besteht das **therapeutische Minimalprogramm** in folgenden Schritten:
- klinische Untersuchung (z. B. Kopfverletzungen, Frakturen?),

Tabelle 4.**11** Spezifische Intoxikationssymptomatik

Alkohol	Foetor alcoholicus und klinisches Gesamterscheinungsbild
Cocain	Hypertonie, intrakranielle Blutung, Aortendissektion tachykarde Herzrhythmusstörungen Organischämien (Niere, Darm) Lungenödem („crack lung")
Opioide, Designerdrogen	Atemdepression und Miosis (auch Mydriasis möglich) Injektionsschäden an Armen, Beinen und Hals Lungenödem
Amphetamine	Hypertonie, Hirninfarkt Sinustachykardie, -bradykardie, AV-Block Hyperthermie, Mydriasis
Cannabis	Miosis, konjunktivale Rötung, verminderter Tränenfluss Sinustachykardie, Vasodilatation Nystagmus, Tremor
Phencyclidin	Hypertonie und Nystagmus leichte Sinustachykardie schizophrenes Verhalten, Gewalttätigkeit
LSD	galaktisches Geschwafel Hypertonie, Tachykardie, Hyperthermie Gerinnungsstörungen Mydriasis (Pupillenweite 6 – 8 mm)
Volatile Substanzen	Zyanose, Erbrechen, Diarrhoe Tinnitus, Nystagmus

- Blutdruck und EKG,
- periphervenöser Zugang und kristalline Infusionslösung (z. B. Ringer-Lösung 500 – 1000 ml), zentralvenöser Katheter nur, wenn kein periphervenöser Zugang möglich ist und eine dringende Medikation (z. B. Orciprenalin) nötig ist. Bei intubierten Patienten können Medikamente wie z. B. Orciprenalin, Adrenalin und Lidocain endotracheal bzw. endobronchial appliziert werden (i. v. Dosis verdoppeln),
- bei psychotischen, aggressiven Patienten kann unabhängig von der Intoxikation eine notwendige Sedierung auch mit hohen Dosen von Benzodiazepinen (z. B. Midazolam 5 – 10 mg i. v.) notwendig sein.

Antidota

Antidota sollten bei den typischen akuten Intoxikationen ansonsten chronisch abhängiger Alkoholiker oder Drogenkonsumenten nur in Ausnahmefällen zur Anwendung kommen. Ihre Anwendung birgt drei **Gefahren**, die bedeutungsvoll sein können:

- plötzliches Erwachen des Patienten mit aggressiver Behandlungsverweigerung,
- Wiederauftreten einer vitalen Störung, da nur eine Komponente einer (meistens vorliegenden) Mischintoxikation antagonisiert wurde oder das Antidot eine kürzere Halbwertszeit als das Rauschmittel besitzt,
- Provokation einer akuten Entzugssymptomatik, die für sich allein lebensbedrohlich (z. B. Hyper-/Hypotonie, Kammerflimmern) sein kann.

Eine Indikation für Antidota besteht, wenn eine Zunahme der Vigilanz und Atemtätigkeit ohne Intubation sinnvoll erscheint. Dies kann z. B. der Fall sein, wenn die Intubation aufgrund des zwar getrübten, aber noch ausreichenden Bewusstseinszustandes des Patienten derzeit nicht zwingend ist, Intubationsschwierigkeiten zu erwarten sind oder aus anderen Gründen eine Beatmung derzeit nicht möglich ist. Mit einem „**Rebound**" ist allerdings zu rechnen und eine intensive Observation des Patienten erforderlich. Wenn sich der Patient eigenmächtig aus der Behandlung entfernt, sind gewaltsame Rückhalteversuche bei chronisch Drogenabhängigen meistens nicht sinnvoll. Grundsätzlich stehen drei vorsichtig zu dosierende Antidota zur Verfügung.

Naloxon

Naloxon (Narcanti) ist ein Opiatantagonist und kann s. c., i. m. oder i. v. appliziert werden. Die 1-ml-Ampulle enthält 0,4 mg, die für die i. v. Injektion auf 10 ml NaCl 0,9 % verdünnt werden. Anschließend kann titrierend milliliterweise und langsam (!) injiziert werden. Ein Wirkungseintritt sollte innerhalb von Minuten sichtbar werden.

Flumazenil

Flumazenil (Anexate) ist ein Benzodiazepinantagonist und für die i. v. Injektion vorgesehen. Die 5-ml-Ampulle enthält 0,5 mg, die 10-ml-Ampulle 1,0 mg (0,1 mg/ml). Beim Erwachsenen werden initial 0,2 mg (2 ml) injiziert, anschließend können bei Ausbleiben einer Verbesserung der Bewusstseinslage im 60 Sekunden Abstand 0,1 mg bis zu einer Gesamtdosis von 1 mg repetiert werden.

Physostigmin

Physostigmin (Anticholium) kann als Antidot bei Alkohol- und Antidepressivaintoxikation angesehen werden und sollte i. v. verabreicht werden. Die 5-ml-Ampulle enthält 2 mg und kann dem Erwachsenen langsam injiziert werden. Nach 20 Minuten kann 1 mg vorzugsweise als Kurzinfusion repetiert werden. Bei Barbituratintoxikationen (Mischintoxikation) ist die Gabe von Physostigmin kontraindiziert.

Vorläufige Unterbringung

Die zwangsweise vorläufige Unterbringung von Patienten in einer psychiatrischen Klinik kommt in der Regel für Alkohol- und Drogenabhängige nicht in Frage.

> Voraussetzung für eine vorläufige Unterbringung ist, dass der Patient eine Gefahr für die öffentliche Sicherheit und Ordnung darstellt oder dass er sein oder fremdes Leben gefährdet.

Die bloße Behandlungsverweigerung bei Verdacht auf eine Extremitätenfraktur oder bei Vorliegen einer Kopfplatzwunde ist meistens kein ausreichender Grund zur zwangsweisen Unterbringung. In diesen Situationen müssen freundliche, aber bestimmte Versuche unternommen werden, den Patienten zu untersuchen und ggf. zu behandeln. Im Falle der **definitiven Verweigerung** muss diese vom Arzt und Krankenpflegepersonal einschließlich des Hinweises auf die Folgen einer Nichtbehandlung dokumentiert werden.

Literatur

Aaslid R. Transcranial Dopplersonography. Springer Verlag, Berlin 1986

Ad Hoc Committee of Harvard Medical School. A definition of irreversible coma. JAMA (1968) 205: 337

Altura BT, Altura BM. Phencyclidine, lysergic acid diethylamine, and mescaline: cerebral artery spasms and hallucinogenic activity. Science (1981) 212: 1051 – 1052

Augenstein WL. Emergency aspects of drug abuse. Emerg Med Clin (1990) 8: 467 – 723

Benowitz NL, Rosenberg J, Becker CE. Cardiopulmonary catastrophes in drug-overdosed patients. Med Clin North Am (1979) 63: 267 – 275

Black, PM. Brain death. N Engl J Med (1978) 299: 338

Bodenham A, Park GR. Care of the multiple organ donor. Intensive Care Med (1989) 15: 340 – 347

Bowers AJ, Sage LR. Solvent abuse in adolescents, the who?, what?, and why? Child Health Dev (1983) 9: 169 – 178

Bundesärztekammer. An der Widerspruchslösung scheiden sich die Geister. Dt Ärztebl 89 (1992) C273 – 274

Bundesärztekammer. Kriterien des Hirntodes. Dt Ärztebl 88 (1991) C2417 – 2422

Bundesärztekammer. Kriterien des Hirntodes. Dt. Ärztebl 94 (1997) B 1032 – B 1030

Cooper PR (ed). Head Injury. 3 rd ed. Williams and Wilkins, Baltimore 1993

Cottrell JE, Smith DS (eds). Anesthesia and Neurosurgery. 3 rd ed. Mosby, St. Louis, 1994

Derlet RW, Albertson TE. Emergency department presentation of cocaine intoxication. Ann Emerg Med (1983) 18: 182 – 186

Ebate T, Watanabe Y, Amaha K, Hosaka Y, Takagi S. Haemodynamic changes during the apnoea test for diagnosis of brain death. Can J Anaesth (1991) 38: 436 – 440

Gentleman D, Easton J, Jennett B. Brain death and organ donation in a neurosurgical unit: audit of recent practice. BMJ (1990) 301: 1203 – 6

Harwood-Nuss A. Emergency aspects of alcoholism. Emerg Med Clin (1990) 8: 731 – 839

Koch-Weser J. Alcohol intoxication and withdrawal. N Engl J Med (1976) 294: 757 – 762

Lowenfels A, Miller T. Alcohol and trauma. Ann Emerg Med (1984) 13: 1056 – 1060

Lusk JA, Maloley PA. Morphine-induced pulmonary edema. Am J Med (1988) 84: 367 – 369

Nuwer MR. Evoked Potential Monitoring in the Operating Room. Raven Press, New York 1986

Prien T, Mertes N, Buchholz B, Lawin P. Spenderkonditionierung vor Explantation. Anästh Intensivmed (1990) 31: 34 – 39

Rindfleisch F, Murr R. Die Therapie des erhöhten intrakraniellen Drucks. Anästh Intensivmed (1989) 30: 7 – 18

Robin ED, Wong RJ, Ptashne KA. Increased lung water and ascites after massive cocaine overdosage in mice and improved survival related to beta-adrenergic blockade. Ann Intern Med (1989) 110: 202 – 207

Roizen J. Alcohol and trauma. In: Giesbrecht N et al (eds). Drinking and casualties: accidents, poisonings and violence in an international perspective. London, Routledge Chapman and Hall 1988, S. 21 – 69

Rügheimer E., Dinkel M (Hrsg). Neuromonitoring in Anästhesie und Intensivmedizin. Springer Verlag, Berlin 1994

Wheeldon DR, Potter CD, Dunning J, Gray S, Oduro A, Wallwork J, Large SR. Haemodynamic correction in multiorgan donation. Lancet (1992) 339: 1175

Wilkins RH, Rengachary SS (eds). Neurosurgery Vol I – III. 2 nd ed. McGraw-Hill, New York 1996

5 Allgemeinanästhesie

K. Görlinger und R. Scherer

Einführung

■ Präoperative Visite

Die präoperative Visite des Anästhesisten stellt bei allen planbaren Eingriffen einen wesentlichen Faktor für die Ausbildung einer **vertrauensvollen Arzt-Patient-Beziehung** dar. Daher ist es auch wünschenswert, wenn prä- und postoperative Visite und die anästhesiologische Betreuung im Operationssaal selbst von ein und demselben Anästhesisten durchgeführt werden.

Der Aufbau einer Vertrauensbeziehung zwischen dem Patienten und dem Anästhesisten wird dabei wesentlich durch eine sachliche **Information** des Patienten über das geplante Anästhesieverfahren und dessen Risiken – gegebenenfalls in Abwägung zu alternativen Verfahrensweisen – erreicht. Die präoperative Visite ermöglicht dem Anästhesisten eine Beurteilung des physischen und psychischen Zustandes des Patienten und eine sich daraus ergebende **Einschätzung des Anästhesierisikos**. Wesentliche Faktoren stellen in diesem Rahmen die Erhebung der Anamnese, die Untersuchung des Patienten sowie die Beurteilung anästhesierelevanter Voruntersuchungen insbesondere des kardiopulmonalen Systems dar.

> Kardiale und pulmonale Vorerkrankungen und Funktionsstörungen beeinflussen entscheidend das Komplikationsrisiko im Rahmen der Anästhesie.

■ Risikoreduktion durch präoperative Vorbehandlung

Wenn aufgrund der Voruntersuchungen eine Verbesserung des Zustandes des Patienten durch bestimmte therapeutische Maßnahmen sinnvoll und möglich erscheint, sollten diese Maßnahmen und die sich gegebenenfalls daraus ergebende Verschiebung des Operationstermins mit dem zuständigen Operateur besprochen werden. Dabei ist die Risikoverminderung des Patienten durch eine bessere Vorbereitung entsprechend der Dringlichkeit des Eingriffs (Tab. 5.1) gegen die zeitliche Verschiebung der Operation abzuwägen.

Tabelle 5.**1** Dringlichkeitsstufen verschiedener Eingriffe

Dringlichkeitstufe	Zur Verfügung stehende Vorbereitungszeit	Beispiele
Nicht dringliche, geplante Eingriffe (elektiv)	Wochen bis Monate	kosmetische Operationen Metallentfernungen
Bedingt dringliche, geplante Eingriffe (elektiv)	Tage	diagnostische Eingriffe Probeexzisionen
Dringliche, nicht geplante Eingriffe	Stunden	Frakturen Ileus
Lebensrettende Soforteingriffe	Minuten	akute Blutungen Notsectio

Anästhesiologische Anamnese und Untersuchung des Patienten

> Die zweifellos wichtigsten präoperativen Screeningmethoden sind eine sorgfältige Anamnese (Eigen/Patient und Fremd/Krankenakte) sowie eine gründliche körperliche Untersuchung.

Die anästhesiologische Anamnese und Untersuchung dient der Erfassung von **anästhesierelevanten Vorerkrankungen** und zur Abschätzung der Leistungsfähigkeit insbesondere der zur Erhaltung der Vitalfunktionen notwendigen Organsysteme. In diesem Zusammenhang sind selbstverständlich auch eine vorbestehende medikamentöse Therapie und Besonderheiten und Komplikationen bei vorangegangenen Anästhesien zu erfassen.

■ Anamnese

Die Erhebung der Anamnese kann durch den Einsatz eines **Aufklärungs-** und **Fragebogens** erheblich erleichtert werden. Ein solcher Bogen ersetzt allerdings in keinem Fall ein direktes Aufklärungs- und Anamnesegespräch zwischen Patient und Anästhesist.
Wesentliche anästhesierelevante Aspekte der Vorgeschichte des Patienten sind abgesehen von den bereits oben erwähnten Faktoren die Erfassung aspirationsgefährdeter Patienten sowie das Erkennen eines Intubationshindernisses, einer allergischen Diathese und einer Disposition zu speziellen anästhesieassoziierten Erkrankungen wie der malignen Hyperthermie.

■ Untersuchung

Neben der Erhebung der anästhesierelevanten Anamnese und der Aufklärung des Patienten stellt die körperliche Untersuchung die dritte Säule der präoperativen anästhesiologischen Visite dar.

Untersuchung des Herz-Kreislauf-Systems

Gestaute Halsvenen, prätibiale Ödeme, eine periphere Zyanose (durch vermehrte Sauerstoffextraktion bei vermindertem Herzzeitvolumen) so-

wie die Auskultation eines 3. Herztons (S_3-Galopprhythmus) und feuchter Rasselgeräusche über der Lunge können Anzeichen einer dekompensierten Herzinsuffizienz sein und verdienen daher besondere Beachtung. In Verbindung mit der Anamnese lässt sich das Ausmaß der Herzinsuffizienz anhand der **Klassifikation der New York Heart Association (NYHA)** einteilen (Tab. 5.**2**).
Analog dazu ist eine Einteilung der Schweregrade einer koronaren Herzerkrankung mit Angina pectoris anhand der Klassifikation der **Canadian Cardiovascular Society (CCS)** üblich (Tab. 5.**3**).
Die **Palpation des Pulses** kann erste Hinweise auf Herzrhythmusstörungen und arterielle Durchblutungsstörungen geben. Erstere stellen einen wesentlichen perioperativen Risikofaktor dar. Letztere sind insbesondere bei einer geplanten blutigen Druckmessung von anästhesiologischer Bedeutung.
Die Funktionstüchtigkeit bereits implantierter Herzschrittmacher sollte präoperativ kontrolliert werden.
Außerdem muss an die Möglichkeit von Funktionsstörungen der Demand-Schrittmacher durch den intraoperativen Einsatz von monopolaren Elektrochirurgiegeräten gedacht werden. Bei der Notwendigkeit zur intraoperativen Elektrokoagulation sind **bipolare Elektrokauter** zu bevorzugen. Das entsprechende Vorgehen sollte präoperativ mit dem Operateur besprochen werden.
Pathologische Geräusche bei der Auskultation des Herzens und der Karotiden geben Hinweise auf

Tabelle 5.**2** NYHA-Klassifikation der Herzinsuffizienz

Klassen	Kriterien
1	Herzkranke ohne Einschränkung der Leistungsfähigkeit
2	Patienten mit leichter Einschränkung der Leistungsfähigkeit, jedoch ohne Beschwerden in Ruhe oder bei leichter Tätigkeit
3	Patienten mit starker Einschränkung der Leistungsfähigkeit, in Ruhe noch keine, jedoch schon bei leichter Betätigung Beschwerden
4	Patienten mit schwerster Einschränkung der Leistungsfähigkeit, schon in Ruhe Beschwerden

Tabelle 5.**3** CCS-Klassifikation der Angina pectoris

Klassen	Kriterien
1	normale körperliche Aktivität (Gehen, Treppensteigen) ohne Angina pectoris, Angina pectoris nur bei starker, schneller oder langer Belastung
2	körperliche Aktivität (bergaufwärts Gehen, schnelles Gehen oder Treppensteigen), insbesondere bei Kälte oder psychischem Stress, führen zu Angina pectoris und leichter Einschränkung der Leistungsfähigkeit
3	normale körperliche Aktivität (1 km Gehen in der Ebene, Treppensteigen > 1 Etage) führen zu Angina pectoris und starker Einschränkung der Leistungsfähigkeit
4	geringste körperliche Aktivität führt zu Angina pectoris, wobei Symptome auch in Ruhe auftreten können

bestehende Herzklappenvitien und Gefäßstenosen. Besondere anästhesiologische Risikofaktoren stellen in diesem Rahmen eine hochgradige Aortenstenose sowie hochgradige Stenosen der hirnversorgenden Gefäße dar.

Untersuchung des Respirationstraktes

> Finden sich bei der Anamnese oder klinischen Untersuchung des Patienten Hinweise auf nicht ausreichend diagnostizierte oder therapierte Störungen des kardiopulmonalen Systems, so sind in Absprache mit dem Operateur zusätzliche Untersuchungen bzw. Therapiemaßnahmen anzuordnen, wenn dadurch eine Verbesserung des präoperativen Zustandes des Patienten zu erwarten ist oder die Ergebnisse dieser Untersuchungen einen entscheidenden Einfluss auf die Art des durchzuführenden Anästhesieverfahrens oder des perioperativen Monitorings haben.

Untersuchung der Bewusstseinslage und Dokumentation vorbestehender neurologischer Schäden

Speziell bei Patienten mit präoperativen Einschränkungen der Bewusstseinslage sind diese genau zu untersuchen und zum Beispiel anhand der **Glasgow-Komaskala (GCS)** zu dokumentieren.

Desgleichen ist eine genaue Dokumentation vorbestehender **neurologischer Schäden**, wie etwa Sensibilitätsstörungen, motorische Schwächen oder periphere Nervenläsionen, insbesondere vor der Durchführung von Regionalanästhesien aus forensischen Gründen wichtig. Dies gilt aber auch bei der Durchführung von Allgemeinanästhesien, um entsprechende Vorschäden von möglichen Lagerungsschäden abgrenzen zu können.

Vorhersage einer schwierigen endotrachealen Intubation

Die Inspektion der Mundhöhle und die Untersuchung der Beweglichkeit der Kiefergelenke und der Halswirbelsäule erfolgt im Hinblick auf eventuell vorbestehende Zahnschäden und auf zu erwartende Intubationsschwierigkeiten. Durch die rechtzeitige Einschätzung einer endotrachealen Intubation als „schwierige Intubation" können lebensbedrohliche Situationen (cannot intubate, cannot ventilate) bei der Narkoseeinleitung vermieden und personelle und technische Ressourcen bereitgestellt werden.

Neben der Anamnese (Befragung des Patienten über frühere Narkosen, Einsicht in Narkoseprotokolle, angeborene oder erworbene Gesichtsmissbildungen, bekannte raumfordernde Prozesse im Bereich der oberen Atemwege) kann bei der körperlichen Untersuchung eine Reihe von Faktoren als Hinweis auf eine eventuelle schwierige endotracheale Intubation gewertet werden: Die Klassifikation für die Vorhersage der schwierigen Intubation nach Mallampati in ihrer Modifikation von Samsoon und Young teilt die Sichtbarkeit pharyngealer Strukturen beim sitzenden Patienten mit maximaler Mundöffnung und herausgestreckter Zunge in vier Klassen ein (Tab. 5.**4**, Abb. 5.**1**). Dabei sind die **Mallampati-Klassen** III und IV als Hinweis auf eine schwierige Intubation zu werten.

Der **thyrcomentale Abstand** (Test nach Patil) wird durch Vermessung des Abstandes der Prominentia laryngica vom Unterkieferrand bei maximaler Extension des Kopfes bestimmt. Er ist ein Maß für eine bestehende Mikrogenie und für einen hochsitzenden Kehlkopf. Bei einem thyreomentalen Abstand unter 6,5 cm (< 6 cm!) ist mit einer schwierigen Intubation zu rechnen. Der **sternomentale Abstand** wird bei geschlossenem Mund und maximaler Extension der Halswirbelsäule und Reklination des Kopfes gemessen. Er ist ein Maß für die Beweglichkeit der Halswirbelsäule und des Atlantookzipitalgelenkes. Bei einem sternomentalen Abstand unter 13,5 cm (≤ 12,5 cm!)

Abb. 5.**1** Piktogramme der Mallampati-Klassen I-IV in der Modifikation von Samsoon und Young
(1987).

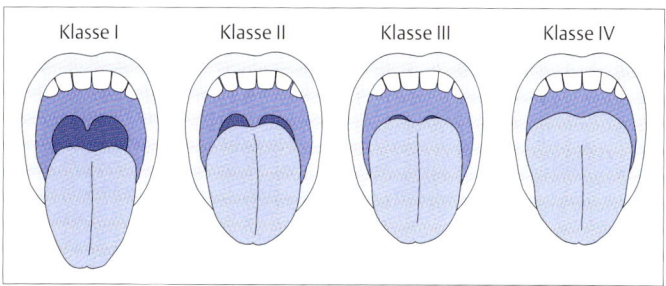

| Klasse I | Klasse II | Klasse III | Klasse IV |

Tabelle 5.**4** Klassifikation für die Vorhersage der schwierigen Intubation nach Mallampati (mod. von Samsoon und Young 1987)

Klassen	Beurteilung der sichtbaren pharyngealen Strukturen bei sitzenden Patienten mit maximaler Mundöffnung und herausgestreckter Zunge
I	weicher Gaumen, Rachen, Gaumenpfeiler und Uvula vollständig sichtbar
II	weicher Gaumen, Rachen und Uvula teilweise sichtbar (Uvula von der Zunge teilweise verdeckt)
III	weicher Gaumen und Uvulabasis sichtbar
IV	weicher Gaumen nicht sichtbar

ist mit einer schwierigen Intubation zu rechnen. Der Abstand der Schneidezähne des Ober- und Unterkiefers wird als Maß für die Mundöffnung und die Beweglichkeit der Kiefergelenke bestimmt. Bei einer **Mundöffnung unter 3 cm** ist mit einer schwierigen Intubation zu rechnen.

■ ASA-Klassifikation zur Beschreibung des präoperativen Gesundheitszustandes

Zur groben Einteilung der Patienten bezüglich ihres Anästhesierisikos wurde Anfang der 60er Jahre von Dripps u. Mitarb. eine Klassifikation mit fünf Gruppen entwickelt und von der American Society of Anaesthesiologists (ASA) übernommen (Tab. 5.**5**). Bei dieser ASA-Klassifikation handelt es sich um ein System zur **subjektiven Grobeinschätzung des präoperativen Allgemeinzustandes des Patienten** mit den folgenden Nachteilen:
- Fehlen objektivierbarer Kriterien zur Einstufung des Patienten,
- Fehlen einer Gewichtung der Vorschäden unterschiedlicher Organsysteme (insbesondere des kardiovaskulären und bronchopulmonalen Systems).

Faktoren wie Operationszeit, Art des operativen Eingriffs, Lebensalter des Patienten und Dring-

Tabelle 5.**5**   ASA-Klassifizierung zur Beschreibung des präoperativen Gesundheitszustandes

ASA-Klassen	Präoperativer Gesundheitszustand des Patienten	Perioperative Mortalität (Vacanti 1970)
I	normaler, gesunder Patient	0,8 %
II	Patient mit einer leichten Allgemeinerkrankung ohne Leistungseinschränkung	0,27 %
III	Patient mit einer schweren Allgemeinerkrankung und Leistungseinschränkung	1,8 %
IV	Patient mit einer inaktivierenden Allgemeinerkrankung, die eine ständige Lebensbedrohung darstellt	7,8 %
V	moribunder Patient, Tod innerhalb von 24 Stunden mit und ohne Operation zu erwarten	9,4 %
E	Zusatz bei Notfallpatienten	–

lichkeit des Eingriffs fließen nicht in die Beurteilung mit ein, obwohl sie das Anästhesie- und Operationsrisiko wesentlich mitbeeinflussen.

■ Anästhesie- und operationsabhängige Faktoren des perioperativen Risikos

Das Anästhesierisiko eines Patienten wird nicht allein durch seinen persönlichen Gesundheitszustand und die Art des angewandten Anästhesieverfahrens bestimmt, sondern hängt selbstverständlich auch wesentlich von der **Art und Dauer des durchzuführenden Eingriffs**, des dabei zu erwartenden Volumenumsatzes, der intraoperativen Lagerung und nicht zuletzt von der Erfahrung und Fertigkeit des ihn betreuenden Operateurs und Anästhesisten ab. Die 4-Wochenletalität beträgt bei Eingriffen bis zu einer Dauer von 120 Minuten 2,4%, bei bis zu 300 Minuten 6,7% und bei Eingriffen über 300 Minuten Dauer 17,9%.

Um diesen Faktoren gerecht zu werden und um gleichzeitig die bereits oben erwähnten wesentlichen Schwächen der ASA-Klassifikation zu vermeiden, wurden von einigen Autoren **Checklisten zur Erfassung des Anästhesierisikos** bzw. des allgemeinen perioperativen Risikos erstellt (Goldman-Index zur Beurteilung des kardialen Risikos bei nicht kardiochirurgischen Patienten 1977, Mannheimer Risiko-Checkliste mod. nach Lutz 1980, Münchner Risiko-Checkliste mod. nach Peter 1989).

■ Beurteilung der pulmonalen Funktion

Als Screeninguntersuchungen zur Beurteilung der pulmonalen Funktion sind die Thoraxröntgenaufnahme in zwei Ebenen, die kapilläre oder arterielle Blutgasanalyse und die Lungenfunktionsuntersuchung von klinischer Bedeutung.

Röntgenaufnahme des Thorax

Bezüglich der Röntgenaufnahme des Thorax als Screeninguntersuchung bei Patienten ohne wesentliche Vorerkrankungen (ASA I-II) gibt es sehr unterschiedliche Vorstellungen. Die DGAI (Deutsche Gesellschaft für Anästhesiologie und Inten-

sivmedizin) empfiehlt in ihrer 1998 veröffentlichten „Leitlinie anästhesiologische Voruntersuchung" bei anamnestisch und klinisch unauffälligen Patienten unter 60 Jahren keine routinemäßige Röntgenaufnahme des Thorax.

Als akzeptabler Kompromiss hat sich in Anästhesieabteilungen ohne Prämedikationsambulanz die **routinemäßig Anfertigung** einer Röntgenaufnahme des Thorax bei den folgenden Indikationen bewährt:
- Patienten über 60 Jahre,
- Patienten der ASA-Risikogruppen III – V,
- Patienten mit klinisch relevanten kardialen oder respiratorischen Vorerkrankungen,
- Patienten, bei denen thoraxchirurgische Eingriffe durchgeführt werden sollen,
- Patienten, bei denen mit einer Nachbeatmung gerechnet werden muss.

Blutgasanalyse und Lungenfunktionsuntersuchung

Indikationen für die Durchführung einer präoperativen kapillären oder arteriellen Blutgasanalyse und einer Lungenfunktionsuntersuchung (Tab. 5.**6**) stellen die folgenden Kriterien dar:
- Patienten mit klinisch relevanten, chronischen Lungenerkrankungen (COPD, Asthma bronchiale, hyperreagibles Bronchialsystem) – insbesondere bei insuffizienter medikamentöser Einstellung,
- Patienten mit einer Exspirationszeit > 4 Sekunden als Ausdruck einer Obstruktion (> 10 Sekunden = großes Narkoserisiko),
- starke Raucher über 40 Jahren,
- Patienten mit ausgeprägter Adipositas, Ruhe- oder Belastungsdyspnoe, Thoraxschmerzen oder Zyanose,
- Patienten mit ausgeprägten Thoraxwand- oder Wirbelsäulendeformitäten,
- Patienten, bei denen große Oberbaucheingriffe durchgeführt werden sollen,
- Patienten, bei denen thoraxchirurgische Eingriffe durchgeführt werden sollen (insbesondere bei Lungenresektionen),
- Patienten, bei denen mit einer Nachbeatmung gerechnet werden muss.

Auch wenn die prognostische Relevanz einzelner präoperativer Lungenfunktionsparameter bezüglich des Auftretens postoperativer Komplikationen gering ist, spielt die präoperative Lungenfunktionsmessung bei den oben charakterisierten Risikogruppen aus folgenden Gründen eine we-

Tabelle 5.6 Klassifikation der respiratorischen Störungen anhand der präoperativen Spirometrie und der arteriellen Blutgasanalyse (mod. nach Hensley und Fencl 1990)

Klassen	Kriterien	Bewertung
1	$FEV_1 > 50\%$ der Norm und $paO_2 > 70$ mmHg und $paCO_2$: 35–45 mmHg	kein erhöhtes Risiko perioperativer respiratorischer Komplikationen
2	FEV_1: 25–50% der Norm und $paO_2 < 70$ mmHg und $paCO_2 < 50$ mmHg	hohes Risiko postoperativer respiratorischer Störungen, stationäre Vorbereitung des Patienten für 48–72 h zur optimalen Einstellung der medikamentösen respiratorischen Therapie
3	$FEV_1 < 25\%$ der Norm oder $FEV_1 < 0,5$ l und $paO_2 < 60$ mmHg (und $paCO_2 > 50$ mmHg)	sehr hohes Risiko respiratorischer Komplikationen, OP nur zur Behandlung lebensbedrohlicher Zustände, postoperative Nachbeatmung höchstwahrscheinlich erforderlich

sentliche Rolle im Rahmen des perioperativen anästhesiologischen Managements:

- Beginn bzw. Optimierung einer antiobstruktiven und/oder sekretolytischen **medikamentösen Therapie** (für 48–72 Stunden präoperativ),
- Indikationsstellung für die prä- und postoperative Durchführung einer **Atemtherapie** (Inzentivspirometer, Atemgymnastik, Sekretmobilisation),
- Bevorzugung von **Regionalanästhesieverfahren** oder der Larynxmaske gegenüber der Intubationsnarkose bei Patienten mit hyperreagiblem Bronchialsystem (HRB),
- Vorhersage der Notwendigkeit der **Nachbeatmung und Intensivüberwachung,**
- Abschätzung der **Operabilität** bei Lungenvolumen-reduzierenden Eingriffen.

Untersuchungen zur Beurteilung der Operabilität bei lungenvolumen-reduzierenden Eingriffen

Bezüglich der Operabilität bei lungenvolumenreduzierenden Eingriffen haben sich die folgenden Kriterien für die Durchführbarkeit einer Pneumektomie etabliert:

- $FEV_1 > 2$ l **und**
- FEV_1/FVC (forcierte Vitalkapazität) $\geq 50\%$ des Sollwertes **und**
- RV/TLC (totale Lungenkapazität) $< 50\%$.

Allgemein gilt für die Operabilität lungenvolumenreduzierender Eingriffe, dass die vorausgesagte postoperative FEV_1 mindestens 800 ml betragen muss. Ansonsten ist postoperativ mit einer CO_2-Retention zu rechnen. Diese postoperative FEV_1 wird sich proportional zur Verringerung der Zahl der Lungensegmente verhalten.

Außerdem gelten die folgenden Kriterien als Hinweis auf eine **Inoperabilität** für lungenvolumenreduzierende Eingriffe:

- pulmonalvaskulärer Widerstand (PVR) unter Belastung > 190 dyn $\times$ s $\times$ cm^{-5},
- pulmonalarterieller Mitteldruck (PAP) > 35 mm Hg (unter Ballonokklusion der zu resezierenden Pulmonalarterie),
- Ruhe-$paO_2 < 45$ mm Hg (unter Ballonokklusion der zu resezierenden Pulmonalarterie),
- Ruhe-$paCO_2 \geq 45$ mm Hg,
- maximal mögliche Gehstrecke im 6-Minuten-Gehtest ≤ 200 m.

Beurteilung der kardialen Funktion

Während Einschränkungen der pulmonalen Leistungsfähigkeit vorwiegend das Risiko postoperativer Komplikationen erhöhen, sind kardiale Funktionsstörungen die Hauptursache für die perioperative Mortalität und damit ebenso von zentraler anästhesiologischer Bedeutung.

Screeninguntersuchungen

Als apparative Screeninguntersuchung zur Beurteilung der kardialen Funktion hat das 12-Kanal-Ruhe-EKG eine zentrale Bedeutung. Je nach Befund können ergänzend noch weitere spezielle kardiale Untersuchungen indiziert sein. Dazu zählen im Wesentlichen das Langzeit-EKG (Holter-EKG), die Langzeitblutdruckmessung, das Belastungs-EKG, die Echokardiographie, die Dobutamin-Stressechokardiographie, die Dipyridamol-Thallium-Myokardszintigraphie (DTMS) und die Koronarangiographie.

12-Kanal-Ruhe-EKG

Parallel zu den stark divergierenden Empfehlungen unterschiedlicher Autoren zur Notwendigkeit einer präoperativen Röntgenaufnahme des Thorax bewegen sich auch die Empfehlungen zur Anfertigung eines präoperativen 12-Kanal-Ruhe-EKG.

Aufgrund der zunehmenden Inzidenz von stummen Herzinfarkten und anderer kardiovaskulärer Erkrankungen ab dem 40. Lebensjahr kann die **routinemäßige Anfertigung** eines 12-Kanal-Ruhe-EKG bei Vorliegen einer der folgenden Indikationen empfohlen werden:

- Patienten über 40 Jahren,
- Patienten der ASA-Risikogruppen III – V,
- Patienten mit klinisch relevanten kardialen oder respiratorischen Vorerkrankungen,
- Patienten, bei denen thoraxchirurgische Eingriffe durchgeführt werden sollen,
- Patienten, bei denen intraoperativ mit einem hohen Volumenumsatz oder einer Katecholamintherapie gerechnet werden muss.

Anästhesiologisch **relevante Befunde** bei der Auswertung des 12-Kanal-Ruhe-EKG sind:

- Myokardinfarkte verschiedenen Alters,
- ST-Segmentveränderungen als Ausdruck einer koronaren Herzkrankheit,
- Zeichen der Links- oder Rechtherzhypertrophie,
- Herzrhythmusstörungen (ggf. mit Indikation zur Schrittmacherimplantation),
- durch Medikamente oder Elektrolytstörungen bedingte EKG-Veränderungen.

Bei den folgenden Herzrhythmusstörungen muss an die perioperative Anlage eines transkutanen **Schrittmachers** oder an die Implantation eines temporären oder permanenten Schrittmachers –

in Absprache mit einem Kardiologen – gedacht werden:

- begründeter Verdacht auf Adam-Stokes-Anfälle,
- bifaszikuläre Blöcke mit Synkopen oder Schwindelanfällen,
- bifaszikuläre Blöcke und AV-Block 1. Grades,
- trifaszikulärer Block,
- AV-Block 2. Grades,
- kompletter AV-Block,
- Sick-Sinus-Syndrom,
- Karotissinussyndrom,
- Bradyarrhythmie bei Vorhofflimmern (auch digitalisbedingte Bradykardie).

Bei bereits liegenden Herzschrittmachern sollte dessen Funktionstüchtigkeit präoperativ überprüft werden. Außerdem muss an die Möglichkeit der Funktionsstörungen von Demand-Schrittmachern durch die intraoperative Anwendung von Elektrochirurgiegeräten gedacht werden. Insbesondere auf den Einsatz von monopolaren Elektrochirurgiegeräten sollte daher wenn irgend möglich verzichtet werden.

Langzeit-EKG und Langzeitblutdruckmessung

Langzeit-EKG (**Holter-EKG**) und Langzeitblutdruckmessung sind kardiologische Diagnoseverfahren, die im Wesentlichen der Überprüfung einer medikamentösen Einstellung mit Antiarrhythmika und Antihypertensiva dienen. In der Regel sollten diese Untersuchungen – wenn nötig – bereits ambulant vom behandelnden Internisten oder Kardiologen durchgeführt werden. Perioperativ werden diese Verfahren normalerweise durch ein entsprechendes EKG- und Blutdruckmonitoring – möglichst mit ST-Segmentanalyse – ersetzt.

Echokardiographie und Doppler-Echokardiographie

Bei der Echokardiographie bzw. der Doppler-Echokardiographie handelt es sich um Diagnoseverfahren zur Erkennung von Herzklappenvitien, zum Nachweis von intrakardialen Thromben und einer eingeschränkten Pumpfunktion des Herzens.

Als **Indikationen** für Durchführung einer präoperativen Echokardiographie können die folgenden Fragestellungen angesehen werden:

- pathologische Herzgeräusche mit Verdacht auf ein Herzklappenvitium (insbesondere Aortenstenosen),
- Nachweis von intrakardialen Thromben bei Arrhythmia absoluta und Schlaganfallanamnese,
- Nachweis von Dys- oder Akinesien des Myokards als Ausdruck einer eingeschränkten Pumpfunktion des Herzens,
- Abschätzen von Drücken und Druckgradienten (z. B. bei Verdacht auf eine pulmonale Hypertonie oder eine Aortenklappenstenose).

Insbesondere der Nachweis einer **symptomatischen** (Angina pectoris, Synkopen, Herzinsuffizienz) und **klinisch relevanten** (Aortenöffnungsfläche $< 0,7\,cm^2$; $\Delta P_{peak} \geq 90\,mm\,Hg$ bzw. ΔP_{mean} $\geq 55\,mm\,Hg$) **Aortenstenose** (3. Grades) ist von besonderer Wichtigkeit für das anästhesiologische Procedere, da sie eine absolute Operationsindikation zum Klappenersatz darstellt. Dementsprechend müssen elektive nicht kardiale Eingriffe verschoben bzw. auf sie verzichtet werden. Ansonsten ist mit einer etwa 14fachen Erhöhung der perioperativen Letalität zu rechnen.

Spezielle kardiologische Diagnoseverfahren zur Abklärung einer koronaren Herzkrankheit

Bei Patienten mit ausreichender kardialer Leistungsfähigkeit können durch zusätzliche kardiologische Untersuchungen in der Regel keine neuen, anästhesiologisch relevanten Erkenntnisse gewonnen werden. Indiziert sind solche **nichtinvasiven Provokationstests**, wie Belastungs-EKG, Stressechokardiographie oder Myokardszintigraphie, bei eingeschränkter kardialer Reserve.

> Ergometrische Verfahren sind bei bereits in Ruhe vorhandenen objektivierbaren kardialen Beschwerden kontraindiziert.

Als **pathologische Zeichen** im **Belastungs-EKG** müssen gewertet werden:
- ST-Senkungen unter Belastung,
- Angina pectoris unter Belastung,
- Nichterreichen der altersentsprechenden Zielherzfrequenz ($< 85\%$).

Bei Patienten, die nicht ergometrisch belastet werden können, weil sie zum Beispiel gebrech-

lich sind oder sich orthopädischen Eingriffen unterziehen müssen, sind alternativ **pharmakologische Belastungstest** möglich. Allerdings handelt es sich bei der **Dobutamin-Stressechokardiographie (DSE)** und der Dipyridamol-Thallium-Myokardszintigraphie (DTMS) um spezielle, personal- und technisch aufwendige Verfahren zur Diagnostik einer koronaren Herzkrankheit, die nicht zu den präoperativen Routineuntersuchungen zählen.
Eine **Koronarangiographie** ist nur unter den folgenden Bedingungen im Rahmen der präoperativen Vorbereitung indiziert:
- instabile Angina pectoris oder Myokardinfarkt in den letzten 6 Monaten,
- durch nicht invasive Untersuchungen gesicherte Hinweise auf das Vorliegen einer klinisch signifikanten koronaren Herzkrankheit mit der Konsequenz einer interventionellen kardiologischen oder operativen Revaskularisierung und der entsprechenden Einwilligung des Patienten in eine mögliche Intervention bzw. Bypassoperation.

■ Laboruntersuchungen

Aus anästhesiologischer Sicht ist ein routinemäßiges Screening von multiplen Laborparametern bei asymptomatischen Patienten vor Routineeingriffen mit geringem zu erwartendem Blutverlust ohne großen diagnostischen Wert. Insbesondere der Nutzen von Suchtests für Leber- und Nierenerkrankungen bei asymptomatischen Patienten unter 60 Jahren ist als eher gering zu betrachten.

> Routinemäßige präoperative Laboruntersuchungen können bei anamnestisch und klinisch unauffälligen Patienten unter 40 Jahren nicht empfohlen werden.

Liegen bereits Laborwerte vom einweisenden Arzt oder vom verlegenden Krankenhaus vor, so können diese berücksichtigt werden, wenn eine Veränderung der Laborwerte aufgrund zwischenzeitlich durchgeführter Maßnahmen nicht zu erwarten ist.
Bei geplanten **rückenmarksnahen Regionalanästhesien** ist zur Vermeidung von Blutungskomplikationen neben einer Bestimmung der Thrombozytenzahl, der PTT und des Quick-Wertes auf eine genaue Anamnese bezüglich erblicher oder erworbener Gerinnungsstörungen, einer außer-

Tabelle 5.**7**   Empfohlene Zeitintervalle zwischen einer Antikoagulanziengabe und einer epiduralen/spinalen Punktion bzw. dem Entfernen eines Katheters (mod. nach Gogarten u. Mitarb. 1997)

Medikament	Zeit vor Punktion bzw. Katheterentfernung	Zeit nach Punktion bzw. Katheterentfernung
UFH (low dose)	4 h	1 h
UFH (high dose)	4 h (PTT < 50 s)	1 – 2 h
NMH (low dose)	12 h	4 h
ASS (50 – 500 mg) und Ticlopidin/Clopidogrel	3 – 5(– 10) Tage	direkt nach Katheterentfernung
NSAIDS (z. B. Diclofenac) (Paracetamol ist unbedenklich)	1 – 2 Tage	direkt nach Katheterentfernung
Vitamin-K-Antagonisten (Phenprocoumon)	Tage (TPZ > 60 %)	direkt nach Katheterentfernung

gewöhnlichen Blutungsneigung und der Einnahme von Thrombozytenaggregationshemmern, von nicht steroidalen Antiphlogistika und Antikoagulanzien zu achten. Insbesondere die Einnahme von Thrombozytenaggregationshemmern wie Acetylsalicylsäure (ASS), Ticlopidin oder Clopidogrel sowie von nicht steroidalen Antiphlogistika (NSAIDS) wie Diclofenac führt zu Thrombozytenfunktionsstörungen, die mit den routinemäßigen Laboruntersuchungen nicht erfasst werden. Die Einnahme von Paracetamol ist in diesem Zusammenhang unbedenklich.

Ebenso wichtig ist es, im Rahmen der **perioperativen Thromboseprophylaxe** auf einen ausreichenden zeitlichen Abstand zwischen der letzten bzw. ersten Gabe von unfraktioniertem Heparin (UFH) oder von niedermolekularen (fraktionierten) Heparinen (NMH) vor und nach epiduraler bzw. spinaler Punktionen **und** Katheterentfernungen zu achten (Tab. 5.7). Außerdem sollte bei einer bereits über mehr als 5 Tage erfolgten Heparingabe eine Kontrolle der Thrombozytenzahl erfolgen, um eine heparininduzierte Thrombozytopenie Typ II (HIT) auszuschließen.

Aufklärung und Einwilligung

■ Ziel des Aufklärungsgesprächs

Die Aufklärung des Patienten stellt neben der Erhebung der anästhesierelevanten Anamnese und der körperlichen Untersuchung die dritte Säule der präoperativen anästhesiologischen Visite dar. Sie dient nicht primär der juristischen Absicherung des Anästhesisten, sondern soll in einer **dem Patientenverständnis angepassten Form** über das geplante Anästhesieverfahren, dessen Verlauf, Risiken und erforderliche Verhaltensmaßregeln sowie über mögliche Alternativverfahren informieren.
Ziel ist es dabei, den Patienten möglichst umfassend in dem von ihm gewünschten Rahmen zu informieren, um ihm eine persönliche Nutzen-Risiko-Bilanz zu ermöglichen. Der Einsatz von **vorformulierten Aufklärungsbögen** (z.B. vom Berufsverband Deutscher Anästhesisten und der Deutschen Gesellschaft für Anästhesiologie und Intensivmedizin) können einer Vorinformation

des Patienten dienen und die Dokumentation des Aufklärungsinhaltes und der Einwilligung des Patienten erleichtern. Sie können aber nicht das **direkte Gespräch** zwischen Anästhesist und Patient ersetzen.

■ Teilaspekte der anästhesiologischen Aufklärung

Die anästhesiologischen **Aufklärungspflichten** lassen sich grob in 4 sich überlappende Bereiche einteilen:
● die Verlaufsaufklärung,
● die Alternativaufklärung,
● die Risikoaufklärung,
● die therapeutische Aufklärung.

Verlaufsaufklärung

Der Patient ist grundsätzlich über das geplante Anästhesieverfahren und die jeweils erforderlichen Nebeneingriffe (z.B. invasives Monitoring) so zu informieren, dass er über Art, Umfang und Verlauf des Eingriffs orientiert ist. Dazu gehören auch Informationen über sichere Eingriffsfolgen, voraussehbare Nebenfolgen und Hinweise auf den zu erwartenden postoperativen Zustand. Bei Regionalanästhesien muss vorsorglich auch darüber informiert werden, dass diese ggf. in eine Allgemeinanästhesie übergeleitet werden muss, wenn sie sich z.B. nicht als ausreichend wirksam erweist. Eine solche Erweiterung des Anästhesieverfahrens, dass nicht von vornherein ausgeschlossen werden kann, wird nicht über die „mutmaßliche Einwilligung" des Patienten gedeckt.

Alternativaufklärung

Wenn mehrere Anästhesieverfahren – z.B. Allgemeinanästhesie oder Regionalanästhesie – mit unterschiedlichen Belastungen, Nebenwirkungen und Risiken zur Versorgung des Patienten in Betracht kommen, so ist der Patient über diese Alternativen zu informieren.

Risikoaufklärung

> Die Risikoaufklärung ist forensisch gesehen von großer Bedeutung. Der Arzt haftet bei Aufklärungsmängeln auch für Risiken, die selbst bei Einhaltung aller Leistungs- und Sorgfaltsstandards des Fachgebietes nicht sicher auszuschließen sind.

Dabei wird in der Rechtsprechung insbesondere auf die Aufklärung über **eingriffsspezifische, typische Risiken** Wert gelegt. Zu diesen Risiken gehören z.B. die Aspiration bei der Allgemeinanästhesie, Zahnschäden bei der Intubationsnarkose, die Querschnittslähmung bei der Periduralanästhesie und der postspinale Kopfschmerz bei der Spinalanästhesie. Von Bedeutung ist dabei aber auch die berufliche und private Lebensführung des Patienten (**patientenbezogene Aufklärung**). In diesem Rahmen ist es sehr empfehlenswert, z.B. Sänger über mögliche Stimmbandschäden bei der Intubationsnarkose oder Geiger über das Lähmungsrisiko bei einer axillären Plexusanästhesie aufzuklären. Wichtig ist auch in diesem Zusammenhang die Aufklärung über alternative An-

ästhesieverfahren, z.B. Larynxmaske statt Intubationsnarkose oder intravenöse Regionalanästhesie statt axillärer Plexusanästhesie (s.o. Alternativaufklärung).

Auch über **sehr seltene, aber schwer wiegende Risiken** sogar eines Neben- oder Folgeeingriffs ist aufzuklären. Dies gilt z.B. für die Risiken der *Fremdbluttransfusion* und speziell für das HIV-Risiko (etwa 1 : 1.000.000). Dabei verlangt die Rechtsprechung auch eine rechtzeitige Aufklärung über die Alternativen zur Fremdbluttransfusion, wie die präoperative *Eigenblutspende* und die intraoperative Autotransfusion, wenn diese indiziert sind und die Notwendigkeit einer Bluttransfusion ernsthaft in Betracht gezogen werden muss (Wahrscheinlichkeit > 10%). Die rechtzeitige Aufklärung über die präoperative Eigenblutspende setzt allerdings ein entsprechendes Gespräch zwischen Patienten und Operateur bzw. Anästhesist mehrere Wochen vor dem geplanten Operationstermin voraus.

> Die Aufklärungsintensität bezüglich möglicher Risiken steht im umgekehrten Verhältnis zur Dringlichkeit des Eingriffs. So kann sich der Umfang der Risikoaufklärung bei lebenserhaltenden Notfalleingriffen auf null reduzieren, während bei Eingriffen ohne therapeutischen Eigenwert für den Patienten (kosmetische Eingriffe oder Organlebendspenden) strengste Aufklärungsmaßstäbe anzulegen sind.

Therapeutische Aufklärung

Zur therapeutischen Aufklärung gehören Hinweise, Anweisungen und Verhaltensmaßregeln für den Patienten, die dazu dienen den Therapieverlauf zu sichern und Komplikationen zu vermeiden. Hierzu gehört der Hinweis auf die Notwendigkeit der Einhaltung einer Nüchternphase vor dem geplanten Anästhesieverfahren wie auch auf die Straßenverkehrsunfähigkeit insbesondere nach ambulanten Eingriffen. Bei Mängeln in diesen Beratungs- und Informationspflichten handelt es sich um einen **schuldhaften ärztlichen Behandlungsfehler**, wenn ein Patient dadurch zu Schaden kommt. Die Wirksamkeit der Einwilligung für den Eingriff bleibt jedoch unberührt.

■ Vetorecht des Patienten

Lehnt ein Patient im Vollbesitz seiner Verstandes-
kräfte und in Kenntnis der Tragweite seiner Entscheidung einen lebensrettenden Eingriff – z.B.
aus religiösen oder weltanschaulichen Gründen –
für sich selbst ab, so ist dieses Veto rechtlich bin-
dend für den Arzt.

■ Aufklärungsverzicht durch den Patienten

Prinzipiell kann der Patient im Rahmen seines
Selbstbestimmungsrechts auf eine nähere Aufklärung bezüglich der Risiken eines geplanten
Eingriffs verzichten. Das Wesen des Eingriffs (s.
Verlaufsaufklärung) muss allerdings auch der Patient kennen, der auf eine spezielle **Risikoaufklärung** verzichtet.

Der Aufklärungsverzicht sollte aber mit seinem jeweiligen Umfang auf dem Bogen der Einwilligungserklärung sorgfältig dokumentiert und aus Beweis-
sicherungsgründen vom Patienten gegengezeich-
net werden.

■ Einwilligungsberechtigte Personen

Einwilligungsberechtigt ist prinzipiell der Patient
selbst. Entscheidend ist die sog. **natürliche Ein-
sichts- und Entschlussfähigkeit**. Ist der Patient
nicht in der Lage, Wesen, Bedeutung und Tragweite des Eingriffs zu erfassen (Kinder, demente oder
bewusstlose Personen), so müssen an seiner Stelle andere Personen entscheiden. Bei Zweifeln an
der Einsichts- und Entschlussfähigkeit erwachsener desorientierter, dementer oder psychisch anderweitig erkrankter Patienten muss ggf. ein Neu-
rologe oder Psychiater konsiliarisch zur Klärung
hinzugezogen werden. Bei fehlender Einwilli-
gungsfähigkeit oder Bewusstlosigkeit des Patienten muss dann – sofern die medizinischen Maßnahmen Aufschub dulden – über das Vormund-
schaftsgericht (Amtsgericht) ein „Betreuer zur
medizinischen Versorgung" bestellt werden.
Bei **Kindern über 14 Jahren** muss der Anästhesist
in jedem Einzelfall überprüfen, ob der Minderjäh-
rige die nötige psychosoziale Reife besitzt, um ei-

genverantwortlich zu entscheiden. Bei **Kindern
unter 14 Jahren und nicht einsichtsfähigen Kindern** entscheiden an deren Stelle die Personen-
sorgeberechtigten, das sind in der Regel die Eltern. Grundsätzlich bedarf es dabei – insbeson-
re bei elektiven oder weitreichenden Eingriffen –
der Einwilligung beider Elternteile, wenn ein ge-
meinsames Sorgerecht besteht.
Ist bei **dringlichen Eingriffen** nur ein Elternteil
mit dem Kind erschienen, hat sich der Anästhesist
durch Rückfrage beim erschienenen Elternteil zu
vergewissern, dass dieser im Einverständnis mit
dem Nichterschienenen handelt. Eine entsprechende Erklärung des erschienenen Elternteils
sollte auf dem Einwilligungsbogen mit dokumentiert werden.
In einer **Notfallsituation** kann von der mutmaßli-
chen Einwilligung des Patienten ausgegangen
werden, wenn der Eingriff zur Abwendung einer
gegenwärtigen Lebens- oder Gesundheitsgefahr
für die betroffene Person notwendig ist und eine
Einwilligung nicht rechtzeitig eingeholt werden
kann.

■ Zeitpunkt der Aufklärung

Die Aufklärung bei **stationären Patienten** sollte
spätestens am Vortag stattfinden. Um dies zu gewährleisten, legt die Vereinbarung über die Zusammenarbeit bei der operativen Patientenversorgung des Berufsverbandes Deutscher Anästhesisten (BDA) und des Bundesverbandes Deutscher
Chirurgen fest, dass das Operationsprogramm des
nächsten Tages dem Anästhesisten spätestens am
frühen Nachmittag vorliegen soll.
Bei **ambulanten Eingriffen** wird bei normalen,
nicht schwer wiegenden operativen Eingriffen bei
Patienten mit normalem Anästhesierisiko auch
die Aufklärung und Einwilligung am OP-Tag noch
als rechtzeitig angesehen.

■ Facharztstandard

Prinzipiell gilt auch bei der Aufklärung der **Fach-
arztstandard**, d.h. es muss sichergestellt sein,
dass der Arzt, der aufklärt, die anästhesiologischen Methoden, Techniken, Verfahren und deren
Alternativen und Risiken kennt. Rechtlich ist es allerdings nicht ausgeschlossen, dass ein **fremder
Fachvertreter** (Chirurg, Geburtshelfer etc.) die
Aufklärung über den operativen Eingriff und die
Anästhesie insgesamt übernimmt.

■ Dokumentation

Empfehlenswert ist es, das geplante Anästhesieverfahren in laienverständlicher Formulierung auf dem Bogen der Einwilligungserklärung handschriftlich zu dokumentieren. Kann ein Patient, nachdem er mündlich aufgeklärt wurde und in den Eingriff eingewilligt hat, selbst keine Unterschrift leisten, so sollte dies mit der Angabe des Grundes auf dem Einverständnisbogen vermerkt werden. Gegebenenfalls ist es sinnvoll, einen Zeugen des Aufklärungsgesprächs mit unterschreiben zu lassen (z. B. im Rahmen einer gemeinsamen Aufklärung des Patienten durch Chirurg und Anästhesist).

Medikamentöse Prämedikation

■ Nüchternheit

Gründe für das präoperative Nüchternheitsgebot

Schwere und tödliche Verläufe nach **Aspiration** von saurem Mageninhalt in den Respirationstrakt und Ausbildung eines **Mendelson-Syndroms** stehen auch heute noch an vorderer Stelle anästhesiebedingter Komplikationen. Daher werden, wenn eine Allgemeinanästhesie geplant ist oder auch nur eventuell nötig wird, eine Reihe von Maßnahmen ergriffen, um das Risiko einer perioperativen Aspiration zu senken oder deren pulmonale Folgen zu verringern. Von diesen Maßnahmen ist insbesondere die präoperative Nahrungskarenz als Standard anzusehen. Allerdings wird sie noch durch eine Reihe anderer Maßnahmen ergänzt.

Häufigkeit und Begleitumstände von perioperativen Aspirationen

Die perioperative Aspirationshäufigkeit kann für unterschiedliche Patientenkollektive angegeben werden:
- bei **Patienten mit Allgemeinanästhesien**: 3,1 – 4,7 pro 10.000 Narkosen,
  bei elektiven Eingriffen: 2,6 pro 10.000 Allgemeinanästhesien,
  bei notfallmäßigen Eingriffen: 11,2 pro 10.000 Allgemeinanästhesien,
  – Häufigkeit der radiologisch bestätigten Pneumonitis: 47 % der Aspirationsfälle,
  – Letalität der stattgefundenen Aspirationen: 5 %,
- bei **ambulanten Allgemeinästhesien**: 1,7 pro 10.000 Narkosen, dabei keine signifikanten Unterschiede zwischen Masken- und Intubationsnarkosen,
- bei **Narkosen unter Verwendung der Larynxmaske**: 2 pro 10.000 Narkosen,
- bei **Kindern** von 1 bis 15 Jahren: 1 pro 10.000 Narkosen,
  bei Kindern unter 1 Jahr: 10 pro 10.000 Narkosen,
  dabei erfolgten 4 von 5 Aspirationen bei Kindern im Rahmen von Maskennarkosen,
- bei **innerklinischen Notfallintubationen** außerhalb des Operationsbereichs: 400 pro 10.000,
- bei **innerklinischen Reanimationen** auf der Normalstation mit primärer Beatmung über die Larynxmaske durch Stationsschwestern: 60 pro 10.000,
- bei über 80 % der Patienten mit perioperativer Aspiration liegen vorher Risikohinweise vor. Nur bei 10 % der perioperativen Aspirationen liegen Intubationsschwierigkeiten vor.

> Aspirationsgefahr besteht insbesondere bei der Maskenbeatmung und Laryngoskopie während der Narkoseeinleitung vor der Intubation (ca. 1/3) und in der Phase der Narkoseausleitung (ca. 1/3), wenn nach der Extubation die Schutzreflexe noch nicht ausreichend wieder hergestellt sind.

Das letzte Drittel verteilt sich etwa gleichmäßig auf Aspirationen bei geplanten Maskennarkosen und auf Aspirationen mehr als 5 min nach der Extubation.
Eine Hauptursache für eine Aspiration bei Masken- und Larynxmaskennarkosen stellt – unter der Beachtung der Kontraindikationen für Maskennarkosen – die Auslösung von aktivem Erbrechen aufgrund einer **zu flachen Narkose** bei hämodynamisch instabilen Patienten und gleichzeitigem Beginn der chirurgischen Stimulation dar.

Gerade bei Kindern spielt ein so induzierter Laryngospasmus mit nachfolgender Luftinsufflation in den Magen eine wesentliche Rolle bei perioperativen Aspirationen.

Für die **Prognose** und das weitere Procedere bei vermuteten perioperativen Aspirationen ist Folgendes von Bedeutung:

- Bei Patienten, die innerhalb von 2 Stunden nach vermuteter Aspiration keine Symptome zeigen (Husten, Giemen, Dyspnoe, Tachypnoe, Abfall der pulsoxymetrisch gemessenen Sauerstoffsättigung unter Raumluftatmung um mehr als 10% unter den präoperativen Ausgangswert, Infiltrationen im Thoraxröntgenbild), ist in der Regel nicht mit respiratorischen Folgeerscheinungen zu rechnen. Auch diese Patienten sollten aber mindestens bis zur Kontrolle des Thoraxröntgenbildes 4 Stunden nach vermuteter Aspiration kontinuierlich (Pulsoxymetrie!) im Aufwachraum oder auf der Intensivstation überwacht werden.
- Patienten, die mehr als 24 Stunden beatmungspflichtig sind, entwickeln in der Regel ein ARDS. Die Letalität dieser Patienten beträgt etwa 50%.

Folgen einer Aspiration von saurem Magensaft

Der Schweregrad der **pulmonalen Schädigung** nach Aspiration von Magensaft und damit die Wahrscheinlichkeit der Ausbildung eines Mendelson-Syndroms ist von den beiden Faktoren Magensaft-pH-Wert und aspiriertes Volumen abhängig. Zu einem **Mendelson-Syndrom** – d.h. zu einer chemisch induzierten, primär abakteriellen Pneumonitis – kommt es in der Regel dann, wenn bestimmt kritische Werte überschritten werden:

- kritischer pH-Wert < 2,5,
- kritisches Volumen > 0,4 ml/kgKG (Erwachsener: ca. 25 ml).

> Schwere, lebensbedrohliche Verläufe treten wahrscheinlich erst nach Aspiratmengen von über 80 ml auf.

Präventive Maßnahmen zur Vermeidung einer Aspiration

1. Prinzip: Einhaltung einer Nahrungskarenz

Richtlinien für die präoperative Nüchternheitsdauer vor elektiven Eingriffen empfehlen folgende Karenzzeiten:

- **Neonaten**:
  - 2 h für klare Flüssigkeiten,
  - 4 h für Milch,
- **Säuglinge** (Kinder unter 2 Jahren):
  - 2 h für klare Flüssigkeiten,
  - 4 h für Brustmilch,
  - 6 h für Formulamilch,
- **Kinder** (über 2 Jahren):
  - 2 h für klare Flüssigkeiten,
  - 6 h für Milch und feste Nahrung,
- **Erwachsene**:
  - 2–4 h für klare Flüssigkeiten (Wasser, Tee oder klarer Fruchtsaft), individuell je nach Art und Menge der Flüssigkeit, Grund- und Begleiterkrankungen und Situation des Patienten),
  - 6 h für feste Nahrung.

> Sorgfältiges und vorsichtiges Vorgehen bei der Ein- und Ausleitung der Narkose sind – insbesondere bei Kindern – wichtiger für die Vermeidung einer Aspiration als überlange Nahrungskarenzzeiten.

2. Prinzip: Erkennen von Risikopatienten

Zu den Risikogruppen für eine perioperative Aspiration gehören:

- **Notfallpatienten** (Stress, Schmerzen, fehlende Nahrungskarenz),
- **Patienten mit verzögerter Magenentleerung** z.B. nach akutem Trauma – insbesondere bei Schädel-Hirn-Trauma mit Hirndruck und Bewusstseinsstörungen sowie bei Schwangerschaft, ausgeprägter Adipositas, Diabetes mellitus, bestimmten neurologischen Erkrankungen (Myasthenie), Nikotin- und Alkoholabusus und Einnahme bestimmter Medikamente (Opiate, Sedativa, Anticholinergika, Betablocker),
- **Patienten mit pathologischen Besonderheiten im Gastrointestinaltrakt** z.B. bei Ileus, Peritonitis, akute Gastroenteritis, Ulcus ventriculi, Pylorospasmus, Ösophagusdivertikel, gast-

roösophagealer Reflux sowie bei Zustand nach Vagotomie und Magenresektionen,
- **Patienten mit Blutungen** im Nasen-, Mund-, Rachen- und Ösophagusbereich sowie mit gastrointestinalen Blutungen,
- **Patienten mit hoher Nüchternsekretion.**

3. Prinzip: Regionalanästhesie statt Allgemeinanästhesie

Bei der Durchführung **rückenmarksnaher Regionalanästhesien** sollten in der Regel die gleichen Nüchternheitskriterien wie zur Allgemeinanästhesie eingehalten werden, auch wenn das Risiko einer Aspiration als deutlich geringer anzusehen ist.

4. Prinzip: Präoperative medikamentöse Interventionen

Maßnahmen zur Reduktion des Magensaftvolumens

Die **Magenentleerung** wird in folgender Weise durch **Prokinetika (Metoclopramid)** beschleunigt:
- *Wirkungsmechanismus*: Der Dopaminantagonist Metoclopramid bewirkt eine Tonussteigerung am distalen Ösophagussphinkter (Antagonisierung des tonusmindernden Effekts von Anticholinergika) bei gleichzeitiger Erschlaffung des Pylorussphinkter und damit eine Beschleunigung der Magenentleerung bei unverändertem Magensaft-pH-Wert.
- *Dosierung*: 10 mg oral oder i.v. (z.B. 30 Tropfen Paspertin bzw. 2 ml Paspertin-Injektionslösung).
- *Wirkungseintritt*: nach 5–15 min Tonuserhöhung des distalen Ösophagussphinkters und nach 45 min Reduktion des Mageninhaltes um ca. 30%.
- *Mögliche Nebenwirkungen*: Akinetose und Parkinsonoid (zur Therapie bei Auftreten dieser zentralnervösen Nebenwirkungen: 2,5–5 mg Biperiden langsam i.v. [z.B. $^1/_2$–1 Ampulle Akineton]).

Maßnahmen zur Reduktion der Magensaftazidität

Durch die Gabe von **Natriumcitrat** wird eine **Säurepufferung** erzielt:
- *Wirkungsmechanismus*: Die Natriumcitratlösung verursacht bei Aspiration keine pulmonalen Schäden, ist aber in der Lage, bis zu 600 ml sauren Magensaft auf einen pH-Wert $\geq 2,5$ zu puffern.
- *Dosierung*: 20–30 ml 0,3 molare Natriumcitratlösung.
- *Wirkungseintritt*: nach 5–10 min, *exaktes Timing* ist sehr wichtig. Natriumcitratlösung am besten 10 min vor der Narkoseeinleitung oral geben.
- *Wirkdauer*: 60 min.

Eine weitere Maßnahme zur Verringerung der Magensaftazidität stellt die Säuresekretionshemmung durch **H$_2$-Rezeptorantagonisten** wie Cimetidin, Ranitidin oder Famotidin dar:
- *Wirkungsmechanismus*: H$_2$-Rezeptorantagonisten bewirken eine Abnahme der basalen (insbesondere der nächtlichen), der histaminstimulierten und der pentagastrinvermittelten Säuresekretion. Bei vorabendlicher und morgendlicher Gabe kommt es außerdem zu einer wirksamen Volumenreduktion des Magensaftes.
- *Dosierung*: am Vorabend und am OP-Morgen jeweils 400 mg Cimetidin (z.B. Tagamet) oder 150 mg Ranitidin (z.B. Sostril) oder 20 mg Famotidin (z.B. Pepdul) oral.
- *Wirkungseintritt*: nach 120 min (daher weniger für Notfalleingriffe geeignet).

Auch durch **H$^+$-K$^+$-ATPasehemmer (Protonenpumpenhemmer, z.B. Omeprazol)** kann die Säurereduktion gehemmt werden:
- *Wirkungsmechanismus*: Der H$^+$-K$^+$-ATPase-Hemmer Omeprazol bewirkt eine Hemmung sowohl der basalen als auch der durch Histamin, Gastrin und Pentagastrin vermittelten Säuresekretion. Omeprazol bietet keinen klinisch fassbaren Vorteil gegenüber H$_2$-Rezeptorantagonisten, ist aber erheblich teurer.
- *Dosierung*: am Vorabend und am OP-Morgen jeweils 40 mg Omeprazol (z.B. Antra) oral.
- *Wirkungseintritt*: nach 120 min (daher weniger für Notfalleingriffe geeignet).

Eine verringerte Magensaftazidität ist dabei insbesondere durch **Medikamentenkombinationen** zu erreichen: Die Kombination einer oralen Prämedikation mit H$_2$-Rezeptorantagonisten oder dem H$^+$-K$^+$-ATPasehemmer Omeprazol mit der Gabe von Natriumcitratlösung 5–15 min vor der Narkoseeinleitung führt zu einer Erfolgsquote von 90–100% bezüglich der Anhebung des Magensaft-pH-Wertes auf über 2,5.

5. Prinzip: Mechanische Interventionen vor oder während der Narkoseeinleitung

Präoperatives Legen einer Magensonde

Das präoperative Legen einer Magensonde beim wachen Patienten mit ausreichenden Schutzreflexen dient der **Entlastung des intragastralen Drucks**. Allerdings wird durch die Magensonde nicht eine sichere Entleerung des Magens erreicht. Nach dem Absaugen sollte die Magensonde dann vor der Narkoseeinleitung entfernt oder zumindest sicher in den Ösophagus zurückgezogen werden, da sie ansonsten als Leitschiene für eine Regurgitation dienen könnte.

Narkoseeinleitung mittels Crush-Induktion

Die folgenden Faktoren sind **Voraussetzungen** für die erfolgreiche Durchführung einer Crush-Induktion:

- erfahrener Anästhesist **und** erfahrene Anästhesiepflegekraft,
- obligatorische Bereitstellung aller eventuell erforderlichen Hilfsmittel,
- ggf. spezielle Lagerung des Patienten,
- suffiziente Präoxygenierung des Patienten über eine dichtsitzende Maske mit 100 % Sauerstoff,
- rasche Gabe der Einleitungsmedikamente über einen sicheren intravenösen Zugang,
- Vermeidung einer Maskenbeatmung,
- Sellick-Handgriff (Krikoiddruck),
- frühzeitige Laryngoskopie und endotracheale Intubation mit nachfolgender sofortiger Blockung des Tubuscuffs, Beatmung mit 100 % Sauerstoff und Lagekontrolle des Endotrachealtubus.

> Zu den Risiken einer Crush-Induktion zählen die Aspiration, Hypoxie (v. a. bei unerwartet schwieriger Intubation), Traumatisierung von Zähnen, Kehlkopf und Ösophagus, kardiovaskuläre Probleme (sowohl Hypotonie als auch Hypertonie) und medikamentöse Nebenwirkungen und Risiken des Succinylcholins.

Konzept der druckkontrollierten Kardiaokklusion

Das Konzept der druckkontrollierten Kardiaokklusion stellt ebenfalls eine Alternativmethode zur Crush-Induktion bei aspirationsgefährdeten

Patienten dar. Dies wird mittels einer speziellen beim wachen Patienten mit ausreichenden Schutzreflexen gelegten – **nasogastralen Ballonsonde** erreicht (Aspisafe der Fa. B. Braun Melsungen).

Die definitive Funktionstüchtigkeit im klinischen Einsatz, die bei aspirationsgefährdeten Patienten nach Legen dieser Sonde eine problemlose konventionelle Narkoseeinleitung mit zwischenzeitlicher Maskenbeatmung erlauben soll, muss noch anhand von Studien mit großen Patientenzahlen belegt werden.

Fiberoptische bronchoskopische Intubation beim wachen Patienten

Die bronchoskopische Intubation beim wachen Patienten stellt – insbesondere bei Hinweisen auf eine möglicherweise **schwierige Intubation** – eine sinnvolle Alternative zur Crush-Induktion **bei aspirationsgefährdeten Patienten** dar. Zur Vermeidung einer stillen Aspiration sollte bei diesen Patienten nach erfolgter Schleimhautanästhesie der Sellick-Handgriff (Krikoiddruck) durch eine Hilfsperson erfolgen.

Therapie bei Verdacht auf Aspiration von Mageninhalt

Bei Verdacht auf Aspiration von Mageninhalt empfehlen sich folgende Maßnahmen:

- **„blindes" endotracheales Absaugen** mit dem Versuch der Bestimmung des pH-Wertes und des Volumens des Aspirates (nur prognostische aber keine therapeutische Bedeutung),
- **Röntgenaufnahme des Thorax** möglichst frühzeitig nach dem Ereignis mit Befundkontrolle beim Auftreten klinischer Symptome und – auch bei asymptomatischen Patienten – 4 Stunden nach vermuteter Aspiration (vor Verlegung aus dem Aufwachraum oder der Intensivstation),
- **frühzeitige PEEP-Beatmung mit 5 – 8 mbar** bei Zeichen einer Hypoxämie unter der kontinuierlichen Pulsoxymetrie oder der arteriellen Blutgasanalyse,
- **Bronchoskopie** zur Diagnosesicherung und Entfernung eventuell aspirierter fester Fremdkörper,
- eine **Bronchiallavage** zur Neutralisation des Magensaftes kommt in aller Regel zu spät, da es innerhalb von 12 – 18 Sekunden zur Neutralisierung des Aspirates auf der Schleimhaut des Tracheobronchialsystems kommt, allerdings

ist eine zusätzliche Schädigung des pulmonalen Surfactantsystems durch die Lavage möglich und diese deshalb **zu unterlassen**,

- Gabe von **Antibiotika** bei symptomatischen Patienten und bei Aspiration fester Partikel (Cephalosporin der 2. Generation [z.B. Cefoxitin = Mefoxitin] oder Aminopenicillin plus β-Lactamaseinhibitor [z.B. Amoxicillin plus Clavulansäure = Augmentan] in Kombination mit Metronidazol [Clont]) sowie bei Patienten der Risikogruppen ASA IV-V und bei Aspiration von Darminhalt (primäre Anwendung von Imipenem = Zienam),
- **keine** routinemäßige Gabe von **Steroiden** (Immunsuppression mit Begünstigung infektiöser Komplikationen).

■ Pharmaka zur Prämedikation

Ziele der Prämedikation

Obligate Ziele der Prämedikation sind:
- Anxiolyse (Herabsetzung des Angstniveaus),
- Sedierung (Herabsetzung des Vigilanzniveaus zur besseren Tolerierung unangenehmer medizinischer Maßnahmen),
- Amnesie (Erinnerungsverlust bezüglich unangenehmer Maßnahmen),
- Schlafinduktion (Verbesserung des präoperativen Nachtschlafs).

Fakultative Ziele sind:
- Analgesie (Schmerzlinderung bei vorbestehenden präoperativen Schmerzen),
- Sympatholyse (Dämpfung angst- und entzugsinduzierter sympathotoner Reaktionen),
- Vagolyse (Sekretionshemmung und Dämpfung kardiovaskulärer vagaler Reflexe),
- Aspirationsprophylaxe,
- Fortführung chronischer Medikationen (Vermeidung von Dekompensationen und Rebound-Phänomenen).

Anxiolyse, Sedierung, Amnesie und Schlafinduktion

Benzodiazepine

Benzodiazepine stellen aufgrund ihrer anxiolytischen, sedierenden, antikonvulsiven und amnesiebewirkenden Eigenschaften die **Mittel der ersten Wahl** zur Prämedikation dar. Dabei muss beachtet werden, dass bei Verwendung bestimmter Benzodiazepine oder bei hoher Dosierung bei bestimmten Patientengruppen eine **Atemdepression** auftreten kann. Besonders gefährdet sind dabei Patienten mit bestimmten neurologischen Erkrankungen (z.B. Myasthenie), mit eingeschränkter Bewusstseinslage und verminderten Schutzreflexen, mit schweren chronisch obstruktiven Atemwegserkrankungen, Säuglinge im ersten Lebenshalbjahr, insbesondere ehemalige Frühgeborene und außerdem geriatrische Risikopatienten. Für die **vorabendliche schlafinduzierende Medikation** sind insbesondere lang bis mittellang wirkende Benzodiazepine mit vorwiegend **hypnotischer Wirkung** geeignet. Dazu zählen die in Tab. 5.**8** aufgeführten Medikamente.

> Wenn die Patienten bereits an ein bestimmtes Schlafmittel gewöhnt sind, sollte dieses für die abendliche Prämedikation beibehalten werden. Durch abruptes Absetzen kann es bei chronischem Benzodiazepinabusus zu Entzugserscheinungen und epileptischen Anfällen kommen.

Verwendet man die in Tab. 5.**8** genannten langwirksamen Benzodiazepine auch am Morgen der Operation, so ist häufig mit einer Verlängerung der postanästhesiologischen Aufwachphase zu rechnen. Ihr Einsatz zu diesem Zeitpunkt ist daher nur bei spät am Tag stattfindenden oder langdauernden Operationen sinnvoll. Ansonsten sollte am OP-Morgen besser ein kürzer wirksames Benzodiazepin wie das Midazolam verabreicht werden. **Midazolam (Dormicum)** besitzt folgende Eigenschaften:
- Halbwertszeit: 1,5 – 2,5 h,
- Dosierung (Erwachsene): 3,75 – 7,5 mg (entspricht $^{1}/_{2}$ – 1 Tbl.)
- Dosierung (Kinder bis 30 kgKG): 0,3 mg/kgKG als Saft (Ampullenlösung mit Geschmackskorrigens, maximal 10 mg).

α_2-Adrenorezeptoragonisten

Alternativ bietet sich der Einsatz des α_2-Adrenorezeptoragonisten **Clonidin (Catapresan)** aufgrund seiner sedierenden, anxiolytischen und der den zentralen Sympathikotonus dämpfenden Wirkung an. Clonidin besitzt folgende Charakteristika:
- Halbwertszeit: 9 – 15 h,
- Dosierung Erwachsene: 150 – 300 µg (entsprechen 2 – 4 µg/kgKG),

Tabelle 5.8   Benzodiazepine zur vorabendlichen schlafinduzierten Medikation

Wirkstoff (Präparat)	Halbwertszeit	Dosierung (Erwachsene)	Bemerkungen
Diazepam (Valium)	24–48 h (Metaboliten-HWZ: 50–80 h)	2–5–10 mg	–
Flurazepam (Dalmadorm)	1,5 h (Metaboliten-HWZ: 1 bzw. 50–100 h)	15–30 mg (entspricht $^1/_2$–1 Tbl.)	Wirkprofil: vorwiegend hypnotische Wirkung (Schlafinduktion)
Dikaliumclorazepat (Tranxilium)	2 h (HWZ des wirksamen Metaboliten Nordiazepam: 50–90 h)	10 mg bei KG < 55 kg und bei Risikopatienten, 20 mg bei KG > 55 kg	Vorteil: gute Anxiolyse bei geringerer Sedierung und keine klinisch bedeutsamen hämodynamischen oder respiratorischen Effekte, insbesondere keine Hypoxämie; daher besonders gut geeignet für geriatrische und pulmonale Risikopatienten
Nordiazepam (Tranxilium N Tropfen)	50–90 h (Metaboliten-HWZ: 8 h)	0,2 mg/kgKG (entspr. 1 Tr./ kgKG)	Vorteil: gleiche Eigenschaften wie Diclorazepat, da sein aktiver Metabolit
Flunitrazepam (Rohypnol)	18 h	0,5–1–2 mg *Kinder:* bis 30 kg 0,03 mg/kgKG (1 Ampulle Rohypnol [2mg] ad 10 ml mit Wasser verdünnt; davon 0,15 ml/kgKG oral [maximal 1 mg entsprechend 5 ml verdünnter Lösung])	Rohypnolampullen (2 mg) sind BTM-pflichtig (hohes Suchtpotential), Vorteil: aufgrund der hämodynamischen Stabilität häufiger Einsatz in der Kardioanästhesie, Nachteil: bei geriatrischen Patienten ist eine Atemdepression möglich
Lorazepam (Tavor)	13–14 h	1–2–4 mg (entspr. 0,06 mg/ kgKG)	Vorteil: gute Anxiolyse und Stimmungsaufhellung, altersunabhängige Clearance, Nachteil: hohes Suchtpotential

- Dosierung Kinder: 4 µg/kgKG,
- Vorteile: reduziert deutlich den intraoperativen Isofluranbedarf, den postoperativen Analgetikabedarf und die Häufigkeit von postoperativem Erbrechen ohne die postanästhesiologische Aufwachphase zu verlängern.

Analgesie

Gegen einen routinemäßigen Einsatz von **Opiaten** wie Pethidin (Dolantin), Piritramid (Dipidolor) und Morphin zur Prämedikation sprechen die von ihnen verursachte Atemdepression, die Induktion von Übelkeit und Erbrechen sowie die Verzögerung der Magenentleerung. Opiate sollten im Rahmen der Prämedikation nur appliziert werden, wenn – wie zum Beispiel bei Notfallpatienten – bereits präoperative starke Schmerzen bestehen oder durch präoperative Maßnahmen zu erwarten sind.

Sympatholyse

Die Dämpfung eines pathologisch erhöhten Sympathikotonus spielt perioperativ insbesondere bei Patienten mit chronischem **Alkohol-** und **Drogenabusus** eine bedeutende Rolle. Der Einsatz des α_2-Adrenorezeptoragonisten Clonidin (Catapresan) in hoher Dosierung (300–600 µg oral) eventuell in Kombination mit einem Neuroleptikum aus der Gruppe der Butyrophenonderivate kann zur Vermeidung oder zur Therapie eines beginnenden Entzugsdelirs im Rahmen der Prämedikation nützlich sein.

Vagolytika

Anticholinergika wie Atropin, Scopolamin und Glykopyrrolat (Robinul) sollten nur bei klarer Indikation im Rahmen der Prämedikation gegeben werden.

Gegen ihren routinemäßigen Einsatz sprechen ihre tonusvermindernde Wirkung auf den unteren Ösophagussphinkter, die für den Patienten sehr unangenehme Mundtrockenheit, die Möglichkeit der Induktion einer Hyperthermie beim Kleinkind sowie die mögliche Auslösung eines zentralen anticholinergen Syndroms (ZAS) und von postoperativen Verwirrtheitszuständen insbesondere bei geriatrischen Patienten. Dabei sind die zentralnervösen Nebenwirkungen beim Scopolamin am stärksten und beim Glykopyrrolat am schwächsten ausgeprägt.

Bei entsprechender Indikation, zum Beispiel bei Bradykardien oder zur Verhinderung von vagalen Reaktionen durch anästhesiologische oder operative Maßnahmen bei entsprechend disponierten Patienten, sollten die Anticholinergika kurz vor der Narkoseeinleitung **intravenös** appliziert werden.

Fortführung chronischer Medikationen

Wichtig ist insbesondere bei chronisch erkrankten Patienten die Fortführung ihrer üblichen Medikation auch am OP-Morgen. Dies gilt speziell für kardiovaskuär (Betablocker, Nitrate, Calciumantagonisten, ACE-Hemmern, Digitalisglycoside) und pulmonal (β_2-Sympathomimetika, Steroide, Theophyllin) wirksame Medikamente sowie für chronisch eingenommene, zentral wirksame Analgetika (Morphin, Methadon).

■ Prämedikation von Kindern

Allgemeine Richtlinien

Bei Kindern unter 10 Jahren kann in der Regel auf eine vorabendliche und bei Säuglingen unter 6 Monaten ganz auf eine medikamentöse Prämedikation verzichtet werden.

Midazolam oral

Als **Methode der Wahl** zur Prämedikation am Morgen der Operation muss derzeit die orale Applikation von Benzodiazepinen angesehen werden. Allerdings muss die Midazolamampullenlösung aufgrund ihres sehr bitteren Geschmacks mit einem **Geschmackskorrigens** versetzt werden. Die präoperative orale Gabe dieses „Midazolamsaftes" wie auch von Clonidinlösung in 5 ml Wasser führt nicht zu einer Veränderung des Magen-pH-Wertes oder des Magensaftvolumens.

Daher bestehen keine Sicherheitsbedenken bezüglich der präoperativen Nüchternheit.

Clonidin oral

Die orale Gabe von Clonidinlösung zur Prämedikation bei Kindern hat einen guten sedierenden und analgetischen Effekt und reduziert darüber hinaus deutlich den intraoperativen Anästhetika-, den postoperativen Analgetikabedarf in den ersten 12 Stunden sowie die Inzidenz von postoperativem Erbrechen (z. B. nach Strabismusoperationen).

Ketamin oral und intranasal

Eine zweite Alternative bietet sowohl die orale transmukosale als auch die intranasale Gabe von Ketamin, die bei Kindern ebenfalls zu einer schnellen und effektiven Sedierung ohne Verlängerung der postnarkotischen Erholungszeit führt.

Alternativen zur oralen Prämedikation

Alternativ zur oralen Gabe kommt bei Kindern die rektale, sublinguale und intranasale Applikation der Prämedikationsmedikamente in Frage (Tab. 5.**9**). Da bei den drei zuletzt genannten transmukosalen Applikationsformen der Wirkungseintritt sehr schnell (5 – 15 min) und die Wirkungsdauer sehr kurz (30 – 60 min) ist, sollte die Gabe auf der Station auf Abruf oder erst im einem OP-nahen Vorbereitungsraum sowie die Narkoseeinleitung spätestens 30 min nach der Prämedikation erfolgen.

Die **nasale Applikation** von Midazolam (unverdünnte Ampullenlösung mit 5 mg/ml) führt im Vergleich zur oralen und rektalen Gabe zum schnellsten Wirkungseintritt. Sie wird allerdings wegen ihrer Schmerzhaftigkeit (Nasenbrennen) schlecht oder manchmal gar nicht toleriert. Dieses Verfahren sollte deshalb reserviert bleiben für Fälle, in denen keine Alternative besteht und eine schnelle Prämedikation notwendig ist (bei agitierten pädiatrischen Notfallpatienten, Verbrennungen). Aufgrund der zwar nur selten beschriebenen Atemdepressionen nach intranasaler Midazolamgabe bei Kleinkindern ist eine entsprechende kontinuierliche Überwachung notwendig. Demgegenüber wird die **sublinguale Gabe** von Midazolam (ebenfalls unverdünnte Ampullenlösung mit 5 mg/ml) von Kindern sehr gut toleriert bei ebenfalls sehr schnellem Wirkungseintritt. Daher könnte diese Methode vielleicht in Zukunft der Applikationsweg der 1. Wahl bei Kindern sein.

Tabelle 5.9 Medikamente und Applikationswege zur medikamentösen Prämedikation von Kindern zwischen ½ und 12 Jahren

Medikament	Applika-tionsweg	Dosierung	Wirkungs-eintritt	Besonderheiten	Literatur
Midazolam	oral	0,3 – **0,4** – 0,5 mg/kgKG, insgesamt maximal 10 mg	20 – 30 min	Geschmackskorrigens, postoperative Verhal-tensänderung	Bause 1988 Malinovsky 1995 McGraw 1998
Midazolam	rektal	0,3 – 0,5 mg/kgKG in 5 ml NaCl-Lö-sung	15 – 20 min	Schamgefühl bei älte-ren Kindern beachten	Malinovsky 1995 Geldern 1997 Lejus 1997
Midazolam	sublingual	0,2 mg/kgKG unverdünnt (5 mg/ml)	10 – 15 min	schnell und sehr gut toleriert (1. Wahl)	Geldern 1997
Midazolam	intranasal	0,2 mg/kgKG unverdünnt (5 mg/ml)	5 – 10 min	sehr schnell, aber schmerzhaft, Überwachung	Wilton 1988 Malinovsky 1995 Geldern 1997 Lejus 1997
Flunitrazepam	oral	0,03 mg/kgKG, maximal 1 mg	20 – 30 min	auf 10 ml verdünnte Ampullenlösung, Wirkdauer länger als Midazolam	–
Flunitrazepam	sublingual	0,03 mg/kgKG	10 – 15 min	unverdünnte Ampul-lenlösung	–
Flunitrazepam	rektal	0,04 mg/kgKG in 5 ml NaCl-Lösung	15 – 20 min	keine verlängerte Auf-wachphase	Esteve 1990
Clonidin	oral	4 µg/kgKG	ca. 90 min	reduzierte postopera-tive Schmerzen und Übelkeit	Mikawa 1995, 1996
Ketamin	oral, transmukosal	5 mg/kgKG als Lollipops	10 – 15 min	effektiv und gern genommen	Cioaca 1996
Ketamin	intranasal	3 – 5 mg/kgKG in 2 ml NaCl-Lösung	10 – 15 min	schnell und wirkungs-voll	Cioaca 1996 Diaz 1997
Ketamin + Midazolam	intranasal	5 mg/kgKG + 0,2 mg/kgKG	5 – 10 min	gute Stabilität bei kar-diovaskulären Erkran-kungen	Audenaert 1995
Sufentanil	intranasal	2 µg/kgKG	15 – 20 min	starke Sedierung, Thoraxrigidität, postoperative Übelkeit und Erbrechen	Zedie 1996

Von praktischer Wichtigkeit ist sowohl bei der sublingualen als auch bei der intranasalen Gabe die langsame tropfenweise Applikation, um ein Abschlucken des Medikamentes zu vermeiden. Nur eine lange Verweildauer auf der Mukosa er-möglicht die für diese Applikationsform typische sehr rasche Resorption.

EMLA-Creme zur schmerzarmen Venenpunktion

Nicht vergessen werden sollte die Möglichkeit, durch den Einsatz von EMLA(eutectic mixture of local anesthetics)-Creme die Venenpunktion vor der Narkoseeinleitung für das Kind (und den An-ästhesisten) in ein überraschend atraumatisches Erlebnis zu verwandeln. EMLA-Creme mit Okklu-sivpflaster oder die fertigen EMLA-Pflaster sollten mindestens eine Stunde vorher auf der (den) aus-gewählte(n) Punktionsstelle(n) aufgebracht wer-den.

Unmittelbar präoperative Maßnahmen

■ Lagerung

Forensische Aspekte der Lagerung

Anästhesist und Operateur sind gemeinsam für die perioperative Lagerung des Patienten verantwortlich.

> Nach dem Vertrauensgrundsatz ist der Operateur für die fachgerechte Durchführung des diagnostischen oder therapeutischen Eingriffs und der Anästhesist für die fachgerechte Durchführung des Anästhesieverfahrens sowie für die Überwachung und Aufrechterhaltung der vitalen Funktionen während des Eingriffs zuständig und verantwortlich.

Nach der Vereinbarung des Berufsverbandes Deutscher Anästhesisten und des Berufsverbandes der Deutschen Chirurgen über die Verantwortung für die prä-, intra- und postoperative Lagerung des Patienten ist die unterschiedliche **Verantwortlichkeit** von Anästhesist und Operateur für die Patientenlagerung abhängig von der **Phase des Eingriffs**:

- Präoperativ während der Narkoseeinleitung ist der Anästhesist für die Lagerung verantwortlich.
- Für die Art der Lagerung zur Operation und deren Durchführung ist der Operateur verantwortlich und bestimmt sie nach den Erfordernissen des operativen Vorgehens unter Berücksichtigung des anästhesiologischen Risikos. Der Chirurg hat die Lagerung vor der Operation zu kontrollieren (und zu dokumentieren).
- Der Anästhesist ist verantwortlich für die Lagerung derjenigen Extremitäten, die er für die Narkoseüberwachung und für die Applikation von Narkosemitteln und Infusionen besonders lagern möchte (z. B. invasive Blutdruckmessung, „Infusionsarm").
- Intraoperativ gilt für planmäßige Lageveränderungen das oben Gesagte; bei unplanmäßigen Lageveränderungen (z. B. bei seitwärts gekipptem Tisch oder durch Ziehen am Patienten bei Repositionsmanövern) und anderen vom Operateur und seinen Mitarbeitern ausgehenden Einwirkungen auf den Körper des Patienten (z. B. Abstützen auf dem Gesicht des Patienten) ist der Operateur ebenfalls verantwortlich.

- Postoperativ ist der Anästhesist für die Lagerung und Umlagerung des Patienten bis zur Beendigung der postanästhesiologischen Überwachung verantwortlich.

Allgemeine Schädigungsmöglichkeiten durch die perioperative Lagerung

Grundsätzlich kommen die folgenden „Lagerungsschäden" in Frage:
- **Nervenschäden** durch Druck, Zug und Ischämie,
- **ischämische Schäden** durch erhöhte Lagerung einzelner Extremitäten, Druck auf prädisponierte Dekubitusstellen, Gefäßabknickungen oder -kompressionen (z. B. durch ein Tourniquet- oder ein Kompartmentsyndrom),
- **thermische** und **chemische Schäden** durch Wärmematten, Liegen auf von Desinfektionsmitteln durchnässten Tüchern und Anwendung von monopolaren Elektrochirurgiegeräten,
- **Venenthrombosen** mit möglicher nachfolgender **Lungenembolie** durch Kompression des venösen Abstroms und Blutstase,
- **venöse Luftembolien**, wenn das Operationsgebiet oberhalb der Herzebene liegt (z. B. bei Lagerung in Bauchlage, Liegestuhl- und insbesondere in sitzender Position) oder Gas in Körperhöhlen insuffliert wird (z. B. bei endoskopischen Eingriffen).

Weiterhin müssen noch **Beeinträchtigungen der Vitalfunktionen** durch die Lagerung und spezielle operative Rahmenbedingungen (z. B. CO_2-Insufflationen in präformierte oder nicht präformierte Körperhöhlen bei „minimal invasiven" Eingriffen) in Betracht gezogen werden, die auch zur Aufhebung der Lagerung und zu Änderungen des operativen Konzepts zwingen können. Dies hat selbstverständlich in Absprache zwischen Anästhesist und Operateur zu erfolgen.

Spezielle Risiken einzelner Lagerungsarten

Rückenlagerung

Schädigung des N. ulnaris

Die Schädigung des N. ulnaris stellt die häufigste perioperative Nervenschädigung dar. Eine Prävention ermöglichen folgende Maßnahmen:

- Abpolsterung des Ellenbogens mit gepolsterten Armmanschetten, Rollwatte oder Gelkissen,
- Blutdruckmanschette möglichst hoch am Arm anbringen,
- Beachtung der Ischämiezeiten bei Anbringung eines Tourniquets.

Schädigung des Plexus brachialis

Die Schädigung des Plexus brachialis (Abb. 5.**2 a, b**) ist die zweithäufigste perioperative Nervenschädigung. Vorgebeugt werden kann durch:
- korrekte Lagerung des ausgelagerten oder aufgehängten Arms,
- regelmäßige Kontrolle auf intraoperative Lageveränderungen,
- Vermeidung des Einsatzes von Schulterstützen auch bei Kopftieflagerung des Patienten,
- Vermeidung und frühzeitige Therapie von intraoperativen hypotonen Blutdruckphasen,
- **Pulsoxymetrie** zur Überwachung der **Durchblutung** lagerungsgefährdeter Extremitäten.

Schädigung des N. radialis

Zur Vorbeugung von Schädigungen des N. radialis (Abb. 5.**3 a, b**) empfehlen sich folgende Maßnahmen:
- Abpolsterung des Oberarms,
- Abpolsterung eines Tourniquets und Beachtung der Ischämiezeiten,
- genügender Abstand zwischen Bügel und Seitenstützen und Oberarm des Patienten,
- Abpolsterung des Handgelenks bei Anlagerung des Arms und Fixierung am Handgelenk.

Schädigung von Anteilen des Plexus lumbosacralis (N. femoralis und N. ischiadicus)

Schädigungen von Anteilen des Plexus lumbosacralis können bei geplanter intraoperativer Seitwärtskippung des Operationstisches vermieden werden, indem Seitenstützen im Bereich des Thorax und des Beckens sowie ein Beingurt etwas oberhalb der Knie angebracht werden. Darüber hinaus sollte regelmäßig auf intraoperative Lageveränderungen hin kontrolliert werden.

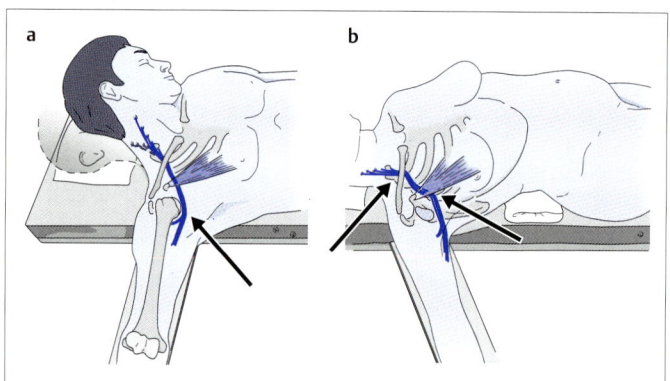

Abb. 5.**2 a, b** Schädigung des Plexus brachialis. **a** Schädigung des Plexus brachialis durch Abduktion und Außenrotation des Arms und Kopfdrehung zur Gegenseite. **b** Schädigung des Plexus brachialis durch dorsale Extension im Schultergelenk.

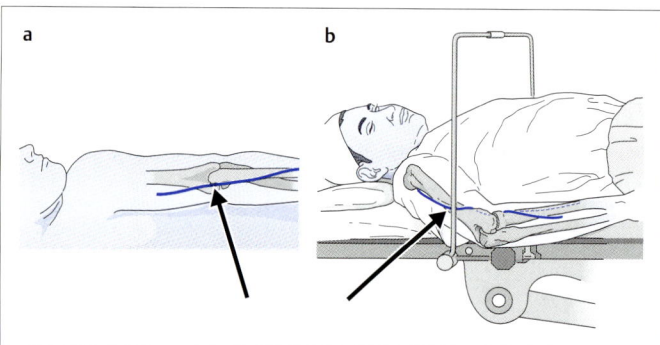

Abb. 5.**3 a, b** Schädigung des N. ulnaris/N. radialis. **a** Schädigung des N. ulnaris durch Kompression im Sulcus ulnaris (mediale Ellenbogenseite). **b** Schädigung des N. radialis durch Kompression zwischen Tuchhaltebügel und Humerus.

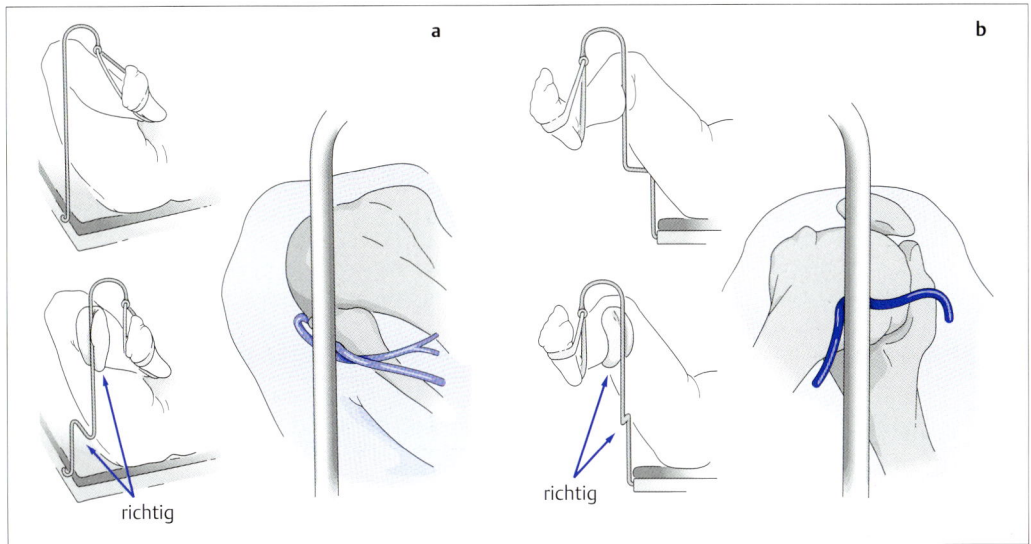

Abb. 5.**4a, b**   Schädigung des N. peronaeus/N. saphenus. **a** Schädigung des N. peronaeus durch Kompression zwischen Beinhalterung und Fibulaköpfchen (lateral). **b** Schädigung des N. saphenus zwischen Beinhalterung und Tibia (medial).

Schädigung des N. peronaeus

Einer Schädigung des N. peronaeus (Abb. 5.**4a, b**)
kann durch Polsterung des Kniebereichs mit Rollwatte und Anlegen des Beingurtes grundsätzlich
etwas oberhalb der Knie vorgebeugt werden.

Schädigung von Gesichtsnerven

Zur Vorbeugung einer Schädigung von Gesichtsnerven sollte das Aufliegen von Teilen des Beatmungssystems auf dem Gesicht des Patienten
vermieden, das Gesicht bei steril abgedecktem
Kopf abgepolstert und – wenn nötig – der Operateur beim Abstützen auf dem Gesicht des Patienten wiederholt ermahnt werden.

Schädigung des Sehnerven und des Augenbulbus

Die häufigste Ursache des postoperativen Visusver-
lustes ist nicht die lagerungsbedingte Kompressi-
onsverletzung des Auges, sondern die ischämische
Optikusneuropathie – insbesondere nach kardiochirurgischen Eingriffen. Insbesondere Patienten, die
keinesfalls Fremdblut erhalten möchten – z. B. Zeugen Jehovas –, sollten vor Eingriffen mit großem
Blutverlust auf die seltene Möglichkeit der postoperativen Visusverschlechterung oder sogar Erblin-
dung hingewiesen werden.

Zur Prävention sind folgende Maßnahmen zu
empfehlen:
- Vermeidung von intraoperativen hypotonen
  Blutdruckphasen und einer „zu starken" Anämie,
- regelmäßige Kontrolle der Lagerung des Kopfes
  insbesondere bei Bauch- und Seitenlagerung,
- Kompression des Augenbulbus unbedingt vermeiden.

Schädigung der Hornhaut des Auges

Um einer Schädigung der Hornhaut des Auges
vorzubeugen, empfiehlt sich das Einbringen von
panthenolhaltigem Augengel oder von Augensalbe (Augengel erleichtert die Kontrolle der Pupillenweite bei Patienten mit erhöhtem Hirndruck
oder Schädel-Hirn-Trauma und verursacht kein
verschwommenes Sehen beim Patienten nach der
Ausleitung) und der Verschluss der Augenlider
durch Papierpflasterstreifen.

Schädigung der Haut an aufliegenden Körperregionen

Zur Prävention sollten folgende Maßnahmen er-
griffen werden:
- Polsterung druckgefährdeter Stellen wie der
  Fersen mit Rollwatte oder Gelkissen,

- Verwendung von Gelauflagen für den gesamten Operationstisch bei langdauernden Eingriffen bei Risikopatienten,
- Vermeidung und frühzeitige Therapie von intraoperativen hypotonen Blutdruckphasen,
- Verwendung von Geräten zur konvektiven Warmlufttherapie und von Infusionswärmern;
- Vermeidung von elektrischen oder mit warmem Wasser betriebenen Heizunterlagen,
- Vermeidung von nassen Tüchern als Unterlage des Patienten,
- Vermeidung von Hautkontakt mit Metallteilen des Operationstischs,
- Beachtung der korrekten Anlage der Neutralelektrode und von Warnanzeigen der Elektrochirurgiegeräte (durch das Operationspersonal).

Kompartmentsyndrom

Das Kompartmentsyndrom kann verhindert werden durch Beachtung der Kontraindikationen für das Anlegen einer Blutsperre (s.u. „Tourniquet") und Vermeidung der Druckbelastung der Waden bei der Lagerung (s.u. „Steinschnittlagerung").

> Bei einem bestehenden Kompartmentsyndrom ist eine frühzeitige chirurgische Intervention mit Faszienspaltung erforderlich, da bereits nach 4 Stunden irreversible Schäden entstehen können und nach 12 Stunden mit chronischen funktionellen Defekten, Sensibilitätsstörungen und Muskelkontrakturen zu rechnen ist.

Tourniquet (Blutsperre/Blutleere)

Risiken

Risiken, die aus einem Tourniquet resultieren, sind:
- Schädigung peripherer Nerven durch Druck und Ischämie,
- Haut- und Muskelschädigung durch Ischämie,
- Kompartmentsyndrom,
- Hypertonie als Ausdruck der Ischämie bei mehr als 90 min geschlossener Blutsperre (nur geringe Blutdruckreduktion durch Vertiefung der Narkose zu erreichen),
- Hypotonie, Tachykardie, Hyperkapnie, Azidose, Hyperkaliämie und Hypothermie nach Öffnen der Blutsperre,

- Hirndrucksteigerung durch die Hyperkapnie und Azidose.

Prävention

Aus Gründen der Prävention sollte die Blutsperre bei starkem Weichteiltrauma der zu operierenden Extremität und bei Patienten mit Hinweisen auf einen erhöhten intrakraniellen Druck vermieden werden sowie eine Abpolsterung des Tourniquets erfolgen (s.o. „Schädigung des N. ulnaris").

Um Schäden zu vermeiden, sollte ein maximaler Manschettendruck von 300 mm Hg für die obere und 500–600 mm Hg für die untere Extremität (ein Manschettendruck von 90–100 mm Hg über dem systolischen Blutdruck reicht in der Regel, insbesondere bei Kindern, aus) und die Ischämiezeit von maximal 2 Stunden (erneutes Schließen der Blutsperre – wenn operativ zwingend erforderlich – frühestens nach 15–30 min Reperfusion) nicht überschritten werden.

Steinschnitt- bzw. Quénu-Lagerung

Risiken

Von der Steinschnitt-/Quénu-Lagerung ausgehende Risiken sind:
- Schädigung des N. peronaeus oder des N. saphenus durch unsachgemäße Lagerung der Unterschenkel (Abb. 5.**4a**, **b**),
- Beinvenenthrombose und Lungenembolie durch Abknicken der Venen und Blutstase,
- Kompartmentsyndrom der Unterschenkel durch Minderperfusion der Muskulatur aufgrund der Anhebung der Beine über die Herzebene, Abknicken der Oberschenkelgefäße und Druckbelastung der Waden bei der Lagerung in sogenannten Gyn-Schalen,
- Gefahr der Hypotonie beim postoperativen Zurücklagern der Beine.

Prävention

Zur Verhinderung von Lagerungsschäden empfiehlt sich:
- Vermeidung der Lagerung der Unterschenkel in sog. Gyn-Schalen,
- Beachtung der korrekten Aufhängung von Ferse und Fußgewölbe in Halteschlaufen,

- Beachtung eines genügenden Abstandes zwischen den Haltestangen und den Unterschenkeln
- Polsterung des Kniebereichs mit Rollwatte oder Gelkissen.

Trendelenburg-Lagerung (Kopftieflagerung)

Risiken

Die Trendelenburg-Lagerung birgt folgende Schwierigkeiten:
- Beatmungsprobleme durch Verschiebung des Zwerchfells nach kranial,
- einseitige bronchiale Intubation durch Verlagerung der Carina nach kranial,
- Hirndrucksteigerung durch die Kopftieflagerung,
- Anstieg des intraokularen Drucks durch die Kopftieflagerung,
- Hypotonie bei der Rückverlagerung.

Prävention

Die Kopftieflage sollte bei Risikogruppen vermieden werden. Zunehmende Beatmungsprobleme mit CO_2-Retention können einen Wechsel des operativen Vorgehens von der „minimal invasiven" Laparoskopie zur offenen Laparotomie erforderlich machen. Dies setzt ein Erkennen der Probleme durch ein entsprechendes anästhesiologisches Monitoring (arterieller Katheter zur arteriellen Blutgasanalyse) bei Risikopatienten und eine Absprache zwischen Anästhesist und Operateur voraus.

Anti-Trendelenburg-Lagerung (Oberkörperhochlagerung)

Risiken

Von dieser Lagerungsform ausgehende Risiken sind:
- Minderperfusion des Gehirns durch Senkung des zerebralen Perfusionsdrucks insbesondere bei vorbestehender Hypotonie,
- Gefahr der venösen Luftembolie, wenn das Operationsgebiet über der Herzebene liegt.

Prävention

Zur Vorbeugung von Komplikationen sollte ein bestehender Volumenmangel ausgeglichen bzw. eine bestehende Hypotonie behandelt werden.

Strumalagerung

Risiken

Von einer Strumalagerung können folgende Schäden ausgehen:
- Schädigung des Plexus brachialis durch Hyperextension der Halswirbelsäule,
- postoperative Halswirbelsäulenbeschwerden durch Hyperextension der Halswirbelsäule insbesondere bei nicht ausreichend aufliegendem Kopf,
- Schädigung von Gesichtsnerven oder des Augenbulbus durch Druck (s.o.),
- Gefahr der venösen Luftembolie bei Oberkörperhochlagerung.

Prävention

Zur Vorbeugung empfiehlt sich:
- auf ausreichendes Aufliegen des Kopfes achten,
- Ausüben von Druck auf den Gesichtsbereich vermeiden (s.o.),
- zur Gefahr der Luftembolie s. im Folgenden unter „Sitzende Position".

Sitzende Position

Die sitzende Position ist bei Eingriffen in der hinteren Schädelgrube und an der oberen HWS indiziert.

Risiken

Vor der sitzenden Position ausgehende Komplikationen sind:
- Schädigung des Plexus brachialis durch Zug an der Schulter,
- Schädigung des N. ischiadicus und Dekubitus am Gesäß durch Druck,
- Abfall des Herzzeitvolumens beim Übergang vom Liegen in die sitzende Position,
- Schwellung von Zunge, Lippen, Pharynx und Epiglottis durch Abflussbehinderung bei zu starker Flexion der Halswirbelsäule mit Druck des Kinns gegen den Thorax (insbesondere bei Kindern und oraler Intubation plus Guedel-Tubus),
- Tetraplegie durch Überdehnen des zervikalen Rückenmarks bei starker Flexion und Seitwärtsdrehung des Kopfes,
- Minderperfusion des Gehirns, des Hirnstamms und des zervikalen Rückenmarks durch Kompression der kontralateralen A. vertebralis bei

Seitwärtsdrehung des Kopfes um mehr als 60 Grad – insbesondere bei gleichzeitiger Senkung des zerebralen Perfusionsdrucks durch Oberkörperhochlagerung und Verminderung des Herzzeitvolumens,
- höchstes Risiko der venösen Luftembolie bei Kraniotomie durch Eröffnung nicht kollabierender Venen (Dura und Knochen),
- Risiko der paradoxen (arteriellen) Luftembolie durch ein offenes Foramen ovale oder transpulmonal bei massiver Luftembolie.

Prävention

Um eventuellen Schäden vorzubeugen, empfiehlt sich
- eine ausreichende Unterstützung der Arme zur Zugentlastung und Polsterung des Gesäßes,
- die Vermeidung einer zu starken Flexion und Seitwärtsdrehung der Halswirbelsäule,
- die Beatmung mit PEEP (5 – 10 mbar),
- die Narkoseführung als totale intravenöse Anästhesie (TIVA) ohne Lachgas (zur Vermeidung der Vergrößerung von Gasblasen durch Diffusion von Lachgas),
- ein erweitertes hämodynamisches Monitoring (Ösophagusstethoskop, präkordialer Doppler, arterieller Katheter und tiefsitzender zentralvenöser Katheter zur ZVD-Messung und zum Absaugen von Luft),
- ggf. zusätzlich TEE, Pulmonalarterienkatheter und Ableitung somatosensorisch evozierter Potenziale.

Der plötzliche Abfall der endexspiratorischen CO_2-Konzentration ist einer der ersten Hinweise auf eine venöse Luftembolie.

Seitenlagerung

Risiken

Die Folgen einer Seitenlagerung können bestehen in
- einer Schädigung des Plexus brachialis durch ein zu hoch sitzendes Thoraxpolster (Kompression im Bereich der Achselhöhle) am unteren Arm und durch einen zu gering unterpolsterten Kopf bzw. einen zu hoch gehängten oberen Arm (Zugschädigung),
- postoperativen Halswirbelsäulenbeschwerden durch Zug bei nicht ausreichend unterpolstertem Kopf,

- Schädigung der Nn. radialis und ulnaris des unten liegenden Armes durch Druck an der Operationstischkante oder der Armstütze,
- Schädigung des N. peronaeus des unten liegenden Beins durch Kompression auf dem Operationstisch und des oben liegenden Beins durch einen zu tief sitzenden Beingurt,
- Schädigung des N. saphenus durch Kompression im Bereich des Tibiakopfes,
- Schädigung von Gesichtsnerven, des Ohrknorpels oder des Augenbulbus der unten liegenden Gesichtshälfte durch Druck (s. o.),
- Kompartmentsyndrom des unten liegenden Arms durch ein zu niedriges Thoraxpolster,
- Verletzung des Patienten bei der Umlagerung oder durch Herunterfallen vom Operationstisch,
- Beatmungsprobleme durch ein zu schmales Thoraxpolster, durch pulmonale Verteilungsstörungen oder aufgrund einer Sekretretention in der unten liegenden Lunge.

Prävention

Es ist auf eine ausreichende **Polsterung** bei möglichst natürlicher Lagerung zu achten. Hohe Konzentrationen volatiler Anästhetika und ein PEEP über 5 mbar sollten vermieden werden, da dadurch pulmonale Verteilungsstörungen in Seitenlagerung verstärkt werden können (oben liegende Lunge wird gut ventiliert – unten liegende Lunge wird gut perfundiert). Aufgrund einer Sekretretention in der unten liegenden Lunge kann eine intraoperative oder postoperative **Bronchoskopie** erforderlich sein. Bei einer Operationsdauer von über 4 Stunden und einer intraoperativen Verschlechterung des Gasaustausches ist eine **postoperative Nachbeatmung** mit PEEP in Rückenlage auf der Intensivstation sinnvoll, um Atelektasen in der unten liegenden Lunge wieder zu eröffnen.

Bauchlagerung

Risiken

Bei einer Bauchlagerung sind folgende Komplikationen möglich:
- Schädigung des Plexus brachialis durch ein zu hoch sitzendes Thoraxpolster (Kompression im Bereich der Achselhöhle) oder durch Armabduktion über 90 Grad oder durch dorsale Extension im Schultergelenk aufgrund zu hoch eingestellter Armstützen (Zug),

- Schädigung des N. ulnaris durch Druck an der Innenkante der Armstützen,
- Schädigung des N. femoris lateralis durch Druck des Symphysenpolsters,
- Schädigung des N. peronaeus durch Kompression auf dem Operationstisch,
- Schädigung von Gesichtsnerven oder des Augenbulbus durch Druck,
- Schädigung der Hornhaut des Auges durch akzidentelles Öffnen,
- postoperative Halswirbelsäulenbeschwerden durch Distorsion der Halswirbelsäule beim Umlagern oder durch Lagerung des Patienten mit seitwärts gedrehtem Kopf,
- Beatmungsprobleme durch Kompression des Abdomens und Verschiebung des Zwerchfells,
- hämodynamische Probleme durch abdominelle Kompression der V. cava inferior,
- Steigerung des Blutverlustes bei Wirbelsäulenoperationen durch Kavakompression.

Prävention

Zur Vorbeugung sollten folgende Maßnahmen ergriffen werden:
- Vermeidung einer Kompression des Abdomens durch Unterpolsterung des Thorax und des Beckens mit ausreichend hohen Polstern oder einem der Körpergröße des Patienten entsprechenden „Wirbelsäulenkissen",
- Schutz der Augen durch Augensalbe und sicherer Verschluss der Augenlider mit Papierpflaster,
- Druckentlastung der Kniescheiben und der Füße durch adäquate Abpolsterung.

Knie-Ellenbogen-Lagerung oder „Häschenstellung" (Bandscheibenoperationen)

Risiken

Eventuelle Risiken entsprechen denen der Bauchlagerung. Darüber hinaus sind möglich:
- postoperative Beschwerden im Bereich der Knie- und Hüftgelenke,
- Verminderung des Herzzeitvolumens durch venöses Pooling in der unteren Extremität,
- Beinvenenthrombose und Lungenembolie durch Abknicken der Venen und Blutstase,
- Kompartmentsyndrom der Unterschenkel durch Abknickung des Gefäß-Nerven-Bündels,
- Gefahr der venösen Luftembolie bei der Eröffnung periduraler Venengeflechte (letale Verläufe sind beschrieben!).

Prävention

Die modifizierte kniende Lagerung reduziert das Abknicken der Gefäße im Hüft- und Kniebereich sowie den Druck auf die Wadenmuskulatur. Hilfreich ist eine gute Polsterung insbesondere der Knie (und der Schienbeine) durch Rollwatte oder Gelkissen.

■ Intravenöser Zugang

Sicherheitsstandards

Die Anlage eines **sicheren venösen Zugangs** vor der Narkoseeinleitung ist einer der zentralen Sicherheitsstandards in der Anästhesie. Bei der Einleitung von Notfallpatienten ist er für die „Crush-Induktion" sowieso unerlässlich, aber auch bei elektiven Patienten sollte nur in begründeten Ausnahmefällen darauf verzichtet werden. So kann es etwa bei **Kleinkindern** mit schlechten peripheren Venenverhältnissen für das Kind atraumatischer sein, primär über eine Maske die Narkose einzuleiten und erst beim schlafenden Kind einen venösen Zugang zu legen.

Die Zuspritzventile von Venenverweilkanülen enthalten in der Regel Latex. Daher dürfen Kanülen mit Zuspritzventil bei Patienten mit Latexallergie nicht benutzt werden.

Periphere Venenverweilkanülen

Die Anlage von peripheren Venenverweilkanülen erfolgt vorzugsweise an Venen des Handrückens, des Unterarms sowie über die V. jugularis externa. Bei Kindern bieten sich häufig auch Venen am Fuß an. Bei der Punktion der Kubitalvene und seltener auch bei der Punktion im Bereich der Radialseite des distalen Unterarms muss an die Möglichkeit einer **versehentlichen arteriellen Punktion** gedacht werden (A. brachialis bzw. eine atypisch verlaufende A. radialis).

An den folgenden Lokalisationen sollten/dürfen keine Venenverweilkanülen angelegt werden: am Unterarm insbesondere am Shuntarm von Dialysepatienten, an Armen nach Lymphknotenausräumungen in der Axilla (Mammakarzinom) und am unten liegenden Arm in Seitenlagerung.

Auch bei Routineoperationen empfiehlt es sich, mindestens eine möglichst großlumige venöse Venenverweilkanüle anzulegen, um neben der Medikamentengabe auch eine ausreichende Volumensubstitution durchführen zu können. Dabei werden bei Neugeborenen und Säuglingen in der Regel Verweilkanülen der Größen 24–20 G, bei Kindern 20–18 G und bei Erwachsenen je nach zu erwartendem Volumenumsatz Kanülen der Größe 18–14 G gewählt. Die Flussrate der Infusion ist dabei wesentlich vom Durchmesser der gewählten Kanüle abhängig. So entspricht zum Beispiel die Flussrate einer 14-G-Kanüle (orange) der Flussrate von insgesamt drei 18-G-Kanülen (grün) (Tab. 5.**10**).

Zentraler Venenkatheter

Unter bestimmten Bedingungen kann die alternative oder zusätzliche Anlage eines zentralen Venenkatheters (Tab. 5.**11**, 5.**12**) präoperativ sinnvoll sein. **Indikationen** sind:
- desolate periphere Venenverhältnisse,
- Messung des zentralen Venendrucks (ZVD),
- Infusion hypertoner oder venenreizender Lösungen (z.B. zur parenteralen Ernährung),
- Applikation vasoaktiver Medikamente (z.B. Katecholamine),
- als Zugang für spezielle Zwecke (z.B. Schleusen für Pulmonalarterienkatheter oder Einschwemmschrittmacher, Shaldon-Katheter zur Hämodialyse oder Hämofiltration).

Tabelle 5.**10** Maße von peripheren Venenverweilkanülen (z.B. Braunüle)

Farbkodierung	Größe in G	Außendurch- messer in mm	Länge in mm	Flussrate[1] in ml/ min
Gelb (Introcan)	24	0,7	19	22
Blau	22	0,9	25	36
Rosa	20	1,1	33	61
Grün	18	1,3	33	103
Weiß/gelb	17	1,5	45	128
Grau	16	1,7	50	196
Orange/braun	14	2,2	50	343

[1] Bei Schwerkraftinfusion von 0,9%iger NaCl-Lösung mit 100 cmH$_2$O bei Raumtemperatur.

Tabelle 5.**11** Maße von zentralen Venenkathetern (z.B. Cavafix Certo). Kodierung: Kathetergröße – Katheterlänge – Kanülenstichlänge

Kathersystem		Innendurchmesser in mm	Außendurchmesser in mm	G	Länge in cm	Flussrate[1] in ml/min
275	Kanüle	1,5	2,0	16	5	
	Katheter	0,8	1,4	18	70	6
255	Kanüle	1,5	2,0	16	5	
	Katheter	0,8	1,4	18	45	10
375	Kanüle	1,8	2,35	14	5	
	Katheter	1,1	1,7	16	70	23
355	Kanüle	1,8	2,35	14	5	
	Katheter	1,1	1,7	16	45	36
475	Kanüle	2,2	2,7	12	5	
	Katheter	1,4	2,1	14	70	61
455	Kanüle	2,2	2,7	12	5	
	Katheter	1,4	2,1	14	45	81

[1] Bei Schwerkraftinfusion von 0,9%iger NaCl-Lösung mit 100 cmH$_2$O bei Raumtemperatur.

Tabelle 5.**12** Maße von zentralen Multilumenkathetern mit Seldinger-Technik (z. B. Arrow)

Kathetersystem		Dicke	Länge in cm	Lumen-lokalisation	Größe	Flussrate[1] in ml/min
Kinder-Dreilumenkatheter	Kanüle	21 G	3,81			(Summe: 48)
	Katheter	5,5 Fr	13	distal	20 G	20
				medial	22 G	13
				proximal	22 G	15
Erwachsenen-Dreilumen-katheter	Kanüle	18 G	6,35			(Summe: 73)
	Katheter	7 Fr	30	distal	16 G	38
				medial	18 G	17
				proximal	18 G	18
High-Volume-Dreilumen-katheter	Kanüle	18 G	6,35			(Summe: 580)
	Katheter	12 Fr	16	distal	16 G	60
				medial	12 G	250
				proximal	12 G	270

[1] Bei Schwerkraftinfusion von 0,9%iger NaCl-Lösung mit 100 cmH$_2$O bei Raumtemperatur.

Die Flussrate von zentralen Venenkathetern und damit ihre Eignung zur Volumensubstitution tritt in der Regel deutlich hinter den Möglichkeiten von peripheren Venenverweilkanülen zurück.

Insbesondere bei Patienten nach mehrfachen Anlagen von zentralen Venenkathetern kann eine **ultraschallunterstützte Punktion** leichter und komplikationsärmer sein. Bei thoraxnahen Punktionen muss spätestens beim Auftreten von Hinweisen auf einen Pneumothorax eine Röntgenaufnahme des Thorax angefertigt und sofort beurteilt werden.

Alternative Zugangswege für die Medikamentenapplikation im Notfall

Steht im Notfall kein venöser Zugang zur Verfügung und ist er auch nicht in vertretbarer Zeit zu schaffen, so ermöglichen die endobronchiale Medikamentengabe über den **Trachealtubus** und die **intraossäre Infusion** über eine Kanüle mit Metallmandrin eine schnelle Verabreichung von Medikamenten.

Intraossäre Infusion

Die intraossäre Infusion erlaubt die Gabe von Medikamenten (Anästhetika, Katecholamine, Antibiotika etc.) und Infusionen (Kristalloide, Natriumbicarbonatlösung, Kolloide, Blut)

über die Sinusoide der Knochenmarkshöhle und ist geeignet für Kinder bis zu sechs Jahren.

Zur Punktion kommen **Kanülen mit Metallmandrin** in einer Größe zwischen 20 und 13 G in Frage. Spezielle **Nadeln zur intraossären Infusion** oder zur Knochenmarkspunktion sind besonders geeignet. Im Notfall kann man sich aber auch mit einer dicken Spinalnadel behelfen. Die bevorzugte Punktionsstelle befindet sich 2–3 cm unterhalb der Tuberositas tibiae auf der anteromedialen Fläche der Tibia (Abb. 5.**5 a**). Die Punktionsrichtung sollte in einem Winkel von 90–60 Grad zur Schienbeinoberfläche, weg von der Gelenkfläche und der Epiphysenfuge, hin erfolgen (Abb. 5.**5 b**). Die folgenden **Komplikationen** können unter einer intraossären Infusion auftreten:

- Kompartmentsyndrom des Unterschenkels bei Kanülenfehllage oder -dislokation oder bei vorbestehenden Frakturen des punktierten Knochens,
- Schädigung der Epiphysenfuge bei falscher Punktionsstelle oder –richtung,
- Fett- oder Knochenmarksembolie (bei Kindern unter 6 Jahren Häufigkeit unter 0,1%),
- Osteomyelitis bei unsterilem Vorgehen oder Belassen über 24 Stunden (Häufigkeit 0,6%),
- Knochenfrakturen bei angeborenen Knochenkrankheiten wie Osteogenesis imperfecta.

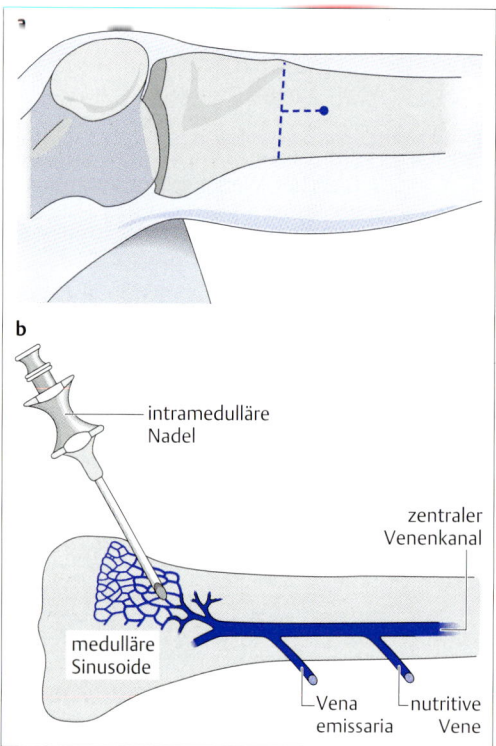

Abb. 5.**5 a, b**   Intraossäre Infusion. **a** Punktionsstelle für die intraossäre Infusion an der anteromedialen Tibiafläche. **b** Position der Kanüle für die intraossäre Infusion in der proximalen Tibia.

◼ Magensonde

Die **Indikation** für die präoperative Anlage einer Magensonde besteht bei den folgenden Patientengruppen:

- Patienten mit einer vorbestehenden Magen-Darm-Atonie (s. auch Abschnitt „Präventive Maßnahmen zur Vermeidung einer Aspiration"),
- nicht nüchterne Patienten/Notfallpatienten,
- Patienten mit geplanten intraabdominellen Eingriffen und/oder zu erwartender postoperativer Magen-Darm-Atonie,
- Patienten, die postoperativ über die Magensonde ernährt werden sollen,
- Patienten mit Operationen im Halsbereich, auf Wunsch des Operateurs zur Identifikation des Ösophagus (z. B. neck dissection),
- Patienten mit langen operativen Eingriffen zur Ableitung des Magensekrets (Reduzierung des

Risikos von postoperativem Erbrechen und einer Aspiration).

Bei wachen aspirationsgefährdeten Patienten mit ausreichenden Schutzreflexen – insbesondere bei Patienten mt einem Ileus – sollte die Magensonde vor der Narkoseeinleitung gelegt und nach der Druckentlastung des Magens zunächst wieder entfernt werden. Alternativ kann bei diesen Patienten auch eine nasogastrale Ballonsonde zur druckkontrollierten Kardiaokklusion (Aspisafe der Fa. B. Braun Melsungen) gelegt werden (s. Abschnitt „Präventive Maßnahmen zur Vermeidung einer Aspiration").

Besteht präoperativ kein erhöhtes Aspirationsrisiko so wird die Magensonde erst nach der Narkoseeinleitung und der endotrachealen Intubation gelegt. Dies erfolgt in der Regel nasal, da die Sonde dann postoperativ vom Patienten besser toleriert wird.

Bei Patienten mit Verdacht auf Mittelgesichts- und Schädelbasisfrakturen darf die Magensonde auf keinen Fall nasal gelegt werden, da daraus intrazerebrale Fehllagen resultieren können. Bei Patienten mit Verdacht auf Halswirbelsäulenverletzungen darf die HWS nicht für die Anlage einer Magensonde gebeugt werden.

◼ Blasenkatheter

Die Anlage eines Blasenkatheters hat unter **sterilen Bedingungen** zu erfolgen, um Infektionen des Urogenitaltrakts zu vermeiden. Ist mit einer längeren Liegedauer des Blasenkatheters zu rechnen, so sollte alternativ die Anlage einer **suprapubischen Fistel** in Erwägung gezogen werden. Insbesondere bei intraabdominellen Eingriffen kann die Anlage einer suprapubischen Fistel intraoperativ durch den Operateur erfolgen.

Die **Indikation** zur präoperativen Anlage eines Blasenkatheters ist bei folgenden Operationen gegeben:

- Operationen, die länger als 2–4 Stunden dauern,
- Operationen mit einem hohen Volumenumsatz (zur Kontrolle der Nierenfunktion und zur Flüssigkeitsbilanzierung),
- Operationen, bei denen die intraoperative Urinproduktion diagnostisch wichtig ist (z. B. bei Nierentransplantationen).

Wird bei Patienten mit rückenmarksnahen Regionalanästhesien präoperativ **kein Blasenkatheter** gelegt, dann muss postoperativ auf eine rechtzeitige und ausreichende spontane Blasenentleerung geachtet werden, da es bei diesen Patienten häufig zu einem Harnverhalt kommt. Andernfalls muss die Blase durch eine Einmalkatheterisierung entleert werden, möglichst bevor es zu vegetativen Reaktionen (Bradykardie) durch eine Überdehnung der Blase kommt.

■ Monitoring

> 90 % aller kritischen Vorkommnisse und alle Vorkommnisse mit möglicher Schädigung des Patienten können durch eine Kombination aus klinischer Beobachtung durch den Anästhesisten, (nicht invasiver) Blutdruckmessung, EKG und Pulsoxymetrie im Rahmen der anästhesiologischen Überwachung im Operationsbereich erkannt werden.

Trotz der nicht zu bestreitenden Erhöhung der Patientensicherheit durch ein entsprechendes Monitoring muss die Wichtigkeit der kontinuierlichen Beobachtung durch einen aufmerksamen Anästhesisten hervorgehoben werden, da vermutlich über 50 % aller kritischen Vorkommnisse durch die klinische Beobachtung früher als durch das Monitoring bemerkt werden können.

Nicht invasive Blutdruckmessung (NIBP)

Die direkte, blutige arterielle Druckmessung ist die Referenzmethode für die Bestimmung des systolischen und diastolischen arteriellen Blutdrucks sowie des arteriellen Mitteldrucks. Außerdem ermöglicht ein arterieller Katheter die arterielle Blutgasanalyse und damit eine direkte Kontrolle des pulmonalen Gasaustausches.
Aufgrund der auch mit dieser Methode verbundenen Risiken und des technischen und finanziellen Aufwandes werden bei **Routineeingriffen** in der Regel indirekte, nicht invasive Methoden zur Bestimmung des arteriellen Blutdrucks eingesetzt. Es bleibt anzumerken, dass bei Risikopatienten und bei Operationen mit möglicherweise hohem Volumenumsatz oder schnellen Blutdruckveränderungen die direkte, blutige Druckmessung derzeit durch keine andere Messmethode adäquat zu ersetzen ist.

Oszillometrische Methode

Der oszillometrischen Methode liegt das folgende **Messprinzip** zugrunde: Der Manschettendruck bei der maximalen Oszillationsamplitude wird dem mittleren arteriellen Druck (MAD) gleichgesetzt. Als systolischer Wert wird der Manschettendruck oberhalb des MAD mit einer Oszillationsamplitude von 50 % des Maximums und als diastolischer Wert der Manschettendruck unterhalb des MAD mit einer Oszillationsamplitude von 75 % des Maximums festgelegt. Um möglichst artefaktfreie Oszillationen zu gewinnen, werden unter anderem auf jeder Manschettendruckstufe zwei fast gleiche Oszillationen detektiert und im Störfall so lange gewartet bis dies eintritt oder das Gerät die Messung abbricht und eine Fehlermeldung angibt.
Aufgrund der möglichen hohen Streubreite von Einzelmessungen bei der oszillometrischen Methode empfiehlt sich bei **auffälligen Messergebnissen** eine Wiederholung der Messung. Unter bestimmten Bedingungen empfiehlt sich die Durchführung einer invasiven Blutdruckmessung, da insbesondere bei kritisch kranken Patienten eine notwendige Kreislauftherapie nicht durch eine Intervallmessung oder eventuelle Wiederholungsmessungen verzögert werden darf.

Photoplethysmographische Methode

Eine weitere nicht invasive Methode zur arteriellen Blutdruckmessung stellt das photoplethysmographische Verfahren (**Servoplethysmomanometrie**) dar. Das Messprinzip dieser von Penaz 1976 vorgestellten und von Wesseling weiterentwickelten Methode beruht darauf, dass der Druck in einer (in der Regel am Mittelglied des Mittelfingers angelegten) Fingermanschette durch ein System aus einem Photodetektor in der Manschette und einem schnellen Servoventil auf den arteriellen Blutdruck eingeregelt wird.
Die photoplethysmographische hat gegenüber der oszillometrischen Methode die folgenden **Vorteile**:
- kontinuierliche Messung statt Messung im Intervall,
- aufgrund der kontinuierlichen Messung werden beatmungsinduzierte Blutdruckschwankungen erfasst und die Messgenauigkeit daher bei dieser Patientengruppe erhöht.

Von **Nachteil** sind bei der photoplethysmographischen Methode:

- Handhabungsprobleme beim Anlegen der Fingerdruckmanschette führen zum Teil zu deutlich abweichenden Messergebnissen,
- Beeinträchtigung der Messungen durch chronische (z. B. bei AVK) oder akute (z. B. bei Hypotonie, Hypothermie oder Zentralisation) Durchblutungsstörungen der Peripherie im Bereich der Finger.

Aufgrund dieser Probleme hat sich die photoplethysmographische Methode zur Zeit noch nicht als Routineverfahren zur Messung des arteriellen Blutdrucks durchgesetzt.

■ Elektrokardiogramm (EKG)

Das intraoperative EKG gehört zum obligaten anästhesiologischen Monitoring und erfüllt die folgenden Zwecke:
- Abschätzen der Narkosetiefe anhand der Herzfrequenz und des Blutdrucks,
- Erkennen von Arrhythmien (Ableitung II: elektrische Achse liegt parallel zur Herzachse → gute Erkennbarkeit der P-Welle und des QRS-Komplexes),
- Erkennen von Schrittmacherdysfunktionen,
- Erkennen von myokardialen Ischämien (ST-Segmentanalyse).

EKG-Ableitungen

Je nach Anzahl und Positionierung der Elektroden lassen sich die folgenden Ableitungen registrieren:
- bipolare Extremitätenableitungen: I, II, III,
- unipolare Goldberger-Ableitungen: aVR, aVL, aVF,
- unipolare Brustwandableitungen: $V_1 - V_6$.

EKG-Überwachungssysteme

Dabei kommen im Rahmen des anästhesiologischen EKG-Monitorings sowohl Dreielektrodensysteme als auch Fünfelektrodensysteme zum Einsatz.

Das **Dreielektrodensystem** erlaubt die Registrierung von drei bipolaren Ableitungen und ist in der Regel ausreichend für eine Arrhythmieüberwachung. Allerdings ist es nur schlecht geeignet für eine Ischämieüberwachung.

Das **modifizierte Dreielektrodensystem** mit der **Zentralsubklavikularableitung** (**CS₅**) erlaubt demgegenüber eine bessere Erkennung von Vorderwandischämien. Die Positionierung der RA-Elektrode erfolgt dabei unter der rechten Klavikula, die der LA-Elektrode in V_5-Position und die der F-Elektrode an normaler Position (Abb. 5.6a). Die Ableitung I dient dann der Erkennung von Vorderwandischämien, die Ableitung II der Erkennung von inferioren Ischämien und von Arrhythmien.

Das **Fünfelektrodensystem** (Abb. 5.6b) erlaubt die Registrierung der sechs Standardextremitätenableitungen und einer unipolaren Brustwandableitung (in der Regel V_5: vordere Axillarlinie in Höhe des 5. Interkostalraums, ICR). Dabei erfasst die ST-Segmentanalyse der Ableitung V_5 intraoperative Ischämien mit einer Sensitivität von 75 %. Durch die kombinierte Auswertung von mehreren Ableitungen lässt sich diese Sensitivität noch weiter steigern (Kombination von Ableitung II und V_5: Sensitivität von 80 %; Kombination von Ableitung V_4 und V_5: Sensitivität von 90 %; Kombination von Ableitung II, V_4 und V_5: Sensitivität von 98 %). Da ein Fünfelektrodensystem nur eine Brustwandableitung berücksichtigen kann, wird in der Regel die Kombination der Ableitungen II und V_5 für die ST-Segmentanalyse eingesetzt.

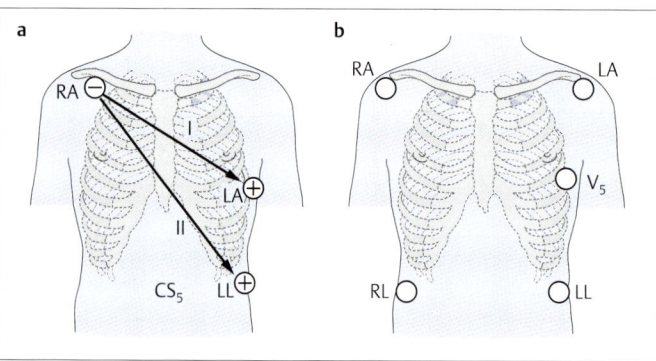

Abb. 5.**6a, b** Elektrodenplazierung: **a** beim modifizierten Dreielektrodensystem CS₅, **b** beim Fünfelektrodensystem.

ST-Segmentanalyse

Zur standardisierten Auswertung der ST-Strecke muss eine Reihe von Messpunkten festgelegt werden. Dabei befindet sich der **isoelektrische Punkt** laut Definition 40 ms vor dem Beginn des QRS-Komplexes auf der PQ-Strecke. Der Verbindungspunkt des QRS-Komplexes mit der ST-Strecke wird **J-Punkt** genannt. Der Messpunkt für die **ST-Strecke** liegt 60–80 ms hinter dem J-Punkt. Als EKG-Kriterien für eine **Myokardischämie** bei anästhesierten Patienten gelten im Rahmen der ST-Segmentanalyse:

- aszendierendes ST-Segment: 2 mm (0,2 mV) Senkung,
- horizontales ST-Segment: >1 mm (0,1 mV) Senkung,
- deszendierendes ST-Segment: >1 mm (0,1 mV) Senkung (gemessen vom Oberrand der Kurve zur PQ-Strecke),
- ST-Hebung: >1 mm (0,1 mV) (in einer Ableitung ohne Q-Welle),
- T-Wellennegativierung.

■ Ösophagusstethoskop und präkordialer Doppler

Ösophagusstethoskop

Das Ösophagusstethoskop ermöglicht auch bei abgedecktem Thorax sowie bei adipösen Patienten die Auskultation der Herztöne und der Atemgeräusche. Die optimale Platzierungstiefe zur Auskultation beträgt beim Erwachsenen je nach Körpergröße 28–32 cm. Durch den Einbau eines Thermistors lässt sich außerdem die **Körperkerntemperatur** im unteren Ösophagusdrittel bestimmen. Alternativ besteht die Möglichkeit der Anlage eines präkordialen Stethoskops (Abb. 5.**7**).

Präkordialer Doppler

Die Hauptindikation für den intraoperativen Einsatz eines präkordialen Dopplers ist die **Früherkennung einer venösen Gasembolie**. Zu den dazu prädisponierenden Operationen zählen insbesondere:

- neurochirurgische Operationen in sitzender Position (Inzidenz: ca. 25%, Ansaugen großer Luftmengen mit letalen Verläufen möglich),
- Operationen in Bauch- oder Knie-Ellenbogen-Lagerung mit Eröffnung periduraler Venenge-

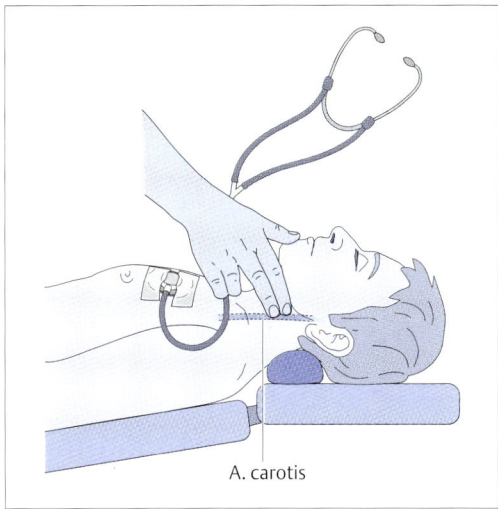

Abb. 5.**7** Präkordiales Stethoskop zur auskultatorischen Überwachung der Herztöne und des Atemgeräusches.

flechte (letale Verläufe beschrieben) (s. o. Abschnitt „Lagerung"),
- Operationen in Oberkörperhochlagerung, wenn das Operationsgebiet oberhalb der Herzhöhe liegt,
- Hysteroskopien in Trendelenburg-Lagerung (Kopftieflagerung) mit Eröffnung uteriner Venensinus (7 beschriebene Gasembolien, davon 5 Todesfälle),
- Sectio cesarea mit Eröffnung uteriner Venensinus (Inzidenz: 65% mit Doppler-Veränderungen, 47% mit Sättigungsabfall um 5%, 26% mit Thoraxschmerz und Dyspnoe – bei wachen Patienten in Regionalanästhesie –, 4% mit EKG-Veränderungen inkl. ST-Senkungen, 0% mit bleibenden Schäden),
- endoskopische peritoneale oder retroperitoneale Operationen mit CO_2-Insufflation (z.B. bei laparoskopischen Cholezystektomien, Inzidenz: 69% mit TEE-Nachweis von Gasblasen bei der peritonealen Insufflation oder bei der Dissektion der Gallenblase, nur in Ausnahmefällen Blutdruck- oder Sättigungsabfall, Todesfälle bei Eröffnung großer intraabdomineller Venen).

Bei Operationen mit erhöhtem Risiko venöser Gasembolien sollten lachgasfreie Narkosen durchgeführt werden, da durch Lachgaskonzentrationen zwischen 50 und 75% eine zwei- bis vierfache Vergrößerung der Gasblasen verursacht werden kann.

■ Pulsoxymetrie

Die Pulsoxymetrie dient der **Überwachung der Oxygenierung** des Patienten. Dies kann in begrenztem Umfang klinisch durch die Beurteilung der Farbe der Haut (Lippen, Fingernägel) und des Blutes im Operationssitus erfolgen. Allerdings wird diese klinische Beurteilung noch durch schlechte Lichtverhältnisse und Abdecken des Patienten sowie generell bei dunkelhäutigen oder anämischen Patienten erschwert.

> Eine Zyanose wird klinisch erst erkennbar, wenn mindestens 5 g/dl desoxygeniertes Hämoglobin vorliegen, z.B. bei einem Hb-Wert von 8 g/dl, also erst bei einer Sättigung von 38%.

Die Pulsoxymetrie ist ein einfach zu handhabendes, nicht invasives Verfahren zur kontinuierlichen Messung der **arteriellen Sauerstoffsättigung** des Hämoglobins. Durch die Verbindung der Messprinzipien der Oxymetrie und der Photoplethysmographie ist die Pulsoxymetrie in der Lage, selektiv die Sättigung des pulsierenden (arteriellen) Blutes zu erfassen. Dabei befinden sich auf der einen Seite des Pulsoxymetersensors zwei lichtemittierende Dioden, die abwechselnd Licht der Wellenlängen 660 nm (rot) und 940 nm (infrarot) durch das Gewebe schicken, und auf der anderen Seite ein Lichtdetektor, der die Lichtimpulse in elektrische Signale umwandelt und an einen Mikroprozessor zur Auswertung weiterleitet. Da oxygeniertes (HbO_2) und desoxygeniertes Hämoglobin (Hb) bei diesen beiden Wellenlängen das Licht in sehr unterschiedlichem Ausmaß absorbieren, kann daraus die arterielle Sättigung bestimmt werden. Prinzipiell wird bei der Pulsoxymetrie die funktionelle Sättigung bestimmt. Das heißt, dass Dyshämoglobine wie Kohlenmonoxidhämoglobin (HbCO) und Methämoglobin (MetHb) nicht mit berücksichtigt werden. Im Normalfall liegen die **HbCO-Konzentrationen** bei 0–3% und die Methämoglobinkonzentrationen bei 0–2%, sodass sich funktionelle und fraktionelle Sättigung nicht klinisch bedeutsam voneinander unterscheiden. Allerdings kann bei starken Rauchern der HbCO-Anteil 5–20% betragen – bei einer Rauchvergiftung sogar noch weit mehr. Außerdem kann der MetHb-Anteil durch oxidierende Medikamente wie z.B. Nitroglycerin, Sulfonamide und Prilocain auf bis zu 10% erhöht werden. Bei derart erhöhten Konzentrationen von Dyshämoglobinen kann es zu Falschmessungen des Pulsoxymeters kommen.

> HbCO wird von den Pulsoxymetern bis zu Konzentrationen von 30% als oxygeniertes Hämoglobin gemessen. Das heißt auch bei einer hypoxischen Situation im Rahmen einer Rauchgasvergiftung werden unbedenkliche Werte angezeigt.

MetHb (Methämoglobin) wird im unteren Wellenlängenbereich weitgehend als desoxygeniertes Hämoglobin und im oberen Wellenlängenbereich als oxygeniertes Hämoglobin gemessen. Dadurch kommt es bei MetHb-Spiegeln unter 10% zu einer Verminderung der pulsoxymetrischen Sättigung. Das Ausmaß dieser Veränderung ist jedoch nicht über eine allgemeingültige Formel vorherzusagen, sondern ist vom Berechnungsalgorithmus des jeweiligen Gerätes abhängig. Bei hohen MetHb-Konzentrationen tendiert die pulsoxymetrische Sättigung gegen 85% unabhängig von der tatsächlich vorliegenden Sättigung. Aufgrund dieser schwer vorhersehbaren Beeinflussung ist die Aussagekraft der Pulsoxymetrie beim Vorliegen von MetHb stark eingeschränkt.

Die Pulsoxymetrie kann außerdem **durch patientenseitige Störungen beeinträchtigt** werden, wie:

- Patientenbewegungen (z.B. bei unruhigen Patienten im Aufwachraum),
- periphere arterielle Verschlusskrankheit (AVK),
- niedriger arterieller Mitteldruck,
- niedriges Herzzeitvolumen (z.B. im Schock),
- hoher systemischer Gefäßwiderstand (z.B. bei einer Therapie mit Vasokonstriktoren),
- sehr niedriger systemischer Gefäßwiderstand (pulsatiler venöser Fluss in der Sepsis),
- Hypothermie.

Dies führt dazu, dass die Versagerquote der Pulsoxymetrie mit einem höheren Lebensalter und einem schlechteren präoperativen ASA-Status des Patienten sowie mit einer längeren Operationsdauer ansteigt. Außerdem können auch die folgenden Faktoren zu **Funktionsstörungen** und **Fehlmessungen** führen:

- Druck auf den Sensor (z.B. durch den Chirurgen oder durch ungünstige Lagerung),
- intravenöse Applikation von Farbstoffen (z.B. Methylenblau),
- Verwendung von Nagellack (insbesondere blau und grün),

- Benutzung von monopolaren Elektrochirurgiegeräten,
- „Penumbraeffekt" (falsch niedrige Sättigung, wenn bei Fehlpositionierung des Sensors ein Teil des emittierten Lichtes direkt auf den Lichtdetektor fällt).

Der Pulsoxymetersensor kann als Transmissionssensor an Fingern, Zehen, Ohrläppchen, Nase, Wange und Zunge sowie bei Neugeborenen und Säuglingen am Handballen oder am Fuß angelegt werden. Außerdem ist noch der Einsatz von Reflexionssensoren möglich. Die Ableitung am Finger ist in der Regel genauer als am Ohrläppchen.

Bei manchen Pulsoxymetern können auch bei vollständig vom Patienten diskonnektierten Sensoren durch Pendelbewegungen Impulse generiert werden, die zu einer regelmäßigen plethysmographischen Kurve und zu im Normbereich liegenden Sättigungswerten führen.

■ Kapnometrie und Kapnographie

Mit Hilfe der Pulsoxymetrie kann zwar die Oxygenierung von Patienten beurteilt werden, aber sie gibt keinen Hinweis auf eine ausreichende Ventilation. Die Einstellung der **Beatmung** nach einer Faustregel

$$AMV = 100 \text{ bis } 150 \text{ ml/kgKG}$$

erfordert die Brücksichtigung einer Reihe von Faktoren wie Geschlecht, Alter, Körpergewicht und metabolische Situation. Eine entsprechende Kontrolle der Ventilation kann mittels der kontinuierlichen, nicht invasiven Messung der **endexspiratorischen CO_2-Konzentration ($P_{ET}CO_2$)** erfolgen.

Indikationen und Interpretation

Die Bestimmung der endexspiratorischen CO_2-Konzentration ($P_{ET}CO_2$) lässt dabei Rückschlüsse auf die Ventilation, die pulmonale Perfusion und auf den Metabolismus zu. Deshalb zählt sie zum Standardmonitoring während der Anästhesie. Eine eindeutige Interpretation des $P_{ET}CO_2$-Wertes z. B. bezüglich der Ventilation setzt allerdings voraus, dass sich die beiden anderen beeinflussen-

den Faktoren Perfusion und Metabolismus in einem stabilen Zustand befinden. Demzufolge können die $P_{ET}CO_2$-Werte **nur in Verbindung mit weiteren klinischen Befunden** sicher ausgewertet werden.

Ein plötzlicher **$P_{ET}CO_2$-Abfall** kann bedingt sein durch:
- akute Störung der Ventilation (z. B. Diskonnektion, Tubusabknicken, Respiratorausfall),
- akuter Abfall der pulmonalen Perfusion (z. B. Lungenembolie, Schock, Kreislaufstillstand),
- Verminderung des Metabolismus (z. B. Hypothermie, Narkosevertiefung, Muskelrelaxierung).

Ein plötzlicher **$P_{ET}CO_2$-Anstieg** kann bedingt sein durch:
- akute Hypoventilation,
- Infusion von Bicarbonatlösung,
- Öffnen eines Tourniquets oder Reperfusion eines transplantierten Organs,
- plötzliche Stoffwechselsteigerung (z. B. maligne Hyperthermie, Adrenalingabe).

Messmethoden

In der Regel arbeiten Kapnometer nach dem Prinzip der **Infrarotspektrometrie**. Dabei wird die Messung durch den aktuellen Luftdruck, den Wasserdampfdruck sowie durch die Sauerstoff- (O_2) und die Lachgaskonzentration (N_2O) beeinflusst. Die Konzentration von volatilen Anästhetika aus der Reihe der halogenierten Kohlenwasserstoffe (Halothan, Enfluran, Isofluran, Sevofluran und Desfluran) kann ebenfalls über eine Infrarotspektrometrie gemessen werden. Um eine quasikontinuierliche Bestimmung der Konzentration dieser Stoffe zu ermöglichen, erfolgt die Messung durch den schnellen Wechsel von Filtern mit jeweils molekülspezifischen Wellenlängen. Alternativ ist die Bestimmung der Konzentration von CO_2 und anderen Substanzen im Atemgas mittels der **Massenspektrometrie** möglich. Dieses Verfahren spielt aber aufgrund des hohen technischen Aufwandes keine große Rolle im Rahmen der anästhesiologischen Überwachung.

Im **Hauptstromverfahren** ist der Sensor in den Luftweg integriert. Daher sind diese Geräte wesentlich anfälliger gegen Verschmutzungen durch Sekret und kondensiertes Wasser. Zur Vermeidung der Wasserkondensation werden die Sensoren von Hauptstromgeräten beheizt, was zu Verbrennungen bei längerem Hautkontakt führen kann. Da Hauptstromgeräte in der Regel die CO_2-

Konzentration im Inspirationsgas gleich Null setzen, werden bei CO_2-Rückatmung (verbrauchte CO_2-Absorber) zu niedrige $P_{ET}CO_2$-Werte angezeigt.

Im **Nebenstromverfahren** wird eine Gasprobe kontinuierlich über eine Leitung in eine Messkammer abgesaugt. Dies führt je nach Absauggeschwindigkeit und Volumen des Absaugschlauches zu einer Verzögerung der Messung. Bei niedrigen Absauggeschwindigkeiten (≤ 50 ml/min) kann es außerdem zu einer partiellen Vermischung des Inspirations- und Exspirationsgases im Absaugschlauch – insbesondere bei der Beatmung von Kleinkindern mit einer hohen Atemfrequenz (> 30/min) – und dadurch zu einem zu niedrig gemessenen $P_{ET}CO_2$-Wert kommen. Bei hohen Absauggeschwindigkeiten (≥ 200 ml/min) ist zu beachten, dass das Atemhubvolumen bei Kleinkindern erheblich verringert werden kann, wenn eine entsprechende Anpassung der Beatmungsparameter nicht erfolgt. Außerdem ist eine Rückführung des abgesaugten Atemgases in das Kreissystem eine Voraussetzung für die Durchführung einer „Minimal-Flow-Anästhesie".

> Wird bei dem eingesetzten Gerät nur der $P_{ET}CO_2$-Wert angezeigt, so spricht man von einer Kapnometrie. Demgegenüber wird bei der Kapnographie zusätzlich noch die CO_2-Verlaufskurve angezeigt.

■ Temperaturmessung und perioperative Wärmekonservierung

Temperaturregulation und Hypothermie in der Anästhesie

Normalerweise sind Menschen **homöotherm** und regulieren ihre Körperkerntemperatur in einem sehr engen Bereich von etwa 0,5 °C. Bei Überwärmung reagiert der Körper mit peripherer Vasodilatation und Schwitzen und bei Unterkühlung mit peripherer Vasokonstriktion, gesteigerter Wärmeproduktion und Muskelzittern (shivering). Unter dem Einfluss von **Anästhetika** verändert sich die Temperaturregulation im Sinne einer **Poikilothermie**. Dies tritt insbesondere bei der Verabreichung von volatilen Anästhetika und von Opioiden auf, kann aber auch schon durch die Prämedikation verursacht werden. Neugeborene

und geriatrische Patienten (über 60 Jahren) sind dabei besonders betroffen. Damit verbreitet sich der Temperaturbereich in dem vom Körper keine Gegenregulationsmaßnahmen ergriffen werden auf 3–4 °C. Unter diesen Bedingungen setzt erst bei einer Körperkerntemperatur von 34,5 °C eine periphere Vasokonstriktion zur Vermeidung eines weiteren Wärmeverlustes ein.

Gefahren einer intraoperativen Hypothermie

Eine intraoperative Hypothermie führt zu einer Reihe von **Organdysfunktionen** und ist damit maßgeblich für einige intra- und postoperative **Komplikationen** verantwortlich:

- *kardiale Funktionsstörungen:*
  - 32 °C: Myokarddepression,
  - 31 °C: Überleitungsstörungen,
  - 30 °C: ventrikuläre Ektopien,
  - 28 °C: Kammerflimmern,
- *respiratorische Funktionsstörungen:* Hypoventilation mit verminderter Reaktion auf Hypoxämie und Hyperkapnie
- *neurologische Veränderungen:*
  - 34 °C: verminderter Hirnstoffwechsel,
  - 33 °C: Somnolenz und Verlängerung der postnarkotischen Erholungszeit,
  - 30 °C: Koma,
- Störungen der *Gerinnung und der Thrombozytenfunktion:* nicht nachweisbar durch In-vitro-Untersuchungen bei 37 °C,
- *Dämpfung des unspezifischen und spezifischen Immunsystems:* Erhöhung des Risikos von Wundinfektionen,
- Verminderung der *metabolischen Funktionen* von Leber und Nieren: Verlängerung von Medikamentenwirkungen, insbesondere von Muskelrelaxanzien,
- *Erhöhung der Mortalität kritisch kranker Patienten* (bei Körperkerntemperatur < 34 °C).

> Aufgrund der Risiken ist eine intraoperative Hypothermie nur dann erwünscht, wenn gezielt die dadurch induzierte Protektion des ZNS durch Senkung des Gewebestoffwechsels und des Sauerstoffverbrauchs ausgenutzt werden soll.

Messung der Körperkerntemperatur

Die Messung der Körperkerntemperatur erfolgt in der Regel mit Hilfe eines **Thermistors** und kann an mehreren Körperstellen erfolgen: **Trommelfell** (nächste Stelle zum Hypothalamus, mittels Infrarotmessung ermittelte Werte liegen in etwa um 0,4 °C unter den Werten von Kontaktmessungen mittels Thermistor), **nasopharyngeal** (nahe an der A. carotis interna), **ösophageal** (Thermistor integriert in ein Ösophagusstethoskop), **Pulmonalarterie** (Thermistor integriert in einen Pulmonalarterienkatheter).

Außerdem ist eine Messung auch noch in der **Harnblase** (Thermistor integriert in einen Blasenkatheter) und **rektal** möglich – allerdings mit der Einschränkung, dass bei ausgeprägter Kreislaufzentralisation zu niedrige Werte gemessen werden. Dieser Temperaturgradient ermöglicht eine Beurteilung der Wärmeverteilung im Körper bei der Wiedererwärmung stark unterkühlter Patienten.

Maßnahmen zur Vermeidung einer intraoperativen Hypothermie

Zur Vermeidung und Therapie einer intraoperativen Hypothermie sind die folgenden **Maßnahmen** geeignet. Dabei ist für eine effiziente Therapie die Kombination mehrerer Maßnahmen sinnvoll und notwendig:

- Vermeidung der Auskühlung der Körperperipherie vor der Narkoseeinleitung (deutliche Absenkung der Körperkerntemperatur durch Wärmeumverteilung in die Peripherie durch Vasodilatation nach der Narkoseeinleitung),
- Anheben der Umgebungstemperatur auf 21 – 24 °C, bei Neugeborenen auf 24 – 28 °C (insbesondere bei Operationssälen mit „Laminar-Flow-System"),
- Zudecken des Patienten mit angewärmten Tüchern oder Rollwatte (insbesondere des Kopfes von Kleinkindern),
- Anwärmen von Infusionslösungen und Blutkonserven mittels Gegenstromwärmern (insbesondere bei größeren Infusionsmengen und Massivtransfusionen),
- (passives) Anwärmen des Beatmungsgases mittels „künstlicher Nasen", Bakterienfiltern und „Low-Flow-Anästhesie",
- Verwendung von elektrischen oder Warmwasserheizunterlagen (geringere Effektivität gegenüber der Anhebung der Umgebungstemperatur oder der konvektiven Wärmetherapie bei gleichzeitiger Gefahr von thermisch-ischämischer Hautschädigung),
- konvektive Wärmetherapie mittels Warmluftmatten auf dem Patienten (effektivste Einzel-

maßnahme zur Vermeidung einer Hypothermie).

Gefahren einer postoperativen Hypothermie

Die Hauptgefahr einer Hypothermie in der postoperativen Phase ist durch das Auftreten eines **„Shiverings"** bei gleichzeitig noch bestehender **Depression von Atmung und Kreislauf** bedingt, mit folgenden Konsequenzen:
- gesteigerte CO_2-Produktion bei vermindertem Atemminutenvolumen → respiratorische Azidose → Hirndrucksteigerung,
- gesteigerter Sauerstoffverbrauch bei verminderter Sauerstoffaufnahme → Hypoxämie → Myokardischämie.

Außerdem kommt es im Rahmen der postoperativen Wiedererwärmung zu einer peripheren Vasodilatation. Diese kann dann zu einer Demaskierung eines vorbestehenden Volumenmangels mit den Folgen einer Hypotonie, Tachykardie und Myokardischämie führen.

Patienten – insbesondere kardiale und pulmonale Risikopatienten – mit einer ausgeprägten postoperativen Hypothermie (< 35 °C) sollten bis zur Wiedererwärmung (> 36 °C) sediert und beatmet bleiben, um ein ausgeprägtes „Shivering" und die damit verbundenen Risiken zu vermeiden.

■ Relaxometrie

Grundsätzlich ist die Kontrolle der Wirkung von Muskelrelaxanzien durch einen Nervenstimulator zu empfehlen, insbesondere
- bei neuromuskulären Erkrankungen,
- bei Leber- und Nierenfunktionsstörungen,
- bei Eingriffen nach lang andauernder Immobilisierung des Patienten.

Die initiale Wirkung der Muskelrelaxanzien wird meistens an der 90- oder 95%igen Suppression der Antwort des M. adductor pollicis auf einen Einzelreiz des N. ulnaris gemessen. Die Nervenstimulation erfolgt in Form eines **Einzelreizes** mit 0,1 Hz Wiederholfrequenz oder vier aufeinander folgender Reize mit 2 Hz (**train of four, TOF**). Die hierzu benötigte Dosis wird als ED_{95} bezeichnet. Als **Anschlagzeit** wird die Zeit vom Beginn der Injektion eines Muskelrelaxans bis zur 95%igen

Unterdrückung der TOF-Antwort (erste Reizantwort – T1 – eines TOF) bezeichnet. Zur **Charakterisierung des Blockadeprofils** wird die Wirkdauer (10 %, 25 % und 90 %) angegeben, die sich jeweils vom Beginn der Injektion berechnen. Die prozentualen Angaben verstehen sich als Vergleich zur Kontrollantwort vor Applikation des Muskelrelaxans.

Daneben existiert als Quantifizierung der **Erholungszeit** (früher: Erholungsindex oder Recovery-Index genannt) die Zeit von der 25 %igen bis zur 75 %igen Erholung der ersten Reizantwort (T1) eines TOF.

Außerdem wurde der Begriff **TOF-Quotient** eingeführt (T4 : T1), der ein Maß für die neuromuskuläre Restblockade angeben soll. Bis 1994 wurde das Maß für eine wiedereinsetzende ausreichende Spontanatmung mit diesem Quotient als 0,7 angegeben, heute gilt hierfür ein Quotient von 0,8. Es ist einleuchtend, dass sich dieser Quotient sich als messtechnischer Wert versteht und nicht gleichzusetzen ist mit einer klinisch vollständigen Erholung von der neuromuskulären Blockade.

■ Medikamentengruppen

Muskelrelaxanzien

> Unter Muskelrelaxanzien werden in der Anästhesie ausschließlich peripher wirksame Substanzen verstanden, die über nikotinartige Acetylcholinrezeptoren (n-Cholinozeptoren) an der motorischen Endplatte die neuromuskuläre Übertragung hemmen.

Nicht depolarisierende Relaxanzien sind kompetitive Antagonisten des Acetylcholins ohne intrinsische Aktivität. Sie hemmen daher die neuromuskuläre Reizübertragung in dem Maße, wie sie dosisabhängig das Acetylcholin aus seiner n-Cholinozeptorbindung verdrängen. Umgekehrt folgt, dass eine Erhöhung der Acetylcholinkonzentration an der neuromuskulären Synapse (z. B. durch hochfrequente tetanische Reizung oder durch cholinerge Medikamente mit n-Cholinozeptorwirkung wie z. B. Cholinester, Carbachol), aber auch indirekt durch Hemmung des Acetylcholinabbaus (über eine Hemmung des verantwortlichen Enzyms Plasmacholinesterase mit Pyridostigmin/Neostigmin oder Edrophonium), die Wirkung der nicht depolarisierenden Muskelrelaxanzien antagonisiert werden kann. Bis auf Succinyl-

cholin sind in der praktischen Anästhesie ausschließlich Relaxanzien vom nicht depolarisierenden Typ gebräuchlich.

> Patienten mit reduzierter Plasmacholinesteraseaktivität (um mehr als 20 % unter den unteren Normbereich) haben eine verlängerte Wirkdauer von nicht depolarisierenden Muskelrelaxanzien. Bei heterozygotem Vorliegen des atypischen Plasmacholinesterasegens ist die klinische Wirkung der neuromuskulären Blockade um ca. 70 % verlängert. Bei homozygoten Merkmalsträgern ist mit einer Wirkungsverlängerung um 100 – 2000 % zu rechnen.

Untersuchungen mit einzelnen Medikamenten (z. B. Mivacurium) haben ergeben, dass eine ED_{10-20} (entsprechend dem genotypischen Normalpatienten) zu einer Wirkungsverlängerung auf ca. 130 Minuten (normal ca. 13 min) geführt hat.

Nicht depolarisierende Muskelrelaxanzien

Nicht depolarisierende Muskelrelaxanzien sind entweder **Steroidanaloga** (Pancuronium, Vecuronium, Rocuronium etc.) oder **Benzylisoquinoline** (Atracurium, Cis-Atracurium, Mivacurium). Der Unterschied wirkt sich in der metabolischen Inaktivierung aus.

> Während Benzylisoquinoline vorwiegend durch unspezifische Plasmaesterase oder Pseudocholinesterase sowie beim Atracurium und seinen Isomeren durch die Hofmann-Reaktion (also den spontanen, temperaturabhängigen Zerfall) inaktiviert werden, ist die Inaktivierung der Steroidmuskelrelaxanzien abhängig von der enzymatischen Leistung der Leber und führt darüber hinaus beim Pancuronium zu aktiven Metaboliten. Ferner ist die Elimination meistens von der Nierenfunktion abhängig.

Bei physiologischem pH-Wert liegen die Substanzen als quaternäre Amine vor, sind **kaum an Plasmaproteine gebunden** und können **glomerulär filtriert** werden. Ihre Rückresorptionsrate ist gering. **Bei eingeschränkter Nierenfunktion kommt es zu verlängerter Wirkdauer**, wenn die Elimination hauptsächlich renal erfolgt. In solchen Fällen bieten sich die Substanzen an, die nierenunabhängig inaktiviert werden (z. B. Mivacurium).

Inhalationsanästhetika

Zu den Inhalationsanästhetika werden alle Substanzen gezählt, die unter atmosphärischem Druck gasförmig in der Atemluft angeboten und über die Lunge aufgenommen werden können. Hierzu gehören das Stickoxydul oder Lachgas (N_2O), die derzeit noch nicht in der Routine verwendeten Edelgase Xenon und Argon sowie vor allem die sog. volatilen (leicht flüchtigen) Anästhetika, worunter Kohlenwasserstoffverbindungen verstanden werden.

Bei den heute gebräuchlichen volatilen Anästhetika handelt es sich um **fluorierte Chlorkohlenwasserstoffe** (FCKW) wie Halothan, Enfluran und Isofluran. Fluor als Kohlenstoffligand führte bei diesen Substanzen zu einem höheren Dampfdruck, größerer molekularer Stabilität und damit geringerer Toxizität sowie zu einem niedrigen Blut-/Gasverteilungskoeffizienten. Außer dem Fluor sind auch Chlor und beim Halothan Bromliganden in diesen Verbindungen. Die neueren Substanzen Sevofluran und Desfluran (ebenfalls vom Methylethyl- bzw. Isopropylether abstammend) sind ausschließlich fluorierte Kohlenwasserstoffverbindungen (FKW). Desfluran unterscheidet sich z. B. vom Isofluran nur durch den Ersatz des Chloratoms durch Fluor.

Die anästhetische Potenz der verschiedenen Inhalationsanästhetika wird mittels **MAC-Wert** verglichen. Die „**m**inimal **a**lveolar **c**oncentration" eines Anästhetikums bezeichnet die Gaskonzentration (üblicherweise angegeben in Vol.%), bei der nach einem schmerzhaften, chirurgischen Stimulus 50% der Versuchstiere bzw. Patienten keine Abwehrreaktion mehr zeigen.

Die MAC verringert sich – abhängig von dem verwendeten volatilen Anästhetikum – auf bis zu 30%, wenn statt reinem Sauerstoff ein Sauerstofflachgasgemisch angeboten wird. Darüber hinaus nimmt die MAC sowohl mit steigendem Alter als auch durch gleichzeitige Gabe anderer zentralwirksamer Substanzen (z.B. Analgetika und Benzodiazepine) ab. In der chemischen Struktur der volatilen Anästhetika scheint auch die Anzahl der Fluorliganden eine Rolle für die anästhetische Potenz zu spielen. So findet man bei den neuesten Inhalationsanästhetika Desfluran und Sevofluran die höchste MAC unter den volatilen Anästhetika.

Für die Ein- und Ausleitungsgeschwindigkeit einer Inhalationsanästhesie ist der Blut-/Gasverteilungsquotient des Anästhetikums von entscheidender Bedeutung. Je niedriger dieser Quotient ist – also je schlechter sich ein Gas im Blut löst –, desto früher ist ein hoher Partialdruck an der alveoloarteriellen Grenze erreicht.

Lachgas und Desfluran haben ähnliche Blut-/Gasverteilungsquotienten (0,47 und 0,42). Unter allen volatilen Anästhetika besitzt **Desfluran** jedoch den niedrigsten Quotienten und ermöglicht daher theoretisch die schnellsten Ein- und Ausleitungszeiten (Tab. 5.**13**).

Die Beimischung der volatilen Anästhetika zur Atemluft wird über sog. Verdampfer (Vaporen) gesteuert, in denen die Substanz in flüssiger Form vorliegt. Die Vaporen sind in das Kreissystem eingeschaltet. Das Konstruktionsprinzip und die Dosierungseichung dieser Verdampfer sind auf jedes spezielle Anästhetikum abgestimmt, abhängig vom Dampfdruck und der MAC der verwendeten Substanz.

Alle volatilen Anästhetika werden in unterschiedlichem Maße im Atemkalk (Barium- oder Calciumhydroxid) des Kreissystems absorbiert und degradiert.

Barbiturate

In der Anästhesie dienen Barbiturate der Induktion von Allgemeinanästhesien, der kontinuierlichen Sedierung in der Intensivmedizin und der Hirndrucksenkung. Die zentrale und periphere Wirkung der Barbiturate für das ZNS liegen in einer präsynaptischen Leitungshemmung (präsynaptisch: Hemmung der Transmitterfreisetzung, postsynaptisch: Reduktion der Empfindlichkeit für den physiologischen Transmitter). Wahrscheinlich kommt die Wirkung durch Verstärkung der inhibitorischen Effekte der Gammaaminobuttersäure (GABA) zustande (Erhöhung der GABA-Konzentration kann die Barbituratwirkung aufheben). Barbiturate binden am GABA-Rezeptor.
Nach Injektion in das zirkulierende Blut werden schnell hohe Spiegel in gut durchbluteten Organen gefunden (z.B. Gehirn). Darüber hinaus besitzen Barbiturate eine extrem hohe Lipidaffinität.

Tabelle 5.13   Eigenschaften von halogenierten volatilen Anästhetika

Eigenschaften	Halothan	Enfluran	Isofluran	Desfluran	Sevofluran
Geruch	angenehm	unangenehm	unangenehm	unangenehm	angenehm
Atemwegsirritation	nein	ja	ja	ja	nein
Brennbarkeit	nein	nein	nein	nein	nein
Molekulargewicht	197,4	184,5	184,5	168,04	200,05
Spezifisches Gewicht (25°C)	1,86	1,52	1,50	1,50	1,53
Dampfdruck mmHg (bei 20°C)	243	175	238	669	157
Siedepunkt °C (bei 760 mmHg)	49–51	56,5	48,5	22,8	58,6
konventioneller Verdampfer	ja	ja	ja	nein	ja
Blut/Gas Verteilungskoeff.	2,35	1,91	1,4	0,42	0,63
Öl/Gas Verteilungskoeff.	224	96	91	18,7	47
Gehirn/Blut Verteilungkoeff.	1,9	1,3	1,6	1,3	1,7
minimale alv. Konz. (MAC %) (ca. 40 J.)	0,76	1,68	1,15	6,0	2,05
Stabilisator	Thymol	nein	nein	nein	nein
Stabilität im alkalischen Milieu	nein → $CF_2=CBrCL$	ja	ja	ja	nein → Compound A
CO-Bildung bei trockenem Atemkalk	+	++++	+++	+++++	+
Metabolisierung (%)	17–20	2,4	<0,2	0,02	<5
potenzielle Toxizität	Hepatotoxizität	Nephrotoxizität?	Nephrotoxizität?	–	Nephrotoxizität?
spezielle Risiken	myokardiale Sensibilisier. für Katecholamine	Auslösung von Krampfpotenzialen	„Coronary-Steal-Phänomen"?	Sympathikus-Aktivierung bei schneller Anflutung	Reaktion mit Atemkalk (Comp. A)
positive (Neben)-wirkungen	Bronchodilatation	–	Muskelrelaxierung	schnellste Anflutung	beste Maskeneinleit.

Diese beiden Eigenschaften begründen den **raschen Wirkungseintritt** in gut durchbluteten Geweben wie dem ZNS. Das ebenso rasche Abklingen im ZNS auf subanästhetische Konzentrationen wird verursacht durch **Umverteilungsphänomene** in Gewebe mit geringerer Durchblutungsrate und nicht durch schnelle Metabolisierung.

Absolute **Kontraindikationen** aller Barbiturate sind eine latente oder akute intermittierende Porphyrie, ein hypovolämischer, kardiogener, septischer oder anaphylaktischer Schock sowie der Status asthmaticus und die maligne Hyperthermie.

Beim sog. hyperreagiblen Bronchialsystem treten nicht selten Husten sowie Laryngo- und Bronchospasmen auf, die meist durch Vertiefung der Narkose oder Zusatz von volatilen Anästhetika behoben werden können.

Wegen der initialen Lähmung inhibitorischer Zentren im Gehirn kommt es vor allem bei subanästhetischen Dosen aller Barbiturate zu einer gesteigerten Empfindlichkeit gegenüber somatischen Schmerzen (**Hyperalgesie**). Alle Barbiturate beeinträchtigen die Herz-Kreislauf-Funktion durch direkt negativ inotrope Wirkung und Abnahme der Vorlast. Daher ist bei geriatrischen, kardial erkrankten Patienten und bei Hypovolämie mit mehr oder weniger ausgeprägten Blutdruckabfällen mit reflektorischer Tachykardie zu rechnen. **Herzrhythmusstörungen** (ventrikuläre Extrasystolie) sind in etwa 20% der Fälle, besonders unter Spontanatmung, beschrieben. Eine verlängerte Wirkung oder Wirkungsverstärkung tritt bei gleichzeitiger Therapie mit MAO-Hemmstoffen, anderen zentral dämpfenden Pharmaka (auch Alkohol) und Valproinsäure auf.

Bei repetitiver Anwendung von Barbituraten kommt es zu einer nennenswerten **Kumulation**, die bei Thiopental wegen seiner relativ langen Halbwertszeit am größten ist. Der Metabolisierungsweg von Thiopental führt zudem über das lang wirksame Pentobarbital. Methohexital wird demgegenüber zu 80% in anästhetisch unwirksame Substanzen abgebaut, die zusammen mit der unveränderten Substanz über die Niere ausgeschieden werden.

> Barbiturate vermindern die Hirndurchblutung, den Hirndruck und den Sauerstoffverbrauch/Stoffwechsel im Gehirn. Daher wird ihnen ein protektiver Effekt in der Ödembildung nach Schädelhirntraumen zugeschrieben.

Eine paravenöse Injektion von Barbituraten führt zu Schmerzen, Ödemen, Ulzerationen bis zu Nekrosen und eine intraarterielle Injektion zu Gefäßspasmus mit nachfolgender peripherer Zyanose, Gangrän und irreversibler Nervenschädigung.

Intubationsnarkose

Die **endotracheale Intubation** stellt den „Goldstandard" der Atemwegssicherung im Rahmen einer Allgemeinanästhesie dar. Dies gilt insbesondere für Eingriffe bei nicht nüchternen Patienten. Die endotracheale Intubation kann oral oder nasal unter laryngoskopischer oder fiberoptischer (bronchoskopischer) Kontrolle oder blind erfolgen (zur Technik der endotrachealen Intubation s. Kap. 2).

■ Narkoseeinleitung

Im Rahmen des anästhesiologischen Managements bei der Einleitung einer Intubationsnarkose muss zwischen den folgenden vier **Situationen** unterschieden werden:
- nüchterne Patienten ohne zu erwartende schwierige Intubation,
- nicht nüchterne Patienten ohne zu erwartende schwierige Intubation,
- Patienten mit zu erwartender schwieriger Intubation,
- Patienten mit nicht erwarteter schwieriger Intubation.

Endotracheale Intubation beim nüchternen Patienten ohne zu erwartende schwierige Intubation

Auch wenn keine Hinweise auf ein erhöhtes Aspirationsrisiko oder eine möglicherweise schwierige Intubation des Patienten vorliegen, müssen gewisse Vorsichtsmaßnahmen eingehalten werden, um eine **Hypoxie** des Patienten zu vermeiden. Dazu zählen insbesondere:
- Präoxygenierung des Patienten mit 100% Sauerstoff,
- Überprüfung der Möglichkeit einer suffizienten Maskenbeatmung vor der Relaxierung des Patienten mit einem lang wirksamen (nicht depolarisierenden) Muskelrelaxans.

> Der Einsatz von Succinylcholin kann – insbesondere bei Kindern – wegen seiner möglichen Nebenwirkungen und Komplikationen (Hyperkaliämie mit Herzrhythmusstörungen bis zur Asystolie, Rhabdomyolyse, Triggerung einer malignen Hyperthermie) auf die endotracheale Intubation bei nicht nüchternen Patienten beschränkt werden.

Bei **kopfnahen Operationen** sollte generell ein Spiraltubus eingesetzt werden, um ein intraoperatives Abknicken des Tubus zu vermeiden. Alternativ können auch spezielle vorgeformte Endotrachealtuben verwand werden.

Endotracheale Intubation bei nicht nüchternen Patienten ohne zu erwartende schwierige Intubation

Bei nicht nüchternen Patienten ohne zu erwartende schwierige Intubation erfolgt die Narkoseeinleitung mittels **Crush-Induktion** (**„rapid sequence induction"** oder **Ileuseinleitung**). Dabei sind die folgenden Punkte zu beachten:

- erfahrener Anästhesist **und** erfahrene Anästhesiepflegekraft,
- obligatorische Bereitstellung aller eventuell erforderlichen Hilfsmittel,
- (spezielle) Lagerung des Patienten,
- suffiziente Präoxygenierung,
- rasche Gabe der Einleitungsmedikamente,
- Vermeidung einer Maskenbeatmung, um eine Erhöhung des intragastralen Drucks durch in den Magen insufflierte Luft zu verhindern,
- Sellick-Handgriff,
- frühzeitige Laryngoskopie und endotracheale Intubation unter Vermeidung von Zahnschäden und Kehlkopftraumen,
- sofortige Blockung des Tubuscuffs, Beatmung mit 100% Sauerstoff und Lagekontrolle des Endotrachealtubus nach erfolgter endotrachealer Intubation: Gefühl am Handbeatmungsbeutel, Inspektion (Zyanose, Thoraxbewegungen, Seitendifferenz), Auskultation (1. Magen, 2. Lungen auf Seitendifferenz), Kapnometrie, Pulsoxymetrie,
- Narkosevertiefung nach Sicherstellung der erfolgreichen endotrachealen Intubation. Der Trachealtubus allein hat weder eine sedierende noch analgetische Wirkung.

Zu den **Hilfsmitteln** gehören zwei funktionstüchtige Laryngoskope, Endotrachealtuben mit Führungsstab (erwartete Größe und eine kleinere Größe in Reserve), ein leistungsfähiger Sauger, großlumige Absaugkatheter, Medikamente zur schnellen Narkoseeinleitung und Notfallmedikamente, Hilfsmittel für die „schwierige Intubation" (s. unten „Endotracheale Intubation bei nicht zu erwartender schwieriger Intubation").
Bei der **Lagerung** muss individuell je nach speziellem Risiko des Patienten und äußeren Bedingungen entschieden werden zwischen

- einer 30–45°-Oberkörperhochlagerung (verminderte Regurgitationsgefahr aber erhöhtes Aspirationsrisiko bei aktivem Erbrechen),
- einer *Kopftieflagerung* (verminderte Aspirationsgefahr bei aktivem Erbrechen aber erhöhtes Regurgitationsrisiko).

> Sowohl bei der Oberkörperhochlagerung als auch bei der Kopftieflagerung kann die endotracheale Intubation deutlich erschwert und damit eine Aspiration begünstigt werden.

Eine ausreichende **Präoxygenierung** des Patienten erfolgt über eine dicht sitzende Maske mit 100% Sauerstoff über mindestens 3–5 Minuten zum vollständigen Austausch des Stickstoffs gegen Sauerstoff in den Atemwegen. Die dadurch erhöhte pulmonale Sauerstoffreserve ermöglicht die Vermeidung einer Hypoxie bei der Narkoseeinleitung ohne intermittierende Maskenbeatmung. Die pulsoxymetrisch gemessene Sauerstoffsättigung sollte vor der Narkoseeinleitung möglichst 100% betragen.
Kleinkinder besitzen einerseits nur eine geringe pulmonale Sauerstoffreserve, andererseits ist speziell bei unruhigen Kindern eine suffiziente Maskenabdichtung zur ausreichenden Präoxygenierung deutlich erschwert, insbesondere wenn diese Kinder unmittelbar zuvor einen intravenösen Zugang bekommen haben.
Wichtig ist eine rasche Gabe der **Einleitungsmedikamente** über einen sicheren intravenösen Zugang in der Reihenfolge Präcurarisierung – Hypnotikum – Succinylcholin, ohne die Wirkung des Hypnotikums abzuwarten.

Sedativa, Hypnotika, Opioide und Atropin führen zur Erschlaffung des unteren Ösophagussphinkters. Daher ist in der Regel eine prophylaktische Atropingabe nicht sinnvoll und notwendig. Eine Atropingabe sollte nur bei vorbestehender oder (nach Succinylcholin) auftretender Bradykardie (in Relation zum Alter des Patienten) sowie ggf. auch bei Hypersekretion oder bekannter bronchialer Hyperreagibilität erfolgen.

Für die Crush-Induktion sollte möglichst ein Hypnotikum ohne ausgeprägte kardiovaskuläre Nebenwirkungen und mit großer therapeutischer Breite – wie z.B. *Etomidat* – verwendet werden. Ansonsten besteht bei zu niedriger Hypnotikadosis oder zu früher Manipulation die Gefahr von reflektorischem Husten mit Erhöhung des intragastralen Drucks, von Erbrechen oder eines Blutdruckanstiegs. Dies kann insbesondere bei Patienten mit erhöhtem Hirndruck, intrakraniellen Blutungen, Mediaaneurysma und Bauchaortenaneurysma zu Komplikationen führen. Eine zu hohe Hypnotikadosis (Barbiturate, Propofol) birgt die Gefahr eines Blutdruckabfalls. Dies ist insbesondere bei geriatrischen und kardialen Risikopatienten sowie bei Patienten mit vorbestehendem Volumenmangel (Polytrauma, Sepsis etc.) zu bedenken.

Succinylcholin erhöht ohne Präcurarisierung den intragastralen Druck. Bei Kontraindikationen gegen Succinylcholin (längere Immobilisation des Patienten, maligne Hyperthermie in der Anamnese, Hyperkaliämie) kann alternativ Rocuronium in hoher Dosierung (3–4fache ED_{95} = 0,9–1,2 mg/kgKG) als schnell aber lange wirkendes nicht depolarisierendes Muskelrelaxans zur Crush-Induktion eingesetzt werden. Dabei muss wegen der langen Wirkungsdauer ganz besonders auf Hinweise für eine möglicherweise schwierige oder gar unmögliche endotracheale Intubation geachtet werden.

Der **Sellick-Handgriff (Krikoiddruck)** dient der Verhinderung einer Regurgitation durch Kompression des oberen Ösophagus zwischen Ringknorpel und Halswirbelsäule direkt nach Eintritt der Bewusstlosigkeit.

> Bei aktivem Erbrechen besteht das Risiko einer Ösophagusruptur unter dem Sellick-Handgriff. Der Sellick-Handgriff ist auch wichtig bei der bronchoskopischen Intubation beim wachen aber aspirationsgefährdeten Patienten in Schleimhautanästhesie, da es ansonsten zu einer stillen Aspiration bei unbemerkter Regurgitation kommen kann.

■ Narkoseführung

Inhalationsnarkose

> Bei der Inhalationsnarkose wird die Allgemeinanästhesie aufrechterhalten durch die Applikation volatiler Anästhetika.

Die **Aufnahme** der volatilen Anästhetika ist von den folgenden Faktoren abhängig:

- inspiratorische Konzentration des volatilen Anästhetikums,

- Blut-/Gasverteilungskoeffizient des volatilen Anästhetikums (niedriger Wert bewirkt schnelle An- und Abfluttung),
- alveoläre Ventilation (Atemminutenvolumen),
- pulmonale Perfusion (Herzminutenvolumen).

Die **Steuerung der Narkosetiefe** erfolgt im Wesentlichen nach den hämodynamischen Reaktionen auf Schmerzreize, da die Kriterien der Stadien der Ethernarkose nach Guedel bei den modernen volatilen Anästhetika nur sehr eingeschränkt zu verwerten sind. Insbesondere beim Einsatz von „Low-Flow"- oder „Minimal-Flow-Techniken" ist die Messung der inspiratorischen Gaskonzentration sinnvoll, da diese deutlich von der Konzentration im Frischgas abweichen kann. Die gleichzeitige Messung der exspiratorischen Gaskonzentration gibt darüber hinaus Hinweise auf die Aufsättigung des Patienten mit dem volatilen Anästhetikum.

Als Trägergas dient in der Regel ein Lachgassauerstoffgemisch im Verhältnis 2:1 bis 1:1. Das **Lachgas** (N_2O) stellt dabei die wesentliche analgetische Komponente der Inhalationsnarkose dar. Lachgas kann zu einer Erhöhung des intrakraniellen Drucks führen und sollte deshalb bei entsprechenden Risikopatienten nicht eingesetzt werden (s. unten „TIVA"). Außerdem besteht bei einer Applikation von über sechs Stunden die Gefahr einer Knochenmarksdepression mit Leukopenie und Thrombopenie. Aufgrund der Eigenschaft von Lachgas in gasgefüllte Hohlräume zu diffundieren muss der Cuffdruck von Endotrachealtuben und Larynxmasken routinemäßig mit einem Cuffdruckmesser überwacht und auf einen Wert unter 35 mbar eingestellt werden. Aus dem gleichen Grund sollte Lachgas bei den folgenden Patienten bzw. Operationen nicht eingesetzt werden:

- Ileuspatienten,
- Pneumothorax,
- Mediastinalemphysem,
- Tympanoplastiken,
- Vitrektomien mit Gasfüllung (SF_6) des Glaskörpers,
- Operationen mit erhöhter Gefahr einer Gasembolie (z.B. neurochirurgische Operationen in sitzender Position oder laparoskopische Operationen).

Wegen der geringen hypnotischen Wirkung des Lachgases müssen zusätzlich **halogenierte Kohlenwasserstoffe** – wie Halothan, Enfluran, Isofluran, Desfluran und Sevofluran – über spezielle Verdampfer verabreicht werden. Diese Substanzen unterscheiden sich voneinander in einer Reihe von Eigenschaften, die in Tab. 5.**13** aufgeführt werden.

Die geringe Metabolisierungsrate und die ebenfalls geringen kardiovaskulären Nebenwirkungen sind Eigenschaften des Isoflurans, die es als besonders geeignet insbesondere zum Einsatz bei Risikopatienten erscheinen lassen (s. unten „Balanced Anesthesia").

Allerdings ist das Isofluran wegen seines unangenehmen Geruchs und seiner atemwegsirritierenden Wirkung weniger geeignet zur Narkoseeinleitung. Diesbezüglich ist das Sevofluran deutlich überlegen.

> Alle halogenierten volatilen Anästhetika führen zu einer zerebralen Gefäßdilatation und sind deshalb bei Patienten mit erhöhtem intrakraniellem Druck sowie bei entsprechenden Risikopatienten kontraindiziert. Außerdem können sie bei Patienten mit respiratorischer Insuffizienz durch eine pulmonale Vasodilatation (Aufhebung des Euler-Liljestrand-Reflexes) zu einer Verstärkung pulmonaler Verteilungsstörungen und einer Verschlechterung der Oxygenierung führen. Wegen der uterusrelaxierenden Wirkung sollten halogenierte volatile Anästhetika nur in niedriger Konzentration ($<$ 1 MAC) im Rahmen einer Sectio caesarea eingesetzt werden.

Neurolepanalgesie (NLA)

> Bei der klassischen Neurolepanalgesie (NLA) wurden ein Neuroleptikum – in der Regel Dehydrobenzperidol (DHB) – zur Ausschaltung des Bewusstseins und ein potentes Opioid – in der Regel Fentanyl – zur Analgesie verabreicht. Beatmet wurde mit einem Lachgassauerstoffgemisch.

Domäne der klassischen NLA waren Operationen, bei denen der Patient intraoperativ erweckt werden sollte, um neurologische Ausfälle zu überprüfen, wie z. B. bei großen Skolioseoperationen. Diese Vorgehensweise ist heute aber nur noch selten erforderlich, da eine entsprechende neurologische Diagnostik auch beim bewusstlosen Patienten durch die Ableitung somatosensibel evozierter Potentiale (SEP) durchführbar ist. Außerdem ist ein intraoperatives Erwecken des Patienten bei erhaltener Analgesie auch mithilfe anderer kurz

wirksamer Anästhetika möglich (s. unten „Balanced Anesthesia").

Die unter **DHB** häufig auftretende psychomotorische Entkopplung (äußerlich ruhiger Patient bei empfundener innerer Unruhe und Angst) wird von vielen Patienten als sehr unangenehm empfunden (psychisches Gefängnis). Außerdem hat DHB eine nur relativ geringe hypnotische Wirkung und es fehlt ihm die den Benzodiazepinen eigene anxiolyse- und amnesieauslösende Wirkung, sodass sich manche Patienten an intraoperative Gespräche erinnern können. Weitere problematische Wirkungen des DHB sind eine Senkung der Krampfschwelle sowie die Auslösung von Dyskinesien im Sinne eines medikamentösen Parkinsonismus. Die antiemetische Wirkung ist demgegenüber positiv zu werten und schon mit geringen Dosierungen (0,625 – 1,25 mg) zu erreichen. Auswirkungen auf die Hämodynamik kann das DHB einerseits durch seine die Alpharezeptoren blockierende Wirkung haben. Dadurch kommt es insbesondere bei einem Volumenmangel zu einer Hypotonie und Tachykardie, was wiederum zu einer negativen Sauerstoffbilanz bei Koronarpatienten führen kann. Andererseits treten im Rahmen von Neuroleptanalgesien im Vergleich zu einer „Balanced Anesthesia" häufiger intraoperative Tachykardien, Arrhythmien und hypertensiven Reaktionen auf.

Balanced Anesthesia (BAL)

> Im Gegensatz zur Inhalationsnarkose, bei der die Narkosetiefe insgesamt durch die Konzentration eines volatilen Anästhetikums gesteuert wird, werden bei der „Balanced Anesthesia" die einzelnen Teilkomponenten der Anästhesie – Hypnose, Analgesie, Muskelrelaxierung und ggf. vegetative Blockade – durch die Gabe von spezifischen Medikamenten an die jeweiligen intraoperativen Erfordernisse angepasst.

Diese individuelle Anpassung der Anästhesiequalität und -quantität an den Patienten und die operative Situation ermöglicht in der Regel eine im Vergleich zur Inhalationsnarkose und Neuroleptanalgesie deutlich ausgeprägtere intraoperative hämodynamische Stabilität.

Zur **Ausschaltung des Bewusstseins** werden im Rahmen der Balanced Anesthesia entweder intravenöse Hypnotika – wie Barbiturate, Benzodiazepine oder Propofol – oder niedrig dosierte volatile Anästhetika – wie z. B. 0,4 – 0,8 Vol.% Isofluran – verabreicht.

Zur **Analgesie** dienen neben dem Lachgas hochpotente Opioide – wie Fentanyl, Sufentanil, Alfentanil oder Remifentanil – oder das Ketamin. Zur Balanced Anesthesia im weiteren Sinne zählen auch Kombinationsanästhesien bei denen Verfahren der **Regionalanästhesie** – wie eine Periduralanästhesie oder eine Plexusanästhesie – eine wesentliche Komponente für die Analgesie darstellen.

Die **Muskelrelaxierung** erfolgt in der Regel über die Gabe von nicht depolarisierenden Muskelrelaxanzien – wie Pancuronium, Vecuronium, Rocuronium, Atracurium, Cisatracurium oder Mivacurium. Dabei wird die Wahl des Muskelrelaxans wesentlich von der gewünschten Wirkungsdauer und von vorbestehenden Funktionseinschränkungen der für die Elimination wichtigen Organsysteme – Nieren und Leber – des Patienten bestimmt. Allerdings spielen auch ökonomische Überlegungen eine zunehmende Rolle, da die Muskelrelaxanzien einen bedeutenden Kostenfaktor in der Anästhesie darstellen.

Eine **vegetative Blockade** erfolgt beim Überwiegen des Parasympathikus durch die Gabe von Atropin. Diese erfolgt heutzutage allerdings nicht mehr routinemäßig, sondern nur bei gegebener Indikation. Zunehmend wird auch der α_2-Adrenorezeptoragonist Clonidin intraoperativ eingesetzt. Aufgrund seiner sedierenden, analgetischen und den zentralen Sympathikotonus dämpfenden Wirkung können dadurch die benötigten Dosierungen von Opioiden und volatilen Anästhetika deutlich reduziert werden. Außerdem lässt sich durch die Gabe von 75 – 150 µg Clonidin ein postoperatives Shivering suffizient vermeiden bzw. therapieren.

Totale intravenöse Anästhesie (TIVA)

> Werden im Rahmen einer Balanced Anesthesia ausschließlich intravenöse Anästhetika eingesetzt, so spricht man von einer totalen intravenösen Anästhesie (TIVA).

Der Verzicht auf Lachgas und andere volatile Anästhetika ergibt sich in der Regel aus den bereits oben erwähnten Risiken und Kontraindikationen bei Patienten mit erhöhtem intrakraniellen Druck, bei neurochirurgischen, ophthalmologischen und laparoskopischen Eingriffen sowie bei Operationen mit erhöhtem Risiko einer intraoperativen Gasembolie.

Beatmet wird bei der TIVA mit einem Sauerstoffluftgemisch. Ideale Anästhetika für eine TIVA stellen das kurzwirksame Hypnotikum **Propofol** in Kombination mit einem ebenfalls kurzwirksamen Opioid – wie **Alfentanil** oder **Remifentanil** – dar. Bei eher kreislaufinstabilen hypotonen Patienten kommt auch das **Ketamin** als analgetisch wirksame Komponente in Frage.

Durch die Applikation kurzwirksamer Anästhetika über Spritzenpumpen wird eine sehr gute Steuerbarkeit der Narkosetiefe erreicht.

Ein weiterer Vorteil der TIVA ist die von den meisten Patienten als angenehm empfundene Aufwachphase und die geringe Inzidenz von postoperativer Übelkeit und Erbrechen. Diese Effekte sind im Wesentlichen dem Hypnotikum Propofol zuzuschreiben.Die TIVA mit triggerfreien Substanzen wie Propofol, Barbituraten, Benzodiazepinen, Opiaten und nicht depolarisierenden Muskelrelaxanzien stellt außerdem die Narkose der Wahl bei Patienten mit einer **Disposition zur malignen Hyperthermie** dar. Demgegenüber dürfen depolarisierende Muskelrelaxanzien (Succinylcholin), volatile Anästhetika und Lachgas sowie Ketamin, Neuroleptika und Anticholinergika nicht bei entsprechend gefährdeten Patienten eingesetzt werden.

■ Narkoseausleitung

Die folgenden Kriterien sind in der Regel die **Voraussetzungen** für eine Narkoseausleitung und Extubation des Patienten:
- hämodynamische Stabilität,
- suffizienter pulmonaler Gasaustausch,
- Körperkerntemperatur > 35 °C,
- Ausschluss eines Narkoseüberhangs,
- Ausschluss eines Relaxanzienüberhangs (klinisch oder per Relaxometrie),
- Ausschluss von Blutungen oder Schwellungen im Bereich der oberen Atemwege,
- Möglichkeit der Maskenbeatmung und der Reintubation (ggf. laryngoskopische Kontrolle **vor** der Extubation!).

Eine **Antagonisierung** von Opioiden und Benzodiazepinen ist prinzipiell durch die Gabe von Naloxon (Narcanti) bzw. Flumazenil (Anexate) möglich, sollte aber nur in Ausnahmefällen erfolgen, da sie zu schweren Problemen wie starken Schmerzen, Tachykardie, Hypertonie und Hirndruck führen kann. Außerdem muss aufgrund der kurzen Wirkdauer der Antagonisten mit einem Rebound nach 20 – 40 Minuten gerechnet werden.

> Die Gabe von Naloxon ist bei Patienten mit koronarer Herzkrankheit und bei Patienten mit erhöhtem Hirndruck kontraindiziert. Daher müssen diese Patienten gegebenenfalls nachbeatmet werden bis die Wirkung der Anästhetika spontan abgeklungen ist.

Vor der Extubation sollte der Oropharynx abgesaugt und für einige Minuten mit 100% Sauerstoff beatmet werden. Die **Extubation** kann erfolgen:

- in **tiefer Narkose** unter Spontanatmung, insbesondere bei
  - Kindern (unter manuellem Blähen der Lunge in Seitenlage des Kindes),
  - Patienten mit hyperreagiblem Bronchialsystem (z. B. bei Asthma bronchiale),
  - nach Operationen, bei denen postoperatives Husten oder Pressen vermieden werden sollte (z. B. nach Operationen am Auge oder Mittelohr),
- beim **wachen Patienten** mit wiedererlangten Schutzreflexen, insbesondere bei
  - aspirationsgefährdeten Patienten,
  - Patienten mit schwierigen Intubationsverhältnissen.

> Eine Extubation im Exzitationsstadium sollte unbedingt vermieden werden, da es bei diesen Patienten – insbesondere bei Kindern – durch sekretbedingte Kehlkopfreizung zu einem Laryngospasmus kommen kann.

Als Ursachen für **Unruhe** oder **delirante Verhaltensweisen** des Patienten nach der Narkoseausleitung kommen in Frage:

- Hypoxie,
- Relaxanzienüberhang (mit Hyperkapnie und Atemnot),
- volle Blase,
- postoperative Schmerzen,
- postoperative Übelkeit und Erbrechen,
- postoperatives Shivering (mit oder ohne Hypothermie),
- zentrales anticholinerges Syndrom (ZAS) (ausgelöst durch Atropin, Scopolamin, volatile oder intravenöse Anästhetika).

> Grundsätzlich muss bei unruhigen Patienten primär eine Hypoxie als Ursache ausgeschlossen (Pulsoxymetrie oder Blutgasanalyse) bzw. gegebenenfalls durch Sauerstoffgabe über eine Gesichtsmaske oder eine Reintubation und Beatmung therapiert werden.

Ein zunächst übersehener **Relaxanzienüberhang** kann durch die Gabe eines Acetylcholinesterasehemmers wie Neostigmin (Prostigmin) oder Pyridostigmin (Mestinon) nach vorheriger Atropingabe antagonisiert werden. Dabei muss an die Möglichkeit einer Recurarisierung nach Abklingen der Antagonisierung gedacht und der Patient entsprechend lang im Aufwachraum überwacht werden.

> Die Gabe von Acetylcholinesterasehemmern ist bei Patienten mit obstruktiven Lungenerkrankungen und bradykarden Herzrhythmusstörungen kontraindiziert.

Eine Unruhe des Patienten aufgrund einer vollen Blase bzw. eines Harnverhaltes kann wirkungsvoll durch eine Einmalkatheterisierung therapiert werden. Postoperative Schmerzen, Übelkeit und Erbrechen sowie postoperatives Shivering sollten durch die Gabe von Analgetika, Antiemetika bzw. von Clonidin (Catapresan) oder Pethidin (Dolantin) behandelt werden. Die Gabe von Physostigmin (Anticholium) ist geeignet zur Therapie eines zentralen anticholinergen Syndroms (ZAS). Dabei sollten vorher die anderen oben genannten Ursachen als Auslöser für eine Unruhe oder delirante Verhaltensweisen des Patienten ausgeschlossen werden.

Literatur

Auberger HG, Niesel HC (1982). Praktische Lokalanästhesie. 4. Aufl. Thieme, Stuttgart

Audenaert SM, Wagner Y, Montgomery CL, Lock RL, Colclough G, Kuhn RJ, Johnson GL, Pedigo NW Jr (1995). Cardiorespiratory effects of premedication for children. Anesth Analg 80: 506 – 510

Bause H, Splieth HJ, Mokrohs G (1988). Orale Kinderprämedikation mit Midazolam in einer neuen Geschmackslösung. Anästh Intensivmed 29: 337 – 338

Brain AIJ (1993). Die Kehlkopfmaske. Anweisungen für den Gebrauch. Lucas Graphics Limited, Bracknell

Brimacombe JR, Berry A (1995). The incidence of aspiration associated with the laryngeal mask airway: a meta-analysis of published literature. J Clin Anesth 7: 297 – 305

Cioaca R, Canavea I (1996). Oral transmucosal ketamine: an effective premedication in children. Paediatr Anaesth 6: 361–365

DGAI (1988). Vereinbarung über die Zusammenarbeit in der operativen Gynäkologie und in der Geburtshilfe der Deutschen Gesellschaft für Anästhesiologie und Intensivmedizin und des Berufsverbandes Deutscher Anästhesisten (BDA) mit der Deutschen Gesellschaft für Gynäkologie und Geburtshilfe und dem Berufsverband der Frauenärzte. Anästh Intensivmed 29: 143–146

DGAI (1998). Leitlinien. Anästh Intensivmed 39: 201–206

Diaz JH (1997). Intranasal ketamine preinduction of paediatric outpatients. Paediatr Anaesth 7: 273–278

Esteve C, Murat I, Saint-Maurice C (1990). Rectal flunitrazepam as premedication in preschool children. A double-blind randomized study. Acta Anaesthesiol Scand 34: 662–664

Geldern G, Hubmann M, Knoll R, Jacobi K (1997), Comparison between three transmucosal routes of administration of midazolam in children. Paediatr Anaesth 7: 103–109

Gogarten W, Van Aken H, Wulf H, Klose R, Vandermeulen E, Harenberg J (1997). Rückenmarksnahe Regionalanästhesien und Thromboembolieprophylaxe/Antikoagulation. Empfehlungen der Deutschen Gesellschaft für Anästhesiologie und Intensivmedizin, Oktober 1997. Anästh Intensivmed 38: 623–628

Goldman L, Caldera DL, Mussbaum SR, Southwick FS, Krogstad D, Murray B, Burke DS, O‹Malley TA, Goroll AH, Caplin CH, Nolan J, Carabello B, Slater E (1977). Multifactorial index of cardiac risk in non-cardiac patients. New England Journal of Medicine 297: 845–850

Hensley M, Fencl V (1990). Lungen und Atmung. In Vandam L (Hrsg): Anästhesiologische und internistische Betreuung in der perioperativen Phase. Fischer, Stuttgart, S 23–51

Kienzle F, Ullrich W, Krier C (1997). Lagerungsschäden in der Anästhesie und operativen Medizin (Teil 2). Anästhesiol Intensivmed Notfallmed Schmerzther 32: 72–86

Kleemann PP (1996). Die schwierige Intubation. Anaesthesist 45: 1248–1267

Lejus C, Renaudin M, Testa S, Malinovsky JM, Vigier T, Souron R (1997). Midazolam for premedication in children: nasal vs. rectal administration. Eur J Anaesthesiol 14: 244–249

Lutz H (1980) Präoperative Risikoeinschätzung nach objektiven Kriterien. Anästh Intensivther Notfallmed 15: 287–292

Lutz H (1986). Anästhesiologische Praxis. 2. Aufl. Springer, Berlin

Lutz H, Klose R, Peter K (1972). Untersuchungen zum Risiko der Allgemeinanästhesie unter operativen Bedingungen. Dtsch med Wschr 97: 1816

Malinovsky JM, Populaire C, Cozian, Lepage JY, Lejus C, Pinaud M (1995). Premedication with midazolam in children. Effect of intranasal, rectal and oral routes on plasma midazolam concentrations. Anaesthesia 50: 351–354

Martin JT (1987) Positioning in anesthesia and surgery. Saunders, Philadelphia

McGraw T, Kendrick A (1998). Oral midazolam premedication and postoperative beha-viour in children. Paediatr Anaesth 8: 117–121

Mieke S, Groß H, Ulbrich M, Papadopoulos G, Frucht U (1993). Zur Meßsicherheit nichtinvasiver oszillometrischer Blutdruckmessgeräte. Anaesthesist 42: 38–43

Mikawa K, Nishina K, Maekawa N, Asano M, Obara H (1995). Oral clonidine premedi-cation reduces vomiting in children after strabismus surgery. Can J Anaesth 42: 977–981

Mikawa K, Nishina K, Maekawa N, Obara H (1996). Oral clonidine premedication redu-ces postoperative pain in children. Anesth Analg 82: 225–230

Olsson GL, Hallen B, Hambraeus-Jonzon K (1986). Aspiration during anaesthesia: a computer-aided study of 185.358 anaesthetics. Acta Anaesthesiol Scand 30: 84–92

Penaz J, Voigt A, Teichmann W (1976). Beitrag zur fortlaufenden indirekten Blutdruckmessung. Z Inn Med 31: 1030–1033

Peter K, Frey L, Hobbhahn J (1989). Anästhesiologie. Enke, Stuttgart

Roewer N (1996). Konventionelle und neue Maßnahmen der Aspirationsprophylaxe. Anästhesiol Intensivmed Notfallmed Schmerzther 31: 257–260

Sehhati-Chafai G (1988). Praxis der Anästhesiologie und Intensivmedizin, Band 1: Fiberbronchoskopie. Verlag Dr. Dieter Winkler, Bochum

Tarnow J (1996). Nutzen und Kosten präoperativer „Screening‚,-Untersuchungen aus anästhesiologischer Sicht. Anästh Intensivmed 37: 268–272

Thöns M, Zenz M (1997). Vorbereitung des Patienten zur Regionalanästhesie. Anästh Intensivmed 38: 464–469

Tiret L, Nyvoche Y, Hatton F, Desmonts JM, Vourch G (1988). Complications related to anaesthesia in infants and children: a prospective survey of 40.240 anaesthetics. Br J Anaesth 61: 11–17

Ullrich W, Biermann E, Kienzle F, Krier C (1997). Lagerungsschäden in der Anästhesie und operativen Medizin (Teil 1). Anästhesiol Intensivmed Notfallmed Schmerzther 32: 4–20

Vacanti CJ, Van Houten RJ, Hill RC (1970). A statistical analysis of the relationship of physical status to postoperative mortality in 68.388 cases. Anesth Analg 49: 564–566

Van Aken H, Rolf N (1997). Die präoperative Evaluierung und Vorbereitung. Die Sicht des Anästhesisten. Anaesthesist 46 (Suppl 2): S80–S84

Vandam L (1990). Anästhesiologische und internistische Betreuung in der perioperativen Phase. Fischer, Stuttgart

Vereinbarungen des Berufsverbandes Deutscher Anästhesisten und des Berufsverbandes der Deutschen Chirurgen über die Verantwortung für die prä-, intra- und postoperative Lagerung des Patienten (1987). Anästh Intensivmed 28: 65

Vereinbarungen zwischen dem Berufsverband Deutscher Anästhesisten und dem Berufsverband der Deutschen Chirurgen über die Zusammenarbeit bei der operativen Patientenversorgung (1982). Anästh Intensivmed 23: 403

Wedekind LV, Krier C (1993). Kehlkopfmaske – Eine Übersicht 1983–1993. Anästhesiol Intensivmed Notfallmed Schmerzther 28: 137–147

Weißauer W (1962). Arbeitsteilung und Abgrenzung der Verantwortung zwischen Anästhesist und Operateur. Anästhesist 11: 239–271

Wesseling KH (1984). Non-invasive continuous blood pressure wave from measurement by the method of Penaz. Scripta Medica 57: 321–334

Wilhelm W, Larsen R (1997). Präoperative Einschätzung für Narkosen. Anaesthesist 46: 629–639

Wilson ME, Spiegelhalter D, Robertson JA, Lesser P (1988). Predicting difficult intubation. Br J Anaesth 61: 211–216

Wilton NCT, Leigh J, Rosen DR, Pandit UA (1988). Pre-anesthetic sedation of preschool children using intranasal midazolam. Anesthesiology 69: 972–975

Zedie N, Amory DW, Wagner BK, O'Hara DA (1996). Comparison of intranasal mida-zolam and sufentanil premedication in pediatric outpatients. Clin Pharmacol Ther 59: 341–348

6 Regionalanästhesie

K. Görlinger

Lokalanästhetika

> Dünne Nervenfasern werden schneller blockiert als dicke. Dadurch kommt es zu einer Differenzierung in der zeitlichen Reihenfolge und in der Ausprägung der Blockade. Zunächst kommt es in der Regel zu einer peripheren Vasodilatation und zu einem Anstieg der Hauttemperatur (autonome prä- und postganglionäre B- und C-Fasern), gefolgt von einem Verschwinden der Temperatur- und Schmerzempfindung (Aδ- und C-Fasern). Danach erfolgt der Fortfall der propriozeptiven Sensibilität (Aγ-Fasern), der Mechanosensibilität auf Berührung und Druck der Haut (Aβ-Fasern) und zuletzt der Motorik (Aα-Fasern).

Neben der Nervenfaserdicke ist auch die Dicke der Nervenwurzel bzw. des peripheren Nerven von Bedeutung. Dies erklärt die hohen Lokalanästhetikakonzentrationen, die zur periduralen Blockade der „Problemnervenwurzeln" L_5 und S_1 benötigt werden.

■ Einzelne Lokalanästhetika

Lidocain

Lidocain (**Xylocain**) ist wie alle folgenden Substanzen ein Lokalanästhetikum vom Amidtyp. Es zeichnet sich durch ein **gutes Penetrationsvermögen** aus und ist deshalb sowohl zur Oberflächenanästhesie (2–10%) als auch zur Infiltrations- und Leitungsanästhesie (0,5–2%) geeignet. Zur Spinalanästhesie wird in der Regel eine 5%ige hyperbare Lösung eingesetzt. Außerdem ist eine Kombination aus Lidocainbase und der Prilocainbase in einer Creme oder als Pflaster (EMLA) zur Lokalanästhesie der Haut, z.B. vor Venenpunktionen bei Kindern, geeignet.

Prilocain

Prilocain (**Xylonest**) ist das Lokalanästhetikum mit der derzeit geringsten Toxizität. Allerdings muss ab einer Dosierung von über 600 mg/70 kg mit einer klinisch bedeutsamen Methämoglobinbildung gerechnet werden. Deshalb ist Prilocain kontraindiziert bei Kindern unter 6 Monaten und nicht geeignet für den repetitiven Gebrauch. Außerdem ist Vorsicht geboten bei Patienten mit einer Anämie (z.B. bei chronischen Nierenerkrankungen) oder einer Methämoglobinämie (z.B. aufgrund eines Glucose-6-Phoshatdehydrogenasemangels). Zur intravenösen Regionalanästhesie wird eine 0,5–1%ige Lösung und zur Infiltrations- und Leitungsanästhesie eine 1–2%ige Lösung eingesetzt.

Mepivacain

Mepivacain (**Meaverin** oder **Scandicain**) liegt bezüglich seiner Toxizität zwischen dem Lidocain und dem Prilocain und wird etwas langsamer resorbiert und metabolisiert. Zur Infiltrations- und Leitungsanästhesie werden eine 1–2%ige und zur Spinalanästhesie eine 4%ige hyperbare Lösung eingesetzt. Da beim Mepivacain eine systemische Kumulation bei wiederholten Injektionen nachweisbar ist, scheint sein Einsatz zur postoperativen Schmerztherapie nicht sinnvoll zu sein.

Bupivacain

Bupivacain (**Carbostesin**) ist ein lang wirksames Lokalanästhetikum mit erhöhter Toxizität. Bei der

Periduralanästhesie kommt es bei der Verwendung einer 0,125%igen Lösung vorwiegend zu einer Sympathikusblockade, bei einer 0,25%igen Lösung zu einer vorwiegend sensiblen und bei einer 0,5–0,75%igen Lösung auch zu einer ausgeprägten motorischen Blockade. Aufgrund seiner langen Wirkungsdauer von 4–8 Stunden ist Bupivacain das im Rahmen der kontinuierlichen Regionalanästhesieverfahren am häufigsten eingesetzte Lokalanästhetikum. Zur Spinalanästhesie wird 0,5%iges Bupivacain als hyperbare oder isobare Lösung eingesetzt.

Ropivacain

Ropivacain (**Naropin**) ist ein lang wirksames Lokalanästhetikum, das nicht als Razemat, sondern als reines S-(–)-Enantiomer vorliegt. Es zeichnet sich durch eine im Vergleich zu Bupivacain geringere Toxizität bei ähnlicher Wirkungsdauer aus. Ist bei einer Periduralanästhesie intraoperativ eine motorische Blockade erwünscht, so muss eine 0,75–1%ige Lösung appliziert werden. Aufgrund einer ausgeprägteren Differentialblockade und geringeren Toxizität könnte das Ropivacain insbesondere im Rahmen der **Schmerztherapie** mittels kontinuierlicher Regionalanästhesieverfahren von Vorteil sein. Unter Verwendung einer 0,2%igen Lösung wird dabei normalerweise eine gute sensible bei nur minimaler motorischer Blockade erreicht.

■ Systemische Toxizität von Lokalanästhetika

Lokalanästhetika entfalten ihre Toxizität im Wesentlichen am ZNS und am Myokard. Das ZNS ist empfindlicher als das Myokard, sodass zentralnervöse Funktionsstörunen meistens zeitlich vor kardialen Störungen auftreten. Nur bei sehr hohen Plasmaspiegeln, wie sie bei der akzidentellen intravenösen Injektion auftreten können, werden primäre kardiovaskuläre Komplikationen beobachtet. Entsprechend der Empfindlichkeit der zentralnervösen und myokardialen Strukturen lassen sich die klinischen Symptome der Lokalanästhetikaintoxikation in **vier Stadien** einteilen:

- präkonvulsive Warnzeichen (Häufigkeit ca. 1,5% der Regionalanästhesien): Taubheit von Lippen und Zunge, metallischer Geschmack, Schwindelgefühle, Ohrensausen, Sehstörungen (v. a. Doppelbilder),
- initiale Erregungsphase (Dämpfung inhibitorischer zentralnervöser Zentren): Unruhe, Nystagmus, Muskelzittern, verwaschene Sprache, generalisierte Krämpfe,
- generalisierte Dämpfung der Hirnfunktion: Bewusstlosigkeit, zentrale Atemlähmung,
- kardiovaskuläre Funktionsstörungen (2–4fache krampfauslösende Dosis): Reizleitungsstörungen, myokardiale Depression, periphere Vasodilatation.

■ Prophylaxe toxischer Wirkungen von Lokalanästhetika

Durch die Beachtung der folgenden einfachen **Vorsichtsmaßnahmen** kann das Risiko einer Lokalanästhetikaintoxikation wesentlich reduziert werden:

- Prämedikation mit einem Benzodiazepin (antikonvulsive Wirkung),
- Notfallmedikamente und Beatmungsgerät vorbereiten,
- Monitoring (EKG, Blutdruckmessung, Pulsoxymetrie und verbaler Kontakt mit dem Patienten),
- periphervenöse Verweilkanüle,
- Lokalanästhetikum mit möglichst geringer Toxizität (Bupivacain, Ropivacain und Etidocain dürfen nicht für die intravenöse Regionalanästhesie eingesetzt werden!),
- Spritzenaspiration vor Beginn der Lokalanästhetikainjektion und dann erneut nach jeweils 5 ml Injektionsvolumen,
- verbalen Kontakt zum Patienten aufrecht erhalten und bei Auffälligkeiten Lokalanästhetikainjektion unterbrechen, Überwachung des Patienten nach der Injektion (Bewusstsein, Hämodynamik, Atmung; toxische Reaktionen treten am häufigsten sofort nach der Injektion bei akzidenteller intravasaler Injektion oder innerhalb von 20–30 Minuten resorptionsbedingt auf),
- Einhaltung der maximalen Einzeldosis und der maximalen Erhaltungsdosis in Abhängigkeit vom verwendeten Lokalanästhetikum und dem Injektionsort (Tab. 6.**1**).

Tabelle 6.**1** Maximaldosen für Lokalanästhetika (ohne Vasokonstriktorzusatz)

Lokalanästhetikum	Toxische Plasma-konzentration	Maximale Einzeldosis	Maximale Erhaltungsdosis
Bupivacain	1 µg/ml	150 mg (2 mg/kgKG)	30 mg/h/70 kg
Ropivacain	1 – 2 µg/ml[1]	200 – 300 mg[1] (3 – 4 mg/kgKG)	> 30 mg/h/70 kg[1]
Etidocain	1 µg/ml	300 mg	60 mg/h/70 kg
Lidocain	5 µg/ml	200 – 300 mg (3 – 4 mg/kgKG)	300 mg/h/70 kg
Mepivacain	5 µg/ml	300 – 400 mg (4 – 6 mg/kgKG)	240 mg/h/70 kg
Prilocain	6 µg/ml	400 – 500 mg (5 – 7 mg/kgKG)	> 600 mg/70 kg Methämoglobinbildung

[1] Diese Angaben sind noch nicht abschließend untersucht.

■ Therapie toxischer Wirkungen von Lokalanästhetika

Da die Toxizität der Lokalanästhetika durch Hyperkapnie, Azidose und Hypoxie verstärkt wird, müssen diese vermieden werden. Kommt es trotz Sauerstoffgabe zu einer Bewusstlosigkeit oder Atemdepression, muss der Patient intubiert und hyperventiliert werden. Bei zunehmenden exzitatorischen Reaktionen oder beim Auftreten von Krampfanfällen ist die Gabe von Benzodiazepinen oder Barbituraten als Antikonvulsiva indiziert.

> Bei hämodynamischen Reaktionen erfolgt die Therapie symptomatisch durch die Gabe von Volumen und vasoaktiven Medikamenten.

Eine kardiopulmonale Reanimation muss bei einer Intoxikation mit **Lokalanästhetika vom „Fast-In-/Slow-Out-Typ"** (Bupivacain, Ropivacain) sehr lange durchgeführt werden, da diese Pharmaka aufgrund ihrer hohen Proteinbindung sehr fest an den durch sie blockierten Natriumkanal gebunden werden. Diese Fixierung wird durch eine Azidose verstärkt. Daher ist es von Bedeutung, durch eine Hyperventilation und die Gabe von Natriumbicarbonat Azidose und Hypoxie des Patienten zu vermeiden.

Rückenmarksnahe Regionalanästhesien

■ Allgemeine Vorbereitungen bei Regionalanästhesien

Prinzipiell gelten die gleichen präoperativen Untersuchungs- und Nüchternheitskriterien wie bei der Vorbereitung zu einer Allgemeinanästhesie.

■ Allgemeine Kontraindikationen

Zu den Kontraindikationen für rückenmarksnahe Regionalanästhesien zählen:

- Ablehnung durch den Patienten,
- Allergien gegen Lokalanästhetika (vom Amidtyp sehr selten!),
- lokale Infektionen im Bereich der Punktionsstelle, generalisierte Infektionen (Sepsis),
- unkorrigierte Hypovolämie (Schock),
- Gerinnungsstörungen,
- erhöhter intrakranieller Druck (Schädel-Hirn-Trauma oder intrakranielle Blutung).

Eine genaue Anamnese bezüglich vorbestehender **Gerinnungsstörungen** (Tab. 6.**2**) und der Einnahme **gerinnungshemmender Medikamente**

Tabelle 6.2   Grenzwerte des Gerinnungsstatus zur Durchführung einer rückenmarksnahen Regionalanästhesie

TPZ (Quick)	$\geq 45\%$
PTT	≤ 45 s
Thrombozytenzahl	$\geq 50.000/\mu l$
Subaquale Blutungszeit	< 300 s
Anamnese	keine Hinweise auf klinisch bedeutsame Hämostasestörungen

(Tab. 6.3) ist erforderlich. Da eine Veränderung der Thrombozytenfunktion nicht anhand von globalen Laborbestimmungen erfasst werden kann und eine Bestimmung der Blutungszeit häufig schlecht reproduzierbare Ergebnisse liefert, kommt der Erfassung der Einnahme von Thrombozytenaggregationshemmern im Rahmen der Anamnese eine zentrale Rolle zu. Ebenso wichtig ist es, die erforderlichen Zeitintervalle zwischen der im Rahmen der perioperativen Thromboseprophylaxe durchgeführten Antikoagulanziengabe und einer spinalen oder periduralen Punktion bzw. dem Entfernen eines Regionalanästhesiekatheters einzuhalten (Tab. 6.4).
Bei einer Reihe von **neurologisch/neurochirurgischen Vorerkrankungen** ist eine rückenmarksnahe Regionalanästhesie relativ kontraindiziert oder zumindest besondere Vorsicht geboten. So besteht bei einer Durapunktion mit einem Abfall

des Liquordrucks bei Patienten mit Hirndruck die Gefahr einer Einklemmung von Hirnstrukturen im Foramen occipitale magnum oder im Tentoriumschlitz. Bei Patienten mit einem schweren Schädel-Hirn-Trauma oder einer intrakraniellen Blutung in der Vorgeschichte können durch einen Abfall des Liquordrucks eventuell erneut subdurale Blutungen ausgelöst werden. Schließlich sollten vorbestehende neurologische Ausfallserscheinungen gut auf dem Anamnesebogen und in der Krankenakte dokumentiert und bei Unklarheiten präoperativ neurologisch abgeklärt werden.

■ Allgemeine Risiken und Komplikationen

Bezüglich der Komplikationen im Rahmen der rückenmarksnahen Regionalanästhesien unterscheidet man zwischen sogenannten Frühkomplikationen, die im direkten Zusammenhang mit der Punktion oder Anlage eines Spinal- oder Periduralkatheters stehen, und Spätkomplikationen, die postoperativ im Verlauf der Katheterliegezeit oder der Katheterentfernung auftreten.

Frühkomplikationen

Zu den Frühkomplikationen zählen vasovagale Synkopen, Blutdruckabfall und Bradykardie,

Wirkstoff	Präparat	Wartezeit
Paracetamol	ben-u-ron u. a.	keine
Diclofenac u. a. nichtsteroidale Antiphlogistika	Voltaren u. a.	1 – 2 Tage
Acetylsalicylsäure	Aspirin, ASS u. a.	3 – 5 Tage
Clopidogrel	Iscover, Plavix	7 Tage
Ticlopidin	Tiklyd	10 Tage

Tabelle 6.3   Im Rahmen der rückenmarksnahen Regionalanästhesie klinisch relevante Thrombozytenaggregationshemmer

Medikament	Zeit vor Punktion bzw. Katheterentfernung	Zeit nach Punktion bzw. Katheterentfernung
UFH (low dose)	4 h	1 h
UFH (high dose)	4 h (PTT < 50 s)	1 – 2 h
NMH (low dose)	12 h	4 h
Vitamin-K-Antagonisten (Phenprocoumon)	Tage (TPZ > 60%)	direkt nach Katheterentfernung

Tabelle 6.4   Empfohlene Zeitintervalle zwischen einer Antikoagulanziengabe und einer epiduralen/spinalen Punktion bzw. dem Entfernen eines Katheters (mod. nach Gogarten u. Mitarb. 1997)

Übelkeit, Erbrechen und Hyperperistaltik, einseitige oder inadäquate Wirkung, Phantomphänomene, Blutungen im Spinalkanal, direkte Traumatisierung neuronaler Strukturen, anaphylaktische Reaktionen, Lokalanästhetikaintoxikation, hohe oder totale Spinalanästhesie und postspinaler Kopfschmerz (Liquorverlustsyndrom).

Perioperativ gilt, dass sich **Blutungen in den Spinalkanal** (z. B. ein spinales epidurales Hämatom) typischerweise durch die folgende Symptomtrias äußern:

- (Rücken- und Bein-)Schmerzen,
- sensorische Ausfälle,
- motorische Ausfälle.

> Hinweise auf eine Blutung in den Spinalkanal müssen eine sofortige neuro(radio)logische Diagnostik nach sich ziehen, da nur die rasche operative Hämatomausräumung (Laminektomie) innerhalb der ersten 8 Stunden nach Auftreten der Symptomatik zu einer Restitutio ad integrum führen kann.

Direkte Traumatisierung neuronaler Strukturen

Das Risiko einer direkten Traumatisierung neuronaler Strukturen wie der Nervenwurzeln oder des Rückenmarks ist insbesondere bei der Anlage thorakaler und zervikaler Periduralkatheter zu bedenken. Auch wenn die Inzidenz dieser Schädigungen äußerst gering ist, sind sie wegen der möglichen **Querschnittslähmung** von den meisten Patienten besonders gefürchtet. Daher sollten rückenmarksnahe Regionalanästhesien – insbesondere in diesen Etagen – beim **wachen, kooperativen Patienten** in Lokalanästhesie angelegt werden, um eine verbale Rückkopplung bei plötzlichen ausstrahlenden Schmerzen sicherzustellen.

Anaphylaktische Reaktionen

Vor jeder Regionalanästhesie muss eine Allergie gegen Lokalanästhetika – insbesondere gegen solche vom Amidtyp – anamnestisch ausgeschlossen werden. Aufgrund ihrer potenziell neurotoxischen und eine Epiduralfibrose auslösenden Wirkung dürfen konservierungsmittelhaltige Lösungen grundsätzlich nicht epidural oder intrathekal appliziert werden.

Lokalanästhetikaintoxikation

Die Ursache einer Lokalanästhetikaintoxikation ist entweder eine absolute oder relative **Überdosierung** des Lokalanästhetikums im Rahmen einer Periduralanästhesie oder eine **akzidentelle intravasale Injektion**. Letztere erfolgt in der Regel durch eine Fehllage der Nadel- oder Katheterspitze in einer epiduralen Vene. Um eine Fehllage auszuschließen, muss vor jeder Medikamentenapplikation ein Aspirationstest auf Blut oder Liquor durchgeführt werden. Zusätzlich kann im Rahmen der Anlage einer Periduralanästhesie die Injektion einer Testdosis eines adrenalinhaltigen Lokalanästhetikums (1 : 200.000) hilfreich sein, da eine intravasale Fehllage an einem Anstieg der Herzfrequenz und des Blutdrucks erkennbar wird.

Hohe Spinalanästhesie

> Bei einer Ausbreitung des Lokalanästhetikums über das Niveau Th$_5$ hinaus nach kranial spricht man von einer hohen Spinalanästhesie.

Dies ist in der Regel verbunden mit einer deutlichen Hypotonie und Bradykardie. Häufig klagen die Patienten auch über eine Dyspnoe durch Blockade der Bauchwand- und Interkostalmuskulatur. Die daraus resultierende Minderdurchblutung des Gehirns kann zur Bewusstlosigkeit und zu einem zentral bedingten Atemstillstand führen. Ursachen einer hohen Spinalanästhesie sind meist eine absolute oder relative **Überdosierung** des Lokalanästhetikums oder eine **falsche Lagerung** nach der intrathekalen Injektion. So führt eine Kopftieflagerung bei einem hyperbaren Lokalanästhetikum sowie eine Oberkörperhochlagerung bei einem hypobaren Lokalanästhetikum zu einem Aufsteigen des Blockadeniveaus.

> „Isobare" Lokalanästhetika sind häufig bei Körpertemperatur insbesondere bei Patienten mit einem Diabetes mellitus oder einer Niereninsuffizienz leicht hypobar.

Totale Spinalanästhesie

Zu einer akzidentellen intrathekalen Injektion des Lokalanästhetikums kommt es insbesondere bei spinaler Fehllage einer oder mehrerer Öffnungen des Periduralkatheters aufgrund einer unbe-

absichtigten und nicht bemerkten Duraperfora-
tion.
Symptome der totalen Spinalanästhesie sind:
- Atemlähmung durch Blockade der Atemmus-
kulatur inkl. des Zwerchfells (C_4),
- Hypotonie durch eine totale Sympatholyse,
- Bradykardie durch Blockade der Nn. acceleran-
tes des Herzen (Th_{1-4}).

Die **Therapie** besteht in der sofortigen Intubation
und Beatmung zur Vermeidung einer Hypoxie sowie der Gabe von Volumen, Atropin und Katecholaminen zur hämodynamischen Stabilisierung.

Soll ein Spinalkatheter zur postoperativen Analgesie
genutzt werden, ist er als solcher eindeutig zu kennzeichnen, um eine Verwechslung mit einem Periduralkatheter zu vermeiden.

Postspinaler Kopfschmerz (Liquorverlustsyndrom)

Nach einer Punktion der Dura kann es durch einen
Liquorverlust über die Punktionsstelle zu einem
Abfall des Liquordrucks im Subarachnoidalraum
und zum Zug an meningealen Strukturen kommen. Die daraus resultierenden Kopfschmerzen
treten meist am 2.–3. postoperativen Tag auf,
sind im Bereich der Stirn und des Hinterkopfes lokalisiert und **lageabhängig**. Selten kommt es zusätzlich zu Seh- und Hörstörungen oder zu Beeinträchtigungen der Funktion anderer Hirnnerven.
Faktoren, die das Auftreten eines postspinalen
Kopfschmerzes beeinflussen, sind in der folgenden Liste aufgeführt. Unter den in Klammern beschriebenen Bedingungen ist das Risiko erhöht:
- Alter (20–50 Jahre), Geschlecht (Frauen, insbesondere in der Schwangerschaft),
- Kanülendurchmesser (dicke Nadel),
- Kanülenkonfiguration (scharfer Nadelschliff),
- Ausrichtung des Nadelschliffs (quer zu den lon-
gitudinal verlaufenden Durafasern),
- Mehrfachpunktionen bei technischen Schwie-
rigkeiten.

Die modifizierte Sprotte-Nadel zur Epiduralanästhesie soll zu einer geringeren Liquorleckage im
Vergleich zur Tuohy-Nadel führen.
Die **Therapie** besteht zunächst in der Gabe von
peripheren Analgetika (z.B. Paracetamol) und
Coffein, einer ausreichenden oralen oder intravenösen Flüssigkeitszufuhr und einer Flachlage-
rung des Patienten. Bei liegendem Periduralka-

theter ist eine epidurale Infusion physiologischer
Kochsalzlösung häufig sehr effektiv. Hält der
postspinale Kopfschmerz länger als 3 bis 5 Tage
ohne Besserungstendenz an, sollte ein Verschluss
des Duradefektes mittels eines **„Blood Patch"**
versucht werden.

> Kommt es zusätzlich zu den Kopfschmerzen
> zu neurologischen Ausfallserscheinungen
> oder zu einer Bewusstseinstrübung, so muss
> unbedingt ein intrakranielles (subdurales) Hä-
> matom mittels Schädelcomputertomogra-
> phie ausgeschlossen werden.

Spätkomplikationen

Zu den Spätkomplikationen zählen Blasenentlee-
rungsstörungen, sekundäre Katheterperforation
von Periduralkathetern (intravasal, intrathekal),
Raumforderungen im Spinalkanal (Hämatom,
Abszess), Infektionen im Spinalkanal (Meningitis,
Myelitis), adhäsive Arachnoiditis (abakterielle
Entzündung), toxische Schädigung von neuronalen Strukturen, Spinalis-Anterior-Syndrom, zunehmender Wirkungsverlust (Tachyphylaxie,
Epiduralfibrose) und Katheterabriss bei der Katheterentfernung.

> Treten im Verlauf der rückenmarksnahen Re-
> gionalanästhesie oder wenige Tage nach Ent-
> fernen eines Regionalanästhesiekatheters
> neurologische Symptome auf, die mit der
> Wirkung der applizierten Medikamente allei-
> ne nicht zu erklären sind, oder weist der Pa-
> tient Anzeichen einer Infektion oder Intoxika-
> tion auf, so sind diese Symptome sofort abzu-
> klären.

Dies gilt insbesondere für Anzeichen einer periduralen Raumforderung oder einer Infektion (Rü-
cken-, Beinschmerzen, Injektionsschmerz) sowie
für Hinweise auf eine sekundäre Katheterperforation nach intravasal oder intrathekal, da es ansonsten innerhalb von wenigen Stunden zu irre-
parablen Schäden kommen kann. Die Patienten
sind entsprechend über die typischen Symptome
aufzuklären.

Blasenentleerungsstörungen

Durch die Blockade der sakralen parasympathischen Fasern, die von S_{3-4} über den Plexus hypo-

gastricus inferior zur Harnblase ziehen, werden das Gefühl der Blasenfüllung und der Tonus der Blasenmuskulatur vermindert. Dies kann ab einem Füllungsvolumen von über 500 ml zu einer Überlaufblase oder zu einer Blasenüberdehnung mit Schädigung der Harnblasenwand führen. Außerdem kann eine Blasenüberdehnung auch zu einer ausgeprägten Bradykardie führen. Daher muss bei einer vollen Blase und Unmöglichkeit der spontanen Miktion die **Harnblase rechtzeitig katheterisiert** werden.

Sekundäre Katheterperforation von Periduralkathetern

Prinzipiell ist eine sekundäre Katheterperforation auch ohne Manipulation am Periduralkatheter zu jedem Zeitpunkt möglich. Dabei kann die Spitze des Katheters entweder eine Vene des periduralen Venenplexus oder die Dura mater perforieren. Ersteres führt zu einer **intravasalen Injektion** der verabreichten Medikamente. Perforiert der Periduralkatheter die Dura mater, so ist eine **intrathekale Injektion** oder Infusion der applizierten Medikamente die Folge. Bei der Gabe von Lokalanästhetika kommt es zu einer rasch aufsteigenden Blockade bis hin zu einer hohen oder totalen Spinalanästhesie. Werden Opioide verabreicht, so ist bei versehentlicher intrathekaler Gabe mit einer deutlichen Wirkungsverstärkung im Vergleich zur epiduralen Gabe zu rechnen. Eine ausgeprägte Atemdepression und Dämpfung des Bewusstseins bis hin zum Atemstillstand und Koma sind dann in der Regel die Folge.

Raumforderungen im Spinalkanal

Eine Raumforderung im Spinalkanal kann z.B. durch ein **Hämatom** oder einen **Abszess** hervorgerufen werden und zu starken Rückenschmerzen und einer rasch fortschreitenden Paraplegie führen. Epidurale Hämatome und Abszesse können in kausalem Zusammenhang mit dem Epiduralkatheter stehen, aber auch unabhängig von diesem auftreten. So können intraspinale Abszesse auch durch hämatogene Streuung im Rahmen einer Sepsis verursacht werden. Differenzialdiagnostisch kommen bei Tumorpatienten auch noch eine Tumorobstruktion des Spinalkanals und pathologische Wirbelkörperfrakturen in Betracht. Wichtig ist die schnelle Diagnosestellung mittels Computertomographie (CT) oder Magnetresonanztomographie (MRT) und die sofortige operative Therapie, die in der Regel in einer dekompressiven Laminektomie besteht.

Infektionen im Spinalkanal

Abgesehen von der Ausbildung intraspinaler Abszesse kann eine Keimverschleppung über einen Spinal- oder Periduralkatheter in den Spinalkanal auch zu einer Meningitis oder Myelitis führen. Die Therapie besteht in der Entfernung des Katheters und einer antibiotischen Therapie. Für letztere ist ein Keimnachweis an der Katheterspitze bzw. durch positive Blut- und Liquorkulturen richtungsgebend.

Adhäsive Arachnoiditis

> Bei der adhäsiven Arachnoiditis handelt es sich um eine abakterielle Entzündung mit proliferativer Wucherung aller das Rückenmark und die Cauda equina umgebenden Häute.

Dieser Prozess kann in einer **Konstriktion des Rückenmarks** bzw. in ein **Cauda-equina-Syndrom** münden. Am häufigsten tritt eine adhäsive Arachnoiditis im Zusammenhang mit der Kombination Bandscheibenläsion plus Myelographie plus Bandscheibenoperation auf. Als Auslöser für die inflammatorisch bedingte Proliferation der Fibroblasten kommt aber auch eine peridurale oder intrathekale Injektion lokal reizender Stoffe in Frage. Die Diagnosestellung erfolgt am besten mittels einer MRT. Kommt es unter einer systemischen Therapie mit steroidalen oder nicht steroidalen Antiphlogistika nicht zu einer Besserung, sondern zu einer zunehmenden spinalen Kompression, so besteht die operative Therapie in einer mikrochirurgischen intraduralen Neurolyse.

Toxische Schädigung von neuronalen Strukturen

Durch eine peridurale oder intrathekale Medikamentenapplikation ist auch eine toxische Schädigung insbesondere der Spinalnerven und Nervenwurzeln möglich. Diese ist abhängig von der Konzentration, Menge, Häufigkeit und Verteilung der verabreichten Pharmaka. Daraus ergibt sich die besondere Bedeutung der Neurotoxizität für die Therapie chronischer Schmerzen mittels periduraler oder intrathekaler Medikamentengabe.

Aufgrund des sehr sauren pH-Wertes der für die intravenöse Gabe komerziell erhältlichen Lösungen von Piritramid (Dipidolor) und Midazolam (Dormicum) sind diese Medikamente potenziell neurotoxisch. Das synthetische Opioid Remifentanil (Ultiva) beinhaltet die exzitatorische Aminosäure Glycin und darf deshalb auch nicht epidural oder intrathekal appliziert werden. Desgleichen können Zusätze von Konservierungsmitteln und Lösungsvermittlern sowie Verunreinigungen mit Desinfektionsmitteln zu neurotoxischen Reaktionen führen (s. o.). Als potenziell neurotoxisch sind außerdem hochkonzentrierte Lokalanästhetika anzusehen (insbesondere Lidocain $\geq 2\%$ und Tetracain $\geq 0{,}5\%$).

Spinalis-Anterior-Syndrom

Ein Spinalis-Anterior-Syndrom in Form einer schmerzlosen Querschnittslähmung entsteht infolge einer **Minderperfusion der A. spinalis anterior**, welche das untere Drittel des Rückenmarks versorgt. Da primär der vordere Anteil des Rückenmarks betroffen ist, kann der Sensibilitätsverlust minimal sein. Als Ursache kommt sowohl eine allgemeine Hypotonie als auch eine lokale Vasokonstriktion durch hohe Konzentrationen eines Vasokonstriktorzusatzes zum applizierten Lokalanästhetikum in Betracht. Bei den betroffenen Patienten liegt außerdem meist eine ausgeprägte Arteriosklerose vor.

Zunehmender Wirkungsverlust (Tachyphylaxie)

Die Mechanismen, die der Tachyphylaxie von Lokalanästhetika zugrunde liegen, sind nicht voll geklärt. Diskutiert werden einerseits pharmakokinetische Ursachen wie eine Verschiebung des Gewebe-pH-Wertes in den sauren Bereich oder lokale Veränderungen der Verteilung und der Resorption der Lokalanästhetika und andererseits pharmakodynamische Veränderungen wie z. B.

eine nukleotidbedingte Erhöhung der Natriumpermeabilität.

Bei bereits eingetretener Tachyphylaxie kommt es nach einer etwa 48-stündigen Lokalanästhetikapause zu einem fast vollständigen Wiederansteigen der Wirksamkeit auf das Ausgangsniveau.

Der Mechanismus der **Opiatgewöhnung** basiert auf einer Hypertrophie des intrazellulären cAMP-Systems der Nervenzellen als Reaktion auf die Hemmung der Adenylatcyclase durch die Opioide. Gleichzeitig scheint bei einer chronischen Opioidapplikation die Zahl der α_2-Rezeptoren auf den Nervenzellen erhöht zu werden. Dies erklärt die besondere analgetische Wirksamkeit des α_2-Rezeptoragonisten Clonidin bei Patienten mit einer Opiatgewöhnung und die Möglichkeit der Behandlung der Opiatentzugsymptomatik mit Clonidin.

Schließlich kann der Periduralkatheter selbst bei Liegedauern von Wochen bis Monaten durch eine Fremdkörperreaktion zu einer Epiduralfibrose führen. Abgesehen von einem zunehmenden Wirkungsverlust führt die Epiduralfibrose zu einem erhöhten Widerstand und zu Schmerzen bei der periduralen Injektion. Zur Sicherung der Diagnose kann eine Epidurographie oder eine Computertomographie mit Kontrastmittel durchgeführt werden.

Katheterabriss bei der Katheterentfernung

Um **Schlaufenbildungen um Spinalnerven und Nervenwurzeln** zu vermeiden, sollte der Katheter nicht zu tief in den Spinal- bzw. Periduralraum vorgeschoben werden. Dies gilt insbesondere für **Spinalkatheter**, die nicht tiefer als 2 – 3 cm in den Spinalraum vorgeschoben werden sollen.

Spinalanästhesie (einzeitig)

Bei der Spinalanästhesie handelt es sich um eine rückenmarksnahe Regionalanästhesie, bei der das Lokalanästhetikum lumbal in den Liquor cerebrospinalis des Subarachnoidalraums injiziert wird und dort die Erregungsleitung in den Nervenwurzeln blockiert. Sie ist geeignet für Operationen im Bereich der unteren Körperhälfte.

■ Anatomie

Das Rückenmark reicht beim Neugeborenen bis zur Höhe von L_3. Aufgrund der unterschiedlichen Wachstumsgeschwindigkeit von Rückenmark und Wirbelsäule steigt der Conus medullaris dann bis zum Ende des ersten Lebensjahres bis zur Höhe von L_1 auf und liegt beim Erwachsenen normalerweise in Höhe der Oberkante von L_1. Auch beim Erwachsenen kann in seltenen Fällen (4–10%) der Conus medullaris bis in Höhe von L_2/L_3 reichen.
Um Verletzungen des Rückenmarks zu vermeiden, erfolgt die **Punktion** bei der Spinalanästhesie in der Regel in Höhe von L_3/L_4 oder L_4/L_5. Bei Unmöglichkeit der Punktion in diesen Etagen wird ausnahmsweise auch eine Punktion in Höhe von L_2/L_3 oder L_5/S_1 durchgeführt. Als **Leitpunkt** dient der Schnittpunkt der Verbindungslinie der Beckenkämme mit der Wirbelsäule, der sich bei 50% der Patienten in Höhe des Dornfortsatzes des 4. Lendenwirbels befindet.

> Die Berührung von Nervenfasern der Cauda equina mit der Spinalnadel kann zum kurzfristigen Auftreten von Parästhesien führen.

Beim Vorschieben der Spinalnadel durch einen Zwischenwirbelraum und das Foramen interlaminare werden bei der medianen Punktionstechnik die folgenden anatomischen Strukturen passiert: Haut – Subkutis – Ligamentum supraspinale – Ligamentum interspinale – Ligamentum flavum – Periduralraum (Fettgewebe mit Venenplexus) – Dura mater – Arachnoidea – Liquor cerebrospinalis (Subarachnoidalraum) (Abb. 6.**1**).

■ Technik

Grundsätzlich ist die Entscheidung zur Punktion in Seitenlage oder in sitzender Position von den persönlichen Erfahrungen und Gewohnheiten des Anästhesisten abhängig.

Punktionstechnik

Bezüglich der Punktionstechnik unterscheidet man zwischen dem medianen (Abb. 6.**2**) und dem paramedianen (lateralen) Zugang. Grundsätzlich wird vor der Durchführung der Spinalanästhesie mit einer dünnen Kanüle eine lokale Betäubung der Einstichstelle und des Stichkanals durchgeführt. Dazu werden in der Regel 1–2 ml Lokalanästhetikum benötigt.

Abb. 6.**1** Längsschnitt durch die Lendenwirbelsäule.

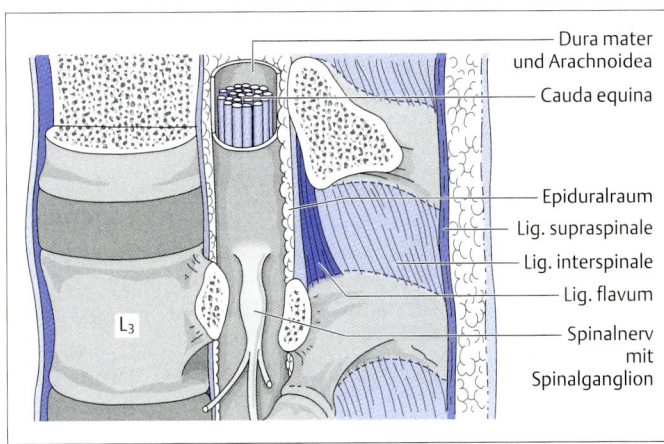

Dura mater und Arachnoidea

Cauda equina

Epiduralraum

Lig. supraspinale

Lig. interspinale

Lig. flavum

Spinalnerv mit Spinalganglion

L_3

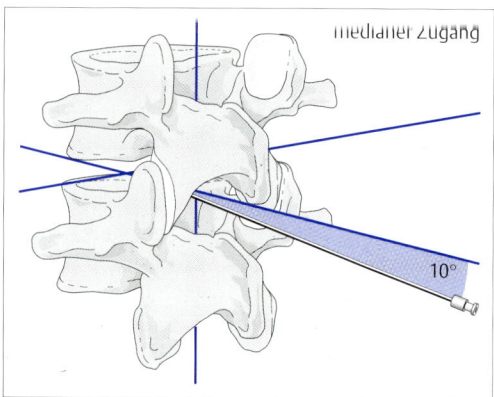

Abb. 6.**2**   Medianer Zugang zum lumbalen Spinalkanal.

Nach der Lokalanästhesie der Einstichstelle wird die Führungskanüle beim **medianen Zugang** streng in der Mittellinie knapp oberhalb des unteren Dornfortsatzes eingestochen und maximal 3 cm mit dem Schliff parallel zu den longitudinal verlaufenden Durafasern vorgeschoben. Danach wird die Spinalkanüle ebenfalls mit dem Schliff parallel zu den Durafasern in die Führungskanüle eingeführt und langsam horizontal bzw. mit einem Winkel von 10° nach kranial vorgeschoben. Bei der Verwendung relativ dicker Spinalnadeln (22–25 G) spürt man beim Auftreffen auf das Ligamentum flavum und auf die Dura jeweils eine Widerstandserhöhung. Nach der Perforation der Dura und Arachnoidea ist der Subduralraum erreicht und der Mandrin wird aus der Spinalnadel entfernt. Bei der korrekten Lage der Nadelspitze sollte nun Liquor abtropfen. Bei dünnen Spinalnadeln (≤ 27 G) muss insbesondere bei Seitenlagerung des Patienten der Liquor mit einer 2-ml-Spritze aspiriert werden. Der Liquor muss klar und blutfrei sein. Nach Aufsetzen der Lokalanästhetikaspritze erfolgt ein Aspirationstest (ca. 0,2 ml). Dabei kommt es bei der Verwendung von hyperbaren Lokalanästhetika zur Schlierenbildung in der Spritze. Zum Ausschluss einer Dislokation der Spinalnadel kann der Aspirationstest während bzw. am Ende der Injektion des Lokalanästhetikums wiederholt werden.

Während des gesamten Punktions- und Injektionsvorgangs muss sich der Anästhesist mit der die Spinalkanüle führenden Hand am Rücken des Patienten abstützen. Nur so sind plötzliche Veränderungen der Kanülenposition bei unvermuteten Bewegungen des Patienten zu vermeiden.

Bei einem verknöcherten Ligamentum supraspinale, einem sehr engen Interspinalraum oder Wirbelsäulenverkrümmungen kann der **paramediane (laterale) Zugang** günstiger sein. Dabei befindet sich die Einstichstelle ca. 1,5 cm lateral der Medianlinie in Höhe des Oberrandes des unteren Dornfortsatzes. Von dort aus wird die Spinalnadel in einem Winkel von etwa jeweils 15° nach medial und kranial vorgeschoben. Ansonsten entspricht das Vorgehen dem des medianen Zugangs.

Punktionskanülen zur Spinalanästhesie

Die Größe des Duradefektes nach der Spinalpunktion und damit die Häufigkeit von postspinalen Kopfschmerzen lassen sich durch die Verwendung von möglichst **dünnen Spinalkanülen** (≤ **26 G**) signifikant reduzieren.
Außerdem ist bei dickeren Kanülen eine **atraumatische „Pencil-Point-Spitze"** (Sprotte, Whitacre) diesbezüglich von Vorteil. Bei sehr dünnen Kanülen (≤ 27 G) lässt sich kein signifikanter Unterschied mehr in der Häufigkeit postspinaler Kopfschmerzen in Abhängigkeit von der Konfiguration der Kanülenspitze nachweisen. Extrem dünne Kanülen (30 G) stehen nur mit scharfem Kanülenschliff (Quincke) zur Verfügung, da bei atraumatischen Kanülen mit seitlicher Öffnung die Gefahr des Abbrechens der Kanülenspitze bestehen würde (Abb. 6.**3**).
Dicke Spinalkanülen (> 25 G) sollten nur noch zur Anlage von Mikrokathetern (28-G-Katheter durch 22–23-G-Kanüle) oder bei schwierigen Punktionen bei geriatrischen Patienten (22 G) benutzt werden.
Die **Länge** von Spinalkanülen beträgt normalerweise 90 mm. Für die Durchführung einer kombinierten Spinal- und Epiduralanästhesie (KSE) in Einsegmenttechnik und für sehr adipöse Patienten stehen aber auch überlange Spinalkanülen mit einer Länge von 117–127 mm zur Verfügung. Zur Durchführung einer Spinalanästhesie bei Kindern unter 10 Jahren werden in der Regel 25–50 mm lange Spinalkanülen benutzt.

Lagerung nach der Injektion

Mit der Lagerung des Patienten nach der Injektion des Lokalanästhetikums kann die Anästhesieausbreitung je nach Dichte des verwendeten Lokalanästhetikums beeinflusst werden. **Hyperbare Lösungen** (Lidocain 5% hyperbar, Mepivacain 4% hyperbar, Bupivacain 0,5% hyperbar) besitzen aufgrund eines Glucosezusatzes von 5–10% eine

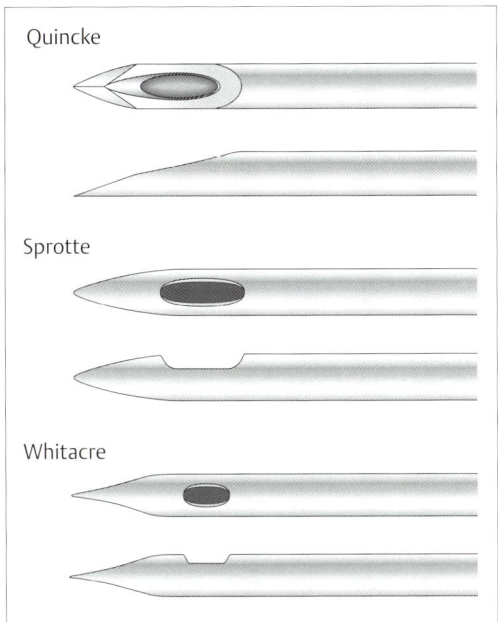

Quincke

Sprotte

Whitacre

Abb. 6.**3**   Spinalkanülenspitzen.

höhere Dichte als Liquor. Lokalanästhetika ohne Glucosezusatz sind bei 37 °C entweder **isobar** oder **gering hypobar** (Lidocain 2 %, Mepivacain 2 %, Bupivacain 0,5 %).
Dabei ist zu beachten, dass die Liqourdichte bei Diabetikern (erhöhte Glucosekonzentration) und niereninsuffizienten Patienten (erhöhte Harnstoffkonzentration) häufig erhöht ist und „isobare" Lokalanästhetika bei diesen Patienten daher häufig hypobare Eigenschaften besitzen. Bei der isobaren Spinalanästhesie ist die Anästhesieausbreitung unabhängig von der Lagerung des Patienten. Maßgeblich für das erreichte Anästhesie-

niveau ist die Menge des injizierten Lokalanästhetikums. Bei der hyperbaren Spinalanästhesie führt eine Kopftieflage zu einem Aufsteigen der Blockade, während eine Oberkörperhochlagerung zu einem Absinken führt. Für einen Sattelblock bzw. eine seitenbetonte Spinalanästhesie muss der Patient 10 – 15 Minuten sitzen bzw. auf der zu anästhesierenden Seite liegen bleiben. Bei der hypobaren Spinalanästhesie kommt es zu den gegenteiligen Effekten. Eine Oberkörperhochlagerung bewirkt ein Aufsteigen des Analgesieniveaus, während eine Kopftieflagerung zu einem Absinken führt.

Bei Auftreten eines Blutdruckabfalls soll der Patient bei einer hyperbaren Spinalanästhesie nicht in Kopftieflage gebracht werden. Dementsprechend darf der Patient bei einer zunehmend aufsteigenden hypobaren Spinalanästhesie nicht in Oberkörperhochlage gebracht werden.

Notwendige Analgesiehöhe

Je nach Lokalisation der geplanten Operation muss im Rahmen der Spinalanästhesie eine spezielle Anästhesiehöhe eingestellt werden. Grob unterteilt man dabei in den **Sattelblock**, die **tiefe**, die **mittelhohe** und die **hohe Spinalanästhesie** (Tab. 6.**5**).
Abgesehen von der Dosis und Dichte des injizierten Lokalanästhetikums und der Lagerung nach der Injektion ist die Ausbreitungshöhe noch direkt vom **spinalen subarachnoidalen Volumen** abhängig. Dadurch reduziert sich die benötigte Lokalanästhetikamenge bei abnehmender Körpergröße und zunehmendem Lebensalter sowie bei ausgeprägter Adipositas und bei Schwangerschaft um 25 – 33 %.

Tabelle 6.**5**   Erforderliches Anästhesieniveau für verschiedene operative Eingriffe

OP-Gebiet	Blockadeart	Sensibles Dermatom	Benötigte Lokalanästhetikamenge (Bupivacain 0,5 %)
Anal- und Perinealbereich	Sattelblock	S_3	1,0 (hyperbar)
Untere Extremität ohne Blutsperre	tiefe Spinalanästhesie	Th_{12}/L_1 (Leistenband)	2,0 ml (hyperbar)/ 3,0 ml (isobar)
Untere Extremität mit Blutsperre, Leistengegend	mittelhohe Spinalanästhesie	Th_{10} (Bauchnabel)	3,0 ml (hyperbar)/ 3,0 – 4,0 ml (isobar)
Unterbauch, urologische und gynäkologische Bereiche inkl. Nieren und Sectio caesarea	hohe Spinalanästhesie	Th_5 (Mamillen)	4,0 ml (hyperbar)/ 4,0 – 5,0 ml (isobar)

Beurteilung der Blockade

Bereits unter der Injektion des Lokalanästhetikums geben die Patienten in der Regel ein Wärmegefühl im Bereich des Gesäßes an. Zur Bestimmung der Anästhesiehöhe muss bei der Spraymethode zwischen Kälte- und Berührungsempfindung unterschieden werden, da die ausgeschaltete Temperaturempfindung in der Regel 2 – 3 Segmente höher reicht als die ausgeschaltete Berührungsempfindung. Bei der **Nadelstichmethode (pin prick)** soll der Patient versuchen, ohne Sichtkontakt zwischen dem spitzen und stumpfen Ende einer Kanüle zu differenzieren.

Die Anästhesiehöhe muss in den ersten 20 Minuten nach der Injektion des Lokalanästhetikums engmaschig überprüft werden. Danach ist das Lokalanästhetikum und die Anästhesiehöhe weitestgehend fixiert. Als **Orientierungshilfen** für die Anästhesiehöhe können die folgenden anatomischen Strukturen herangezogen werden:

- Leistenband: L_1,
- Nabel: Th_{10},
- Mamillen: Th_5.

> Die operative Analgesiezeit beträgt bei Lidocain und Medivacain 1,5 – 2,5 Stunden und für Bupivacain 3 – 4 Stunden.

Betreuung während der Operation

Bei Patienten mit einer Regionalanästhesie kommt neben dem üblichen Monitoring der psychischen Betreuung des Patienten eine zentrale Rolle zu. Dazu gehört insbesondere der verbale Kontakt mit dem Patienten. Auf Wunsch kann der Patient außerdem mit Musik über einen Kopfhörer oder mit einem Sedativum versorgt werden. Außerdem ist es wichtig, ein Frieren des Patienten durch das Einwickeln der Extremitäten in Rollwatte sowie den Einsatz von Warmluftmatten und Infusionswärmern zu vermeiden.

■ Dokumentation

Die folgenden Punkte sollten bei der Durchführung einer Spinalanästhesie auf dem **Narkoseprotokoll** dokumentiert werden:

- Lagerung,
- Punktionshöhe,
- Spinalkanüle (Typ, Dicke),
- Zahl der Punktionsversuche,
- technische Schwierigkeiten, Komplikationen (blutige Punktion, Parästhesien etc.),
- Beschaffenheit des Liquors (klar/trüb/blutig), Lokalanästhetikum (Name, Konzentration, Barizität, Volumen),
- Anästhesiehöhe,
- Effektivität der Blockade (komplett, zusätzliche Analgesie nötig, Technikwechsel).

■ Subdurale Fehlinjektion

Eine komplette oder partielle Injektion des Lokalanästhetikums in den spinalen Subduralraum (Raum zwischen Dura mater und Arachnoidea), der noch dorsal vom Subarachnoidalraum liegt, ist möglich. Das sehr geringe Volumen dieses Spaltes zwischen Dura und Arachnoidea führt schon nach der Injektion geringer Mengen an Lokalanästhetika zu einer stark aufsteigenden Blockade. Charakteristischerweise besteht häufig eine deutliche **Seitendifferenz**.

Kontinuierliche Spinalanästhesie

■ Indikationen

Eine kontinuierliche Spinalanästhesie (continuous spinal anesthesia = **CSA**) über einen intrathekalen Katheter ist indiziert bei **Operationen der unteren Körperhälfte** (inkl. Sectio caesarea) mit:
- längerer oder unabsehbar langer OP-Dauer,
- geplanter postoperativer Analgesie über einen Regionalanästhesiekatheter bei geriatrischen bzw. kardiovaskulären Risikopatienten,
- Notwendigkeit einer hohen Spinalanästhesie (genaues Austitrieren!).

■ Technik

Makrokatheter

Als Makrokatheter zur kontinuierlichen Spinalanästhesie werden in der Regel normale Periduralkathetersets mit einer 18–19-G-Tuohy-Nadel und einem 20–22-G-Periduralkatheter eingesetzt. Dabei ist die Inzidenz postspinaler Kopfschmerzen beim Einsatz bei geriatrischen Patienten mit 0–4% erstaunlich gering.

Bei der Verwendung von handelsüblichen Periduralkathetern als Spinalkatheter muss auf eine klare Kennzeichnung des Katheters als Spinalkatheter geachtet werden, damit es nicht im Rahmen der postoperativen Schmerztherapie über den Katheter zu einer fatalen Verwechslung mit einem Periduralkatheter kommt.

Ansonsten entspricht die Verfahrensweise bei der Verwendung von Makrokathetern im Wesentlichen der unten beschriebenen Technik der Anlage von Mikrokathetern zur kontinuierlichen Spinalanästhesie.

Mikrokatheter ($<$ 24 G)

> Mikrokatheter (28 G bzw. 32 G) erlauben die Verwendung dünnerer Punktionskanülen (22/23 G bzw. 26 G).

Das reduzierte Perforationstrauma der Dura verringert das Risiko von postspinalen Kopfschmerzen. 32-G-Spinalkatheter führen häufiger zu technischen Problemen bei der Katheteranlage, und es lässt sich in der Regel kein Liquor über sie aspirieren, was die Überprüfung der korrekten Lage des Katheters erschwert. Daher stellen die zur Zeit verfügbaren 28-G-Spinalkatheter den günstigsten Kompromiss zwischen einem Makrokatheter (20 G) und einem ultradünnen Mikrokatheter (32 G) dar.

Als Punktionskanülen stehen für die 28-G-Spinalkatheter eine 23-G-Crawford-Spinalkanüle, eine 22-G-Quincke-Nadel, eine 22-G-Sprotte-Nadel oder eine 22-G-Tuohy-Nadel zur Verfügung. Die letzteren beiden direktionalen Spinalkanülen erleichtern aufgrund ihrer seitlichen Öffnung das Einführen des Katheters in kranialer Richtung in den Duraschlauch. Diese kraniale Katheterposition bewirkt eine schnellere Anschlagzeit und eine Verringerung der benötigten Lokalanästhetikamenge im Vergleich zu einer kaudalen Katheterposition.

> Grundsätzlich darf der Spinalkatheter beim Auftreten von Problemen bei der Katheterplatzierung nicht durch die Spinalkanüle zurückgezogen werden, da der Katheter sonst abscheren kann. Außerdem soll der Spinalkatheter prinzipiell nicht mehr als 2–3 cm in den Subarachnoidalraum vorgeschoben werden (Fehlverteilung, Abknicken, Schlingenbildung).

Um die korrekte **Lage der Katheterspitze** im Subarachnoidalraum zu überprüfen, muss Liquor über den Katheter aspiriert werden. Dabei dauert es bei einem 2–8-G-Mikrokatheter normalerweise 20–30 Sekunden, bevor der erste Liquortropfen unter Aspiration mit einer 1-ml-Spritze am Katheterkonnektor erscheint.

Danach wird der Konnektor mit einem mit Lokalanästhetikum vorgefüllten speziellen 0,2-μm-Bakterienfilter verbunden. Mikrokatheter und Bakterienfilter haben zusammen ein Füllvolumen von 0,4 ml. Alle Injektionen über den Spinalkatheter erfolgen dann über diesen Filter, um einer bakteriellen Infektion vorzubeugen.

Zur Injektion des Lokalanästhetikums über einen Mikrokatheter sind wegen des hohen Widerstandes des Katheters nur 1- oder 2-ml-Spritzen geeignet. Für die kontinuierliche (intraoperative oder postoperative) Infusion sind normale Spritzenpumpen nicht geeignet, da sie in der Regel Überdruckalarm geben und abschalten. Spezielle mechanisch angetriebene Spritzenpumpen (z. B. Perfusor M der Firma Braun), die wahlweise über 6, 12 oder 24 Stunden eine 10-ml-Spritze auch bei hohem Gegendruck leeren, können demgegenüber für die kontinuierliche Infusion über Mikrospinalkatheter eingesetzt werden.

■ Medikamente und Dosierungen

Unter der Gabe repetitiver Dosen von hochkonzentrierten hyperbaren Lokalanästhetikalösungen über intrathekale Mikrokatheter ist es in den USA in mehreren Fällen zu einem irreversiblen **Cauda-equina-Syndrom** mit Verlust der perinealen Sensibilität und Schädigung der Sphinkterfunktion gekommen. Das Auftreten eines Cauda-equina-Syndroms wird erklärt durch das Auftreten hoher lokaler Lokalanästhetikakonzentrationen im sakralen Bereich. Diese werden durch die repetitive intrathekale Applikation hochkonzentrierter, hyperbarer Lokalanästhetika, wie z. B. Lidocain 5 % hyperbar, begünstigt. Bei der nur sehr langsam möglichen Gabe dieser Lokalanästhetika über Mikrokatheter kommt es nur zu einer geringen Durchmischung mit dem Liquor, was ebenfalls zu hohen lokalen Konzentrationen in tief liegenden sakralen Anteilen des Durasacks führt.

Im Rahmen der kontinuierlichen Spinalanästhesie – insbesondere beim Einsatz von Mikrokathetern – sollten nur isobare Lokalanästhetika eingesetzt werden. Grundsätzlich dürfen keine Medikamente mit Konservierungsstoffen intrathekal appliziert werden.

Tabelle 6.6 Lokalanästhetika zur postoperativen Analgesie im Rahmen der kontinuierlichen Spinalanästhesie

Lokalanästhetikum	Dosierung
Bupivacain 0,5 % isobar	10 ml über 24 h
Bupivacain 0,25 % isobar	10 ml über 12 h

Zusätzlich zur Gabe von Lokalanästhetika (Tab. 6.**6**) können insbesondere auch zur postoperativen Schmerztherapie Opiate oder Clonidin über den Spinalkatheter verabreicht werden (Tab. 6.**7**).

■ Spezielle Risiken und Komplikationen

Verwechslung mit einem Periduralkatheter

Bei einer verwechslungsbedingten Fehldosierung der Lokalanästhetikamenge oder der Opioiddosis muss mit einer hohen bzw. totalen Spinalanästhesie oder mit einer Atemdepression bis hin zu einem Atemstillstand gerechnet werden. Eine entsprechende eindeutige Kennzeichnung ist deshalb ganz besonders wichtig bei der Weiternutzung des Spinalkatheters zur postoperativen Analgesie.

Katheterabriss

Die Reißfestigkeit moderner 28-G-Mikrokatheter aus Nylon (Polyamid) liegt in etwa bei der Hälfte eines 20-G-Periduralkatheters. Unter der Beachtung entsprechender Vorsichtsmaßnahmen ist daher ein Abreißen des Katheters bei der Kathe-

Tabelle 6.7 Opioide und Clonidin zur postopertiven Schmerztherapie über einen Spinalkatheter

Medikament	Konzentration	Dosierung
Morphin	0,1 mg/ml	*Bolus:* 1 – 2 µg/kgKG oder 0,075 – 0,15 mg/75 kg alle 12 – 24 h
Fentanyl	0,01 mg/ml	*Bolus:* 10 µg/75 kg *kontinuierlich:* 0,1 – 0,2 µg/kgKG/h oder 0,1 – 0,2 mg/75 kgKG/24 h
Sufentanil	0,005 mg/ml	*Bolus:* 2,5 – 5 µg/75 kg *kontinuierlich:* 0,02 µg/kgKG/h oder 20 – 40 µg/75 kg/24 h
Clonidin	0,15 mg/ml	*Bolus:* 1 – 2 µg/kgKG oder 0,075 – 0,15 mg/75 kg alle 12 – 24 h

terentfernung sehr selten (s. u. Abschnitt „Technik"). Allerdings muss bei einem Katheterabriss mit einer persistierenden Liquorfistel gerechnet werden, was eine neurochirurgische Intervention erforderlich machen kann.

Infektion

Aufgrund der fehlenden humoralen und zellulären Immunabwehr im Liquor cerebrospinalis und der ungehinderten Ausbreitung eines Infektes nach kranial wird eine Infektion im Rahmen einer kontinuierlichen Spinalanästhesie besonders gefürchtet. Deshalb sollten Spinalkatheter norma-

lerweise nur 24 – 48 Stunden für eine postoperative Analgesie belassen werden.

Postspinale Kopfschmerzen

Die Häufigkeit postspinaler Kopfschmerzen ist selbst bei der Verwendung von Makrokathetern mit 0 – 4 % bei geriatrischen Patienten erstaunlich gering. Beim Einsatz der kontinuierlichen Spinalanästhesie zur Geburtserleichterung oder zur Sectio caesarea ist allerdings auch bei der Verwendung von Mikrokathetern mit einer der Kanülendicke entsprechenden hohen Inzidenz an postspinalen Kopfschmerzen zu rechnen.

Periduralanästhesie (Epiduralanästhesie)

> Bei der Periduralanästhesie (PDA) oder Epiduralanästhesie handelt es sich um eine rückenmarksnahe Regionalanästhesie, bei der das Lokalanästhetikum in den Raum zwischen dem Ligamentum flavum und der Dura mater injiziert wird.

Dieser Periduralraum oder Epiduralraum wird von lockerem Bindegewebe, Fett und einem Venenplexus ausgefüllt. Durch ihn verlaufen die vom Rückenmark ausgehenden Nervenwurzeln bevor sie durch die Foramina intervertebralia aus dem Wirbelkanal austreten. Diese Nervenwurzeln können in diesem Bereich durch das injizierte Lokalanästhetikum blockiert werden. Daraus resultiert – je nach der gewählten Punktionshöhe und der applizierten Lokalanästhetikamenge – eine **segmentale Blockade**. In Abhängigkeit von der gewählten Lokalanästhetikakonzentration können die motorischen, sensiblen und vegetativen Nervenfasern unterschiedlich stark blockiert werden (**„Differenzialblockade"**).

■ Anatomie und Zugangswege

Kaudale Periduralanästhesie

Die Kaudalanästhesie ist eine Sonderform der Periduralanästhesie, die insbesondere in der Kinderanästhesie und in der Geburtshilfe angewandt wird. Ihre Besonderheiten werden in einem eigenen Kapitel beschrieben (s. Abschnitt „Kaudalanästhesie").

Lumbale Periduralanästhesie

> Die lumbale Periduralanästhesie ist indiziert bei Operationen im Bereich des Unterbauchs, des Beckens und der unteren Extremitäten. Die Punktion erfolgt dabei in der Regel über den medianen Zugang im Bereich von L_2/L_3 bis L_4/L_5.

Dieser Zugangsweg hat die folgenden **Vorteile:**
- weitestgehende Vermeidung der Gefahr einer direkten Verletzung des Rückenmarks bei Punktion unterhalb von L_2/L_3 (bei erwachsenen Patienten),
- geringeres bakterielles Kontaminationsrisiko im Vergleich zur Kaudalanästhesie,
- beim ausschließlichen Einsatz von hydrophilen Medikamenten wie Morphin können lumbale Periduralkatheter auch für die Schmerztherapie im thorakalen und zervikalen Bereich eingesetzt werden.

Bei einem undurchgängigen, verknöcherten Ligamentum supra- oder interspinale oder bei sehr eng aufeinander sitzenden Dornfortsätzen kann auch im lumbalen Bereich der laterale Zugang sinnvoll sein.

Thorakale Periduralanästhesie

Die Anlage eines thorakalen Periduralkatheters bietet sich an bei Operationen im Bereich des Abdomens und des Thorax. Sie wird häufig mit einer

Allgemeinanästhesie kombiniert. Die „ideale" **Punktionshöhe"** hängt von der Anatomie des Patienten ab, ansonsten liegt sie

- für den Unterbauchbereich in Höhe Th_{10} bis Th_{12},
- für den Oberbauchbereich in Höhe Th_6 bis Th_{10},
- für den Thoraxbereich in Höhe Th_2 bis Th_6 (Abb. 6.**4**, 6.**5**).

Zur Orientierung dienen der Dornfortsatz des Vertebra prominens (C_7), der Angulus inferior scapulae (Dornfortsatz von Th_7) und die Oberkante des Darmbeinkamms (L_4).

Die thorakale Wirbelsäule zeichnet sich durch eine insbesondere im mittleren Bereich deutlich stärkere Steilstellung der Dornfortsätze und eine ausgeprägtere Überlappung der Laminae der Wirbelbögen aus. Daher erfolgt die Stichrichtung der Kanüle bei medianer Punktion (Abb. 6.**6a**) in einem Winkel von bis zu 45 – 55° nach kranial.

> Im Bereich der mittleren Brustwirbelsäule (Th_5 bis Th_8) bietet sich der paramediane (laterale) Zugang (Abb. 6.**6b**) an.

Dabei erfolgt der Einstich in die Haut etwa 1 – 1,5 cm lateral und 1 – 1,5 cm kranial vom Oberrand des darunter liegenden Dornfortsatzes. Der Winkel nach medial beträgt in der Regel 10 – 20°und der Winkel nach kranial etwa 20 – 40°.

Die Orientierung anhand des Stempeldrucks ist bei dieser Technik bis zum Erreichen des Bandapparates des Ligamentum flavum kaum möglich, da die paravertebrale Muskulatur wenig Widerstand liefert. Erfolgt Knochenkontakt, so handelt es sich normalerweise um die Lamina des Wirbelbogens. Dementsprechend muss die Kanüle dann leicht zurückgezogen und anschließend unter einem etwas steileren Winkel erneut vorgeschoben werden, um das Ligamentum flavum und den Periduralraum zu erreichen.

Die Häufigkeit **akzidenteller Duraverletzungen** ist aufgrund des steilen Punktionswinkels nach kranial eher seltener als bei der lumbalen Periduralanästhesie. Die Punktionskanüle durchläuft den Periduralraum deshalb in diagonaler Richtung, was zu einer Vergrößerung der Strecke zwischen Ligamentum flavum und Dura führt. Außerdem trifft die Tuohy-Nadel bei Kontakt mit der Dura primär mit der abgerundeten, gering traumatisierenden Unterseite auf.

Zervikale Periduralanästhesie

Der Zugang zum zervikalen Periduralraum erfolgt in der Regel über den Zwischenraum **C_7/Th_1**. Der Dornfortsatz von C_7 ist der am weitesten vorstehende Dornfortsatz im Halswirbelbereich (Vertebra prominens). Aufgrund der Stellung der Dornfortsätze in diesem Bereich empfiehlt sich eine mediane Punktion mit horizontaler Ausrichtung

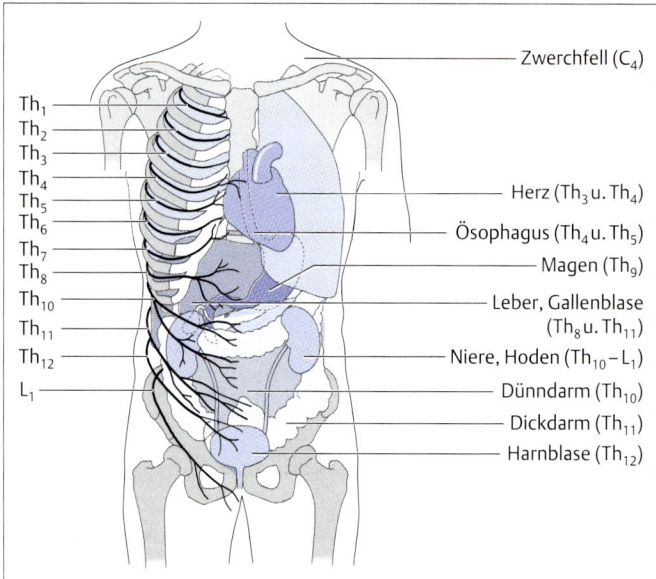

Abb. 6.**4** Spinalsegmente und deren Bezug zu Dermatomen und inneren Organen.

Zwerchfell (C_4)

Th_1
Th_2
Th_3
Th_4
Th_5
Th_6
Th_7
Th_8
Th_{10}
Th_{11}
Th_{12}
L_1

Herz (Th_3 u. Th_4)
Ösophagus (Th_4 u. Th_5)
Magen (Th_9)
Leber, Gallenblase (Th_8 u. Th_{11})
Niere, Hoden (Th_{10}–L_1)
Dünndarm (Th_{10})
Dickdarm (Th_{11})
Harnblase (Th_{12})

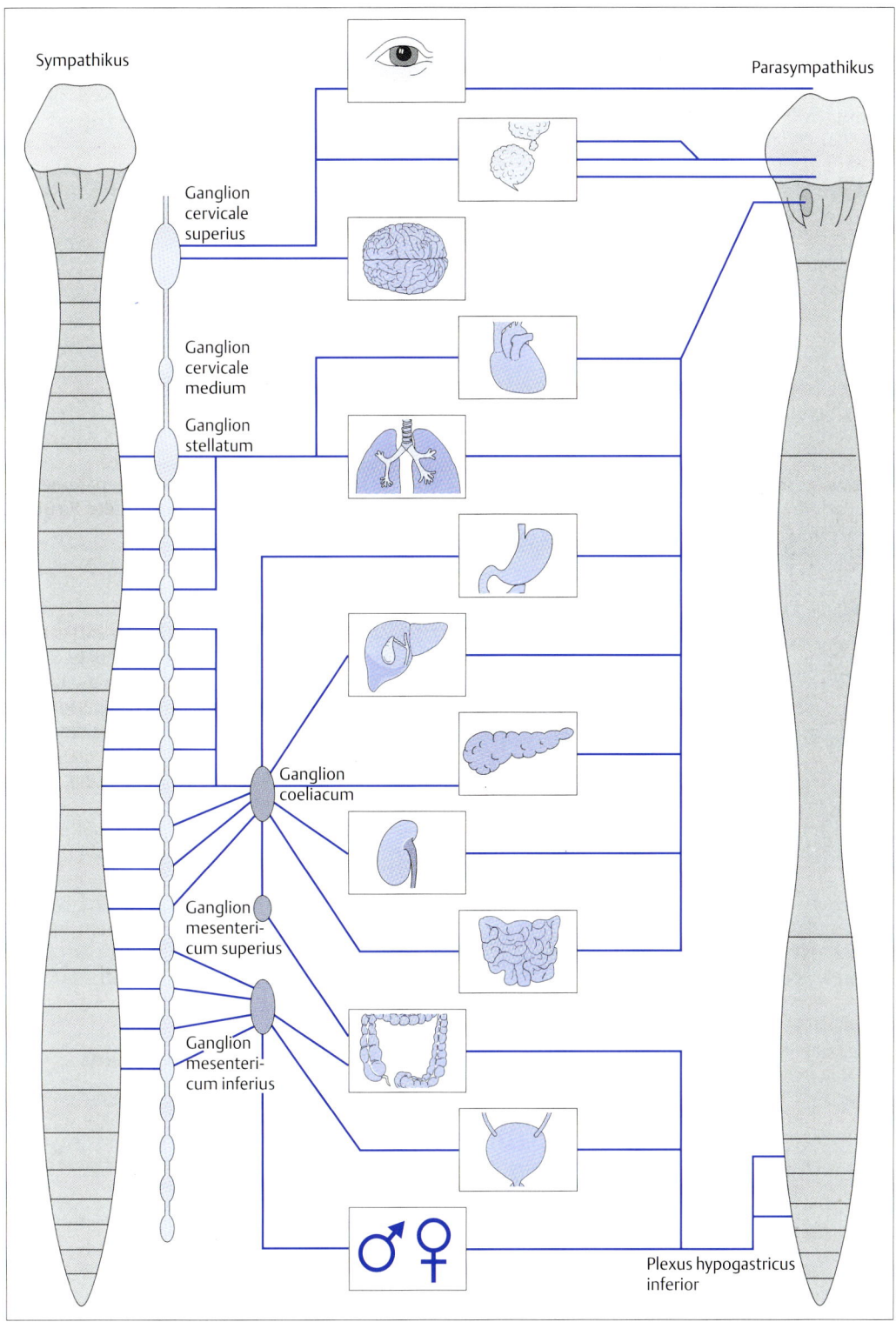

Sympathikus

Parasympathikus

Ganglion
cervicale
superius

Ganglion
cervicale
medium

Ganglion
stellatum

Ganglion
coeliacum

Ganglion
mesenteri-
cum superius

Ganglion
mesenteri-
cum inferius

Plexus hypogastricus
inferior

Abb. 6.5 Spinalsegmente und vegetative Innervation.

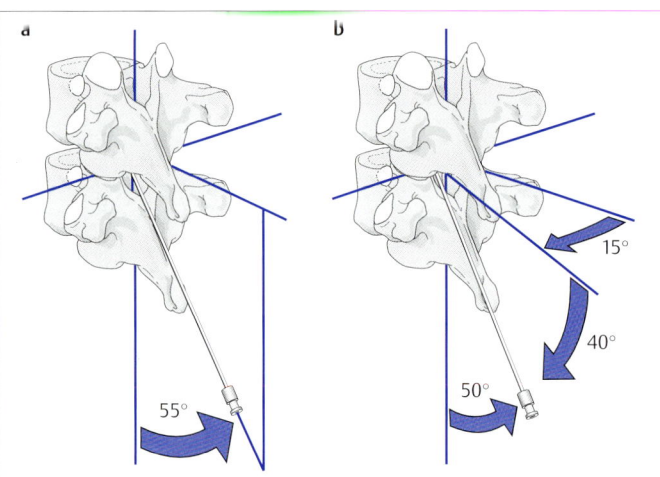

Abb. 6.6 a, b   Kanülenrichtung bei der thorakalen Periduralanästhesie: **a** medianer Zugang, **b** lateraler Zugang.

der Kanüle. Der Abstand zwischen der Haut und dem Periduralraum beträgt in dieser Höhe etwa 3,2 – 6,4 cm. Die Tiefe des Periduralraums beträgt hier 3 – 5 mm.

> Bei der zervikalen Periduralanästhesie muss ebenfalls die Gefahr der direkten Traumatisierung des Rückenmarks mit einer entsprechend hohen Querschnittssymptomatik bedacht werden. Außerdem besteht insbesondere beim Einsatz von höher konzentrierten Lokalanästhetikalösungen (Lidocain > 1 % bzw. Bupivacain > 0,25 %) die Gefahr der motorischen Blockade der Wurzel C_4 mit konsekutiver Zwerchfelllähmung.

Aus diesen Gründen wird die Indikation zur Anlage einer zervikalen Periduralanästhesie eher zurückhaltend gestellt. Als mögliche Indikationen kommen Operationen im Bereich des Halses, an beiden oberen Extremitäten und im oberen Thoraxbereich in Frage. Alternativen zur zervikalen Periduralanästhesie sind eine hohe thorakale Periduralanästhesie und eine interskalenäre Plexusblockade.

■ Technik

Lagerung zur Punktion

Wegen der häufig auftretenden Torquierung der Wirbelsäule in Seitenlage ist bei schwierigen anatomischen Verhältnissen – insbesondere bei der thorakalen Periduralanästhesie mit paramedianer Punktion – die Punktion in **sitzender Position** vorzuziehen.

Punktionskanülen

Die Standardnadel für die Periduralanästhesie ist die **Tuohy-Nadel**. Durch die abgerundete Spitze der Tuohy-Nadel mit seitlicher Öffnung wird das Risiko einer versehentlichen Duraperforation vermindert. Für Erwachsene werden in der Regel 18- bis 16-G-Kanülen verwendet mit einem Außendurchmesser von 1,3 – 1,7 mm und einer Stichlänge von 80 – 90 mm.
Eine 10-mm-Graduierung auf der Nadel erlaubt ein Abmessen der Strecke zwischen Haut und Periduralraum. Eine breite Griffplatte ermöglicht die sichere Führung der Periduralnadel bei der Punktion. Für sehr adipöse Patienten stehen überlange Tuohy-Nadeln mit 110 mm Stichlänge und für Kinder eine 19-G-Nadel mit 50 mm Stichlänge zur Verfügung.

Identifizierung des Periduralraums

> Die Identifizierung des Periduralraums erfolgt meist mit Hilfe der Widerstandsverlust- oder Stempeldruckmethode (Abb. 6.7).

Dabei wird nach der Lokalanästhesie der Einstichstelle die Periduralkanüle bis in die Bänder vorgeschoben (maximal 3 cm). Danach wird der Mandrin entfernt und eine flüssigkeitsgefüllte Spritze aufgesetzt. Anschließend wird die Periduralkanü-

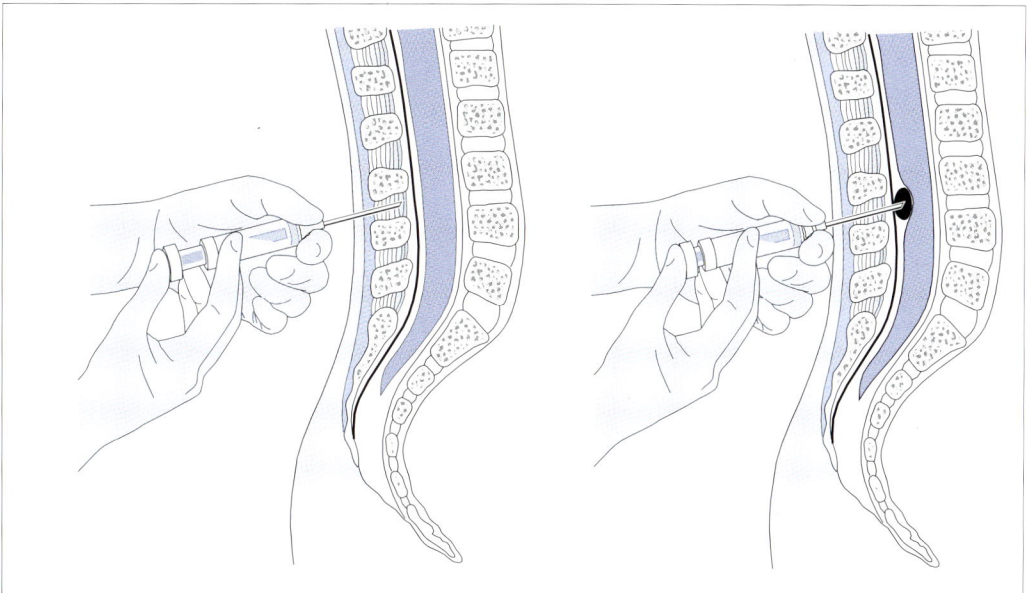

Abb. 6.**7**   Identifizierung des Periduralraums: Widerstandsverlust- oder Stempeldruckmethode.

le – unter gleichzeitigem Abstützen der vorschiebenden Hand am Rücken des Patienten – langsam und gleichmäßig vorgeschoben. Solange sich die Kanülenspitze innerhalb der Ligamenta befindet wird dem Stempeldruck ein deutlicher, federnder Widerstand entgegengesetzt. Dieser verstärkt sich nochmals beim Eintritt der Kanülenspitze in das Ligamentum flavum. Kurz darauf kommt es dann nach dem Durchtritt der Kanülenspitze durch das Ligamentum flavum in den Periduralraum zu einem plötzlichen Widerstandsverlust mit einer „butterweichen" Injektion der Kochsalzlösung.

Es gibt zahlreiche Varianten der Widerstandsverlusttechnik unter Verwendung unterschiedlicher mechanischer Hilfsmittel, wie etwa einem luftgefüllten Macintosh-Ballon, einem flüssigkeitsgefüllten System zur i. v. Infusion oder dem „hängenden Tropfen". Diese Methoden haben den Vorteil, dass die Punktionskanüle mit beiden Händen geführt werden kann. Allerdings besteht der Nachteil, dass die verschiedenen Widerstände der zu punktierenden Strukturen – wie etwa der besonders straffe Widerstand des Ligamentum flavum – nicht über den ständigen Stempeldruck ertastet werden können.

Es muss beachtet werden, dass ein erhöhter intraabdomineller oder intrathorakaler Druck auch zu einer Erhöhung des Drucks im Periduralraum führen können. Deshalb sind diese Techniken nicht einsetzbar bei Schwangeren, ausgeprägtem Aszites, ausgeprägter Adipositas oder Pressen oder Husten des Patienten.

■ Periduralkatheter

Heutzutage wird die Periduralanästhesie in den meisten Fällen als **kontinuierliche Methode** mit der Anlage eines Periduralkatheters durchgeführt. Die zur kontinuierlichen Periduralanästhesie verwendeten Katheter unterscheiden sich voneinander im Kathetermaterial, in der Katheter- und Wanddicke sowie in der Zahl und Lokalisation der Öffnungen am Katheterende. Daraus ergeben sich die jeweils charakteristischen Kathetereigenschaften wie Bioverträglichkeit, Steifigkeit, Elastizität, Flusswiderstand, Knick- und Reißfestigkeit.

Kathetermaterial

Katheter aus **Polyamid** (**Nylon**) zeichnen sich durch eine besonders hohe Steifigkeit, Knick- und

Reißfestigkeit aus, was sie für den klinischen Routinebetrieb als besonders geeignet erscheinen lässt.
Es gibt Katheter mit einer endständigen Öffnung und Katheter mit zwei bis drei spiralförmig über die distalen 1,5 cm angeordneten seitlichen Öffnungen. Katheter mit **endständiger Öffnung** sind dabei charakterisiert durch einen definitiven Medikamentenaustritt auf kleinstem Raum, während Katheter mit **mehreren seitlichen Öffnungen** zu einer gleichmäßigen Verteilung der applizierten Medikamente im Epiduralraum führen. Letztere sollen aufgrund ihrer atraumatischen abgerundeten, geschlossenen Spitze eine geringere Gefahr der Gefäß- und Duraperforation bzw. Dura- und Nervenwurzelirritation aufweisen. Bei Kathetern mit mehreren Öffnungen besteht die Möglichkeit, dass eine der Öffnungen unbemerkt intravasal oder intrathekal zu liegen kommt.

> Die optimale Einführtiefe des Katheters in den Periduralraum wird mit etwa 5 cm angenommen. Eine peridurale Insertion unter 4 cm ist mit einer hohen Dislokationsrate, eine Insertion über 6 cm mit einer Zunahme an einseitigen Wirkungen oder intravenösen Fehllagen verbunden. Katheter müssen deshalb eine klare Längenmarkierung – z. B. alle 5 cm – aufweisen.

Über Wochen bis Monate liegende Epiduralkatheter können – je nach Biokompatibilität des Kathetermaterials – durch eine Fremdkörperreaktion zu einer Epiduralfibrose führen. In Bezug auf die Biokompatibilität scheinen Katheter aus Polyurethan oder Silikon im Vergleich zu Polyamidkathetern Vorteile bei der Langzeitanwendung zu besitzen.

Katheterfixierung

Die Fixierung von perkutan ausgeleiteten Periduralkathetern an der Austrittsstelle erfolgt am besten mit einer **Nahtfixierung**. Dadurch wird die Bewegung des Katheters im Hautniveau und damit auch der Transport von Hautkeimen in den Einstichkanal minimiert. Außerdem wird eine Dislokation des Katheters in der Regel wirksam verhindert. Wichtig ist die sterile Abdeckung der Katheteraustrittsstelle sowie deren regelmäßige Inspektion und Desinfektion.

■ Prävention von Infektionen

Bei Auftreten einer **Rötung** und einer **Sekretion** an der Austrittsstelle des Epiduralkatheters ist mit einer Infektion zu rechnen und – insbesondere bei nicht untertunnelten Kathetern – die Entfernung des Katheters ernsthaft zu erwägen, um eine Ausbreitung der Infektion bis in den Periduralraum zu vermeiden.
Infektionen im Zusammenhang mit periduralen Kathetern sind prinzipiell über drei verschiedene Wege möglich:
● über die Katheteraustrittsstelle,
● über das Katheterlumen,
● durch hämatogene Besiedelung des Katheters bei systemischen Infektionen (Sepsis).

Um Infektionen des Periduralraums und der Meningen durch Injektionen zu vermeiden, wird an den Luer-Lock-Adapter grundsätzlich ein 0,2-µm-Bakterienfilter angeschlossen. Mit Bakterienfiltern versehene Periduralkatheter sollten nicht mit kleineren Spritzen als 10-ml-Spritzen beschickt werden, da ansonsten die Gefahr einer Beschädigung der Filtermembran durch Druckwerte über 7 bar besteht. Bei sachgerechter Benutzung mit niedrigem Injektionsdruck muss das Bakterienfilter nicht häufiger als einmal wöchentlich unter aseptischen Bedingungen gewechselt werden. Ein häufigerer Wechsel führt durch die Diskonnektionen sogar zu einer höheren Inzidenz bakterieller Katheterkolonisationen.

Durch die subkutane Untertunnelung des Katheters von der primären Einstichstelle aus 5–30 cm nach lateral soll das Risiko der Fortleitung einer Infektion von der Einstichstelle entlang des Katheterkanals bis in den Periduralraum bei einer Liegedauer von über einer Woche vermindert werden.

■ Medikamente und Dosierungen

Kommt es nach Injektion einer **Testdosis** von 3 ml Lokalanästhetikum in einen Periduralkatheter innerhalb von 5 Minuten zu einer nennenswerten Anästhesie, spricht dies für eine intrathekale Fehllage des Katheters. Bei der Verwendung eines adrenalinhaltigen (1 : 200.000) Lokalanästhetikums für die Testdosis kommt es bei einer intra-

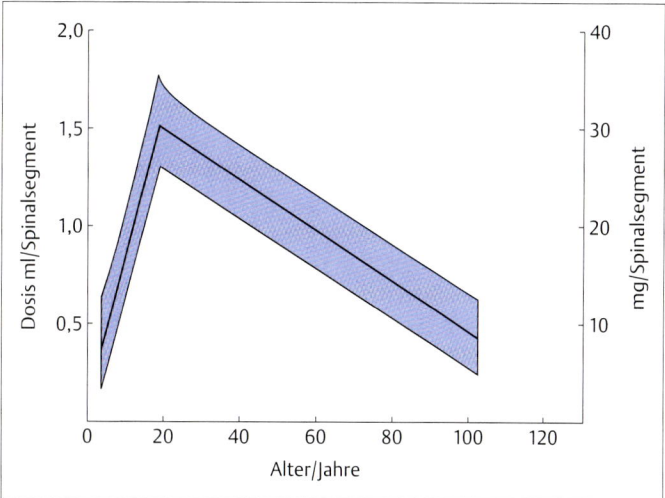

Abb. 6.**8** Periduralanästhesie: Altersabhängigkeit des Dosisbedarfs pro Spinalsegment (nach Bromage). Lidocain 2 % mit Adrenalin entspricht Bupivacain 0,5 %.

vasalen Fehllage zu einem deutlichen Anstieg der Herzfrequenz um 20 – 30 %.

Die **Ausbreitung der Anästhesie** – d. h. die Zahl der blockierten Segmente – ist im Wesentlichen von dem Volumen des injizierten Lokalanästhetikums abhängig. Als Faustregel für die Initialdosis gilt dabei 1,0 ml pro zu blockierendem Segment. Das Gesamtvolumen sollte dabei fraktioniert 3 – 5-mlweise alle 3 – 5 Minuten appliziert werden. Dabei muss die Anästhesiehöhe laufend kontrolliert werden. Das benötigte Volumen ist abhängig von der Körpergröße und muss bei Schwangeren um 25 – 30 % und bei geriatrischen Patienten um etwa 50 % reduziert werden (Abb. 6.**8**).

Das Ausmaß der motorischen Blockade wird nach Bromage in vier Grade eingeteilt: von 0 = keine Blockade bis 3 = komplette Blockade. **Intraoperativ** werden in der Regel hochkonzentrierte Lokalanästhetika eingesetzt, um eine möglichst komplette sensible und motorische Blockade (Tab. 6.**8**) zu erreichen. Demgegenüber werden für die **postoperative Analgesie** eher niedrige bis mittlere Konzentrationen appliziert, um die Motorik und Berührungssensibilität möglichst wenig zu beeinträchtigen.

■ Medikamente zur periduralen Schmerztherapie

Die synergistischen Effekte von **Medikamentenkombinationen** – insbesondere bei der Kombination von Lokalanästhetika, Opioiden und α_2-Adrenozeptoragonisten – ermöglichen eine suffiziente Analgesie bei relativ geringen Dosen der einzelnen Medikamente.

> Für den Einsatz multimodaler Medikamentenkombinationen im Rahmen einer periduralen oder intrathekalen Schmerztherapie wurde analog zur „Balanced Anesthesia" der Begriff „Balanced Spinal Analgesia" geprägt. Durch dieses Verfahren kann das Ausmaß der Nebenwirkungen reduziert und gleichzeitig die Ausbildung einer Tachyphylaxie bzw. Gewöhnung verlangsamt werden.

Lokalanästhetika

Aus der Gruppe der Lokalanästhetika spielen für die (chronische) Schmerztherapie nur die lang-

Tabelle 6.**8** Differenzialblockade in Abhängigkeit von der Konzentration des Lokalanästhetikums bei der periduralen Gabe

Blockadequalität	Bupivacain-konzentration	Ropivacain-konzentration
Sympathikusblockade	0,125 %	0,1 %
Sensible Blockade	0,25 %	0,2 %
Motorische Blockade	0,5 – 0,75 %	0,75 – 1,0 %

wirksamen Vertreter **Bupivacain** und **Ropivacain** eine bedeutende Rolle. Dabei liegen für das ältere Bupivacain die meisten klinischen Erfahrungen vor.

Opioide

Die Opioide sind neben den Lokalanästhetika die zweite bedeutende Medikamentengruppe zur periduralen Analgesie und werden mit diesen häufig kombiniert eingesetzt. Die Opioide vermitteln ihren spinalen analgetischen Effekt über die Hyperpolarisation der postsynaptischen Membran und die Hemmung der Freisetzung exzitatorischer Transmitter, wie z. B. Glutamat.
Morphin ist das am besten untersuchte peridurale Opioid.

> Die Dosisratio intravenös zu peridural beträgt beim Morphin etwa 5 : 1 bei einer deutlich verbesserten Analgesiequalität und Verminderung des Auftretens von Atemdepression und Sedierung.

Aufgrund seines hydrophilen Charakters bleibt das Morphin lange im Liqour gelöst, und es kommt daher zu einer rostralen Ausbreitung mit der Liquorzirkulation. Dies ermöglicht einerseits die Behandlung von Schmerzen im Bereich der oberen Körperhälfte auch über einen lumbalen Periduralkatheter, ist aber auch für die Möglichkeit einer *späten Atemdepression* 6–12 Stunden nach periduraler Gabe und die hohe Inzidenz an Juckreiz verantwortlich. Dabei tritt eine Atemdepression häufiger nach Bolusgaben (1 : 500) als nach kontinuierlicher periduraler Applikation (1 : 1500) auf. Der *Juckreiz* nach periduraler oder intrathekaler Opioidgabe lässt sich durch die niedrig dosierte, intravenöse Injektion von Naloxon oder Nalbuphin therapieren, ohne die analgetische Wirkung aufzuheben.
Weitere spezifische Nebenwirkungen der periduralen Opioidapplikation sind Übelkeit, Erbrechen, Obstipation und Harnretention. Diese sind aber aufgrund des geringeren periduralen Morphinbedarfs weniger ausgeprägt im Vergleich zur oralen oder intravenösen Gabe und treten bei chronischen Schmerzpatienten noch weiter in den Hintergrund.

> Lipophile Opioide wie Fentanyl, Buprenorphin und Sufentanil zeichnen sich durch eine hohe intravasale Absorption auf.

Der Dosisbedarf unterscheidet sich bei diesen Opioiden nicht wesentlich zwischen intravenöser und periduraler Anwendung. Da es sich beim **Buprenorphin** um einen partiellen Agonisten handelt, ist dieses Opioid aufgrund seines Ceilingeffektes nicht zur Therapie von stärksten Tumorschmerzen geeignet. Demgegenüber scheint gerade bei starken Tumorschmerzen das **Sufentanil** aufgrund seiner sehr hohen intrinsischen Aktivität bei periduraler und insbesondere bei intrathekaler Gabe dem Morphin bezüglich Analgesiequalität und Nebenwirkungsrate überlegen zu sein.

> Sufentanil ist das derzeit einzige in Deutschland speziell für die peridurale Applikation zugelassene Opioid. Prinzipiell können aber auch – mit Ausnahme von Piritramid und Remifentanil – andere Opioide peridural appliziert werden, wobei streng darauf zu achten ist, dass die eingesetzten Präparate frei von Konservierungsstoffen sind.

α₂-Adrenozeptoragonisten

Die analgetische Wirkung des α_2-Adrenozeptoragonisten **Clonidin** beruht insbesondere bei rückenmarksnaher Applikation auf einer Schmerzmodulation im Bereich der Substantia gelatinosa des Rückenmarks, wo inhibitorische absteigende adrenerge Bahnen an nozizeptiven C-Fasern und Interneuronen enden und diese hyperpolarisieren können. Clonidin hemmt außerdem die Freisetzung exzitatorischer Überträgerstoffe wie Glutamat und Substanz P. Darüber hinaus hat Clonidin auch noch lokalanästhetische Eigenschaften, die an C-Fasern weitaus stärker ausgeprägt sind als an Aα-Fasern. Diese Differenzialblockade ermöglicht eine weitestgehend selektive antinozizeptive Wirkung. In hoher Dosierung muss allerdings auch mit einer motorischen Blockade gerechnet werden.
Beim Einsatz von Clonidin zur Periduralanästhesie muss berücksichtigt werden, dass die Analgesie durch peridurales Clonidin segmentalen Charakter hat und deshalb der Periduralkatheter in einer adäquaten Höhe angelegt werden muss. Die *Dosierung* des peridural verabreichten Clonidins

liegt bei Bolusgaben zwischen 2 und 10 µg/kg KG jeweils 2 – 3-mal täglich bzw. bei einer kontinuierlichen periduralen Infusion zwischen 0,2 und 2 µg pro kg KG und Stunde.

An *Nebenwirkungen* treten Mundtrockenheit, Obstipation, Harnretention, Bradykardie, Hypotonie und Sedierung auf. Bei hohen Dosierungen zur rückenmarksnahen Applikation kann es auch zu motorischen Blockaden kommen.

Der Synergismus zwischen Opioiden und α_2-Adrenozeptoragonisten ergibt sich daraus, dass beide Substanzgruppen über voneinander unabhängige Rezeptoren das Enzym Adenylatcyclase und damit die Bildung des Second Messengers cAMP hemmen. Durch eine entsprechende Medikamentenkombination können die Qualität und Effektivität der Analgesie gesteigert und gleichzeitig die Dosis und die Nebenwirkungen der Einzelkomponenten im Sinne einer **„Balanced Spinal Analgesia"** reduziert werden.

> Bei Patienten mit einer Opiatgewöhnung zeigt Clonidin einen besonders ausgeprägten analgetischen Effekt und ist deshalb eine hochwirksame Reservesubstanz bei opioidresistenten Schmerzen.

Kaudalanästhesie

> Die Kaudalanästhesie ist eine Sonderform der Periduralanästhesie (s. auch Abschnitt „Periduralanästhesie"). Der Zugang zum Sakralkanal erfolgt dabei über den Hiatus sacralis (s. auch Abschnitt „Anatomie"). Sie wird eingesetzt in der Gynäkologie, Geburtshilfe und der Urologie, bei perianalen Eingriffen sowie insbesondere auch in der Kinderanästhesie.

Die Kaudalanästhesie weist die folgenden **Vorteile** auf:

- geringere Gefahr der Duraperforation und (im Vergleich zur lumbalen Periduralanästhesie) eine geringer ausgeprägte Sympathikusblockade,
- geringerer Bedarf an Anästhetika und Muskelrelaxazien zur Allgemeinanästhesie bei Risikokindern (z. B. bei Neu- und Frühgeborenen),
- bessere postoperative Analgesie (im Vergleich zur reinen Allgemeinanästhesie).

Aufgrund der geringen Gefahr der Duraperforation wird die Kaudalanästhesie bei **Kindern** häufig zur postoperativen Analgesie in Allgemeinanästhesie angelegt. Dabei muss allerdings beachtet werden, dass der normalerweise in Höhe des Unterrandes von S_2 endende Durasack beim Neugeborenen bis zum Unterrand von S_4 reichen kann.

■ Anatomie

Der Hiatus sacralis wird seitlich von den Cornua sacralia begrenzt. Diese stellen die Rudimente des Wirbelbogens des 5. Sakralwirbels dar und sind bei den meisten Patienten tastbar. Die ventrale Begrenzung des Hiatus sacralis wird vom Periost des 5. Sakralwirbels gebildet, während er nach dorsal von dem Ligamentum sacrococcygeum verschlossen wird. Sind die Cornua sacralia als Orientierungspunkte nicht tastbar, so können die Spina iliaca posterior superior, die Crista sacralis mediana und die Steissbeinspitze zur Abschätzung der Lage des Hiatus sacralis herangezogen werden. Dabei bilden die beiden Spinae iliacae posterior superior und der Hiatus sacralis ein gleichschenkliges Dreieck (Trigonum sacrale der Michaelis-Raute). Die gleiche Stelle erreicht man in der Regel, wenn man beim Erwachsenen in der Medianlinie von der Steissbeinspitze aus 5 cm nach kranial geht (Abb. 6.**9**).

Der Sakralkanal enthält neben Fettgewebe die sakralen Venenplexus, die Sakralnerven und den Durasack. Letzterer endet normalerweise in Höhe der Foramina von S_2 und geht dann in das Filum terminale über. Die Foramina von S_2 befinden sich beim Erwachsenen in etwa 1,3 – 1,5 cm kaudal und medial der Spinae iliacae posterior superior.

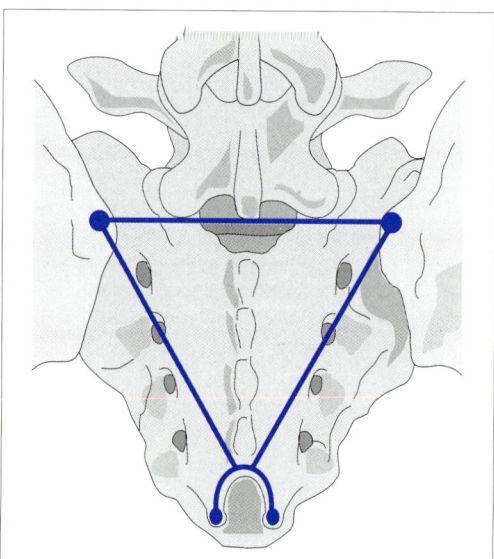

Abb. 6.9 Kaudalanästhesie: Orientierungspunkt zur Identifizierung des Hiatus sacralis (Trigonum sacrale).

■ Technik

Lagerung

Die Kaudalanästhesie kann am besten in Bauchlage mit unterpolstertem Becken durchgeführt werden. Alternativ kommt insbesondere bei Schwangeren die Seitenlage mit zur Brust angezogenen Knien in Frage. Bei Kindern erfolgt die Kaudalanästhesie in der Regel in einer Analgosedierung oder Allgemeinanästhesie.

Punktion

Vor der Punktion des Hiatus sacralis erfolgt nach der Desinfektion und dem sterilen Abdecken eine Lokalanästhesie der Einstichstelle. Bei Kindern hat sich auch die Vorbereitung der Einstichstelle mit EMLA-Creme bewährt.

Als Punktionskanülen können z. B. bei Erwachsenen 22-G-Spinalkanülen und bei Kindern 24-G-Plexuskanülen eingesetzt werden. Die Punktion erfolgt dann im oberen Bereich des Hiatus sacralis zwischen den beiden Cornua sacralia in einem Winkel von etwa 70° nach kranial. Dabei fühlt man beim Auftreffen auf das Ligamentum sacrococcygeum einen federnden Widerstand und nach dessen Überwindung einen plötzlichen Widerstandsverlust. Nach weiteren 2–10 mm kommt es beim Auftreffen auf die Vorderwand

des Hiatus sacralis zum Knochenkontakt. Dies entspricht der Injektionsposition bei Kindern. Bei Erwachsenen wird die Kanüle dann 1–2 mm zurückgezogen, um etwa 20° abgesenkt und danach erneut ca. 2 cm parallel zum Sakralkanal vorgeschoben. Dabei darf die Kanülenspitze nicht die Höhe der Foramina von S_2 erreichen.

Analog zur Periduralanästhesie erfolgt die eigentliche Medikamentengabe erst nach einem **Aspirationstest** auf Blut oder Liquor und der Gabe einer **Testdosis**.

■ Kontinuierliche Kaudalanästhesie

Bei der kontinuierlichen Technik erfolgt die Punktion mit einer Kunststoffkanüle (z. B. 14–18-G-Venenverweilkanüle). Nach der Entfernung der Stahlkanüle kann dann ein 20-G-Peridural- oder Plexuskatheter über die verbliebene Teflonkanüle vorgeschoben werden. Beim Erwachsenen sollte der Katheter nicht weiter als 2 cm über die Kanülenspitze hinaus platziert werden. Bei Kleinkindern und Säuglingen ist ein Vorschieben des Katheters häufig bis in den lumbalen oder thorakalen Bereich des Wirbelkanals möglich.

Grundsätzlich darf der Katheter nicht über einen Widerstand hinaus vorgeschoben werden, da es sonst zu einer Perforation der Dura oder von Blutgefäßen oder zu einer Irritation von Nervenwurzeln kommen kann.

■ Medikamente und Dosierungen

Zur Kaudalanästhesie wird beim Erwachsenen in der Regel eine 2%ige Lidocain-, Mepivacain- oder Prilocainlösung oder eine 0,5%ige Bupivacainlösung eingesetzt. Prilocain darf nicht in der Geburtshilfe und bei Säuglingen unter 6 Monaten wegen der Gefahr der Methämoglobinbildung beim Kind verwendet werden.

Die **Ausdehnung der Anästhesie** ist **volumenabhängig** (ca. 3 ml pro Segment) und variiert stark:

- 20 ml Lokalanästhetikum – bis etwa S_1/L_2,
- 25 ml Lokalanästhetikum – bis etwa L_2/Th_{10}.

Bei Schwangeren muss die Dosis um etwa 30% reduziert werden.

Tabelle 6.**9**   Empfehlungen für die Dosierung von Lokalanästhetika (Lidocain 1% oder Bupivacain 0,25%) zur Kaudalanästhesie im Kindesalter (nach Scott 1996)

Dosierung nach dem Alter (nicht bei abnormer Körpergröße)			Dosierung nach dem Körpergewicht (nicht bei Adipositas)		
Alter (Jahre)	Dosis (ml) zur Blockade bis Th_{12}	Th_7	Gewicht (kg)	Dosis (ml) zur Blockade bis Th_{12}	Th_7
2	4	6	10	3	4,5
3	5	7,5	12,5	4	6
4	5,5	8	15	5	7,5
5	6	9	17,5	6	9
6	7	10,5	20	7	10,5
7	8	12	22,5	8	12
8	9	13,5	25	9	13,5
9	10	15	27,5	10	15
10	11	16,5	30	11	16,5

Bei **Kindern** wird zur Kaudalanästhesie (Tab. 6.**9**) normalerweise 0,25%iges Bupivacain eingesetzt, da in den meisten Fällen der operative Eingriff in Kombination mit einer Allgemeinanästhesie erfolgt. Außerdem ermöglicht die niedrige Konzentration die für eine entsprechend hohe Blockade erforderlichen großen Volumina an Lokalanästhetikum.

Die von Armitage (1979) entwickelte **Faustformel** gibt folgende Dosierung an:

- 0,5 ml/kgKG für die lumbosakrale Blockade (Bupivacain 0,25%),
- 1,0 ml/kgKG für die thorakolumbale Blockade (Bupivacain 0,25%),
- 1,25 ml/kgKG für die mittlere thorakale Blockade (Bupivacain 0,19% = 3 Teile Bupivacain 0,25% + 1 Teil NaCl 0,9%).

> Die zulässige Maximaldosis des Lokalanästhetikums muss berechnet und beachtet werden. Für Bupivacain beträgt sie 2 mg/kgKG bzw. 0,8 ml Bupivacain 0,25%/kgKG.

■ Spezielle Risiken und Komplikationen

Infektion

Wegen der engen Nachbarschaft zum Analbereich wird die Kaudalanästhesie in der Regel als **Single-Shot-Technik** durchgeführt. Bei der Kathetertechnik werden die Katheter normalerweise wegen der Infektionsgefahr durch Keime aus der Analregion direkt postoperativ entfernt. Bis zur Entfernung des Katheters muss die Einstichstelle mit einer sterilen wasserdichten Folie abgeklebt werden.

Lokalanästhetikaintoxikation

Wegen der benötigten großen Volumina an Lokalanästhetika und der hohen Resorptionsgeschwindigkeit ist die Gefahr einer Lokalanästhetikaintoxikation bei der Kaudalanästhesie besonders hoch. Die Einhaltung der erlaubten Maximaldosierungen ist deshalb besonders wichtig und kann speziell bei Kleinkindern schnell falsch eingeschätzt werden. Im Rahmen der Geburtshilfe muss auch eine Beeinträchtigung des Kindes durch hohe Plasmaspiegel berücksichtigt werden.

Kombinierte Spinal- und Epiduralanästhesie

> Vorteile der kombinierten Spinal- und Epiduralanästhesie (KSE) sind der rasche Wirkungseintritt, die geringe Versagerquote, die sichere Blockade der „Problemsegmente" L_5/S_1 und die gute motorische Blockade. Dazu kommen die o. g. Vorteile des Periduralkatheters.

■ Indikationen

Indiziert ist die kombinierte Spinal- und Epiduralanästhesie (KSE) daher bei Eingriffen, die einerseits intraoperativ eine zuverlässige sensible und motorische Blockade – insbesondere im Bereich der „Problemsegmente" L_5/S_1 – und andererseits einen rückenmarksnahen Regionalanästhesiekatheter für eine längerfristige postoperative Schmerztherapie benötigen.

Dazu zählen z. B. orthopädisch-unfallchirurgische Operationen im Bereich des Knies und des Sprunggelenkes, insbesondere bei geplanter postoperativer Frühmobilisation der Gelenke.

■ Technik

Zweisegmenttechnik

Bei der Zweisegmenttechnik wird zunächst der Periduralraum vorzugsweise in Höhe von L_2/L_3 punktiert und ein Periduralkatheter nach kranial vorgeschoben und mittels Aspirationstest und Testdosis auf eine eventuelle intrathekale oder intravasale Fehllage überprüft. Bei fehlenden Anzeichen einer Blockade innerhalb von 5 Minuten nach der peridualen Testdosis wird ein Segment tiefer eine normale Spinalanästhesie durchgeführt. Bei unzureichender Anästhesiehöhe oder mit der Zeit nachlassender Wirkung der Spinalanästhesie kann dann der Periduralkatheter schrittweise aufgefüllt werden.

Einsegmenttechnik

> Bei der Einsegmenttechnik wird zunächst der Periduralraum mit der Tuohy-Nadel punktiert und dann eine überlange Spinalkanüle durch die Tuohy-Nadel vorgeschoben.

Die folgenden drei verschiedenen Modifikationen der **Tuohy-Nadel** können verwendet werden:
- normale Tuohy-Nadel (ohne „back hole"),
- Tuohy-Nadel mit „Back Hole" (zusätzliche Öffnung für die Spinalkanüle an der gekrümmten Spitze der Tuohy-Nadel),
- V-förmige Tuohy-Nadel mit separaten Führungen für den Periduralkatheter und die Spinalkanüle und „Back Hole" (Abb. 6.**10**).

Grundsätzlich muss bei dieser Technik die (überlange) Spinalkanüle nach dem kompletten Einführen in die Tuohy-Nadel etwa 10 mm über das Ende der Tuohy-Nadel herausschauen (z. B. Tuohy-Nadel mit 80 mm Stichlänge und 117 mm lange Spinalkanül, s. auch Abschnitt „Spinalanästhesie").

Erfolgt die KSE beim sitzenden Patienten, so muss bei Problemen beim Einführen des Periduralkatheters nach der intrathekalen Injektion des Lokalanästhetikums bedacht werden, dass ein längeres Verbleiben in der sitzenden Position bei der Verwendung eines hyperbaren Lokalanästhetikums zu einem Sattelblock, bei einem leicht hypobaren Lokalanästhetikum zu einer progredient aufsteigenden Blockade führen kann. Daher ist die Durchführung der KSE in Einsegmenttechnik bei schwierigen anatomischen Verhältnissen oder bei noch geringer Routine des Anästhesisten in Seitenlage des Patienten zu empfehlen. Bei der V-förmigen Tuohy-Nadel mit separaten Führungen kann der Periduralkatheter bereits vor der Spinalanästhesie korrekt plaziert werden.

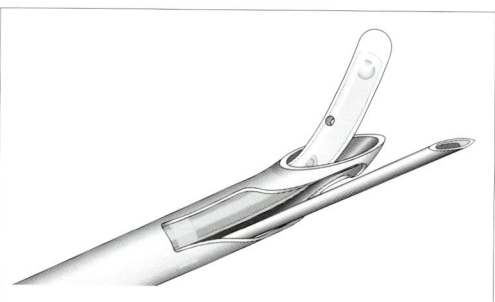

Abb. 6.**10**   Kombinierte Spinal- und Epiduralanästhesie (KSE) in Einsegmenttechnik: Kanülenspitze der modifizierten V-förmigen Tuohy-Nadel mit „Back Hole" (Durchführung: 1. Periduralkatheter anlegen, 2. Testdosis über PDA-Katheter injizieren, 3. Spinalanästhesie durchführen).

Der **Nachteil** der Einsegmenttechnik besteht darin, dass ein Ausschluss einer intrathekalen Fehllage mittels einer Testdosis – außer bei der V-förmig modifizierten Tuohy-Nadel mit „Back Hole" – nicht sofort nach Anlage des Katheters möglich

ist, da unmittelbar vorher bereits eine Spinalanästhesie durchgeführt wurde. Das spätere Auffüllen des Periduralkatheters muss deshalb sehr vorsichtig und fraktioniert unter genauer Beobachtung des Anästhesieniveaus erfolgen.

Periphere Leitungsanästhesien

■ Allgemeine technische Grundlagen

Lokalisation von Nerven

Durch die Injektion eines Lokalanästhetikums in die direkte Umgebung eines peripheren Nerven wird die Weiterleitung von Schmerzimpulsen verhindert. Ist der Nerv von einer bindegewebigen Gefäßnervenscheide umgeben, so muss das Lokalanästhetikum innerhalb dieser anatomischen Barriere deponiert werden. Andererseits muss eine intraneurale Injektion vermieden werden, da dies zu bleibenden neurologischen Schäden führen kann. Durch die Verwendung spezieller Punktionskanülen mit einem kurzen Schliff im Winkel von 30–45° kann das Risiko einer direkten Nervenläsion deutlich reduziert werden.

Zur Kontrolle der korrekten Lage der Kanülenspitze können mehrere Techniken genutzt werden: Auslösen von Kälteparästhesien durch die Injektion von 2–5 ml kalter Kochsalzlösung (4–8 °C) oder elektrische Stimulation mit einem Nervenstimulator.

Als Standard gilt heute die Identifikation der zu blockierenden nervalen Strukturen und ihrer umgebenden Bindegewebshüllen mit einem Nervenstimulator.

Nervenstimulator

Nervenstimulatoren zur **peripheren elektrischen Nervenstimulation** (**PNS**) sollten die folgenden Eigenschaften aufweisen:
- monophasischer Rechteckausgangsimpuls,
- Impulsamplitude im Bereich 0,05–5,0 mA exakt einstellbar,
- Impulsbreite wählbar zwischen 0,1 und 1,0 ms,
- Impulsfrequenz 1–2 Hz,

- Batterietest, Stromkreiskontrolle, eindeutige Zuordnung der Ausgänge und Verbindungskabel, insbesondere bei Kombinationsgeräten zur peripheren elektrischen Nervenstimulation (0–5 mA) und Relaxometrie (0–80 mA).

> Eine Reizstromstärke unter 0,7 mA spricht in der Regel für eine zur Blockade ausreichende Annäherung der Kanülenspitze an den Nerven.

Punktionskanülen

Abgesehen von ihrem Isolationsüberzug zeichnen sich Kanülen zur peripheren Nervenstimulation durch einen kurzen 15–30°-Schliff nach Crawford aus. Dadurch wird die Gefahr der Traumatisierung des Nerven verringert und die Identifikation von perineuralen Bindegewebshüllen erleichtert. Sie sollten mit einem Kabel zur Elektrostimulation und einem Zuspritzschlauch zur Aspiration und Medikamenteninjektion versehen sein. Dies ermöglicht die „Technik der immobilen Nadel" und vermeidet den Wechsel zwischen Kabel- und Schlauchanschluss, bei dem es ansonsten zu einer Dislokation der Kanülenspitze kommen kann.

Die Kanülen zur Single-Shot-Technik haben eine Dicke von 24–20 G bzw. 0,55–0,9 mm und eine Länge zwischen 25 und 180 mm. Die verwendete Stimulationskanüle sollte in Abhängigkeit von der geplanten Blockadetechnik so kurz wie möglich sein, um Komplikationen bei der Punktion zu vermeiden. Zur axillären und interskalenären Plexusanästhesie sind Kanülen mit einer Stichlänge von 25 mm in der Regel ausreichend.

> Zur Kathetertechnik eingesetzte Kanülen sind in der Regel Modifikationen von Venenverweilkanülen mit einer äußeren Plastikverweilkanüle und einer innen liegenden Stahlkanüle, einer Länge von 45–110 mm und einer Di-

...cke von 18 G (1,3 mm) zur Anlage eines 20-G-Polyamid-(Nylon-)katheters.

Blockaden des Plexus brachialis

Der Plexus brachialis (Abb. 6.**11**) lässt sich in seinem Verlauf supraklavikulär, infraklavikulär oder axillär blockieren. Dabei wurden verschiedene Techniken beschrieben.

Bei den **supraklavikulären Blockaden** sind aufgrund der Möglichkeit der Blockade des N. phrenicus und des N. recurrens die folgenden besonderen **Kontraindikationen** zu beachten:

- grenzwertig kompensierte respiratorische Insuffizienz,
- Vorerkrankungen der kontralateralen Lunge,
- Phrenikusparese der kontralateralen Seite,
- Rekurrensparese der kontralateralen Seite.

Risiken und Komplikationen

Die Ursache für ein ausgedehntes Hämatom ist in der Regel eine akzidentelle arterielle Punktion der A. axillaris bzw. subclavia. Das Risiko wird erhöht durch vorbestehende Gerinnungsstörungen und bei der Einnahme gerinnungshemmender Medikamente oder von Thrombozytenaggregationshemmern. Das Risiko der direkten Traumatisierung neuronaler Strukturen kann durch den Einsatz eines Nervenstimulators und den Verzicht auf das mechanische Auslösen von Parästhesien reduziert werden. Eine Lokalanästhetikaintoxikation kann einerseits durch eine akzidentelle intravasale Injektion oder durch die Resorption des Lokalanästhetikums insbesondere bei der axillären Plexusanästhesie entstehen.

Bei **supraklavikulären Plexusanästhesien** kann es außerdem zu folgenden Komplikationen kommen:

- Krampfanfälle durch Lokalanästhetikainjektion in die A. vertebralis,
- hohe Periduralanästhesie, totale Spinalanästhesie,

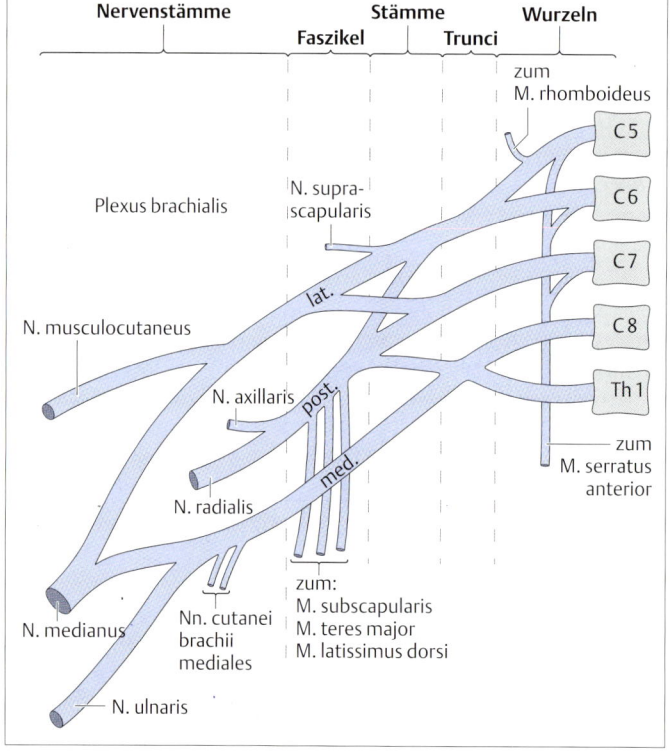

Abb. 6.**11**   Schematische Struktur des Plexus brachialis.

- Phrenikusparese, Rekurrensparese, Horner-Syndrom,
- Pneumothorax.

Ein **Horner-Syndrom** durch die Blockade des Ganglion stellatum ist in 30–50% der supraklavikulären Blockaden zu erwarten und prinzipiell ungefährlich. Dabei kommt es auf der Seite der Blockade zu einer Miosis, einer Ptosis, einem Enophthalmus und zu einer Hyperämie der Augenbindehaut und der Nasenschleimhaut. Der Patient und die postoperativ versorgende Station müssen über die Möglichkeit der Pupillendifferenz und ihre Harmlosigkeit nach der Blockade informiert werden.

■ Axilläre Plexusanästhesie (nach De Jong)

Die axilläre Plexusanästhesie (Abb. 6.**12**) ist geeignet für Operationen im Bereich des Ellenbogens, des Unterarms und insbesondere der Hand. Sie ist gekennzeichnet durch die leichte Identifizierung der A. axillaris als Leitstruktur zur Punktion sowie seltenere und weniger bedrohliche Komplikationen im Vergleich zu den anderen Blockadetechniken des Plexus brachialis (fehlendes Pneumothoraxrisiko).

Punktionstechnik

Beim axillären Zugang zum Plexus brachialis muss der Arm des Patienten um etwa 90° abduziert, außenrotiert und im Ellenbogengelenk ebenfalls um etwa 90° gebeugt werden. Als anatomische Leitstruktur wird die A. axillaris proximal getastet. Direkt oberhalb der Arterie wird eine Lokalanästhesie gesetzt. Durch einen kleinen subkutanen Wall senkrecht zur Arterie nach dorsal können gleichzeitig mit 3–5 ml Lokalanästhetikum der N. intercostobrachialis und der N. cutaneus brachii medialis blockiert werden.

Das Vorschieben der Stimulationskanüle erfolgt dann in leicht proximaler Richtung mit dem Zielpunkt direkt oberhalb der Arterie. Bei der Perforation der Gefäßnervenscheide ist ein charakteristischer „Klick" zu spüren und es lassen sich mit geringen Stromstärken Muskelkontraktionen im Bereich der Hand und der Finger auslösen.

Eine **intravasale Fehllage** muss vor Beginn der Lokalanästhetikainjektion sowie nach jeweils 5 ml durch einen Aspirationstest ausgeschlossen werden. Durch Kompression der Gefäßnervenscheide distal von der Punktionsstelle lässt sich die Ausbreitung des Lokalanästhetikums nach proximal und damit die Blockade der „Problemnerven" der axillären Plexusanästhesie (N. musculocutaneus und N. radialis) positiv beeinflussen. Dabei sollte die Kompression bereits während der Positionierung der Stimulationskanüle erfolgen, um eine Dislokation durch eine nachträgliche Kompression zu vermeiden.

Abb. 6.**12** Topographische Beziehungen des axillären Plexus: Kanüle in situ (Ausschnitt).

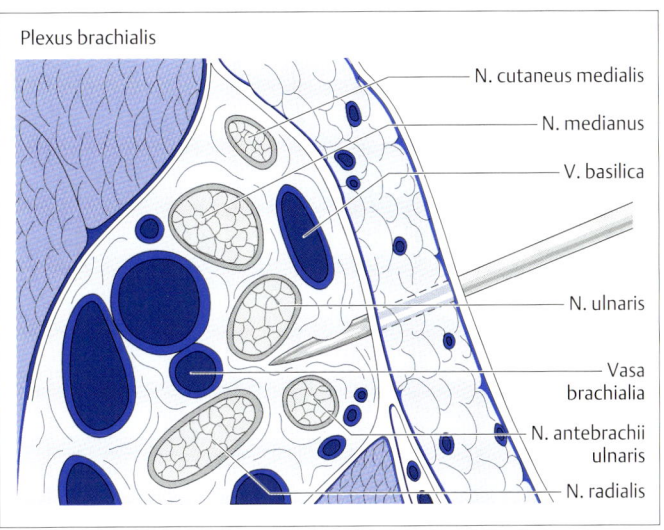

Medikamente und Dosierungen

Um eine Blockade weit proximal abgehender Nerven – insbesondere des N. musculocutaneus – zu erreichen, müssen bei der axillären Plexusanästhesie 40–50 ml Lokalanästhetikum injiziert werden. Wegen seiner geringen Toxizität und guten Gewebepenetration bietet sich dabei die Verwendung von 50 ml Prilocain 1% an. Ist das Prilocain wegen der Gefahr der Methämoglobinbildung kontraindiziert, so können alternativ 40 ml Mepivacain 1%, Ropivacain 0,5% oder eine Mischung dieser Substanzen mit Bupivacain 0,5% appliziert werden.

Zeitablauf

Innerhalb von 5 Minuten kommt es durch eine Sympatholyse zur Gefäßdilatation und Erwärmung der Haut. Nach 5–10 Minuten kommt es zunehmend zu einem Kribbeln und zu einer motorischen Schwäche insbesondere der Armstrecker. Die vom N. musculocutaneus versorgten Beuger des Oberarms bleiben länger tonisiert (Unterarm rutscht nach oben). Bis zur vollen Wirksamkeit vergehen 20–40 Minuten.

> Eine ausreichend lange Wirkdauer vor Beginn der Operation ist mit entscheidend für den Erfolg der Blockade.

Eine inkomplette Anästhesie kann durch individuelle Nervenblockaden im Bereich des Ellenbogens oder des Handgelenks ergänzt werden. Die zusätzliche Blockade des N. musculocutaneus kann mit etwa 5 ml Lokalanästhetikum durch Infiltration des M. coracobrachialis ventral der Gefäßnervenscheide oder durch Blockade seines sensiblen Astes, des N. cutaneus antebrachii lateralis, der in Höhe der Ellenbeuge zwischen der Bizepssehne und dem M. brachioradialis durch die Faszie nach subkutan gelangt, erfolgen.
Die **Wirkungsdauer** der axillären Plexusanästhesie beträgt bei der Verwendung von Prilocain 3–4 Stunden und bei der Verwendung von Bupivacain 6–8(–24) Stunden.

Spezielle Risiken und Komplikationen

Zu den speziellen Problemen und Risiken der axillären Plexusanästhesie gehören die Lokalanästhetikaintoxikation durch intravasale Injektion oder schnelle Resorption, Hämatome durch Punk-

tion der A. axillaris, eine nennenswerte Versagerquote von 5–30% und die unzureichende Anästhesie in den Versorgungsgebieten der „Problemnerven" N. musculocutaneus (N. cutaneus antebrachii lateralis) und N. radialis.

■ Kontinuierliche axilläre Plexusanästhesie (nach Selander)

Die kontinuierliche axilläre Plexusanästhesie mittels Katheter bietet die Möglichkeit zur **Nachinjektion** von Lokalanästhetika bei länger dauernden Operationen oder zur postoperativen Analgesie. Außerdem wird durch das Vorschieben des Plexuskatheters in der Gefäßnervenscheide nach proximal der N. musculocutaneus im Vergleich zur Single-Shot-Technik häufiger blockiert.

Indikationen

Zu den Indikationen gehören Operationen im Bereich des Ellenbogens, des Unterarms oder der Hand mit langer Operationsdauer (>2 Stunden), geplante postoperative Analgesie (krankengymnastische Übungsbehandlung) oder erwünschte Sympatholyse (Replantationen, Prophylaxe oder Therapie einer sympathischen Reflexdystrophie = Morbus Sudeck).

Punktionstechnik

Um das Einführen des Katheters zu erleichtern, erfolgt die Punktion der Gefäßnervenscheide in einem flachen Winkel von 30–40° zur Arterie nach proximal. Die Gefäßnervenscheide wird nach einem Aspirationstest über die innenliegende Stahlkanüle oder über die unter ständigem Drehen über die fixierte Stahlkanüle in die Gefäßnervenscheide vorgeschobene Teflonkanüle mit Lokalanästhetikum aufgefüllt. Danach wird im ersten Fall die äußere Teflonkanüle unter ständigem Drehen über die fixierte Stahlkanüle in die Gefäßnervenscheide vorgeschoben.

> Die Stahlkanüle sollte nicht wie bei der Venenpunktion zuerst ein Stück zurückgezogen werden, da die Teflonkanüle dann eventuell außerhalb der Gefäßnervenscheide vorgeschoben wird.

Tabelle 6.**10**   Repetitionsdosen der Lokalanästhetika zur kontinuierlichen axillären Plexusanästhesie

Anästhesiequalität	Bupivacain	Ropivacain
Intraoperative Nachinjektion	20 ml Bupivacain 0,25 % alle 2 h	20 ml Ropivacain 0,375 % alle 2 h
Postoperative Analgesie über Bolusgaben	40 ml Bupivacain 0,25 % maximal alle 4 h	40 ml Ropivacain 0,2 % maximal alle 3 h
Postoperative Analgesie über Infusionspumpe	10 – 15 ml/h Bupivacain 0,125 %	5 – 10 ml/h Ropivacain 0,2 %
Postoperative Sympatholyse über Bolusgaben	40 ml Bupivacain 0,125 % regelmäßig alle 4 – 8 h	40 ml Ropivacain 0,1 % regelmäßig alle 4 – 8 h

Nach dem Vorschieben der Teflonkanüle wird die Stahlkanüle entfernt und der Katheter 3 – 5 cm über die Spitze der Teflonkanüle hinaus eingeführt. Danach wird die Teflonkanüle über den liegenden Katheter entfernt und der Katheter mit dem Konnektor verbunden. Nach einem erneuten Aspirationstest über den Katheter wird noch ein 0,2-μm-Bakterienfilter angeschraubt, der Katheter mit einer Naht fixiert und steril abgedeckt.

Medikamente und Dosierungen

Prilocain darf wegen der Gefahr der Methämoglobinbildung nicht mehr nachinjiziert werden. Eine häufige Nachinjektion von Mepivacain ist wegen der Kumulationsneigung ebenfalls nicht sinnvoll. Daher werden zur intraoperativen und postoperativen Nachinjektion in der Regel Bupivacain oder Ropivacain benutzt (Tab. 6.**10**).

Spezielle Risiken und Komplikationen

Wegen der Möglichkeit einer sekundären Katheterperforation nach intravasal muss vor jeder Nachinjektion ein Aspirationstest durchgeführt und auf Zeichen einer Lokalanästhetikaintoxikation geachtet werden.

■ Interskalenäre Plexusanästhesie (nach Winnie)

Bei der interskalenären Plexusanästhesie nach Winnie (Abb. 6.**13**) werden neben dem Plexus brachialis (C_5–Th_1) auch wesentliche Anteile des Plexus cervicalis (C_1–C_4) mit blockiert. Dies erlaubt auch die Durchführung von Eingriffen im Schulter- und Oberarmbereich. Dafür werden die unteren Anteile des Plexus brachialis (C_8–Th_1)

häufig nicht mit erfasst, was zu einer fehlenden oder inkompletten Blockade des N. ulnaris, des N. cutaneus brachii medialis und des N. cutaneus antebrachii medialis führt. Daher ist die interskalenäre Plexusanästhesie für Eingriffe auf der ulnaren bzw. medialen Seite des Arms nicht geeignet.

Indikationen

Die interskalenäre Plexusanästhesie nach Winnie ist geeignet für Operationen im Bereich der Klavikula, der Schulter und des Oberarms (außer der Oberarminnenseite) sowie zur Reposition der Schultergelenksluxation.

Punktionstechnik (single shot)

Zur Punktion wird der Kopf des Patienten flach gelagert und leicht zur kontralateralen Seite gedreht. Die Arme liegen am Körper an. Als anatomische Leitstrukturen dienen der M. sternocleidomastoideus, die interskalenäre Furche zwischen dem M. scalenus anterior und medius, das Krikoid, die Querfortsätze der Halswirbelsäule, die V. jugularis externa und die A. subclavia. Das Ertasten der Muskellücke lässt sich durch ein leichtes Anheben des Kopfes durch den Patienten erleichtern. Am Grund dieser Muskellücke tastet man die Querfortsätze der Halswirbel. Bei kräftigem Druck lassen sich häufig Parästhesien in der Schulter und im Oberarm auslösen. Am kaudalen Ende der Muskellücke ist die A. subclavia zu tasten.

Die Punktion erfolgt mit einer 25 – 40 mm langen Stimulationskanüle in Höhe des Krikoids. In dieser Höhe kreuzt häufig auch die V. jugularis externa die Skalenuslücke. Die Kanüle zieht auf den Querfortsatz von C_6. Dazu wird die Kanüle um 30 – 45° nach kaudal und 10 – 20° nach dorsal geneigt. Nach dem Durchstechen der tiefen Halsfaszie, das häufig als „Klickphänomen" gespürt wird,

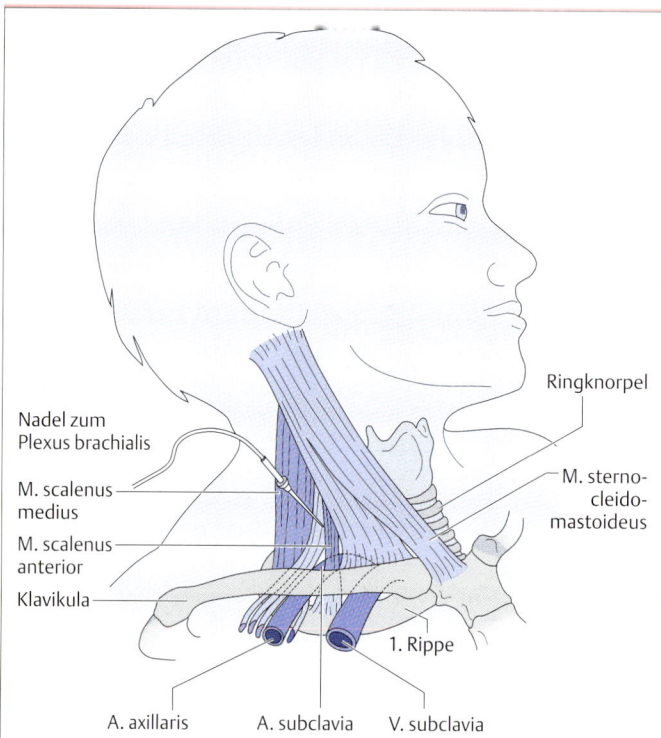

Abb. 6.13   Interskalenäre Plexusanästhesie nach Winnie.

Ringknorpel

Nadel zum
Plexus brachialis

M. scalenus
medius

M. sterno-
cleido-
mastoideus

M. scalenus
anterior

Klavikula

1. Rippe

A. axillaris   A. subclavia   V. subclavia

kommt es bei einer Reizstromstärke unter 1 mA zu Muskelkontraktionen im Schulter- und Oberarmbereich.

> Die Stimulation des rein motorischen N. accessorius führt zu Kontraktionen des M. sternocleidomastoideus und des M. trapezius und kann eine korrekte Lage der Kanüle vortäuschen.

Eine intravasale oder intrathekale Fehllage der Kanülenspitze muss vor Beginn der Lokalanästhetikainjektion sowie nach jeweils 5 ml durch einen Aspirationstest ausgeschlossen werden.
Zur **Vermeidung einer akzidentellen Punktion** des Peridural- oder Subduralraums, der A. vertebralis sowie der Pleura müssen die folgenden Punkte beachtet werden (Abb. 6.**14**):
- Verwendung einer möglichst kurzen Kanüle (25 – 40 mm),
- Einhaltung des korrekten Punktionswinkels (nie senkrecht auf die Wirbelsäule zu punktieren, da die Kanüle sonst zwischen den Quer-

fortsätzen hindurch in den Spinalkanal gelangen kann),
- Aspirationstest auf Blut und Liquor vor Beginn der Lokalanästhetikuminjektion und regelmäßig jeweils nach 5 ml.

Punktionstechnik zur Anlage eines interskalenären Plexuskatheters

Die Stichrichtung erfolgt steiler nach kaudal (wie bei der perivaskulären Plexusanästhesie nach Winnie und Collins), um die Nervenscheide mehr tangential zu treffen.

Da interskalenäre Plexuskatheter wegen ihrer schlechteren Vorschiebbarkeit einerseits und der größeren Beweglichkeit im Halsbereich andererseits schneller zur Dislokation neigen, hat es sich bei einer geplanten Liegezeit von mehreren Tagen bewährt, den Katheter über eine Distanz von 3 – 4 cm subkutan zu untertunneln und ihn dann an der Austrittsstelle mit einer Naht zu fixieren.

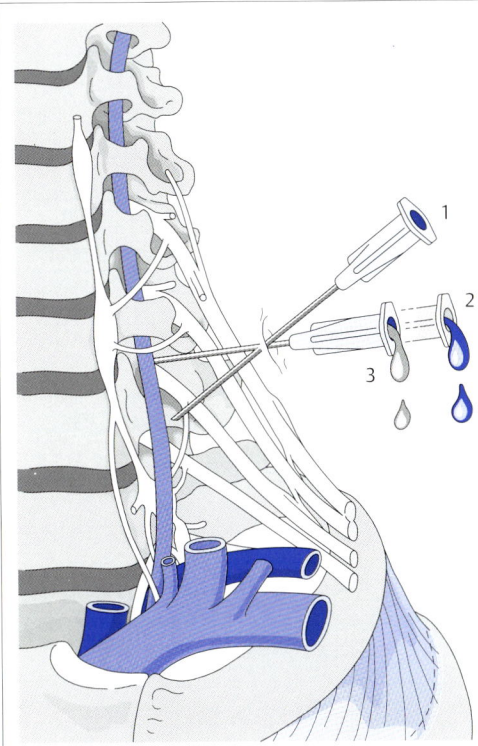

1. korrekte Stichrichtung (Knochenkontakt)
2 + 3. Komplikationen bei Stichrichtung senkrecht
   zur Wirbelsäule:
2. Punktion der A. vertebralis (Blutaspiration)
3. Punktion des Spinalkanals (Liquoraspiration)

Abb. 6.14 Stichrichtung bei der interskalenären Plexusanästhesie nach Winnie: 1 = korrekte Stichrichtung (Knochenkontakt), 2 + 3 = Komplikationen bei Stichrichtung senkrecht zur Wirbelsäule, 2 = Punktion der A. vertebralis (Blutaspiration), 3 = Punktion des Spinalkanals (Liquoraspiration).

Beachtet werden muss bei der modifizierten Punktionstechnik zur Anlage eines interskalenären (supraklavikulären) Plexuskatheters, dass aufgrund der größeren Länge der Stimulationskanüle zur Katheteranlage (45–60 mm) und der mehr nach kaudal gerichteten Stichrichtung die Gefahr einer Pleurapunktion erhöht ist.

Medikamente, Dosierungen und Zeitablauf

In der Regel werden nur 30–40 ml Lokalanästhetikum benötigt. Die Latenzzeit bis zum Erreichen der chirurgischen Toleranz beträgt etwa 15–30 Minuten.

■ Vertikale infraklavikuläre Plexusanästhesie (nach Kilka, Geiger und Mehrkens)

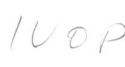

Vorteile

Die 1995 von Kilka, Geiger und Mehrkens beschriebene neue Methode zur infraklavikulären Blockade des Plexus brachialis weist die folgenden Vorteile auf:
- Punktionsort und Punktionsrichtung sind gut zu bestimmen,
- Abduktion des Armes nicht erforderlich,
- komplette Anästhesie des gesamten Arms (inkl. der „Problemnerven" N. radialis, N. musculocutaneus und N. axillaris),
- gute Toleranz des Oberarmtourniquets,
- kurze Anschlagzeit (ca. 15 Minuten),
- geringe Versagerquote von etwa 10% (im Vergleich zur axillären Plexusanästhesie).

Punktionstechnik

Zur Punktion liegt der Patient mit angelagerten Armen auf dem Rücken. Als anatomische Leitstrukturen dienen die Fossa jugularis und der ventrale Fortsatz des Akromions. Die Einstichstelle liegt genau auf der halben Strecke zwischen diesen beiden Leitstrukturen direkt unterhalb der Klavikula (Abb. 6.**15**).
Die Punktion erfolgt mit einer 50 mm langen Stimulationskanüle in streng vertikaler Richtung bezüglich der Unterlage. In einer Tiefe von etwa 3–4 cm sollten mit einem Reizstrom von 0,3–0,4 mA Muskelkontraktionen im Unterarm- oder Handbereich ausgelöst werden können.

> Ein Abweichen der Stichrichtung nach medial muss auf jeden Fall vermieden werden, da ansonsten das Risiko einer akzidentellen Punktion der A. oder V. subclavia sowie der Pleura deutlich ansteigt.

Medikamente, Dosierungen und Zeitablauf

Für die vertikale infraklavikuläre Plexusanästhesie werden die gleichen Lokalanästhetika und Volumina eingesetzt, wie sie bereits oben für die einzeitige und kontinuierliche axilläre Plexusanästhesie beschrieben wurden. Die Latenzzeit bis zum Erreichen der chirurgischen Toleranz beträgt

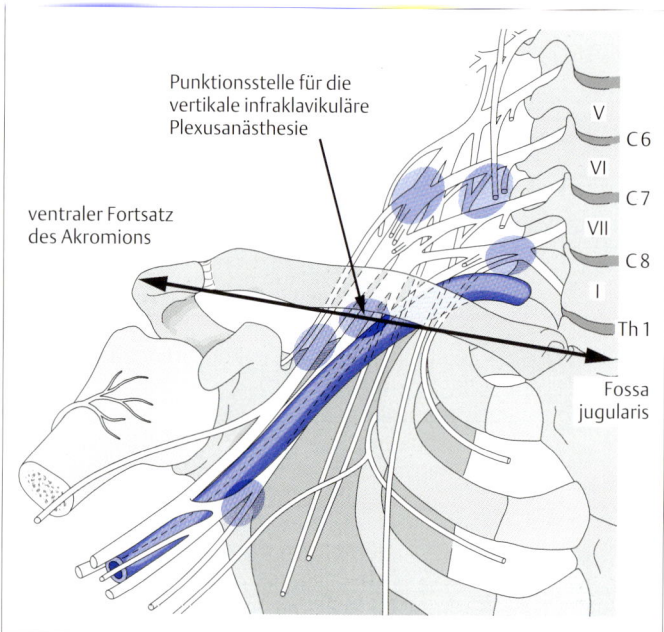

Abb. 6.15 Vertikale infraklavikuläre Plexusanästhesie nach Kilka, Geiger und Mehrkens.

Punktionsstelle für die
vertikale infraklavikuläre
Plexusanästhesie

ventraler Fortsatz
des Akromions

V
C 6
VI
C 7
VII
C 8
I
Th 1

Fossa
jugularis

bei der vertikalen infraklavikulären Plexusanästhesie ca. 10 – 25 Minuten.

Spezielle Risiken und Komplikationen

Zu den Risiken und Komplikationen der vertikalen infraklavikulären Plexusanästhesie gehören
die Fehlpunktion der V. subclavia (10 – 30%), das
Auftreten eines Horner-Syndroms (1 – 7%), die
Fehlpunktion der A. subclavia und die Verletzung
der Pleura (bei Abweichen der Stichrichtung nach
medial oder einer Punktionstiefe von über 6 cm).

■ Handblock

Anatomie

Die Hand wird sensibel von den drei Nerven N. radialis, N. medianus und N. ulnaris versorgt. Diese
können im Bereich des Handgelenks blockiert
werden (Abb. 6.**16 a – d**).

Vorteile

Der Handblock bietet die folgenden Vorteile:
- sehr geringes Komplikationsrisiko,
- Durchführung auch bei Gerinnungsstörungen
  möglich,

- keine oder nur minimale Beeinflussung der Hämodynamik,
- Nervenstimulator in der Regel nicht erforderlich.

Indikationen

Der Handblock ist indiziert bei Risikopatienten,
Notfallpatienten (fehlende Nüchternheit) oder
ambulanten Patienten, sowie zur Komplettierung
einer Blockade des Plexus brachialis.
Die **Kooperation** des Patienten ist notwendig, da
die Bewegungsmöglichkeit des Patienten wegen
der fehlenden Blockade der Unterarmmuskulatur
erhalten bleibt. Bei Operationen in Blutsperre
oder Blutleere ist der Handblock nicht indiziert,
da der Druck durch einen Oberarmtourniquet
nicht lange toleriert wird – es sei denn, der Handblock wird zur Komplettierung einer Blockade des
Plexus brachialis eingesetzt. Bei Operationen im
Bereich der Finger kann ein Fingertourniquet eingesetzt werden.

Punktionstechnik

Die Blockade der im Bereich des Handgelenks bereits subkutan verlaufenden Endäste des **N. radialis** erfolgt durch einen subkutanen Wall, der von
der A. radialis bis zur Mitte der dorsalen Seite des

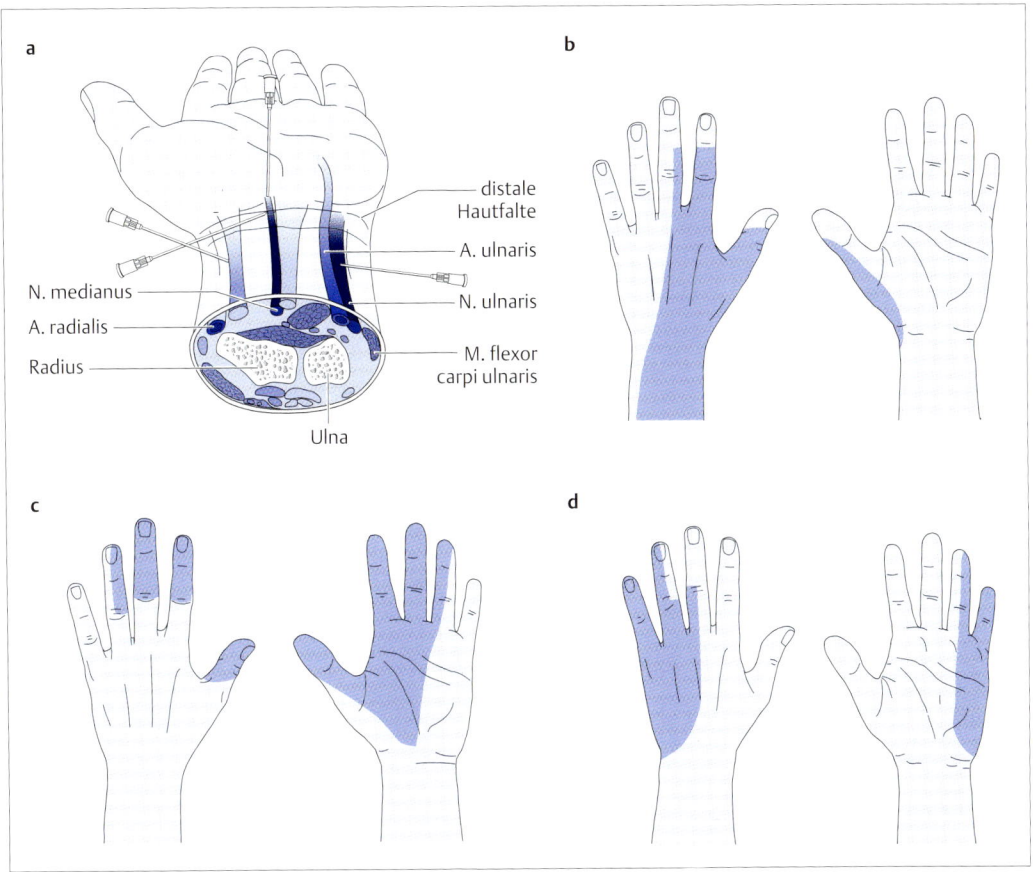

Abb. 6.**16 a-d** Handblock: **a** Querschnitt durch den Unterarm proximal des Handgelenks, **b** Hautversorgungsgebiet des N. radialis, **c** Hautversorgungsgebiet des N. medianus, **d** Hautversorgungsgebiet des N. ulnaris.

Handgelenks reicht. Dazu werden etwa 5 ml Lokalanästhetikum benötigt.

Die Einstichstelle zur Blockade des **N. medianus** liegt zwischen der Sehne des M. palmaris longus und der des M. flexor carpi radialis 1–2 cm proximal des Karpaltunnels. Nach einem Aspirationstest erfolgt die Injektion von 2 ml Lokalanästhetikum. Wegen der großen anatomischen Variationsbreite kann eine weitere Injektion ulnar der Sehne des M. palmaris longus erforderlich sein.

Die Blockade des **N. ulnaris** erfolgt entweder von volar direkt lateral der A. ulnaris oder von ulnar hinter der Sehne des M. flexor carpi ulnaris. Nach einem Aspirationstest erfolgt die Injektion von 2 ml Lokalanästhetikum. Eventuell ist zusätzlich noch ein subkutaner Wall von der Sehne des M. flexor carpi radialis bis zum Processus styloideus

ulnae zur Blockade bereits subkutan verlaufender Äste des N. ulnaris erforderlich.

Medikamente, Dosierungen und Zeitablauf

Insgesamt werden für den Handblock etwa 10–15 ml Lokalanästhetikum benötigt. Dazu wird entweder Prilocain oder Mepivacain 1 % oder das langwirksame Bupivacain 0,5 % eingesetzt. Die Anschlagzeit beträgt etwa 10–15 Minuten.

■ Oberst-Leitungsanästhesie

Definition, Vorteile und Indikationen

> Bei der Oberst-Leitungsanästhesie handelt es sich um eine Blockade der jeweils paarweise einen Finger versorgenden Nervi digitalis palmaris und dorsalis. Analog ist diese Blockadetechnik auch an den Zehen anwendbar.

Die Oberst-Leitungsanästhesie weist die folgenden Vorteile auf:
● sehr geringe Komplikationsrate,
● einfache Technik,
● geringe Versagerquote.

Indiziert ist die Oberst-Leitungsanästhesie bei Wundversorgungen und Operationen im Bereich der Finger und Zehen, wenn Durchblutungsstörungen und Infektionen in diesem Gebiet ausgeschlossen sind. Wenn die Blockade am Handrücken in Höhe der Fingergrundgelenke gesetzt wird, besteht die Möglichkeit zur Anlage eines Fingertourniquets.

Punktionstechnik

Die Punktion erfolgt normalerweise jeweils auf der ulnaren und radialen Seite des Fingers in Höhe der Mitte des Basisphalangen. Es werden jeweils 0,5–1,0 ml Lokalanästhetikum dorsal und volar des Knochens nach vorheriger Aspiration injiziert. Die Injektion kann prinzipiell auch von der Volarseite her erfolgen. Soll zur Operation ein Fingertourniquet angelegt werden, so empfiehlt sich die Blockade in Höhe des Fingergrundgelenks.

Medikamente, Dosierungen und Zeitablauf

Eingesetzt wird ein mittellang wirksames Lokalanästhetikum wie Lidocain, Mepivacain oder Prilocain in 1 %iger Konzentration.

> Das Lokalanästhetikum darf keinen Vasokonstriktor enthalten, da es sich um Endstrombahngebiete handelt.

Spezielle Risiken und Komplikationen

Bei der Verwendung zu hoher Volumina (> 4 ml pro Finger) oder von Vasokonstriktoren besteht die Gefahr der ischämischen Schädigung des Fingers. Dies gilt insbesondere bei schon vorbestehenden Durchblutungsstörungen durch eine traumatische Schwellung oder einer peripheren arteriellen Verschlusskrankheit.

■ Intravenöse Regionalanästhesie (Bier-Blockade)

> Bei der intravenösen Regionalanästhesie nach Bier wird das Lokalanästhetikum nach Auswickeln des Arms und Anlegen einer Blutsperre über die Venen des Arms oder Beins injiziert und diffundiert von hier aus an die Nerven.

Vorteile

Die Vorteile der intravenösen Regionalanästhesie sind einfache Technik, kurze Anschlagzeit, geringe Versagerquote und geringe Komplikationsrate.

Indikationen

Indikationen sind Operationen am Unterarm und der Hand bzw. am Unterschenkel und am Fuß, die in Blutleere/Blutsperre durchgeführt werden und bei denen die Blutleere erst nach Ende oder kurz vor Ende der Operation geöffnet werden muss (maximal 1–1,5 Stunden Operationsdauer). Allerdings sind Operationen an der unteren Extremität wegen des dort benötigten hohen Manschettendrucks und der sich daraus ergebenden schlechten Tourniquettoleranz nur sehr eingeschränkt möglich.

Punktionstechnik

Nach dem Legen einer dünnlumigen Venenverweilkanüle (0,8–1,0 mm) möglichst weit distal (Hand- oder Fußrücken) folgen das Anlegen einer Doppelkammermanschette am Oberarm bzw. Oberschenkel und das Auswickeln der Extremität mit einer Esmarch-Binde. Die obere (proximale) Manschette wird mit 300 mm Hg (mindestens dem doppelten systolischen Druck) am Oberarm bzw. mit 450–600 mm Hg am Oberschenkel gestaut. Danach erfolgt die langsame Injektion des Lokalanästhetikums über die Venenverweilkanüle unter ständiger Kontrolle des Manschettendrucks. Bei Analgesie im Operationsgebiet (Hand bzw. Fuß) kann der eventuell zusätzlich oberhalb des Hand- oder Sprunggelenkes angebrachte Stauschlauch entfernt werden (nach etwa 5 – 10 Minuten). Bei Analgesie im Bereich der unteren (distalen) Manschette wird diese Manschette gestaut (nach 10 – 15 Minuten) und (nach weiteren 5 Minuten) der Druck aus der oberen (proximalen) Manschette abgelassen. Die Venenverweilkanüle an der zu operierenden Extremität wird entfernt. Das Öffnen der Blutleere sollte frühestens nach 30 Minuten (wegen der Gefahr der Lokalanästhetikaintoxikation) und frühestens 10 – 15 Minuten vor Operationsende (wegen des schnellen Nachlassens der Anästhesie) geschehen.

Medikamente und Dosierungen

Zur intravenösen Regionalanästhesie dürfen nur Lokalanästhetika mit geringer Toxizität eingesetzt werden. Daher bietet sich das **Prilocain** besonders an.
Lang wirksame Lokalanästhetika wie Bupivacain, Ropivacain oder Etidocain sind streng kontraindiziert.

Bei Operationen am Arm werden normalerweise 40 – 50 ml (0,5 ml/kgKG) bzw. bei Operationen am Bein 50 – 60 ml (0,7 ml/kgKG) Prilocain 0,5% langsam injiziert. Bei Operationen im Bereich der Hand lässt sich durch Erhöhung der Prilocainkonzentration auf 1,5 – 2% (4 – 5 mg/kgKG) in Verbindung mit einem 3. Tourniquet (Stauschlauch am Handgelenk) die Analgesiequalität verbessern, die Anschlagzeit verkürzen und die Analgesiezeit nach Öffnen des Tourniquets verlängern.

Durch Zusatz eines niedrig dosierten Muskelrelaxans lässt sich eine isolierte Muskelrelaxation der zu anästhesierenden Extremität erreichen. Dazu wird die ED_{95} für 8 – 10 kg appliziert (Tab. 6.**11**).

Tabelle 6.**11** Muskelrelaxanzien als Zusatz zur intravenösen Regionalanästhesie beim Erwachsenen

Muskelrelaxans	Dosierung (ED_{95} für 8 – 10 kg)
Atracurium	2,0 mg
Cisatracurium	0,5 mg
Mivacurium	0,6 mg
Pancuronium	0,5 mg
Rocuronium	2,5 mg
Vecuronium	0,5 mg

Der Zusatz von **Vasokonstriktoren** ist wegen der Gefahr der ischämischen Schädigung der Extremität **kontraindiziert.**

Spezielle Risiken und Komplikationen

Das Hauptrisiko der intravenösen Regionalanästhesie stellt die Lokalanästhetikaintoxikation durch akzidentelles vorzeitiges Öffnen des Tourniquets in den ersten 20 – 30 Minuten nach der Lokalanästhetikainjektion dar. Da das Verfahren häufig durch die Dauer der Tourniquettoleranz limitiert wird, sollte die geplante Operationsdauer nicht über 1 Stunde liegen.

■ Inguinale perivaskuläre Blockade des Plexus lumbalis (3-in-1-Block)

Anatomie

Der **Plexus lumbosacralis** wird aus den ventralen Ästen der Spinalnerven Th_{12} bis S_3 gebildet. Dabei formieren sich die oberen Anteile von Th_{12} bis L_4 zum Plexus lumbalis und ziehen in einer Faszienhülle zwischen dem M. psoas major und dem M. quadratus lumborum bzw. dem M. iliacus zur Bauchwand, zum Leistenkanal bzw. zum Foramen obturatorium.
Zum **Plexus lumbalis** gehören die folgenden Nerven:
- N. iliohypogastricus ($Th_{12} - L_1$) – Bauchwand,
- N. ilioinguinalis (L_1) – Bauchwand,
- N. genitofemoralis ($L_1 - L_2$) – Bauchwand/Leistenkanal,
- N. cutaneus femoris lateralis ($L_2 - L_3$) – Leistenkanal,
- N. femoralis ($L_1 - L_4$) – Leistenkanal,
- N. obturatorius ($L_2 - L_4$) – Foramen obturatorium.

Der untere Anteil von L_4 bis S_3 bildet den **Plexus sacralis**, der das Becken durch das Foramen supra- bzw. infrapiriforme verlässt. Dem Plexus sacralis entspringen die folgenden Nerven:
- N. glutaeus superior ($L_4 - S_1$) – Foramen suprapiriforme,
- N. glutaeus inferior ($L_5 - S_2$) – Foramen infrapiriforme,
- N. cutaneus femoris posterior ($S_1 - S_3$) – Foramen infrapiriforme,
- N. ischiadicus ($L_4 - S_3$) – Foramen infrapiriforme.

Definition

> Die inguinale perivaskuläre Blockade des Plexus lumbalis oder der 3-in-1-Block (Abb. 6.17) ermöglicht die gleichzeitige Blockade der drei Nerven N. cutaneus femoris lateralis, N. femoralis und N. obturatoris durch eine Lokalanästhetikainjektion in die Nervenscheide des N. femoralis dicht unterhalb des Leistenbandes.

Indikationen

Der 3-in-1-Block – insbesondere als kontinuierliche Blockade mittels Kathetertechnik – ist als Alternative zu einer rückenmarksnahen Regionalanästhesie indiziert bei Operationen im ventralen oder lateralen Bereich des Oberschenkels, Operationen im Bereich des gesamten Beins (in Kombination mit einer Blockade des N. ischiadicus; Abb. 6.18), Mobilisationen im Hüft- und Kniegelenk, zur Schmerztherapie bei hüftgelenksnahen Frakturen und zur postoperativen Schmerztherapie bei Knieoperationen.

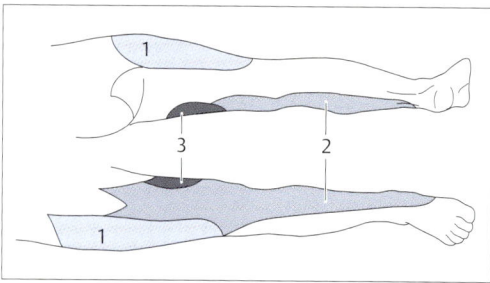

Abb. 6.17 Inguinale perivaskuläre Blockade des Plexus lumbalis (3-in-1-Block): Hautversorgungsgebiete des N. cutaneus femoris lateralis (1), des N. femoralis (2) und des N. obturatorius (3).

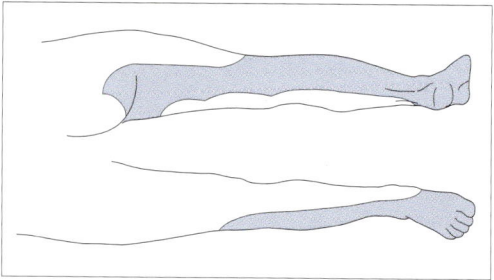

Abb. 6.18 Blockade des N. ischiadicus: Hautversorgungsgebiet.

Punktionstechnik

Die Punktion erfolgt in Rückenlage des Patienten mit leicht unterpolstertem Gesäß zur Extension im Hüftgelenk und bei um etwa 15° abduziertem Oberschenkel. Als anatomische Leitstrukturen dienen das von der Spina iliaca anterior superior zum Tuberculum pubicum verlaufende Leistenband und die A. femoralis. Dabei sind im Leistenkanal von medial nach lateral die V. femoralis, die A. femoralis und der N. femoralis angeordnet (IVAN = innen – Vene – Arterie – Nerv). Die Punktionsstelle liegt etwa 1,5 cm lateral der A. femoralis und 2 cm distal des Leistenbandes. Der Stichwinkel beträgt etwa 45° nach kraniodorsal. Die Punktion selbst erfolgt in der Regel mittels Stimulationskanülen und Nervenstimulator. Als Stimulationserfolg sind rhythmische Kontraktionen des M. quadriceps zu werten.

Medikamente, Dosierungen und Zeitablauf

Zur **intraoperativen Analgesie** werden 30–50 ml Prilocain 1% oder 25–30 ml Bupivacain 0,5% in die Nervenscheide des N. femoralis injiziert. Die Latenzzeit beträgt dabei etwa 30 Minuten.
Im Rahmen der **postoperativen Schmerztherapie** mit Kathetertechnik werden jeweils 30–40 ml Bupivacain 0,25% alle 4–8 h – allerdings spätestens 30–45 Minuten vor einer geplanten krankengymnastischen Übungsbehandlung – nachinjiziert.

Spezielle Risiken und Komplikationen

Die alleinige Durchführung der inguinalen perivaskulären Blockade des Plexus lumbalis (3-in-1-Block) führt nur zu einer Schmerzausschaltung im ventralen und lateralen Bereich des Oberschenkels und des Knies. Um eine Analgesie im gesamten Bein zu erreichen, ist eine **Kombination** mit einer (kontinuierlichen) Blockade des N. ischiadicus erforderlich. Abgesehen von dem hohen technischen Aufwand dieser Blockadekombination muss bedacht werden, dass für beide Blockaden jeweils hohe Mengen an Lokalanästhetika benötigt werden. Dies führt in der Regel zu einer Überschreitung der Grenzdosen mit der Gefahr einer Lokalanästhetikaintoxikation.

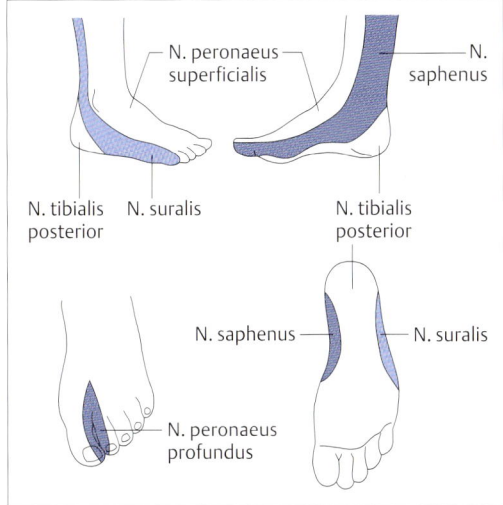

Abb. 6.**19** Fußblock: Hautversorgungsgebiete der einzelnen Nerven.

■ Fußblock

Anatomie

Der Fuß wird sensibel von den fünf Nerven N. tibialis, N. fibularis (peronaeus) profundus, N. fibularis (peronaeus) superficialis, N. suralis und N. saphenus versorgt (Abb. 6.**19**). Diese können im Bereich des Sprunggelenks blockiert werden.

Vorteile

Der Fußblock bietet – analog zum Handblock – die folgenden Vorteile:
- sehr geringes Komplikationsrisiko,
- Durchführung auch bei Gerinnungsstörungen möglich,
- keine oder nur minimale Beeinflussung der Hämodynamik,
- Nervenstimulator in der Regel nicht erforderlich.

Indikationen

Aufgrund der oben genannten Vorteile ist der Fußblock insbesondere unter den folgenden Bedingungen bei **Operationen im Fußbereich** indiziert: Kooperative Risikopatienten, Notfallpatienten (fehlende Nüchternheit) oder ambulante Patienten. Eine Blutsperre oder Blutleere dürfen nicht notwendig sein.

Punktionstechnik

Wegen der großen anatomischen Variationsbreite des Verlaufs und der Versorgungsgebiete der einzelnen Nerven sollten bei Eingriffen im Fußbereich immer alle zum Fußblock gehörenden Nerven blockiert werden.

Die Blockade des **N. tibialis** erfolgt ventral und dorsal der A. tibialis in Höhe des Innenknöchels. Dazu werden in 0,5–2 cm Tiefe jeweils 2–3 ml Lokalanästhetikum injiziert.
Der **N. fibularis (peronaeus) profundus** wird auf dem Fußrücken unterhalb des Ligamentum cruciforme medial und lateral der A. dorsalis pedis mit ebenfalls jeweils 2–3 ml Lokalanästhetikum blockiert.
Zur Blockade des **N. fibularis (peronaeus) superficialis** wird etwa eine Handbreit oberhalb des Außenknöchels ein subkutaner Wall von der Tibiakante aus nach lateral bis zur Achillessehne mit 5–10 ml Lokalanästhetikum infiltriert. Um den **N. suralis** mit zu blockieren sollten noch zusätzlich 2 ml Lokalanästhetikum zwischen Achillessehne und Außenknöchel subfazial injiziert werden.
Schließlich wird noch der **N. saphenus** durch einen subkutanen Wall etwa eine Handbreit oberhalb des Innenknöchels von der Tibiakante aus nach medial bis zur Achillessehne anästhesiert. Auch hierzu werden 5–10 ml Lokalanästhetikum benötigt.

Medikamente, Dosierungen und Zeitablauf

Insgesamt werden für den Fußblock etwa 20–30 ml Lokalanästhetikum benötigt. Dazu wird entweder Prilocain oder Mepivacain 1 % oder das langwirksame Bupivacain 0,5 % eingesetzt. Die Anschlagzeit beträgt etwa 10–15 Minuten.

Spezielle Risiken und Komplikationen

Bei der periarteriellen Blockade des N. tibialis und des N. fibularis (peronaeus) profundus ist ein Aspirationstest zur Vermeidung einer intravasalen Injektion besonders wichtig.

Leitungsanästhesien im Rumpfbereich

■ Blockade des N. iliohypogastricus und N. ilioinguinalis

Anatomie

Der N. iliohypogastricus und der N. ilioinguinalis entspringen aus den Spinalnerven Th_{12} und L_1. Sie verlaufen durch die Bauchwandmuskulatur nach vorn und durchbohren in Höhe der Spina iliaca anterior superior den M. obliquus internus, sodass sie zwischen dem Muskel und der Aponeurose des M. obliquus externus zu liegen kommen.

Vorteile

Für die Blockade des N. iliohypogastricus und N. ilioinguinalis wird weniger Lokalanästhetikum benötigt im Vergleich zu einer Kaudalanästhesie. Außerdem kommt es zu keiner motorischen Blockade.

Indikationen

Der Block wird zur postoperativen Analgesie bei **kindlichen Operationen im Inguinalbereich** – wie Herniotomien und Orchidopexien – eingesetzt (Abb. 6.**20**). Durch die Blockade wird nur die Haut analgetisch versorgt. Daher ist die Blockade allein nicht ausreichend zur Durchführung der

Operation, sondern es ist zusätzlich eine Allgemeinanästhesie erforderlich.

Punktionstechnik

Die Durchführung der Blockade erfolgt nach der Einleitung einer Allgemeinanästhesie. Die Punktionsstelle liegt dabei 0,5 (beim Säugling) bis 2,0 cm (beim Schulkind) medial von der Spina iliaca anterior superior auf einer Verbindungslinie zwischen der Spina und dem Bauchnabel. An dieser Stelle wird eine 25-G-Kanüle mit kurzem Schliff langsam in Richtung Darmbeinwand vorgeschoben bis ein „Klickphänomen" das Durchstechen der Aponeurose des M. obliquus externus anzeigt. Nach einem Aspirationstest erfolgt dann die Injektion des Lokalanästhetikums.

Medikamente und Dosierungen

Als Lokalanästhetikum wird normalerweise 0,5 ml/kgKG Bupivacain 0,25% eingesetzt.

Spezielle Risiken und Komplikationen

Bei einer zu tiefen Punktion kann es zu einer akzidentellen intraperitonealen Injektion kommen. Aus der dortigen raschen Resorption können wiederum hohe Plasmaspiegel des Lokalanästhetikums resultieren.

■ Peniswurzelblock

Anatomie

Der paarige N. dorsalis penis entspringt aus dem Plexus pudendus (S_2–S_4) und verläuft nach seinem Hervortreten unter der Symphyse unter der Fascia penis (Buck-Faszie) lateral von der V. und A. dorsalis penis (IVAN = innen – Vene – Arterie – Nerv). Er innerviert die dorsale Penisoberfläche, Teile der ventralen Penisoberfläche und die Glans penis. An der sensiblen Innervation der Penisbasis und des Skrotums sind außerdem der N. ilioinguinalis und der N. genitofemoralis beteiligt.

Vorteile

Der Peniswurzelblock bietet die folgenden Vorteile:

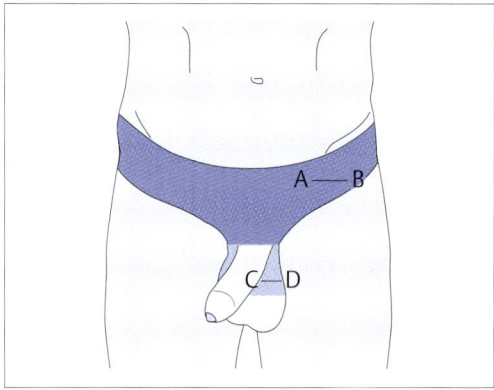

Abb. 6.**20** Hautversorgungsgebiete des N. iliohypogastricus (dunkelblau) und des N. ilioinguinalis (hellblau). A – B = Inzision für Herniotomie, C – D = Inzision für Orchidopexie.

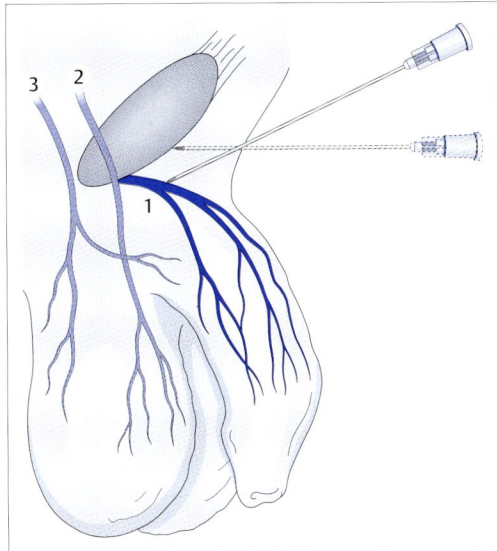

Abb. 6.**21** Peniswurzelblock durch Blockade der Nn. dorsales penis (1). 2 = N. ilioinguinalis, 3 = N. genitofemoralis.

* einfache Technik,
* gute intra- und postoperative Analgesie,
* selteneres postoperatives Erbrechen,
* keine motorische Blockade (im Gegensatz zur Kaudalanästhesie).

Indikationen

Hauptindikation des Peniswurzelblocks ist die **Zirkumzision** bei Säuglingen und Kleinkindern.

Punktionstechnik

Die Punktion erfolgt in einer leichten Allgemeinanästhesie mit einer 25-G-Kanüle mit kurzem Schliff unterhalb der Symphyse am Übergang der Bauchwand zur Peniswurzel (Abb. 6.**21**). Die Punktionsrichtung weist auf den unteren Symphysenrand. Bei Periostkontakt muss die Kanüle leicht zurückgezogen und danach in Richtung auf die Peniswurzel maximal 5 mm weiter vorgeschoben werden. Die Perforation der Fascia penis (Buck-Faszie) wird als „Klickphänomen" gespürt. Die Blockade kann einerseits als einzige Injektion in der Mittellinie erfolgen, wobei darauf zu achten ist, dass die V. dorsalis superficialis nicht verletzt wird. Andererseits können auch zwei laterale Injektionen mit jeweils der Hälfte der Lokalanästhetikamenge durchgeführt werden.

Medikamente und Dosierungen

Als Lokalanästhetikum wird insgesamt 0,1 – 0,2 ml/kgKG **Bupivacain 0,5 % (ohne Adrenalin)** injiziert. Das entspricht – je nach Altersgruppe – den folgenden Injektionsvolumina:
* Neugeborene: 0,5 – 0,8 ml,
* Säuglinge (bis 1 Jahr): 1 ml,
* Kleinkinder (3 – 5 Jahre): 3 ml,
* Schulkinder (6 – 12 Jahre): 4 ml.

Spezielle Risiken und Komplikationen

Zu den speziellen Risiken und Komplikationen zählen:
* **Hämatombildung** (durch Verletzung der V. dorsalis superficialis, der Vasa dorsalia penis oder der Corpora cavernosa),
* **akzidentelle intravasale Injektion** (durch Injektion in die Vasa dorsalia penis oder die Corpora cavernosa),
* **ischämische Schädigung** des Penis (durch Hämatombildung oder Injektion adrenalinhaltiger Lokalanästhetika).

> Wegen der Gefahr der ischämischen Schädigung des Penis ist die Verwendung adrenalin- bzw. vasokonstriktorhaltiger Lokalanästhetika beim Peniswurzelblock – analog zur Oberst-Leitungsanästhesie – streng kontraindiziert.

Literatur

Armitage EN (1979). Caudal block in children. Anaesthesia 34: 396

Biscoping J, Hempel V, Niesel HC, Nolte H, Wiegand K (1992). Die kontinuierliche Spinalanästhesie. Eine Stellungnahme zur praktischen Anwendung. Anaesthesist 41: 631 – 3

Bromage PR (1978). Epidural Analgesia. Saunders, Philadelphia

Corbey MP, Bach AB, Lech K, Frorup AM (1997). Grading of severity of postdural puncture headache after 27-gauge Quincke and Whitacre needles. Acta Anaesthesiol Scand 41: 779 – 784

De Cicco M, Matovic M, Castellani GT, Basaglia G, Santini G, Del Pup C, Fantin D, Testa V (1995). Time-dependent efficacy of bacterial filters and infection risk in long-term epidural catheterization. Anesthesiology 82: 765 – 71

De Jong RH (1961). Axillary block of the brachial plexus. Anesthesiology 22: 215 – 225

Dittmann M, Schaefer HG, Renkl F, Greve I (1994). Spinal anaesthesia with 29 gauge Quincke point needles and post dural puncture headache in 2378 patients. Acta Anaesthesiol Scand 38: 691 – 693

Doenicke A, Kettler D, List WF, Radke J, Tarnow J (Hrsg) (1995). Anästhesiologie. 7. Aufl. Springer, Berlin

Du Pen SL, Williams AR, Feldman RK (1996). Epidurograms in the management of patients with long-term epidural catheters. Reg Anesth 21: 61–7

Finsterer U, Stephan L, Wurst H, Dietrich HJ (1991). Subduraler Block bei Periduralanästhesie. Anästhesiol Intensivmed 32: 67–72

Firestone LL, Lebowitz PW, Cook CE (Hrsg) (1990). Praktische Anästhesie. 2. Aufl. Thieme, Stuttgart

Giebler RM, Scherer RU, Peters J (1997). Incidence of neurologic complications related to thoracic epidural catheterization. Anesthesiology 86: 55–63

Gogarten W, Van Aken H, Wulf H, Klose R, Vandermeulen E, Harenberg J (1997). Rückenmarksnahe Regionalanästhesien und Thromboembolieprophylaxe/Antikoagulantien. Anästhesiol Intensivmed 38: 623–8

Hafer J, Rupp D, Wollbrück M, Hempelmann G (1997). Die Bedeutung von Nadeltyp und Immobilisation für den postspinalen Kopfschmerz. Anaesthesist 46: 860–866

Hempel V (1993). Die Stellatumblockade. Anaesthesist 42: 119–128

Hempelmann G, Biscoping J (Hrsg) (1986). Regionalanästhesiologische Aspekte. Kontinuierliche Verfahren der Regionalanästhesie. Astra Chemicals GmbH, Wedel/Holstein

Hurley RJ, Lambert DH (1990). Continuous spinal anesthesia with a microcatheter technique: Preliminary experience. Anesth Analg 70: 97–102

Kaiser H, Niesel HC, Hans V (1990). Grundlagen und Anforderungen der peripheren elektrischen Nervenstimulation. Ein Beitrag zur Erhöhung des Sicherheitsstandards in der Regionalanästhesie. Reg Anaesth 13: 143–147

Kilka HG, Geiger P, Mehrkens (1995). Die vertikale infraklavikuläre Blockade des Plexus brachialis. Anaesthesist 44: 339–344

Knudsen K, Beckman Suurkula M, Blomberg S, Sjovall J, Edvardsson N (1997). Central nervous and cardiovascular effects of i. v. infusions of ropivacaine, bupivacaine and placebo in volunteers. Br J Anaesth 78: 507–514

Kretz FJ, Schäffer J, Eyrich K (1995). Anästhesie – Intensivmedizin – Notfallmedizin – Schmerztherapie. 2. Aufl. Springer, Berlin

Lambert DH, Hurley RJ (1991). Cauda equina syndrome and continuous spinal anesthesia. Anesth Analg 72: 817–9

Maier C (1996). Ganglionäre lokale Opioidanalgesie (GLOA): ein neues Therapieverfahren bei persistierenden neuropathischen Schmerzen. Thieme, Stuttgart

Mehrkens HH, Büttner J (Hrsg) (1999). Regionalanästhesiologische Aspekte, Band 11: Kontinuierliche periphere Leitungsblockaden zur postoperativen Analgesie. Arcis, München

Mehrkens HH, Geiger PK (1998). Continuous brachial plexus blockade via the vertical infraclavicular approach. Anaesthesia 53, Suppl 2: 19–20

Meier G, Bauereis C, Heinrich C (1997). Der interskalenäre Plexuskatheter zur Anästhesie und postoperativen Schmerztherapie. Erfahrungen mit einer modifizierten Technik. Anaesthesist 46: 715–719

Möllmann M (1997). Die kontinuierliche Spinalanästhesie. Anaesthesist 46: 616–621

Möllmann M, Holst D, Enk D, Lübbesmeyer H, Deitmer T, Lawin P (1992). Subdurale, intraarachnoidale Ausbreitung von Lokalanästhetika. Eine Komplikation der Spinalanästhesie. Anaesthesist 41: 685–688

Neuburger M, Kaiser H, Rembold-Schuster I, Landes H (1998). Vertikale infraklavikuläre Plexus-brachialis-Blockade. Klinische Studie zur Anwendbarkeit einer neuen Methode der Plexusanästhesie der oberen Extremität. Anaesthesist 47: 595–599

Niesel HC (Hrsg) (1994). Regionalanästhesie – Lokalanästhesie – Regionale Schmerztherapie. Thieme, Stuttgart

Puolakka R, Jokinen M, Pitkanen MT, Rosenberg PH (1997). Comparison of postanesthetic sequelae after clinical use of 27-gauge cutting and noncutting spinal needles. Reg Anesth 22: 521–526

Raj PP, Montgomery SJ, Nettles D, Jenkins MT (1973). Infraclavicular brachial plexus block – A new approach. Anesth Analg 52: 897–902

Saint-Maurice C, Schulte-Steinberg O (1992). Regionalanästhesie bei Kindern. Fischer, Stuttgart

Schmidt A, Nolte H (1992). Subdurale und epidurale Hämatome nach rückenmarksnahen Regionalanästhesien. Anaesthesist 41: 276–84

Scott DB (1996). Techniken der Regionalanästhesie. 2. Aufl. Chapman & Hall, Weinheim

Selander D (1977). Catheter technique in axillary plexus block. Acta Anaesth Scand 21: 324–329

Semsroth M, Gabriel A, Sauberer A, Wuppinger G (1994). Regionalanästhesiologische Verfahren im Konzept der Kinderanästhesie. Anaesthesist 43: 55–72

Tryba M (1993). Rückenmarksnahe Regionalanästhesie und niedermolekulare Heparine: Pro. Anästh Intensivmed Notfallmed Schmerzther 28: 179–81

Tryba M (1997). Ankle block: a safe and simple technique for foot surgery. Current Opinion Anaesthesiology 10: 361–365

Tryba M, Zenz M (Hrsg) (1996). α_2-Adrenozeptor-Agonisten in Anästhesie, Intensiv- und Schmerztherapie. Pabst Science Publishers, Lengerich

Vandermeersch E, Kick O, Möllmann M, DeGouw N, Van Aken H (1991). KSE – die Kombination aus spinaler und epiduraler Anaesthesie. Reg Anaesth 14: 108–112

Vandermeulen E, Gogarten W, Van Aken H (1997). Risiken und Komplikationsmöglichkeiten der Periduralanästhesie. Anaesthesist 46, Suppl 3: S179–S186

Winnie AP (1970). Interscalene brachial plexus block. Anesth Analg 49: 455–466

7 Anästhesiologische Problemfälle

M. Schmutzler und R. Scherer

Fallbeispiel 1: Risiken der Eigenbluttransfusion

Ein 77-jähriger Patient mit medikamentös behandelter KHK und länger bestehendem Hypertonus spendet vor dem Wechsel einer Hüftendoprothese unter Einhaltung der üblichen Kautelen 2 Eigenblutkonserven (Erythrozytenkonzentrate). Die Operation in Intubationsnarkose und Katheter-PDA verläuft unauffällig und ohne Bluttransfusion, und der Patient befindet sich am 2. postoperativen Tag in relativ gutem Allgemeinzustand auf der Normalstation. Er hat einen Hb-Wert von 11 g/dl und einen HKT-Wert von 31 %.

Er soll zur Besserung seiner Mobilität und mit Blick auf die bestehende KHK seine Eigenblutkonserven „zurückbekommen". Nach Identitätssicherung wird mit der Transfusion der ersten Einheit (250 ml) begonnen. Da diese Transfusion nicht zu einer Besserung, sondern eher zu einer Verschlechterung mit unspezifischen Beschwerden (Kreuz-, Glieder-, Abdominalschmerzen, Unruhe) geführt hat, erhält er kurz darauf auch die zweite Eigenblutkonserve.

Danach verschlechtert sich sein Zustand dramatisch mit Dyspnoe, Tachykardie, Hypotonie, hohem Fieber (40 °C) und Zyanose. Es kommt zu einer fortschreitenden respiratorischen und kardiozirkulatorischen Insuffizienz mit Anurie. Trotz umfangreicher intensivmedizinischer Behandlung (u. a. Intubation und Beatmung, Volumentherapie, Katecholamine) verstirbt der Patient nach 12 Stunden im Multiorganversagen.

■ Fragen

1. Wie lautet die wahrscheinliche Diagnose in diesem Fall?
2. Welche Risiken bestehen bei der Retransfusion von Eigenblutkonserven?
3. Gelten für die Transfusion von Eigenblutkonserven andere Indikationen als für Fremdblutkonserven?
4. Welche Aufgaben hat der transfundierende Arzt?

■ Antworten

1. Diagnose. Im beschriebenen Fall handelt es sich um ein septisches Syndrom, das in engem zeitlichen Zusammenhang mit der Retransfusion der beiden Eigenblutkonserven steht, foudroyant verläuft und tragischerweise zum Tod des Patienten führt.

2. Risiken. In den beiden Eigenblutkonserven, die nach Transfusion vorschriftsmäßig asserviert wurden, fanden sich bei der Nachuntersuchung eine extrem hohe Keimzahl von Yersinia enterocolitica und extrem hohe Endotoxinkonzentrationen. Y. enterocolitica kann beim Menschen eine weitgehend asymptomatische Infektion verursachen und dringt in die Darmmukosa ein. Von dort aus kommt es zu gelegentlichen symptomlosen Bakteriämien. Unglücklicherweise ist Y. enterocolitica ein psychrotroper Keim, hat also sein Wachstumsmaximum bei 0–4 °C. Da Blutkonserven bei 4–8 °C gelagert werden, bestanden ideale Wachstumsbedingungen.

Bei der Retransfusion von Eigenblutkonserven muss als Risiko mit nahezu der kompletten Palette der nicht immunologisch ausgelösten Transfusionsreaktionen gerechnet werden. Hierzu gehören z. B. Hypervolämie, Hyperkaliämie und die im vorliegenden Fall unvermeidbare bakterielle Kontamination (als „Reinfekt" unter extrakorporaler „Kultivierung" und Toxinakkumulation).

3. Indikationen. Für die Retransfusion von Eigenblutkonserven sind aufgrund der oben genannten Risiken die gleichen strengen Maßstäbe an die Indikation anzulegen wie bei der Transfusion von Fremdblutkonserven. Nicht benötigte Eigenblutkonserven werden vernichtet.

4. Aufgaben. Vor Beginn der Transfusion hat sich der transfundierende Arzt persönlich davon zu überzeugen, dass die Konserve für den betreffenden Empfänger bestimmt ist, die auf dem Konservenetikett angegebene Blutgruppe dem Blutgruppenbefund des Empfängers entspricht und dass die Konservennummer mit den Angaben im Begleitschein übereinstimmt. Darüber hinaus muss das Behältnis der Blutkomponente auf äußere Unversehrtheit sowie das Verfallsdatum kontrolliert werden. Der Konserveninhalt sollte hinsichtlich des Vorliegens von Koageln oder auffälliger farblicher Veränderungen als Hinweise auf Hämolyse oder bakterielle Kontamination visuell überprüft werden. Unmittelbar vor der Transfusion ist vom transfundierenden Arzt oder unter seiner direkten Aufsicht der AB0-Identitätstest (Bedside-Test) beim Empfänger vorzunehmen und zu dokumentieren. Nach der Transfusion ist das Behältnis mit dem Restblut 24 Stunden bei +2 °C bis +8° C aufzubewahren, um die Abklärung etwaiger Transfusionszwischenfälle zu ermöglichen.

Fallbeispiel 2: Urosepsis

Eine 72-jährige Patientin (167 cm, 78 kg) befindet sich seit heute mit der Verdachtsdiagnose „Urosepsis" in der urologischen Klinik in stationärer Behandlung. Es wird ein Abszess des Nierenbeckens rechts vermutet. Sie hat eine axillär gemessene Temperatur von 38,9 °C, und das Blutbild zeigt 35.000 Leukozyten pro µl. Der CT-Befund ist in Abb. 7.1 dargestellt. Anamnestisch besteht ein Hypertonus, der seit 10 Jahren mit Betablockern behandelt wird. Außerdem raucht die Patientin täglich etwa 20 Zigaretten. Der Blutdruck beträgt aktuell 120/50 mmHg, die Herzfrequenz liegt bei 95 Schlägen pro Minute. Von urologischer Seite sind die baldmögliche Nierenfreilegung und evtl. Nephrektomie geplant.

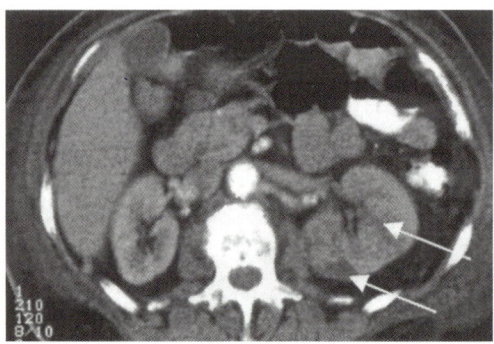

Abb. 7.1   CT-Befund.

■ Fragen

1. Welche präoperativen Voruntersuchungen oder Maßnahmen sind notwendig?
2. Welche besonderen Risiken können bei diesem Eingriff für die Patientin bestehen?
3. Welches intraoperative Monitoring halten Sie für erforderlich?
4. Wie ist die intraoperative Infusionstherapie zu gestalten?
5. Welche Vorkehrungen sind für die postoperative Phase zu treffen?

■ Antworten

1. Präoperative Maßnahmen. Ein septischer Schock infolge der Aktivierung von Kaskadensystemen (Komplement, Gerinnung) ist möglich. Periphere Vasodilatation und gesteigerte Gefäßpermeabilität führen zu einem relativen/absoluten Volumenmangel. Neben der klinischen Untersuchung erforderliche Laboruntersuchungen sind: Hb, HKT, Na^+, K^+ (Elektrolytdefizit?), BZ, Quick, PTT, Fibrinogen, AT III, Thrombozytenzahl (Verbrauchsreaktion?, Thrombopenie?), Blutgase (metabolische Azidose?, respiratorische [Partial-]Insuffizienz?). Darüber hinaus sind ein EKG und eine Röntgenaufnahme des Thorax anzufertigen. Präoperative Maßnahmen sind: Magensonde (akutes Abdomen), Blasenkatheter (Diurese?) und periphervenösen Zugang legen sowie die Infusion kristalliner Lösungen ggf. mit Elektrolytzu-

satz. 4 – 6 Erythrozytenkonzentrate sind vorzube-reiten.

2. Risiken. Besondere Risiken bei Niereneingriffen sind: Thrombose (Abflussbehinderung V. cava) und Blutung (Nierendurchblutung!, es ist keine intraoperative Autotransfusion möglich). Pneumothoraxgefahr besteht wegen der Zwerchfellnähe. Bei Steigerungen des Beatmungsdrucks ist an einen Spannungspneumothorax zu denken. Die Klappmesserseitenlagerung bringt ein Perfusions-Ventilations-Missverhältnis mit sich. Patientenseitig kann eine arterielle Verschluss- oder eine koronare Herzkrankheit bei lange bestehendem Hypertonus vorliegen. Eine obstruktive Ventilationsstörung bei Nikotinabusus kann ebenfalls bestehen, auch eine restriktive Ventilationsstörung und Aspirationsgefahr bei Adipositas (schwierige Intubation?, ausreichend lange Präoxygenierung und keine lange Maskenbeatmung). Eine intraoperative Exazerbation des septischen Krankheitsbildes ist möglich (Volumengabe und Katecholamine einplanen). Wegen β-Blockade kann die Tachykardie bei Volumenmangel ausbleiben. Insgesamt besteht ein hohes pulmonales und kardiales Risiko (ASA IV).

3. Intraoperatives Monitoring. Das Minimum stellen dar: EKG (5er-Kabel), Blutdruck invasiv (A. radialis), Temperatur, Diurese, ZVD (Kavakatheter, möglichst V. jugularis), Sauerstoffsättigung (SatO$_2$) und endexspiratorischer pCO_2 (etCO$_2$). Wünschenswert sind darüber hinaus: HZV, PAP, PCWP (Swan-Ganz-Katheter), präoperativ aber zumindest Schleuse legen. Insgesamt sind 2 großlumige periphere Verweilkanülen anzulegen. Laboruntersuchungen umfassen arterielle Blutgase, Hb, HKT sowie Elektrolyte nach Narkoseeinleitung und Umlagerung, danach 30 – 60-minütlich. Bei diffusen Blutungen ist eine Kontrolle der globalen Gerinnung vorzunehmen.

4. Intraoperative Infusionstherapie. Es ist ein hochnormales intravasales Volumen (ZVD ca. 10 – 15 cmH$_2$O, PAP ca. 20 mmHg, PCWP 10 – 15 mmHg) zur Sicherung einer ausreichenden Gewebeperfusion anzustreben. Die Sicherung des Sauerstoffangebotes erfolgt durch Transfusion (Hb > 10 g/l, HKT > 30 %), Optimierung der Beatmungsparameter und Erhöhung der FiO$_2$ (paO_2 > 100 mmHg) und ggf. Zufuhr von Katecholaminen (neben Dopamin z.B. Adrenalin, Clearance > 2,5 l/min m^2).

5. Postoperative Behandlung. Voraussichtlich kann die Patientin am OP-Ende nicht extubiert werden. Daher sollte sie für ein Intensivbett und Beatmung angemeldet werden.

Fallbeispiel 3: Explorative Thorakotomie

Ein 63-jähriger Patient (176 cm, 82 kg) mit Fieber wird wegen eines lumbalen paravertebralen Abszesses nachts notfallmäßig operiert (Abszessentlastung und Drainage). Bei auffälligem präoperativen Röntgenthoraxbefund (Abb. 7.**2**) und weiterhin bestehendem Fieber (39,7 °C rektal) bleibt der Patient intubiert. Von chirurgischer Seite entschließt man sich am nächsten Morgen zur Probethorakotomie zur Entlastung eines vermuteten Abszesses.

■ Fragen

1. Welche präoperativen Maßnahmen sind notwendig?
2. Welche besonderen Risiken können bei diesem Eingriff für den Patienten bestehen?

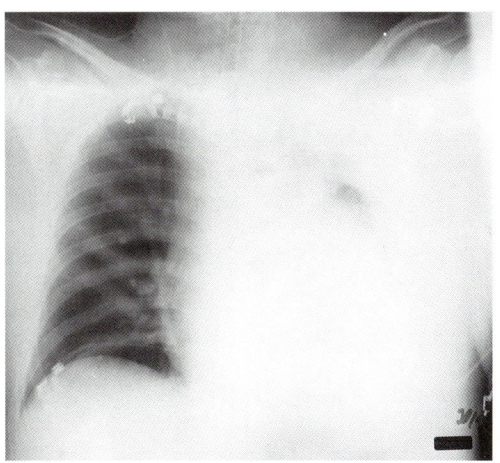

Abb. 7.**2**   Präoperativer Röntgenthoraxbefund.

3. Welches intraoperative Monitoring halten Sie für erforderlich?

■ Antworten

1. Präoperative Maßnahmen. Da es sich um eine explorative Thorakotomie handelt, sind die Differenzialdiagnosen für Verschattungen im Bereich des zentralen Thorax zu bedenken: Der Thoraxbefund muss nicht die Folge des paravertebralen Abszesses sein, sondern es kann sich umgekehrt verhalten. EKG und arterielle Blutgasanalyse sollten vorliegen. Es empfiehlt sich, eine orientierende transösophageale Echokardiographie durchzuführen. Magensonde, Blasenkatheter und große periphervenöse Zugänge können bereits präoperativ gelegt werden. 4–6 Erythrozytenkonzentrate sollten vorbereitet werden. Mit dem Operateur zusammen sollte abgeklärt werden, ob ein Doppellumentubus notwendig ist.

2. Risiken. Als besondere Risiken gelten das Auslösen eines septischen Schubs, massive Blutungen und Beatmungsschwierigkeiten. Zu den möglichen Differenzialdiagnosen gehören bei Verschattungen im Bereich des Mediastinums die intrathorakale oder substernale Struma, mediastinale Tumoren, Dermoidzysten, Dilatationen oder Aneurysmen der Aorta und entzündliche Prozesse.

3. Intraoperatives Monitoring. Die Mindestanforderungen umfassen EKG (5er-Kabel), Blutdruck invasiv (A. radialis), Temperatur, Diurese, ZVD (Kavakatheter, möglichst V. jugularis), SatO$_2$ und etCO$_2$. Sinnvoll ist die präoperative Anlage einer Schleuse zur bedarfsweisen Nutzung. Zu bestimmende Laborparameter sind arterielle Blutgase, Hb, HKT, Elektrolyte nach Narkoseeinleitung und Umlagerung, danach 30–60-minütlich.
Das Intensivbett kann zwischenzeitlich nicht anderweitig belegt werden. Postoperativ ist eine Röntgenkontrolle des Thorax notwendig. Die Funktionsfähigkeit der Bülau-Drainagen muss überwacht werden und auf evtl. Nachblutungen ist zu achten.

Anmerkung. Im vorliegenden Fall handelte es sich um ein infiziertes, gedeckt perforiertes thorakales Aortenaneurysma. Bei der Exploration konnte massiv Eiter abgesaugt werden. Bei der Präparation kam es im zundrigen Aortengewebe zu einem kleinen Aorteneinriss, der durch einige Gefäßnähte verschlossen werden konnte. Trotzdem war die Transfusion größerer Blutmengen erforderlich. Eine weitere Operabilität bestand nicht mehr. Das infizierte Aortenaneurysma wurde als Ursache des paravertebralen Abszesses angesehen.

Fallbeispiel 4: Spinalanästhesie

Ein 33-jähriger Patient (182 cm, 87 kg) wird wegen einer Hydrozele in Spinalanästhesie operiert. Der Verlauf der Spinalanästhesie bei L$_{2/3}$ (27-G-Nadel, 2 ml 4 % Mepivacain hyperbar) ist völlig unauffällig, insbesondere die Punktion verläuft ohne sichtbare Komplikationen (keine Parästhesien, kein Blut). Auch das Abklingen der Spinalanästhesie verläuft ohne Besonderheiten, die postoperative anästhesiologische Visite ergibt einen normalen Befund. Der Patient kann schnell nach Hause entlassen werden.
Einige Wochen später meldet sich der Patient telefonisch in der Anästhesieabteilung. Ihm ist erst später nach der Operation aufgefallen, dass er auf der Vorderseite des rechten Oberschenkels einen etwa Handteller großen Bezirk hat, der gefühllos ist, aber jetzt brennt und schmerzt (Abb. 7.**3**). Die

Beschwerden halten an. Irgendwelche motorischen Einschränkungen bestehen nicht. Er erkundigt sich, ob dies etwas mit der Spinalanästhesie zu tun haben könnte.

■ Fragen

1. Wie nehmen Sie zu dem geschilderten Befund Stellung?
2. Geben Sie dem Patienten irgendwelche Empfehlungen?
3. Was veranlassen Sie hinsichtlich Ihrer Haftpflichtversicherung?

1. Stellungnahme. Ein solcher Befund kann viele Ursachen haben. Eine bis dahin komplikationslo-

Abb. 7.**3** Lokalisation des gefühl-
losen Bezirks.

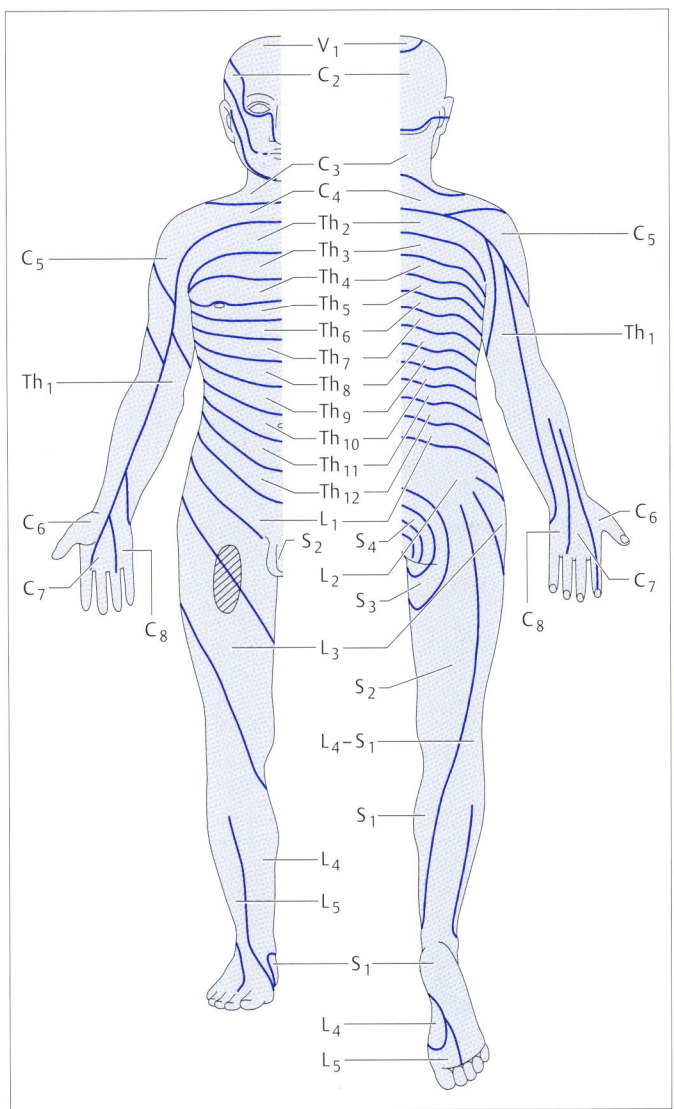

se Spinalanästhesie als Ursache ist unwahrscheinlich. Wenn auch zeitlicher Zusammenhang
und Lokalisation der Beschwerden dafür zu sprechen scheinen, hätte sich die Verletzung einer
atypisch verlaufenden Spinalnervenwurzel durch
die Spinalnadel zumindest durch einen Schmerz
oder einen „elektrischen Schlag" bemerkbar machen müssen. Infrage kommt eine periphere Nervenläsion z. B. des N. cutaneus femoris lateralis
durch Abknicken am Leistenband oder mechanischen Druck von außen („Meralgia paraestheti-
ca").

2. Empfehlungen. Zur Prognose kann man nur
sehr wenig sagen. Die Chancen für eine Rückbildung der Beschwerden stehen möglicherweise
1 : 1. Insofern bietet sich zunächst – falls erforderlich – eine symptomatische Behandlung z. B.
durch den Hausarzt an. Diagnostisch kann eine
Lokalanästhesie im Bereich der Durchtrittsstelle
am Leistenband durchgeführt werden. Ansonsten
kann die weitere Entwicklung eigentlich nur abgewartet werden. Ein Besuch des Patienten zur
Nachuntersuchung in der Anästhesiologischen
Abteilung sollte angeboten werden. Bei länger an-

haltenden Beschwerden sollte eine entzündliche Genese durch Lumbalpunktion ausgeschlossen werden.

3. Haftpflicht. Auch wenn ein kausaler Zusammenhang mit der Spinalanästhesie äußerst unwahrscheinlich ist, empfiehlt es sich, vorsorglich sämtliche Unterlagen des Patienten zusammenzustellen und eine anästhesiologische Epikrise zu verfassen. Von Bedeutung können später insbesondere eine vernünftige Dokumentation der Risikoaufklärung (neurologische Schäden als sehr seltene aber methodenspezifische Komplikation) und Einwilligung sowie der durchgeführten Anästhesie sein. Eine Benachrichtigung der Haftpflichtversicherung ist im vorliegenden Fall sinnvoll, wenn Ansprüche vorgetragen werden. Eine Dokumentation des Inhaltes des Telefongesprächs – insbesondere des Angebotes, selbst eine Nachuntersuchung vorzunehmen und ggf. Weiteres zu veranlassen – sollte ebenfalls erfolgen.

Fallbeispiel 5: Problem im Aufwachraum

Eine 77-jährige Patientin (160 cm, 79 kg) mit anamnestisch bekannter und medikamentös behandelter KHK wird wegen eines Katarakts in der Augenheilkunde operiert. Es wird für die etwa 10-minütige Operation eine Allgemeinanästhesie gewünscht. Diese wird als Larynxmaske mit TIVA (Propofol, Remifentanil) durchgeführt.

Die Larynxmaske läßt sich zwar gut positionieren, jedoch steigt während der Operation zunehmend der Beatmungswiderstand, sodass die Beatmung schließlich manuell erfolgen muss. Ein deutliches Entweichen von Luft neben der Larynxmaske ist bei der Beatmung inspiratorisch während einiger Minuten hörbar. Die Operation kann rasch zu Ende geführt werden. Die Larynxmaske kann nach dem Aufwachen der Patientin einige Minuten später entfernt werden, und es entleert sich mehrfach Luft aus dem Magen. Das Abdomen der Patientin erscheint etwas aufgetrieben, die Atmung ist unauffällig und die Patientin ist müde.

Etwa 10 Minuten später klagt sie im Aufwachraum über zunehmende abdominelle Beschwerden. Sie ist hyperton und tachykard (RR 185/100 mmHg, Herzfrequenz 125/min). Die pulsoxymetrische Sättigung beträgt 97 % unter 2 l/min Sauerstoff. Sie zittert am ganzen Körper und ist schmerzhaft verkrampft. Die Untersuchung ergibt ein hart gespanntes und äußerst druckschmerzhaftes Abdomen. Die Symptomatik scheint zuzunehmen.

■ Fragen

1. Welche Ursachen kommen für die Beschwerden infrage?

2. Welche diagnostischen Schritte unternehmen Sie?

3. Welche Therapie kommt jeweils infrage?

■ Antworten

1. Ursachen. Im vorliegenden Fall bestand zunächst die Befürchtung, durch eine Luftinsufflation in den Magen bei suboptimal positionierter Larynxmaske eine Magenperforation verursacht zu haben. Ein hinzugerufener Chirurg empfand den klinischen Zustand als akutes Abdomen. Magenperforationen bei Beatmungsproblemen sind nicht nur nach ösophagealer Fehlintubation, sondern z. B. auch nach vermeintlich nasaler/pharyngealer Sauerstoffinsufflation bekannt.

Eine Anästhesieschwester erinnerte sich, dass die Patientin vor der Operation Wasser lassen wollte, dann jedoch auf den OP-Tisch aufgelegt werden konnte und in den OP gebracht wurde. Während der Operation hatte sie dann 500 ml 0,9%ige NaCl-Lösung i. v. erhalten. Insofern kam ein akuter Harnverhalt mit Harnblasenüberdehnung infrage, möglicherweise als Folge der intraoperativen Opiatgabe.

Obwohl eine klar abdominelle Lokalisation des Schmerzes bestand, wurde eine kardiale Ursache bei vorbestehender KHK und möglicherweise mäßiger Oxygenierung aufgrund der Beatmungsschwierigkeiten nicht ausgeschlossen.

2. Diagnostik und 3. Therapie. Hinsichtlich des akuten Abdomens mit Verdacht auf Magenperforation wurden Abdomenübersichtsaufnahmen (Rücken-, Linksseitenlage) zum Nachweis von freier Luft angefordert. Beim Nachweis einer Ma-

genperforation wäre die sofortige Laparotomie mit Übernähung der Perforation notwendig.
Im Aufwachraum wurde im geschilderten Fall eine Einmalkatheterisierung der Harnblase durchgeführt, bei der sich 1200 ml Urin entleerten. Die Beschwerden besserten sich augenblicklich und waren nach 1 Stunde völlig verschwunden. Auf

die Durchführung der Röntgenaufnahmen wurde verzichtet. Das angefertigte EKG zeigte im Vergleich zum präoperativen Befund außer einer Sinustachykardie keine Änderungen.
Die Patientin war am selben Abend bereits wieder wohlauf. Das Wasserlassen bereitete keine Schwierigkeiten mehr.

Fallbeispiel 6: Verzögertes Aufwachen

Ein 42-jähriger Patient (172 cm, 98 kg) mit bekanntem insulinpflichtigen Diabetes mellitus wird wegen eines Bandscheibenvorfalls notfallmäßig operiert (Sequesterentfernung). Als Anästhesie wurde eine Intubationsnarkose (Einleitung mit 10 mg Atracurium, 0,1 mg Fentanyl, 350 mg Thiopental, 100 mg Succinylcholin, dann Fentanyl 0,3 mg, Atracurium 40 mg, O_2:N_2O 1:2, Isofluran 0,4–1,0 Vol.%) durchgeführt. Der Narkoseverlauf ist weitgehend unauffällig, lediglich bei der Intubation wurde eine eingeschränkte Sicht auf den Larynx festgestellt (eingeschränkte HWS-Beweglichkeit, Adipositas). Die Intubation konnte aber ohne besondere Hilfsmittel durchgeführt werden. Nach Beendigung der in „Häschenstellung" vorgenommenen ca. 40-minütigen Operation wird der Patient nicht adäquat wach. Er wird schließlich intubiert in den Aufwachraum gebracht und dort weiter beatmet. Er zeigt nur sehr wenige Bewegungen, minimale eigene Atemansätze und versucht auf Anruf nicht die Augen zu öffnen. Der Blutdruck beträgt 150/90 mmHg, die Herzfrequenz 100/min und die pulsoxymetrische Sauerstoffsättigung bei 40% inspiratorischer Sauerstoffkonzentration 99%. Die Pupillen sind mittelweit und reagieren prompt auf Licht.

■ Fragen

1. Welche Ursachen kommen für das verzögerte Aufwachen infrage?
2. Wie lassen sich klinisch ein Relaxanzien- und ein Opiatüberhang differenzieren?
3. Welche Maßnahmen sind jeweils zu ergreifen?

■ Antworten

1. Ursachen. Als Ursachen kommen prinzipiell ein Relaxanzienüberhang, ein Opiatüberhang, eine verlängerte Wirkung der Anästhetikakombination insgesamt, ein Cholinesterasemangel, eine intraoperative Blutzuckerentgleisung (cave Hypoglykämie) oder ein zentral anticholinerges Syndrom (ZAS) infrage.

2. Differenzierung. Beim Relaxanzienüberhang besteht eine periphere Muskellähmung. Ansteigender pCO_2 und sinkender pO_2 werden vom Patienten bemerkt und verursachen Luftnot und Angst. Die klinische Symptomatik besteht in Unruhezuständen mit zuckenden Bewegungen, Tachykardie, Schweißausbruch und möglicherweise Hypertonie. Das Öffnen der Augenlider und das Anheben des Kopfes sind meistens nicht möglich. Nach der Extubation besteht eine kloßige Sprache, da der Zungengrund noch erschlafft ist. Dagegen bemerkt der Patient mit Opiatüberhang den ansteigenden pCO_2 und sinkenden pO_2 nicht, da er eine zentrale Atemstörung mit herabgesetzter Empfindlichkeit des Atemzentrums hat. Er ist hypopnoeisch, nicht dyspnoeisch. Die Herzfrequenz kann völlig normal und der Patient ruhig sein. Die spontane Atemfrequenz ist niedrig.

3. Maßnahmen. Eine Antagonisierung des Relaxanzien- und Opiatüberhangs sollte nur bei bereits wieder einsetzender Spontanatmung erfolgen. Relaxanzien können mit Neostigmin antagonisiert werden (cave Bradykardie und Hypersekretion, bei Bedarf Atropin geben). Opiate können mit Naloxon fraktioniert antagonisiert werden. Bei einem nach der Gabe von Succinylcholin vermuteten Cholinesterasemangel sollte vor der Zufuhr von Cholinesterase eine Aktivitätsbestimmung durchgeführt werden.

Bei Patienten mit Diabetes mellitus müssen intraoperative Blutzuckerentgleisungen durch engmaschige Blutzuckerkontrollen vermieden werden. Orale Antidiabetika können bis zu 50 Stunden nach der letzten Einnahme wirken. Ein präoperativer Blutzuckerwert sollte immer vorliegen. Besonders bedrohlich sind unbemerkte Hypoglykämien. Die rasche Zufuhr von 100 ml 40%iger Glucoselösung ist erforderlich.

Beim zentral anticholinergen Syndrom besteht eine zentralnervöse Wirkung der Anticholinergika wie Atropin oder Scopolamin. Diese kann sich in Agitiertheit und Unruhe oder Dysarthrie, Delir, Somnolenz und Koma äußern. Als Antagonist kann Physostigmin verwendet werden.

Fallbeispiel 7: Schädel-Hirn-Trauma

Ein 35-jähriger Patient (182 cm, 78 kg) wurde als Motorradfahrer von einem PKW erfasst und auf die Straße geschleudert. Er war sofort bewusstlos. Vom Notarzt wird er noch immer bewusstlos in die Notfallaufnahme gebracht. Der Patient hat mehrere Kopfplatzwunden und atmet spontan über einen Wendl-Tubus. Er reagiert ungezielt auf Schmerzreize. Es fällt außerdem eine stärkere Blutung aus Mund und Nase auf. Über einen periphervenösen Zugang wurden bisher 500 ml einer kristallinen Lösung infundiert.

■ Fragen

1. Welche Sofortmaßnahmen sind notwendig?
2. Mit welchen Verletzungen muss gerechnet werden?
3. In welcher Reihenfolge werden diagnostische und therapeutische Maßnahmen getroffen?
4. Welcher neurologische Befund würde zu den gezeigten CT-Aufnahmen (Abb. 7.4) passen?
5. Was beachten Sie bei der Anästhesie im Falle einer operativen Revision?
6. Welche Vorkehrungen sind für die postoperative Phase zu treffen?

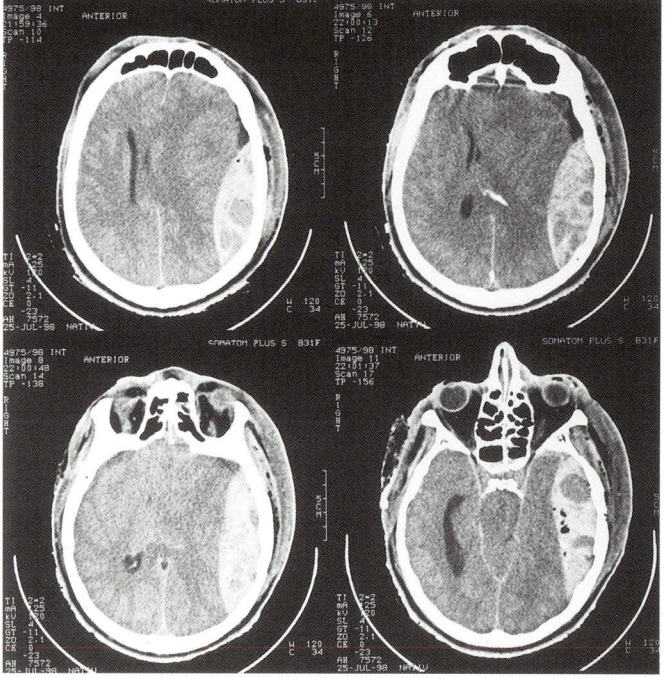

Abb. 7.**4**   CT-Aufnahmen.

■ Antworten

1. Sofortmaßnahmen. Es erfolgen eine sehr kurze neurologische Orientierung (Glasgow-Komaskala, insbesondere Pupillendifferenz und Bewegung der Extremitäten) und eine umgehende endotracheale Intubation (hätte präklinisch erfolgen müssen) unter Bereithalten eines funktionierenden Saugers. Bei akuter vitaler Bedrohung hat die Sicherung der vitalen Funktionen Vorrang vor der neurologischen Diagnostik. Die Halswirbelsäule wird durch einen passenden Stiffneck bis zum radiologischen Ausschluss einer HWS-Fraktur immobilisiert. Das Monitoring beinhaltet: EKG, invasiver Blutdruck, SatO$_2$, Magensonde, zentraler Venenkatheter, Blasenkatheter. Bei bisher unklarer Ausdehnung des Verletzungsmusters sollte eine Polytraumatisierung angenommen werden. Eine Blutgasanalyse sollte durchgeführt und 6–8 Erythrozytenkonzentrate angefordert werden. Der Patient sollte in eine leichte Oberkörperhochlage gebracht werden.

2. Verletzungsmuster. Es ist zu prüfen, ob Hinweise auf vorangegangene Aspiration vorliegen. Als Begleitverletzungen sind u.a. zu beachten: Wirbelsäulenfrakturen, Thoraxverletzung (Spannungs-, Pneumothorax, Kontusion, Rippenfrakturen), abdominelle Verletzungen (Leber-, Milzruptur, Nierenverletzung), Becken- und Extremitätenfrakturen und Verletzungen der ableitenden Harnwege (blutiger Urin).

3. Reihenfolge therapeutischer und diagnostischer Maßnahmen. Bei scheinbar isoliertem SHT ist das diagnostische Management wie beim Polytrauma: zunächst orientierende komplette Untersuchung, Auskultation, Röntgen des Thorax (Bülau-Drainage erforderlich?), Sonographie des Abdomens. Falls keine frühe Laparotomie nötig ist (z. B. Milzruptur) wird ein kranielles CT durchgeführt. Falls sich hieraus keine sofortige OP-Indikation ergibt, erfolgt die Röntgendiagnostik des Skeletts. Die kontinuierliche Überwachung von Kreislauf und Beatmung muss aufrecht erhalten werden. Sekundäre Verschlechterungen sind jederzeit möglich. Eine nicht vitale Diagnostik muss bei Verschlechterung mit der Frage der operativen Intervention (Bülau-Drainage bei Pneumothorax, abdominelle Blutung) unterbrochen werden.

4. CT-Befund und klinische Symptomatik. Es handelt sich um ein epidurales Hämatom links. Die typische klinische Symptomatik besteht in einer ipsilateralen Mydriasis, kontralateralen Parese, raschen Bewusstseinseintrübung und einer links temporalen Kalottenfraktur.

5. Anästhesie. Der zerebrale Perfusionsdruck muss über 50 mmHg gehalten werden, die Oberkörperhochlagerung sollte danach ausgerichtet werden. Der pCO$_2$ sollte bei 30–35 mmHg gehalten werden. Volatile Anästhetika müssen möglichst vermieden werden, da sie zu einer zerebralen Vasodilatation und damit Hirndrucksteigerung führen können. Intravenöse Anästhetika sind zu bevorzugen. Eine tiefe Anästhesie ist anzustreben. Der arterielle Mitteldruck sollte immer über 80 mmHg und der HKT über 30 % liegen.

6. Postoperative Phase. In dieser Phase sind der ICP zu beachten und hirndrucksenkende Maßnahmen (leichte Hyperventilation, Oberkörperhochlagerung, restriktive Volumentherapie) fortzuführen.

Fallbeispiel 8: Aspiration

Bei einem 64-jährigen Patienten (192 cm, 72 kg) wurde vor 1 Jahr ein Magenhochzug wegen eines Ösophaguskarzinoms durchgeführt. Bei zunehmenden Schluckbeschwerden und Ernährungsschwierigkeiten wurde jetzt eine narbige Enge des Ösophagus im Anastomosenbereich festgestellt, weswegen eine Ösophagusbougierung vorgenommen wird.
Der Patient soll dazu „Crush" eingeleitet werden und erhält nach Präoxygenierung 2 mg Vecuronium, 0,1 mg Fentanyl, 16 mg Etomidat und dann 100 mg Succinylcholin i. v. Bei der Laryngoskopie kommt es zu einer Regurgitation von Mageninhalt in den Rachenbereich, sodass die Sicht auf den Larynx nur mit dem Absauger wieder hergestellt werden kann. Die Intubation ist danach schnell möglich.
Nach erneutem Absaugen und Vertiefen der Narkose (O$_2$:N$_2$O = 1 : 2, 0,2 mg Fentanyl, 4 mg Vecuronium, Isofluran 0,4–0,6 Vol.%) wird mit der Öso-

phargerbougierung begonnen. Der Patient weist keine Besonderheiten auf; der Beatmungsdruck ist normal (18/12/5 cmH$_2$O), die pulsoxymetrische Sättigung beträgt 99%, die Herzfrequenzen liegen zwischen 60 und 80/Minute, und der Blutdruck beträgt 110–140/60–90 mmHg. Parallel zum chirurgischen Eingriff wird von anästhesiologischer Seite eine Bronchoskopie durchgeführt, bei der vereinzelt Spuren von Magensaft gesehen werden können, jedoch alle Ostien frei und unauffällig sind. Der Eingriff ist nach 45 Minuten beendet, und der Patient wird extubiert.

Es erfolgt eine verlängerte Überwachung des Patienten im Aufwachraum, an deren Ende die Aufwachraumschwester um die ärztliche Entlassung bittet. Unglücklicherweise ist es zu einer Medikamentenverwechslung im Aufwachraum gekommen. Statt des für diesen Patienten vorgesehenen Piritramids in fraktionierter Dosis hat er 5 ml Mepivacain 1% i.v. erhalten.

Es fällt eine Herzfrequenz von 150/Minute auf, der Blutdruck beträgt 130/60 mmHg. Die pulsoxymetrische Sättigung beträgt 96%. Der Patient fröstelt. Er ist adäquat wach und ansprechbar.

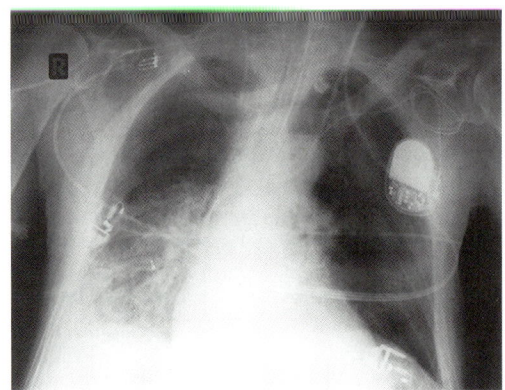

Abb. 7.**5** Aspirationspneumonie rechts bei einem 75-jährigen Patienten mit postoperativer Aspiration.

■ Fragen

1. Welche diagnostischen Schritte unternehmen Sie?
2. Entlassen Sie den Patienten aus dem Aufwachraum, und wenn ja, wohin?
3. Welche Maßnahmen veranlassen Sie?

■ Antworten

Von der versehentlichen intravenösen Gabe von 5 ml Mepivacain (Scandicain) 1% sind keine vital bedrohlichen Nebenwirkungen zu erwarten. Hier steht die Vermeidung künftiger Zwischenfälle durch Klärung der Umstände (Kennzeichnung der Spritzen) und möglichst schriftlicher Verhaltensrichtlinien im Vordergrund. Die besorgniserregende Tachykardie des Patienten und sein Frösteln verbieten eine etwaige Verlegung auf die Normalstation. Nach einer klinischen Untersuchung des Patienten (auskultatorisch leichte Rasselgeräusche beidseitig über allen Lungenfeldern,

Atemgeräusch ansonsten unauffällig) sollte eine Temperaturmessung erfolgen (axillär 38,7 °C). Die Aspiration scheint schwerwiegende Folgen zu haben. Es ist eine weitere Überwachung und Behandlung auf der Intensivstation notwendig. Dort ist der Blutdruck 90/60 mmHg, die Herzfrequenz beträgt 160/Minute. Bei innerhalb von 20 Minuten auf 39,5 °C ansteigende Temperatur erfolgt die Reintubation des Patienten. Danach ist der periphere Puls kaum noch tastbar. Es werden ein zentralvenöser Katheter und ein arterieller Katheter angelegt. In der Blutgasanalyse findet sich eine arterielle Hypoxämie (F$_i$O$_2$ 0,5, pO$_2$ 69 mmHg). Das Röntgenthoraxbild zeigt im späteren Verlauf den typischen Befund einer Aspirationspneumonie (Abb. 7.**5**, Abb. eines anderen Patienten).

3. Maßnahmen. Im vorliegenden Fall war passager eine Adrenalinzufuhr von bis zu 0,05 µg/kg KG/min notwendig. Die Körpertemperatur stieg vorübergehend auf 40,5 °C und sank schließlich nach physikalischer Kühlung. Prognostisch kommt dem pH-Wert des Aspirates eine besondere Bedeutung zu (siehe dort). Bei symptomatischer intensivmedizinischer Behandlung (u. a. Beatmung, Kreislaufunterstützung, Volumenzufuhr, bronchoskopisches Absaugen) kam es nicht zu einer bakteriellen Superinfektion, sondern zu einer Rückbildung der Symptomatik, sodass der Patient nach 3 Tagen auf die Normalstation entlassen werden konnte.

Fallbeispiel 9: Hyperthermie und Hyperkapnie

Ein 16-jähriger Jugendlicher (182 cm, 71 kg) wird nach 3-tägigen abdominellen Beschwerden von chirurgischer Seite zur Appendektomie angemeldet. Die axillär gemessene Temperatur beträgt 37,8 °C, ansonsten ergibt sich kein auffälliger anästhesierelevanter Befund. Vor 3 Stunden hat der Patient zuletzt ein Glas Limonade getrunken. Bisher ist er noch nie operiert worden. Auf die Anfertigung einer Röntgenaufnahme des Thorax oder eines EKG wird verzichtet. Die vorliegenden Laborwerte sind bis auf eine Leukozytose weitgehend unauffällig.

Der Patient weist vor der Narkoseeinleitung einen Blutdruck von 140/90 mmHg, eine Herzfrequenz von 100/min und eine pulsoxymetrische Sauerstoffsättigung von 97 % auf. Die Anästhesie zur Appendektomie wird mit 10 mg Atracurium, 0,5 mg Alfentanil, 150 mg Propofol und 100 mg Succinylcholin eingeleitet. Die Crush-Intubation verläuft problemlos, danach werden 0,5 mg Alfentanil und 30 mg Atracurium nachinjiziert. Das Atemgasgemisch besteht aus je 1 l/min O_2 zu N_2O sowie Isofluran 0,8 – 1,5 Vol.%.

Während der Operation findet sich ein gedeckt perforierter Appendix, der eine lokale Peritonitis ausgelöst hat. Etwas trübes Sekret wird abgesaugt. Die Operation verläuft unauffällig, allerdings ist die ösophageal gemessene Körpertemperatur von anfangs 38,2 °C während 30 min auf 38,9 °C angestiegen.

Während des Peritonealverschlusses und der Hautnaht fällt auf, dass zum Erreichen eines endexspiratorischen pCO_2 von etwa 35 mmHg ein zunehmend hohes Atemminutenvolumen von jetzt etwa 9,5 l/min erforderlich ist (vorher 7,0 – 7,5 l/min). Die Auskultation der Lungen ergibt einen normalen Befund. Der Blutdruck beträgt am OP-Ende 110/50 mmHg, die Herzfrequenz 115/min, die pulsoxymetrische Sauerstoffsättigung 97 %. Der Patient beginnt spontan zu atmen und sich zu bewegen. Die Temperatur steigt indessen auf 39,1 °C weiter an. Peripher ist eine fleckige Hautverfärbung mit leicht lividen Akren zu erkennen.

■ Fragen

1. Extubieren Sie den Patienten wie geplant?
2. Welche Ursachen können der Temperatur- und CO_2-Erhöhung zugrunde liegen?

3. Was liegt der malignen Hyperthermie pathophysiologisch zugrunde?
4. Welche Therapiemaßnahmen wären bei einer malignen Hyperthermie zu treffen?
5. Wie verhalten Sie sich im vorliegenden Fall?

■ Antworten

1. Extubation. Die Extubation sollte vorsichtshalber verschoben werden, bis die Ursachen der Hyperkapnie und Hyperthermie geklärt sind. Eine Verlegung auf die Intensivstation unter Fortführung der Allgemeinanästhesie ist sinnvoll.

2. Ursachen. Als mögliche Ursachen kommen im vorliegenden Fall eine maligne Hyperthermie oder eine septische Reaktion infrage. Ein septischer Schub könnte durch das Einschwemmen von Toxinen während der Operation ausgelöst sein. Postoperativer Temperaturanstieg, Tachykardie und Hypotonie sind typische Symptome. Eine Steigerung der CO_2-Produktion kann durch eine vermehrte Stoffwechselaktivität zustande kommen.

3. Pathophysiologie der malignen Hyperthermie. Ursächlich sind eine gestörte Ca^{++}-Wiederaufnahme durch das sarkoplasmatische Retikulum der Muskelfasern und ein Kontrollverlust des Ca^{++}-Gradienten. Es resultiert eine gesteigerte Wärmeproduktion mit Muskelkontrakturen (75 % der Fälle). Bei ca. 70 % der Patienten finden sich erhöhte Kreatinphosphokinasekonzentrationen (CPK).

4. Therapiemaßnahmen bei maligner Hyperthermie. Narkose und Operation sind sofort zu beenden. Erforderlich ist ein Austausch des Narkosegerätes bzw. von Verdampfer und Atemkalk. Große Gefäßzugänge sind zu legen. Dantrolen wird initial in einer Dosis von 2,5 mg/kgKG intravenös verabreicht, danach folgen Repetitionsdosen bis zu einer Gesamtdosis von 10 mg/kgKG. Ab 40 °C wird eine aggressive Kühlung durchgeführt. Außerdem erfolgt eine symptomatische intensivmedizinische Behandlung.

5. Tatsächliche Behandlung. Im vorliegenden Fall wurde der Patient auf der Intensivstation weiterbehandelt. Dort stieg die Temperatur innerhalb von einer weiteren Stunde auf 40°C an. In der Blutgasanalyse fand sich eine mäßige metabolische Azidose. Zu keinem Zeitpunkt bestand eine Muskelrigidität, die CPK war normal. Mit einem Atemminutenvolumen von 8,5–9,0 l/min konnte der endexspiratorische pCO_2 dauerhaft bei etwa 35 mmHg gehalten werden. Der Befund wurde deshalb als septischer Schub bei perforierter Appendizitis angesehen und eine breite antibiotische Abdeckung vorgenommen.

Die Dantrolengabe erfolgte nicht, ist aber zu diskutieren, da das Symptommuster der malignen Hyperthermie nicht einheitlich ist. Ein zentralvenöser und ein arterieller Katheter wurden an-

gelegt. Bei großzügiger Volumenzufuhr und niedrig dosierter Adrenalingabe verschwand die periphere fleckige Hautverfärbung nach etwa 1 Tag. Wegen der anhaltend hohen Temperaturen blieb der Patient intubiert und beatmet. Am 1. postoperativen Tag erfolgte eine explorative Relaparotomie, bei der erneut trübes Sekret abgesaugt wurde. Ab dem darauf folgenden Tag verbesserte sich der Zustand des Patienten zunehmend. Er konnte am 3. postoperativen Tag extubiert und auf die Normalstation verlegt werden. Dort war der weitere Verlauf unauffällig. Eine Skelettmuskelbiopsie zur Abklärung des Vorliegens einer malignen Hyperthermie wurde angeregt.

Fallbeispiel 10: Atemwegsobstruktion

Eine 54-jährige Patientin (167 cm, 77 kg) wird für einen kieferchirurgischen Eingriff (multiple Zahnextraktionen) vorbereitet. Bei ihr ist ein langjähriges Asthma bronchiale bekannt. Sie nimmt β_2-Mimetika als Inhalationsspray und Theophyllin ein. In der präoperativen Lungenfunktion findet sich eine mäßiggradige obstruktive Ventilationsstörung. Die Röntgenthoraxaufnahme lässt keine Besonderheiten erkennen. Sie wird mit 1 mg Flunitrazepam oral prämediziert.

Die Anästhesieeinleitung erfolgt mit 6 mg Vecuronium, 0,3 mg Fentanyl und 18 mg Etomidat. Die Intubation wird nasal durchgeführt und ist unproblematisch. Die Narkose wird mit einem O_2:N_2O-Gemisch (je 1 l/min) und Isofluran 0,6–1,0 Vol.% fortgeführt.

Während der Operation fällt ein erhöhter Beatmungsdruck auf. Er ist von 24/16/5 cmH$_2$O auf jetzt 32/28/6 gestiegen. Auskultatorisch hat sich das präoperativ hörbare Giemen und Brummen nur wenig verstärkt. Das Atemgeräusch ist beidseits gleich hörbar. Der endexspiratorische pCO_2 ist auf 44 mmHg erhöht. Die pulsoxymetrische Sättigung beträgt wie präoperativ 98 %. Blutdruck und Herzfrequenz betragen 120/90 mmHg bzw.

90/min. Im Kapnogramm fällt ein ansteigendes Plateau auf (Abb. 7.6).

Die Injektion von β_2-Mimetika zeigt keinen klinischen Erfolg.

■ Fragen

1. Welche Ursachen kommen für eine intraoperative Steigerung des Beatmungsdrucks infrage? Wie wirken sich die einzelnen Störungen auf das Kapnogramm aus?
2. Welche Maßnahmen sollten ergriffen werden?

■ Antworten

1. Ursachen und Kapnogramm. Zahlreiche Ursachen können zu einer intraoperativen Beatmungsdrucksteigerung führen. Die akute Exazerbation einer chronisch obstruktiven Lungenerkrankung gehört dazu und kann mit β_2-Mimetika (cave Hypoglykämie bei hochdosierter Anwendung), Adrenalin, Theophyllin und Corticoiden behandelt werden. Zur Anästhesievertiefung eig-

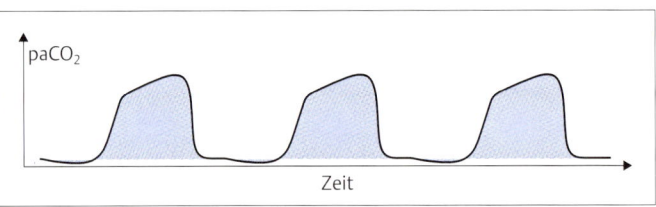

Abb. 7.6   Kapnogramm.

net sich Ketamin. Das gezeigte Kapnogramm mit ansteigendem Plateau ist typisch. Eine Verlegung der Atemwege bzw. der Beatmungswege ist ebenfalls möglich. Hierzu können ein abgeknickter Tubus oder Sekret bzw. Fremdkörper in den Atemwegen gehören. Es findet sich bei inspiratorischer und exspiratorischer Beatmungsbehinderung eine Hyperkapnie. In der Einleitungsphase kommt die ösophageale Fehlintubation in Betracht (kein oder sehr wenig CO_2). Das blinde oder bronchoskopisch gezielte Absaugen von Sekret ermöglicht die Freilegung der Atemwege. Bei entsprechenden Eingriffen (z.B. Operationen an der Niere) ist auch ein (Spannungs-)-Pneumothorax als Ursache zu bedenken. Auch hier wird in der Regel eine Hyperkapnie zu finden sein. Da das endexspiratorische CO_2 immer auch ein Parameter der pulmonalen Perfusion ist, sind bei geringem HZV und erheblicher kardialer Auswurfminderung Abfälle des endexspiratorischen CO_2 zu beobachten.

2. Maßnahmen. Im vorliegenden Fall entschloss sich die hinzugerufene Oberärztin spontan zur Umintubation, da die medikamentösen Maßnahmen keinen Erfolg ergaben. Beim Entfernen des Tubus, an dessen Ende sich ein Auge befand, fiel dort ein kleiner eingeklemmter Fremdkörper auf. Es handelte sich um eine graue Gummischeibe mit 5 mm Durchmesser und etwa 2 mm Dicke.

Nach erneuter Intubation war der Beatmungsdruck nur unwesentlich niedriger, besserte sich jedoch allmählich vermutlich aufgrund der Medikamentenwirkung. Bei der Rekonstruktion der Einleitungsphase wurde festgestellt, daß sich Folgendes ereignet hatte. Die Anästhesieschwester hatte vergessen, den Tubus für die nasale Intubation an der Spitze mit dem üblicherweise verwendeten Lidocaingel zu versehen. Als sie dies beim Anreichen feststellte, öffnete sie schnell die Geltube und drückte etwas Lidocaingel direkt in das Nasenloch des Patienten (entgegen der hygienischen Richtlinien). Unbemerkt war geblieben, dass sich beim Abschrauben des Tubenschraubverschlusses die in ihm befindliche Dichtungsgummischeibe gelöst hatte und auf der Öffnung der Tube verblieben war. Die nachträgliche Inspektion des Schraubverschlusses zeigte, dass in ihm die Dichtung fehlte. Unbemerkt blieb demnach auch, dass mit dem Gel diese Gummidichtung in das Nasenloch der Patientin gedrückt wurde. Der Tubus erfasste offensichtlich die Dichtung und transportierte sie nach tracheal. Bei mehrfachem Absaugen oder beim Bronchoskopieren wäre der Fremdkörper möglicherweise in die peripheren Atemwege verschleppt worden. Wegen des frühen Entschlusses zur Umintubation war er jedoch noch im Tubusauge eingeklemmt und konnte entfernt werden.

Verzeichnis der Arzneimittel
M. Schmutzler

■ Adrenalin

Sympathomimetikum. Katecholamin. Medikament der Wahl in der kardiopulmonalen Reanimation bei Asystolie. Präparate: Suprarenin u. a.

Kontraindikationen. Außer unter Reanimation: Hypertonie und Tachykardie verschiedenster Genese, Engwinkelglaukom, Prostataadenom mit Restharnbildung, schwere Niereninsuffizienz, koronare Herzerkrankungen und Myokardinfarkt, Herzmuskelerkrankungen, Mitralstenose, Cor pulmonale und allgemeine Arteriosklerose. Streng kontraindiziert ist die intraarterielle Gabe. Die lokale Anwendung ist im Endstrombereich von versorgenden Arterien (z. B. Finger, Zehen, Penis und Nasenspitze) absolut kontraindiziert.

Unerwünschte Wirkungen. Vasokonstriktion, Oligurie und Anurie. Intrazerebrale Einblutung, Myokardischämie. Adrenalin wirkt arrythmogen.

Wechselwirkungen. Gleichzeitige Anwendung von volatilen Anästhetika (besonders Halothan) sensibilisiert das Herz für die arrhythmogene Wirkung von Adrenalin. Unter Therapie mit Betarezeptorenblockern wird die α-adrenerge Wirkung von Adrenalin betont (sog. paradoxe Wirkung). Im Bronchialsystem wird die bronchodilatatorische Wirkung von Adrenalin durch gleichzeitige Gabe von Betablockern aufgehoben.

Dosierung. Bei schweren anaphylaktischen Reaktionen initial 0,1 mg i. v. In der kardiopulmonalen Reanimation (bei Asystolie und erfolgloser Defibrillation eines Kammerflimmerns) wird Adrenalin zunächst in 1-mg-Dosen verabreicht.

Wirkdauer. Wenige Minuten.

Konfektion. 0,1 mg/1-ml-, 1 mg/1-ml-Ampullen; 25 mg/25-ml-Flaschen u. a.

■ Alfentanil

Opiod. Rapifen (Präparat).

Kontraindikationen
Absolute K.: Bei Patienten mit erhöhtem Hirndruck ohne ausreichende Überwachung des arteriellen Drucks. Akute hepatische Porphyrie.
Relative K.: Alfentanil passiert die Plazentaschranke und geht in die Muttermilch über. Während des Stillens ist eine Karenzzeit von 24 Stunden einzuhalten.

Unerwünschte Wirkungen. Nach rascher Injektion kann der Blutdruck deutlich abfallen. Häufig Rigor (vor allem Thoraxrigidität), Mykloni, Hypotonie, Bradykardie, Bronchospasmus, Schwindel, Übelkeit, Erbrechen und Obstipation. Seltener Juckreiz, Laryngospasmus und Arrhythmien.

Wechselwirkungen. Vorausgehende Behandlung mit Cimetidin oder Erythromycin (oder anderen Enzyminhibitoren in der Leber) kann die Plasmaspiegel von Alfentanil erhöhen.

Dosierung
Erwachsene und Kinder (i. v.): Für kurze Eingriffe bis 10 Minuten 15–20 µg/kgKG, bei Eingriffen bis 30 Minuten 20–40 µg/kgKG. Bei Eingriffen bis 60 Minuten 40–80 µg/kgKG und bei Eingriffen > 60 Minuten 80–150 µg/kgKG.
Repetitionsdosis: 15 µg/kgKG alle 15 Minuten; als Infusion ca. 60 µg/kgKG pro Stunde.

Wirkdauer. Je nach initialer Dosis: bei 15 µg/kgKG besteht die analgetische Wirkung ca. 10–20 Minuten.

Konfektion. 0,5 mg/ml in 2-ml-Ampullen und 0,5 mg/ml in 10-ml-Ampullen.

■ Amrinon

Phosphodiesterase-III-Hemmer. Wincoram (Präparat).

Indikationen. Zur Kurzzeittherapie (ca. 14 Tage) bei schwerer chronischer Herzinsuffizienz (NYHA IV), wenn die konventionelle Therapie erfolglos geblieben ist. Bei akuter Herzinsuffizienz nach herzchirurgischen Operationen.

Kontraindikationen
Absolute K.: Schwere obstruktive Kardiomyopathie (HOCM), schwere obstruktive Herzklappenerkrankung, Herzwandaneurysma, supraventrikuläre Tachyarrhythmie.
Relative K.: Kinder unter 12 Jahren. Vorbestehende Hypovolämie muss vor Therapie mit Amrinon ausgeglichen werden. Thrombozytopenie < 100/nl.

Unerwünschte Wirkungen. Unter anderem wegen des Zusatzes von Natriumdisulfit ist Vorsicht geboten bei Asthmatikern mit bekannter Sulfitüberempfindlichkeit.

Dosierung. Initial 0,5 – 1,5 mg/kgKG langsam i. v., eventuell nach 30 min wiederholen. Danach 5 – 10 μg/kgKG/min. Durch die gefäßdilatierende Wirkung kommt es häufig zur Blutdrucksenkung, die durch die verbesserte Herzleistung möglicherweise nicht kompensiert werden kann. Die Dosierung bei Kindern 0,2 – 0,5 mg/kgKG als Bolus, im Übrigen wie bei Erwachsenen. Amrinon sollte nicht mit anderen Infusionslösungen oder Medikamenten über denselben venösen Zugang gegeben werden.

Wirkdauer. Plasmahalbwertszeit ca. 3,5 Stunden.

Konfektion. 100 mg in 20-ml-Ampullen.

■ Atracurium

Mittellang wirksames nicht depolarisierendes Muskelrelaxans. Präparat: Tracrium. Wirkstoff: Atracuriumbesilat. Zusätze: Benzolsulfonsäure, Aqua ad injectabilia.

Kontraindikationen
Absolute K.: Fehlende Möglichkeit der künstlichen Beatmung, allergische Überempfindlichkeit gegenüber Atracurium, Cis-Atracurium oder Benzolsulfonsäure. Keine Erfahrungen liegen über Anwendungen in der Schwangerschaft und bei Kindern unter 2 Jahren vor.
Relative K.: Allgemeine neuromuskuläre Erkrankungen (besonders Myasthenia gravis, Lambert-Eaton-Syndrom), vorausgegangene Polio, chronische Therapie mit trizyklischen Antidepressiva. Nicht bekannt ist, ob Atracurium oder seine Metaboliten in die Muttermilch übergehen.

Andere Wirkungen. Allergische Reaktionen durch dosisabhängige Histaminliberation. Hautrötung, Urtikaria, Hypotonie, Bronchospasmus. Sehr selten anaphylaktische Reaktionen. Schwere Entgleisungen des Elektrolyt- und Säure-Basen-Haushaltes können die Empfindlichkeit gegenüber Muskelrelaxanzien herauf- oder herabsetzen. Unter Hypothermie kann die zur Muskelrelaxation und deren Aufrechterhaltung benötigte Dosis deutlich herabgesetzt sein. Nach Verbrennungen kann die erforderliche Dosis erhöht sein. Cave: Atracurium darf nicht gemeinsam mit einer Bluttransfusion über dieselbe Transfusionslinie verabreicht werden.

Wechselwirkungen. Verstärkung der Wirkung durch Enfluran, Isofluran und Halothan, Ketamin, Aminoglykoside, Polymyxine, Spectinomycine, Tetracycline, Lincomycin und Clindamycin, Propanolol, Calciumantagonisten, Lidocain, Procainamid und Chinidin, Furosemid, Thiazide, Azetazolamid und Mannit, Magnesiumsulfat und Lithiumsalze, Trimetaphan, Hexamethonium. Die gleichzeitige Verabreichung von Suxamethonium kann zu einem nicht mehr durch Cholinesterasehemmstoffe auflösbaren neuromuskulären Block führen. Atracurium wird in Ringer-Lactat oder 5%iger Dextrose-Ringer-Lactatlösung schneller inaktiviert. Inkompatibilität besteht mit alkalischen Lösungen wie Thiopental, Methohexitallösungen, außerdem mit Propofol, Trometamol und Ketorolac.

Dosierung
Erwachsene und Kinder ab 1 Monat: Initial zur Intubation 0,4 – 0,5 mg/kgKG (2 – 4fache ED_{95}, Anschlagszeit ca. 1,5 – 2 min, maximale Wirkung nach ca. 3 min). Höhere Dosen bis 0,8 mg/kgKG verkürzen die Anschlagszeit auf 1,5 min, die Zeit bis zur maximalen Wirkung auf 2 min und verlängern die klinische Wirkdauer (Zeit bis zur Spontanerholung auf 25% der Kontrollzuckungsspannung).
Repetitionsdosis: 0,1 – 0,2 mg/kgKG.

Wirkdauer. In der Regel hochtone etwa 30 – 40 Minuten.

Besonderheiten. Die Inaktivierung erfolgt zunächst organunabhängig über die pH-Wert- und temperaturabhängige Hofmann-Spaltung zu Laudanosin und einem monoquaternären Acrylat, das durch unspezifische Esterasen weiter zu Acrylsäure und monoquaternärem Alkohol hydrolysiert wird.
Da die Inaktivierung von Atracurium unabhängig von der enzymatischen Leistung der Leber oder der Nierenfunktion ist, ist bei Patienten mit Leber- oder Niereninsuffizienz keine Reduktion der Dosis erforderlich. Im Prinzip stellt Atracurium neben dem Cis-Atracurium (Nimbex) das nicht depolarisierende Muskelrelaxans der Wahl bei schwer eingeschränkter Leberfunktion dar. Mit einer Kumulation ist nicht zu rechnen.

Konfektion. Lagerung gekühlt (bis 6 °C)! 1 ml enthält 10 mg. 1 Amp. mit 5 ml enthält 50 mg. 1 Amp. mit 2,5 ml enthält 25 mg.
Zur Intubation werden beim Erwachsenen (70 kg) etwa 25 – 30 mg benötigt, für die Repetition etwa 10 mg.
Aufziehen zur Anästhesie: 5 ml Tracrium in einer 5-ml-Spritze = 10 mg/ml.

■ Bupivacain

Lang wirksames Lokalanästhetikum. Präparate: Bupivacain NN, Carbostesin u. a.

Kontraindikationen. Kontraindiziert zur intravenösen Regionalanästhesie (Bier-Blockade) und zur Parazervikalanästhesie in der Geburtshilfe. Vorsicht bei Patienten mit schweren AV-Überleitungsstörungen, dekompensierter Herzinsuffizienz und kardiogenem oder hypovolämem Schock.

Unerwünschte Wirkungen. Ähnlich Lidocain.

Dosierung. Maximaldosierung: 150 mg bei epiduraler und 80 mg bei intravasaler Gabe. Die Dosis kann durch Zusatz von Adrenalin auf 180 mg bei epiduraler Gabe erhöht werden.

Wirkdauer. Anschlagszeit ca. 15 – 40 min, Wirkdauer ca. 180 – 400 min, je nach gewählter Konzentration; 0,5 %ige oder höhere Konzentrationen führen auch zur motorischen Blockade, während mit 0,125 – 0,25 %iger Lösung oder geringeren Konzentrationen motorische Nervenbahnen nur gering beeinträchtigt werden.

Konfektion. 0,25-/0,5- und 0,75 %ige Lösung in 5-ml-Glas- oder Luerfitampullen, auch mit Zusatz von Adrenalin (1 : 20.000 und 1 : 200.000), sowie als 50-ml-Flaschen und als 0,5 %ige Lösung in hyperbarer Form (4-ml-Ampullen).

■ Cis–Atracurium

Mittellang wirksames Muskelrelaxans, auch Cisatracurium. Nimbex (Präparat).

Kontraindikationen. Allgemeine neuromuskuläre Erkrankungen, vorausgegangene Polio, chronische Therapie mit trizyklischen Antidepressiva.

Wechselwirkungen. Die gleichzeitige Verabreichung von Suxamethonium kann zu einem nicht mehr durch Cholinesterasehemmstoffe auflösbaren neuromuskulären Block führen. Inkompatibilität besteht mit alkalischen Lösungen. Cis-Atracurium darf nicht gemeinsam mit einer Bluttransfusion und/oder Propofol über dieselbe Transfusionslinie verabreicht werden.

Dosierung
Erwachsene: Initial zur Intubation 0,1 – 0,2 mg/kgKG (Anschlagszeit ca. 2,5 min, maximale Wirkung nach 3,5 min).
Kinder (von 2 – 12 Jahren): initial 0,1 mg/kgKG über 5 – 10 Sekunden.
Repetition: 0,03 mg/kgKG. Für die kontinuierliche Applikation bei Erwachsenen und Kindern von 2 – 12 Jahren zunächst 0,18 mg/kgKG/h, dann Reduktion auf 0,06 – 0,12 mg/kgKG/h. Unter Enfluran- bzw. Isoflurannarkose Reduktion der Erhaltungsdosis um 40 %.

Wirkdauer. Unter Narkose (bei 0,15 mg/kgKG) Erholungsindex (25 – 75 %) ca. 13 min.

Besonderheiten. Inaktivierung organunabhängig über die pH-Wert- und temperaturabhängige Hofmann-Spaltung. Keine dosisabhängige Histaminliberation.

Konfektion. 5 mg/2,5-ml- und 10 mg/5-ml-Ampullen. Lagerung gekühlt (bis 6 °C).

■ Desfluran

Halogenierter Fluorkohlenwasserstoff Desfluran. Strukturanalogon zu Isofluran und Enfluran. Nicht entflammbar, nicht explosiv. Suprane (Präparat).

Kontraindikationen. Anamnestisch bekannte maligne Hyperthermie oder Vorliegen einer genetischen Disposition zur malignen Hyperthermie. Leberfunktionsstörungen, Leukozytose oder unklare Fieberzustände nach vorhergehender Desfluananästhesie.

Unerwünschte Wirkungen. Aktivierung des Sympathikus, die als Steigerung der Herzfrequenz und des Blutdrucks erkennbar wird. In Kombination mit Lachgas ist dieser Effekt geringer. In Kombination mit Lachgas steigt ab 1,5 MAC der zentrale Venendruck. Vorsicht ist geboten bei lokaler Anwendung von Adrenalin oder potenten Vasokonstriktoren. Hirndrucksteigerung. Muskelrelaxation.

Dosierung
Erwachsene: 2 – 6 Vol.% für chirurgische Analgesie.
Kinder: wie Erwachsene, wobei der MAC-Wert für Kleinkinder bis zu einem Jahr am höchsten liegt.

Besonderheiten. Beheizbare Vapore sind erforderlich. Desfluran hat eine schnelle An- und Abflutung. Bei allen volatilen Anästhetika mit CHF_2-Gruppen, wie auch Desfluran, kommt es im CO_2-Absorber zu Kohlenmonoxidbildung (CO), wahrscheinlich über eine basenkatalysierte Protonenabspaltung aus der CHF_2-Gruppe. Desfluran weist hier die höchsten Werte auf, ohne dass dies jedoch klinisch bisher eine Bedeutung erlangt hätte.

Konfektion. 250-ml-Flaschen.

■ Diazepam

Benzodiazepin. Präparate: Faustan, Tranquase, Valiquid, Valium u.a.

Indikationen. Prämedikation, akute Therapie von Angst-, Erregungs-, Spannungs- und Unruhezuständen, Status epilepticus, Tetanus und Zustände mit erhöhtem Muskeltonus.

Kontraindikationen. Überempfindlichkeit gegen Benzodiazepinderivate, Myasthenia gravis, akutes Engwinkelglaukom, Frühgeborene bis zum 4. Monat. Bekannte Schizophrenie, endogene Depression. Bei Anwendung zur Geburt kann es beim Kind zu Atemdepression, erniedrigtem Blutdruck, erniedrigter Körpertemperatur und erniedrigtem Muskeltonus („Floppy-Infant-Syndrom") kommen. Stillen sollte nicht unter 4 Stunden nach der Anwendung erfolgen.

Unerwünschte Wirkungen. Atemdepression besonders bei vorbestehender Ateminsuffizienz und Hirnschädigungen. Hypotonie, Brustschmerzen, Bradykardie, allergische Reaktionen, Ataxie, Harnverhalt, Laryngospasmus, Schläfrigkeit, Benommenheit, Schwindel, Verwirrtheit, anterograde Amnesie (in der Anästhesie erwünscht), eingeschränktes Reaktionsvermögen, Sehstörungen, Störungen der Regelblutung, Störungen des Gastrointestinaltrakts. Nach längerdauernder Anwendung stellen sich eine Toleranz und Kumulation ein. Rasches Absetzen einer längeren Therapie kann zum Entzugsdelir führen.

Dosierung
Erwachsene: 0,1 – 0,2 mg/kgKG i.v. vor Narkosebeginn.
Kinder (ab 4 Monate): zur Prämedikation ca. 0,1 – 0,2 mg/kgKG.

Wirkdauer. Nach einmaliger Gabe von 5 – 10 mg i.v. beim Erwachsenen kann mit einer Wirkung von ca. 1 – 3 Stunden gerechnet werden.

Konfektion. 10 mg in 2-ml-Ampullen.

■ Dobutamin

Katecholamin. Präparate: Dobutamin NN, Dobutrex.

Kontraindikationen. Mechanische Füllungs- oder Auswurfbehinderung der Herzkammern (z.B. Perikardtamponade, Pericarditis constrictiva, hypertrophe obstruktive Kardiomyopathie), schwere Aortenstenose. Die gleichzeitige Gabe von MAO-Hemmstoffen kann zu lebensbedrohlichen Blutdruckkrisen, Hirnblutungen, Herzrhythmusstörungen und Kreislaufversagen führen.

Unerwünschte Wirkungen. Erhöhung der Herzfrequenz und des Blutdruckes, Hemmung der Thrombozytenfunktion.

Dosierung. 2,5 – 10 µg/kgKG/min. Kinder zeigen die erwartete Wirkung bei etwas geringeren Dosen als Erwachsene, allerdings treten Nebenwirkungen ebenfalls bei geringeren Dosen auf. Zur Kontrolle des Effektes sollten Kreislauf, Füllungsdrücke und Herzindex überwacht werden.

Wirkdauer. Im Minutenbereich.

Besonderheiten. β_1-Rezeptoragonist. In niedrigen Dosierungen (bis 5 µg/kgKG/min) überwiegt die β_2-Rezeptorwirkung, in höheren Dosierungen kommt auch die α-Rezeptorwirkung zum Tragen und damit die scheinbar selektive β_1-Wirkung. Dobutamin führt dosisabhängig zu einer Abnahme des Füllungsdrucks am Herzen, Zunahme des Herzindex, Senkung der Nachlast und damit möglicherweise auch zu einer geringen Verbesserung der Splanchnikusdurchblutung.

Konfektion. Als Trockensubstanz: 250 mg. Außerdem 250 mg/20-ml-Ampullen und 250 mg/50-ml-Flaschen.

■ Dopamin

Katecholamin. Dopamin NN (Präparat).

Kontraindikationen. Ähnlich Adrenalin.

Unerwünschte Wirkungen. Dopamin wirkt arrythmogen. Versehentlich paravenöse Infusion kann zu Nekrosen führen und wird lokal mit Phentolamin behandelt.

Dosierung. Dopamin wird kontinuierlich über eine gesteuerte Infusion (Spritzenpumpe) verabreicht. Abhängig von der erwünschten Wirkung gibt es drei Dosierungbereiche. Niedrige Dosis: bis 3 µg/kgKG/min zur vorwiegend dopaminergen Wirkung auf die Nieren- und Splanchnikusdurchblutung. Mittlere Dosis: bis 9 µg/kgKG/min zur Stimulierung der β-Adrenozeptoren. Hohe Dosis: über 10 µg/kgKG/min zur zusätzlichen α-Adrenozeptorwirkung. Bei Kindern sollte die Dosis 10 µg/kgKG/min nur bei strenger Indikation überschritten werden.

Wirkdauer. Wenige Minuten.

Besonderheiten. Dopamin ist neben seiner agonistischen Wirkung an DA_1- und DA_2-Rezeptoren ein indirekt wirkender β_1- und α-Adrenozeptoragonist. Über DA_1-Rezeptoren vermittelt Dopa-

min im Gefäßsystem eine Vasodilatation (vor allem auch im Splanchnikusgebiet), über präganglionäre DA_2-Rezeptoren eine Hemmung der Noradrenalinfreisetzung und über β_1-Rezeptoren eine Inotropie, Chronotropie sowie über α-Rezeptoren eine Blutdrucksteigerung. Die einzelnen Wirkungen sind dosisabhängig.

Konfektion. 50 mg/5-ml-, 200 mg/10-ml-Ampullen, 250 mg/50-ml- und 500 mg/50-ml-Flaschen.

■ Dopexamin

Katecholamin. Dopacard (Präparat).

Kontraindikationen. Volumenmangel, Aortenstenose, hypertrophe obstruktive Kardiomyopathie, Lungenembolie, instabile Angina pectoris, Phäochromozytom, septischer Schock und Thrombopenie.

Unerwünschte Wirkungen. Herzfrequenzsteigerung und Hypotonie, Thrombozytenabfall, supraventrikuläre und ventrikuläre Arrhythmien, Myokardischämie, Abfall des arteriellen Sauerstoffpartialdrucks (Therapie abbrechen), Abfall des Serum-K^+-Spiegels. Phlebitiden bei Applikation über einen periphervenösen Zugang.

Wechselwirkungen. Generell nicht mit anderen Infusionslösungen kombinieren.

Dosierung. Beginnend mit 0,5 µg/kgKG/min. Steigerung bis 4 µg/kgKG/min ist möglich.

Wirkdauer. Die Halbwertszeit beträgt ca. 6–10 Minuten.

Besonderheiten. β_2-Adrenozeptoragonist mit agonistischer Wirkung am dopaminergen DA_1-Rezeptor, schwacher agonistischer Wirkung am DA_2-Rezeptor und indirekter Wirkung am β_1-Adrenozeptor durch Hemmung der Wiederaufnahme von Noradrenalin. Insgesamt Steigerung der Herzfrequenz, des Herzindex, des renalen Blutflusses und des Blutflusses im Hepato-Splanchnikus-Bereich, Senkung der Vor- und Nachlast.

Konfektion. 50 mg in 5-ml-Ampullen zur Verdünnung mit 0,9%iger NaCl-Lösung.

■ Etidocain

Lang wirksames Lokalanästhetikum. Dur-Anest (Präparat).

Kontraindikationen. Ähnlich Lidocain.

Unerwünschte Wirkungen. Etidocain ist etwa dreimal potenter als Lidocain. Die Schwellendosis für ZNS-Reaktionen wird mit 3,4 mg/kgKG etwa halb so hoch angegeben wie die von Lidocain und etwa doppelt so hoch wie die von Bupivacain.

Wechselwirkungen. Ähnlich Lidocain.

Dosierung. Maximaldosierung: 300 mg bei epiduraler und 180 mg bei intravasaler Gabe. Die Dosis kann durch Zusatz von Adrenalin auf 375 mg bei epiduraler Gabe erhöht werden. Vor allem bei Kindern nicht über 4 mg/kgKG.

Wirkdauer. Anschlagszeit ca. 10–20 min, Wirkdauer ca. 200–300 min. Bei Adrenalinzusatz verkürzt sich die Anschlagszeit um ca. 3–5 min und die Wirkdauer ist auf ca. 250–420 min verlängert.

Besonderheiten. Die Vorteile des Etidocain liegen – weitgehend dosisunabhängig – in der nahezu gleichen Anschlagszeit für die sensorische und motorische Blockade (aufgrund seiner hohen Lipidlöslichkeit diffundiert es gut durch die Myelinscheiden der A-Fasern). Daher ist es in äquipotenter Dosierung für eine reine Analgesie nicht so geeignet wie Bupivacain oder Ropivacain.

Konfektion. 1%ige Lösung in 10-ml-Ampullen.

■ Enfluran

Halogenierter Fluorchlorkohlenwasserstoff, Strukturisomer von Isofluran. Farblose Flüssigkeit, nicht entflammbar oder explosiv. Ethrane (Präparat).

Kontraindikationen. Anamnestisch bekannte maligne Hyperthermie oder genetische Disposition zur malignen Hyperthermie.

Nebenwirkung. Dosisabhängige periphere Vasodilatation und Hypotonie. Unter Enfluran wurden erhöhte Krampfpotenziale im EEG beobachtet. Enfluran reduziert den Uterustonus. Darüber hinaus relaxiert Enfluran die Skelettmuskulatur stärker als Halothan. Die kardiodepressive Wirkung von Enfluran ist geringer ausgeprägt als unter Halothan. Vorsicht bei lokaler Anwendung von Adrenalin (nicht stärkere Konzentration als 1:100.000) oder potenten Vasokonstriktoren. Bronchodilatation.

Dosierung
Erwachsene: 2–4 Vol.% für eine chirurgische Analgesie; sofern zusätzlich Lachgas oder intravenöse Analgetika eingesetzt werden, lässt sich die Dosis auf die Hälfte reduzieren. Patienten über 65 Jahre benötigen häufig geringere Dosen. Zur Einleitung in reinem Sauerstoff bei 1 MAC: ca. 5–10 Minuten, in Kombination mit Lachgas kann die Dosis reduziert bzw. die Einschlafdauer verkürzt werden.
Kinder: Der MAC-Wert für Kinder unter 10 Jahren liegt höher als für Erwachsene.

Besonderheiten. Enfluran wird zu ca. 2–3% biotransformiert zu Difluormethoxydifluoressigsäure und Fluoridionen, die renal ausgeschieden werden. Das Auftreten von Lebernekrosen ist beschrieben (neben der von allen volatilen Anästhetika bekannten Abnahme der Leberdurchblutung und Leberfunktion).

Konfektion. 250-ml-Flaschen.

■ Enoximon

Phosphodiesterase-III-Hemmer. Perfan (Präparat).

Indikationen. Bei schwerer chronischer Herzinsuffizienz, wenn die konventionelle Therapie erfolglos geblieben ist. Außerdem bei akuter Herzinsuffizienz nach herzchirurgischen Operationen. Therapiedauer < 48 Stunden.

Kontraindikationen
Absolute K.: schwere obstruktive Kardiomyopathie (HOCM), schwere obstruktive Herzklappenerkrankung, Herzwandaneurysma, supraventrikuläre Tachyarrhythmie. Während der Schwangerschaft und Stillzeit. Enoximon hat im Tierversuch zu Schädigungen am Fetus geführt.
Relative K.: Kinder unter 12 Jahren. Thrombozytopenie < 100/nl.

Wechselwirkungen. Ca^{++}-Antagonisten wie auch Hydralazin vermindern die positiv inotrope Wirkung. Vasodilatanzien verstärken die gefäßdilatierende Wirkung.

Dosierung. Initial 0,25–0,5 mg/kgKG langsam i. v., eventuell nach 30 min wiederholen. Als Infusion über eine exakt steuerbare Pumpe 90 µg/kgKG/min bis zum erreichten Therapieerfolg. Als Erhaltungstherapie 2,5–10 µg/kgKG und Minute. Durch die gefäßdilatierende Wirkung kommt es häufig zur Blutdrucksenkung, die durch die verbesserte Herzleistung möglicherweise zunächst nicht kompensiert wird. Enoximon kumuliert ab einer Dosis von 10 µg/kgKG/min. Die Dosierung bei Kindern 0,2–0,5 mg/kgKG als Bolus, im Übrigen wie bei Erwachsenen. Enoximon sollte nicht mit anderen Infusionslösungen oder Medikamenten über denselben venösen Zugang gegeben werden.

Wirkdauer. Ca. 4–6 Stunden.

Konfektion. 100 mg in 20-ml-Ampullen.

■ Etomidat

Imidazolderivat. Präparate: Etomidat-Lipuro, Hypnomidate, Radenarcon.

Kontraindikationen. Bei Neugeborenen oder Kindern unter 6 Monaten sowie bei gestörter Hämoglobinsynthese nur nach strenger Indikation.

Unerwünschte Wirkungen. Bei rascher Anwendung von höheren Dosen kurzfristiger Atemstillstand möglich. Suppression der Nebennierenrindenfunktion (Hemmung der Steroidsynthese), deren klinische Relevanz unklar ist. Muskelkloni. Selten Laryngospasmus, Singultus, Übelkeit, Erbrechen, Husten und Shivering. Die paravenöse Injektion und besonders intraarterielle verursacht Schmerzen und Ulzerationen bis hin zu Nekrosen.

Dosierung
Erwachsene: 0,15–0,3 mg/kgKG. Bei älteren Patienten 0,15–0,2 mg/kgKG.
Kinder (6 Monate–15 Jahre): 0,15–0,2 mg/kgKG.

Wirkdauer. 2–5 Minuten nach initialer Dosis.

Besonderheiten. Die Elimination erfolgt zu 85% renal und 15% biliär. Etomidat ist zu 70% proteingebunden. Etomidat gilt nicht als Triggersubstanz für die maligne Hyperthermie.

Konfektion. 20-mg-Ampullen. Etomidate-Lipuro enthält keine Konservierungsstoffe. Wegen der für bakterielle Besiedlung günstigen Beschaffenheit der Emulsion ist besonders auf Sterilität nach Anbrechen der Ampulle zu achten. Restmengen müssen aus diesen Gründen alsbald verworfen werden. Die Etomidatemulsion muss vor Licht geschützt werden und darf nicht über 25 °C gelagert werden. Vor Gebrauch schütteln.

■ Faktor VII

Faktor VII S-TIM 4 (Präparat). Weitere Hinweise siehe „Faktor VIIa".

■ Faktor VIIa

NovoSeven (Präparat).

Wirkstoff. Faktor VII (IE: 200/500) und NovoSeven F VIIa (IE: 60/120/240) in unterschiedlicher Anreicherung je nach Präparat. Zusätze unterscheiden sich je nach Präparat.

Indikationen. Substitution bei angeborenem Faktor-VII-Mangel.

Unerwünschte Wirkungen. Allergische Reaktionen auf Fremdeiweiße, Hemmkörper gegen den Gerinnungsfaktor, gelegentlich Temperaturanstieg. Verbrauchskoagulopathie. Für NovoSeven werden angegeben: Einzelfälle von Angina pectoris, supraventrikulärer Tachykardie, Thrombophlebitis, Lungenembolie, Verbrauchskoagulopathie, Nierenversagen, Leberinsuffizienz, Ataxie. Häufiger Exanthem (selten schwer), Nausea, Kopfschmerz, Hypovolämie. Eventuell auch Faktor-VII-Antikörperbildung.

Dosierung. 1 IE/kgKG erhöht die Faktor-VII-Aktivität um ca. 1,0%. Im Allgemeinen sind perioperativ Aktivitäten von ca. 30% für die Blutgerinnung ausreichend.

Wirkdauer. Ca. 1,5–6 Stunden, entspricht ungefähr der Halbwertszeit des endogenen Faktors im Plasma.

Konfektion. Trockensubstanz; nach Auflösung rasch verwenden. Gekühlt lagern.

■ Faktor XIII

Fibrinstabilisierender Faktor. Fibrogammin (Präparate).

Indikationen. Kongenitaler Mangel an Faktor XIII, Förderung der Wundheilung und Frakturheilung; selten Blutungen und hämorrhagische Diathese, die auf einen erworbenen, relativen Mangel an Faktor XIII zurückzuführen sind.

Kontraindikationen. Frische Thrombosen.

Unerwünschte Wirkungen. Allergische Reaktionen, Anstieg des Inhibitortiters.

Dosierung. Bei kongenitalem Faktor-XIII-Mangel zur Prophylaxe: 10 IE/kgKG in 4-wöchigen Abständen; bei Auftreten von Spontanblutungen Intervall verkürzen. Vor Operationen 35 IE/kgKG und an den folgenden Tagen bis zum Abschluss der Wundheilung je 10 IE/kgKG. Ursache des erworbenen Faktor-XIII-Mangels sind neben Blutungen und Thrombinaktivierung auch die Bildung von Granulozytenelastasen. Zur Förderung der Wundheilung: am OP-Tag und bis zum 3. Tag postoperativ 15–20 IE/kgKG, dieselbe Dosis zur Verbesserung der Knochenheilung bis zum 14. Tag.

Wirkdauer. Ca. 10 Tage.

Besonderheiten. Zur Überwachung einer Therapie Faktor-XIII-Aktivität messen. Sie unterliegt interindividuell großen Schwankungen. Eine Faktor-XIII-Aktivität von > 70% wird als ausreichend angesehen.

Konfektion. Trockensubstanz; nach Auflösung rasch verwenden. Gekühlt lagern.

■ Faktor VIII, IX, XII

FEIBA S-TIM 4 (Präparat).

Wirkstoff. FEIBA = Faktor-VIII-Inhibitor-Bypass-Aktivität, IE: 250/500/1000, Zusätze: NaCl, Natriumcitrat, Natriumhydrogenphosphat.

Indikationen. Blutungen oder Blutungsneigung bei Hemmkörperhämophilie A und B. Bei schweren lebensbedrohlichen Blutungen auch bei Patienten mit erworbenen Inhibitoren gegen Faktor VIII, IX und XII.

Kontraindikationen. Nachgewiesene oder vermutete koronare Herzkrankheit, akute Thrombose bzw. Embolie, Schwangerschaft. Cave: überschießende Aktivierung des Gerinnungssystems und Verbrauchskoagulopathie.

Unerwünschte Wirkungen. Allergische Reaktionen auf Fremdeiweiße, reaktiver Anstieg des Inhibitortiters. Einzelfälle mit Myokardinfarkt. Verbrauchskoagulopathie.

Dosierung. 1 IE/kgKG erhöht die Faktor-VII-Aktivität um ca. 1,0%. Initial etwa 50–100 IE/kgKG, eventuell nach 6 bzw. 12 Stunden wiederholen. Eine Tagesdosis von 200 IE/kgKG nicht überschreiten. Im Allgemeinen sind perioperativ Aktivitäten von ca. 30% für die Blutgerinnung ausreichend.

Wirkdauer. Deutlich kürzer als die Halbwertszeit der endogenen Faktoren, da die Faktoren aktiviert vorliegen und nach Applikation sofort umgesetzt werden.

Konfektion. Trockensubstanz; nach Auflösung rasch verwenden. Gekühlt lagern.

■ Faktor-VIII- und v. Willebrand-Faktor-Konzentrat

Präparate: Profilate HS, IMMUNATE STIM plus, Monoclate-P, Octanate, Recombinate, ReFacto. Weitere Hinweise siehe unter „Faktor-VIII:C-Konzentrat".

■ Faktor-VIII:C- und v. Willebrand-Faktor-Konzentrat

Haemate HS (Präparat). Weitere Hinweise siehe unter „Faktor-VIII:C-Konzentrat".

■ Faktor-VIII:C-Konzentrat

Präparate: Beriate HS, Monoclate-P.

Wirkstoff. Gerinnungsfaktor VIII:C (IE: 250/500/1000), Zusätze: unterschiedlich je nach Präparat, u. a. auch v. Willebrand-Faktor – vWF).

Indikationen. Schwere und mittelschwere Hämophilie A zur Unterstützung der Blutgerinnung und Prophylaxe bei operativen Eingriffen; Haemate und Profilate auch bei v. Willebrand-Jürgens-Syndrom mit F-VIII-Mangel.

Kontraindikationen. Wegen des geringen Heparingehalts wird bei einigen Präparaten von einer Anwendung bei bekannter heparininduzierter Thrombozytopenie Typ II abgeraten. Beriate und Monoclate eignen sich nicht zur Behandlung des v. Willebrand-Jürgens-Syndroms.

Dosierung. 1 IE/kgKG erhöht die F-VIII-Aktivität um ca. 2 %. Für operative Eingriffe sollte die F-VIII-Aktivität > 50 % sein.

Wirkdauer. Ca. 7 – 20 Stunden, entspricht ungefähr der Halbwertszeit des endogenen Faktors im Plasma.

Besonderheiten. Infektion mit umhüllten (z. B. HIV-, Herpes-simplex-) und nicht umhüllten (Polio-)Viren ist mit sehr hoher Wahrscheinlichkeit auszuschließen.

Konfektion. Trockensubstanz; nach Auflösung rasch verwenden. Gekühlt lagern.

■ Faktor IX

Präparate: Berinin HS, Immunine STIM plus Immuno, Mononine, Octanyne Faktor IX Konzentrat human.

Indikationen. Hämophilie B, Hemmkörperhämophilie mit Faktor-IX-Inhibitor, erworbener Faktor-IX-Mangel.

Kontraindikationen
Absolute K.: Bei erworbenem Faktor-IX-Mangel: Vorsicht vor überschießender Gerinnungsaktivierung durch Substitution von Faktor-IX.
Relative K.: Wegen des in geringen Mengen bei allen Gerinnungsprodukten enthaltenen Heparins wird bei einigen Präparaten von einer Anwendung bei bekannter HIT II (heparininduzierter Thrombozytopenie Typ II) abgeraten.

Unerwünschte Wirkungen. Allergische Reaktionen auf Fremdeiweiße, Hemmkörper gegen den Gerinnungsfaktor, gelegentlich Temperaturanstieg.

Dosierung. 1 IE/kgKG erhöht die Faktor-IX-Aktivität um ca. 0,8 % (0,5 – 1,5 %). Im Allgemeinen sind perioperativ Aktivitäten von ca. 30 % für die Blutgerinnung ausreichend.

Wirkdauer. Ca. 20 – 24 Stunden, entspricht ungefähr der Halbwertszeit des endogenen Faktors im Plasma.

Konfektion. Trockensubstanz; nach Auflösung möglichst rasch verwenden. Gekühlt lagern.

■ Fentanyl

Opioid. Präparate: Fentanyl (von Braun, Curamed, Hexal, Janssen, Pake-Davis).

Kontraindikationen
Absolute K.: Bei Epileptikern während der intraoperativen Herdsuche.
Relative K.: Bradyarrhythmien, Phäochromozytom, Gallenwegserkrankungen, obstruktive und/oder entzündliche Darmerkrankungen und Kinder unter 1 Jahr. Fentanyl passiert die Plazentaschranke, es kann daher zur Atemdepression beim Neugeborenen kommen. Da Fentanyl in die Muttermilch übertritt, muss eine 24-stündige Karenzzeit eingehalten werden.

Unerwünschte Wirkungen. Atemdepression, initiale Hypotonie und Bradykardie. Laryngo- und Bronchospasmus, Rigor (insbesondere Thoraxrigidität), Myoklonien, urtikarielles Exanthem. Nach Therapie mit MAO-Hemmstoffen ist mit lebensbedrohlichen Reaktionen des Kreislauf-, Atmungs- und Zentralnervensystems zu rechnen.

Dosierung
Erwachsene: Zur Narkoseeinleitung 2 – 5 µg/kgKG. Fentanyl kann auch als Monoanästhetikum verwendet werden, z. B. in der Herzchirurgie (High-Dose-Fentanyl, 50 – 100 µg/kgKG).
Kinder: Zur Narkoseeinleitung 2 – 3 µg/kgKG.
Repetition: In der Regel ein Drittel bis zur Hälfte der initialen Dosis zur Verlängerung der Analgesie unter der Operation um ca. 15 – 20 Minuten. Vorsicht vor Gaben über 0,5 µg/kgKG zum Ende der Operation, wenn die Extubation erreicht werden soll.

Wirkdauer. 45 – 60 Minuten, bei häufiger Repetition entsprechend länger.

Konfektion. 0,05 mg/ml in 10-ml-Ampullen und 0,05 mg/ml in 2-ml-Ampullen.

■ Fibrinogen

Haemocomplettan (Präparat).

Indikationen. Kongenitale Hypo-, Dys- oder Afibrinogenämie; erworbener Fibrinogenmangel durch Leberinsuffizienz oder Fibrinogenverlust bzw. –verbrauch (z.B. schwere Blutung, Verbrauchskoagulopathie, Hyperfibrinolyse und akute Leukämien). Wichtig ist wie vor allen Substitutionen mit prokoagulatorisch wirkenden Substanzen, dass der Anteil der inhibitorisch wirkenden Faktoren ausreichend an den Umsatz angepasst ist.

Kontraindikationen. Akute Thrombosen und Embolien, Myokardinfarkt.

Unerwünschte Wirkungen. Allergische Reaktionen. Cave: Verbrauchskoagulopathie, keine Gabe von Prokoagulatoren bevor das Inhibitorenpotenzial nicht ausgeglichen ist.

Wechselwirkungen. Keine bekannt; Vorsicht bei gleichzeitiger Gabe von prokoagulatorisch wirkenden Produkten.

Dosierung. In der Regel 1–2 Flaschen langsam als Infusion (entspricht etwa 2–3 g). Bei schweren Blutungen eventuell auch initial 4–8 g.

Wirkdauer. Ca. 3–6 Tage, entspricht ungefähr der Verweildauer des endogenen Faktors im Plasma.

Konfektion. 1-g- bzw. 2-g-Infusionsflaschen, gekühlt lagern.

■ Flumazenil

Anexate (Präparat); Flumazenil ist derzeit der einzige klinisch gebräuchliche Antagonist von Benzodiazepinen.

Kontraindikationen

Absolute K.: Überempfindlichkeit gegen Flumazenil, Epilepsie, Angstzustände, Delirbehandlung und Suizidgefährdung, wenn diese mit Benzodiazepinen behandelt werden.
Relative K.: Für Kinder unter 15 Jahren liegen keine Daten vor. Die i. v. Applikation in der Stillzeit ist nicht kontraindiziert.

Unerwünschte Wirkungen. Zerebrale Krampfanfälle, Herzrhythmusstörungen. Bedeutsam ist darüber hinaus die deutlich kürzere Halbwertszeit von Flumazenil gegenüber den meisten Benzodiazepinen mit der möglichen Folge einer nach Antagonisierung erneut auftretenden Benzodiazepinwirkung.

Wechselwirkungen. Flumazenil hebt durch kompetitive Verdrängung auch die Wirkung sog. Nichtbenzodiazepinagonisten auf.

Dosierung
Erwachsene und Kinder: 0,003 mg/kgKG i. v. initial innerhalb von 15 Sekunden.
Repetition: Falls nach 1 Minute keine Wirkung festgestellt wird, kann die halbe Dosis (0,0015 mg/kgKG) erneut gegeben werden. Weitere Repetition bis zur Gesamtmaximaldosis von 0,015 mg/kgKG ist möglich. Der übliche Dosisbereich liegt bei 0,004–0,008 mg/kgKG.

Wirkdauer. Ca. 45–60 Minuten.

Konfektion. 0,5-mg-/1-mg-Ampullen, nicht über 25 °C lagern. Enthält keine Konservierungsstoffe. Infusionslösungen mit Flumazenil sind innerhalb von 24 h nach der Herstellung zu verbrauchen.

■ Flunitrazepam

Benzodiazepin. Präparate: Flunimerck, Flunitrazepam-ratiopharm, Rohypnol u. a.

Indikationen. Vorwiegend zur oralen Gabe bei der Prämedikation, BTM-pflichtig in Konzentrationen über 1 mg/Tablette.

Kontraindikationen. Überempfindlichkeit gegen Benzodiazepinderivate, Myasthenia gravis, akutes Engwinkelglaukom, Frühgeborene bis zum 4. Monat. Bekannte Schizophrenie, endogene Depression. Bei Anwendung zur Geburt kann es beim Kind zu Atemdepression, erniedrigtem Blutdruck, erniedrigter Körpertemperatur und erniedrigtem Muskeltonus („Floppy-Infant-Syndrom"). Stillen sollte nicht unter 4 Stunden nach der Anwendung erfolgen.

Unerwünschte Wirkungen. Atemdepression besonders bei vorbestehender Ateminsuffizienz und Hirnschädigungen. Hypotonie, Brustschmerzen, Bradykardie, allergische Reaktionen, Ataxie, Harnverhalt, Laryngospasmus, Schläfrigkeit, Benommenheit, Schwindel, Verwirrtheit, anterograde Amnesie (in der Anästhesie erwünscht), eingeschränktes Reaktionsvermögen, Sehstörungen, Störungen der Regelblutung, Störungen des Gastrointestinaltrakts. Nach längerdauernder Anwendung stellt sich eine Toleranz und Kumulation ein. Rasches Absetzen einer längeren Therapie kann zum Entzugsdelir führen.

Dosierung
Erwachsene: 0,01 – 0,03 mg/kgKG i. v. vor Narkosebeginn.
Kinder (ab 4 Monate): zur Prämedikation ca. 0,01 – 0,02 mg/kgKG.

Wirkdauer. Nach einmaliger Gabe von 1 – 2 mg i. v. beim Erwachsenen kann mit einer Wirkung von ca. $1/2$ – 2 h gerechnet werden. Bei alten Patienten kann es zur ausgeprägten und anhaltenden Sedierung kommen, sodass vorsichtig dosiert werden muss. Gelegentlich paradoxe Reaktion.

Konfektion. 2 mg in 1-ml-Ampullen, 1-mg-Tabletten.

■ Halothan

Halogenierter Fluorchlorkohlenwasserstoff, nicht entflammbar und nicht explosiv. Fluothane (Präparat).

Kontraindikationen. Anamnestisch bekannte maligne Hyperthermie oder genetische Disposition zur malignen Hyperthermie.

Unerwünschte Wirkungen. Dosisabhängige periphere Vasodilatation und Hypotonie. Halothan reduziert den Uterustonus. Die kardiodepressive Wirkung ist stärker ausgeprägt als bei Isofluran, Sevofluran oder Enfluran, ebenso die Sensibilisierung des Myokards gegenüber der arrhythmogenen Wirkung von Katecholaminen. Vorsicht ist geboten bei lokaler Anwendung von Adrenalin (nicht stärkere Konzentration als 1 : 100.000) oder potenten Vasokonstriktoren. Volatile Anästhetika können zur Hirndrucksteigerung führen.

Dosierung
Erwachsene: 0,8 bis 2,0 Vol.% für chirurgische Analgesie; sofern zusätzlich Lachgas oder intravenöse Analgetika eingesetzt werden, lässt sich die Dosis auf die Hälfte reduzieren.
Kinder: MAC-Wert für Kinder unter 10 Jahren liegt höher als für Erwachsene (mit 0,8 Vol.% unter O_2/N_2O für Kleinkinder bis zu einem Jahr am höchsten).

Besonderheiten. Nach wiederholten Halothannarkosen kann es zu einem Ikterus und sogar Leberzellnekrosen kommen. Halothan wird zu 17 – 20% metabolisiert, unter anderem zu Trifluoressigsäure. Von trifluoracetylierten Metaboliten wurde gezeigt, dass sie an einer immunologischen Leberschädigung beteiligt sein können („Halothanhepatitis").

Konfektion. 250-ml-Flaschen, getönt.

■ Isofluran

Halogenierter Fluorchlorkohlenwasserstoff; Strukturisomer von Enfluran. Farblose Flüssigkeit; nicht entflammbar, nicht explosiv. Forene (Präparat).

Kontraindikationen. Anamnestisch bekannte maligne Hyperthermie oder genetische Disposition zur malignen Hyperthermie.

Unerwünschte Wirkungen. Isofluran reizt die oberen Atemwege. Bei Kindern und besonders Kleinkindern kann dies zu Husten, Atemanhalten, verstärkter Speichelsekretion, Bronchospasmus und Laryngospasmus führen. Dosisabhängig periphere Vasodilatation und Hypotonie, Tachykardien und Arrhythmien. Isofluran reduziert den Uterustonus. Vorsicht ist geboten bei lokaler Anwendung von Adrenalin oder potenten Vasokonstriktoren.

Dosierung
Erwachsene: 1,5 – 3,0 Vol.% für chirurgische Analgesie; sofern zusätzlich intravenöse Analgetika gegeben werden, lässt sich die Dosis auf die Hälfte reduzieren.
Kinder: Der MAC-Wert für Kinder unter 10 Jahren liegt höher als für Erwachsene.

Besonderheiten. Bei allen Anästhetika mit CHF_2-Gruppen, wie auch Isofluran, kommt es im CO_2-Absorber zu Kohlenmonoxidbildung (CO), wahrscheinlich über eine basenkatalysierte Protonenabspaltung aus der CHF_2-Gruppe. Für Isofluran dürfte die Menge an CO nicht relevant sein.

Konfektion. 250-ml-Flaschen.

■ Ketamin

Phencyclidin. Razemat des Ketaminhydrochlorids. Präparate: Ketanest, Ketalamin-ratiopharm u.a.

Kontraindikationen
Absolute K.: Hypertonus, Präeklampsie, Eklampsie, Hyperthyreose. Ketamin ist kontraindiziert während der Behandlung zur Uterusrelaxation (Uterusruptur).
Relative K.: Instabile Angina pectoris, Myokardinfarkt innerhalb der letzten 6 Monate, Glaukom, perforierende Augenverletzungen, bei Eingriffen an den oberen Atemwegen und Alkoholintoxikation. Ohne kontrollierte Beatmung bei erhöhtem Hirndruck.

Wechselwirkungen. Ketamin und Barbiturate dürfen nicht gemischt werden.

Dosierung
Erwachsene und Kinder: Initial zur Narkoseeinleitung 1–2 mg/kgKG i.v. oder 4–8 mg/kgKG i.m. Zur Ergänzung einer Regionalanästhesie 0,25–0,5 mg/kgKG/h, zur Analgesie bei künstlicher Beatmung kontinuierlich 0,4–3 mg/kgKG/h. In der Notfallmedizin 0,25–0,5 mg/kgKG i.v. bzw. 0,5–1 mg/kgKG i.m. Bei therapieresistentem Asthmaanfall bis maximal 5 mg/kgKG i.v. Wegen der halluzinatorischen Nebenwirkungen ist die gleichzeitige Gabe von Benzodiazepinen oder anderen Hypnotika erforderlich.
Kinder: Ketamin kann auch rektal instilliert werden, Dosis etwa 6–10 mg/kgKG. Die Wirkung tritt nach 5–10 Minuten ein.
Repetition: Im Allgemeinen mit der Hälfte der initialen Dosis nach 10–15 Minuten.

Wirkdauer. Die Resorption nach i.m. Gabe erfolgt mit 6–17 Minuten relativ rasch. Die Elimination erfolgt vorwiegend renal (zu 91–97 %). Nach 1 mg/kgKG ca. 10–15 Minuten initiale Bewusstlosigkeit und Analgesie.

Konfektion. 10 mg/ml (1 %) in 20-ml-Injektionsflaschen und 50 mg/ml (5 %) in 2-ml-Ampullen sowie 50 mg/ml (5 %) in 10-ml-Injektionsflaschen.

■ Ketamin S

Kontraindikationen. Wie Ketamin.

Unerwünschte Wirkungen. Sympathikusaktivierung mit Blutdruckanstieg und Herzfrequenzsteigerung. Erhöhung des Hirndrucks (wenn nicht kontrolliert beatmet wird), Erhöhung des Augeninnendrucks, Hypersalivation, Bronchodilatation, Übelkeit, Erbrechen, motorische Unruhe, Schwindel, Sehstörungen und Erhöhung des Uterustonus. Besonders nach rascher Injektion von höheren Dosen (> 0,5 mg/kgKG) Atemdepression. Hyperreflexie und Laryngospasmus können vorwiegend bei Eingriffen an den oberen Luftwegen von Kindern auftreten. Die akute Toxizität (LD_{50}) liegt bei 35 mg/kgKG.

Dosierung. Etwa 50 % der Ketamindosis.
Erwachsene und Kinder: Initial zur Narkoseeinleitung 0,5–1 mg/kgKG i.v. oder 2–4 mg/kgKG i.m. In der Notfallmedizin 0,125–0,25 mg/kgKG i.v. Bei therapieresistentem Asthmaanfall 0,5–1 mg/kgKG i.v., maximal 3 mg/kgKG. Wegen der halluzinatorischen Nebenwirkungen ist die gleichzeitige Gabe von Benzodiazepinen oder anderen Hypnotika erforderlich.
Kinder: (S-)Ketamin kann auch rektal instilliert werden, Dosis etwa 4–6 mg/kgKG. Die Wirkung tritt nach 5–10 Minuten ein.
Repetition: Im Allgemeinen die Hälfte der initialen Dosis nach 10–15 Minuten.

Wirkdauer. Nach 1 mg/kgKG ca. 10–15 Minuten initiale Bewusstlosigkeit und Analgesie. (S-)Ketamin wird schneller in der Leber metabolisiert als das Ketaminrazemat. Die Eliminationshalbwertszeit beträgt ca. 2 Stunden, die Ausscheidung erfolgt zu 97 % renal.

Konfektion. Generell 25 mg/ml als 250 mg/10-ml-Ampullen und 50 mg/2-ml-Ampullen. Lagerung bei Raumtemperatur.

■ Lachgas (N_2O, Stickoxidul)

Geruchloses Gas in Druckflaschen mit einem Druck von etwa 51 bar. Sinkt der Druck in der Flasche unter 51 bar, ist die flüssige Phase vollständig in die Gasphase diffundiert, und das restliche Gasvolumen entspricht dem Volumen des Flascheninhaltes multipliziert mit dem ablesbaren Druck. Solange ein Druck von 51 bar ablesbar ist, könnte die Lachgasmenge in der Flasche nur durch Wiegen festgestellt werden.

Kontraindikationen. Pneumothorax. Schwangerschaft, besonders im ersten Trimenon.

Unerwünschte Wirkungen. Bis zum Erreichen der Partialdruckgleichheit mit dem umgebenden Blut diffundiert Lachgas in jede gasgefüllte Körperhöhle. Wegen der schlechten Blutlöslichkeit von Stickstoff, der in allen luftgefüllten Körperhöhlen enthalten ist, kann dieser jedoch nicht in gleichem Maße abtransportiert werden. Dadurch kommt es zur Volumenzunahme bzw. Druckerhöhung des luftgefüllten Raums (Tubuscuff, Spannungspneumothorax, Pneumoperitoneum, Pneumenzephalus, Mittelohr).

Dosierung. Konzentrationen bis 70 Vol.% sind üblich.

Konfektion. Druckgasflaschen (Farbe: grau).

■ Lidocain

Mittellang wirksames Lokalanästhetikum. Präparate: Xylocitin, Xylocain u.a.

Kontraindikationen
Absolute K.: Bradykardie (< 50 Schläge/min), Bradyarrhythmie, Verdacht auf maligne Hyperthermie, Antikoagulanzientherapie mit deutlicher Koagulopathie, Infektionen im Wundbereich.
Relative K.: AV-Block I. Grades oder Schenkelblockierung am Herzen, Gewebshypoxie, erhöhte zerebrale Krampfbereitschaft, schwere Leber- oder Niereninsuffizienz.

Unerwünschte Wirkungen. Zentralnervöse oder kardiovaskuläre Nebenwirkungen, z.B. Blutdruck- und Pulsanstieg oder -abfall sowie direkte kardiale Wirkung in Form von Rhythmusstörungen, Bradykardie und Asystolie. Bradykardien des Feten bei Lidocain zur Leitungsanästhesie unter der Geburt.

Wechselwirkungen. Cimetidin, Noradrenalin und Betarezeptorenblocker verstärken die Lidocainwirkung. Phenytoin und Phenobarbital schwächen die Lidocainwirkung durch mikrosomale Enzyminduktion ab.

Dosierung. Maximaldosierung: 200–400 mg bei epiduraler und 250 mg bei intravasaler Gabe. In der Produktinformation zu Lidocain werden allgemein 200 mg als kumulative Tagesmaximaldo-

sis angegeben. Bei Kindern werden als Maximaldosis 4 mg/kgKG empfohlen.

Wirkdauer. Anschlagszeit ca. 10–20 min, Wirkdauer ca. 90–120 min. Bei Adrenalinzusatz ist die Wirkdauer auf ca. 120–180 min verlängert.

Konfektion. 0,5/1/1,5/2 und 4% in 2-ml-, 50-ml- und 100-ml-Ampullen bzw. -Flaschen. Mischungen mit Adrenalin sowie 5%ige Lösung hyperbar zur Spinalanästhesie.

■ Mepivacain

Mittellang wirksames Lokalänasthetikum. Präparate: Meaverin, Scandicain, Mepivastesin, Mepihexal u.a.

Kontraindikationen. Ähnlich Lidocain.

Unerwünschte Wirkungen. Zentralnervöse oder kardiovaskuläre Nebenwirkungen sowie eine direkte kardiale Wirkung in Form von Rhythmusstörungen, Bradykardie und Asystolie.

Dosierung. Maximaldosierung: 400 mg bei epiduraler und 350 mg bei intravasaler Gabe. Die Dosis kann durch Zusatz von Adrenalin auf 600 mg bei epiduraler Gabe erhöht werden.

Wirkdauer. Anschlagszeit ca. 10–20 min, Wirkdauer ca. 90–120 min. Bei Adrenalinzusatz verkürzt sich die Anschlagszeit um ca. 3–5 min und die Wirkdauer ist auf ca. 120–180 min verlängert.

Besonderheiten. Mepivacain besitzt keine wesentlichen Vorteile gegenüber Lidocain. Für die Oberflächenanästhesie ist Mepivacain nicht geeignet.

Konfektion. 0,5-/1-/2- und 3%ige Lösung in unterschiedlichen Ampullen (auch Luerfit) und 50-ml-Flaschen. Mepivacain ist auch mit Adrenalinzusatz (1:66.666), Noradrenalinzusatz (1:25.000 und 1:40.000) und als 4%ige Lösung hyperbar erhältlich.

■ Methohexital-Natrium

Barbiturat. Brevimytal-Natrium (Präparat).

Kontraindikationen
Absolute K.: Bei rektaler und i.m. Applikation: Kinder unter 18 bzw. 12 Monaten, Körpergewicht

über 25 kg, Anämie und fehlende Nüchternheit. Die rektale Gabe vor Operationen am Gastrointestinaltrakt und vor Operationen am Darm ist kontraindiziert.

Relative K.: Patienten mit deutlich reduziertem Allgemeinzustand und Patienten mit Herz-Kreislauf- und Atemstörungen, Leber- und Nieren- sowie endokrinologischen Störungen, schwerer Anämie, extremer Adipositas und im Schock oder in schockähnlichen Zuständen.

Unerwünschte Wirkungen. Ähnlich Thiopental.

Wechselwirkungen. Inkompatibilitäten bestehen grundsätzlich mit sauren Lösungen wie z.B. Atropinsulfat, Succinylcholinchlorid und Ringer-Lactat-Lösung.

Dosierung
Erwachsene und Kinder: Intermittierende i.v. Gabe bis zur Dosis von 1–1,5 mg/kgKG. Bei rektaler Anwendung (Kinder) 20–30 mg/kgKG als 10%ige Lösung. Bei ausbleibender Wirkung keine Wiederholung der Applikation, sondern Umsteigen auf anderes Anästhesieverfahren.
Repetition: In Abständen von ca. 5 min 0,3–0,6 mg/kgKG. Bei längerdauernder Anwendung Verdünnung mit 0,9%iger NaCl- oder 5%iger Glucoselösung sowie Reduktion der kontinuierlichen Dosis.

Wirkdauer. Nach 1–1,5 mg/kgKG hält die Wirkung ca. 5–7 min vor. Nach rektaler Gabe Einschlafzeit etwa 6–8 Minuten und Wirkdauer ca. 5–8 Minuten.

Konfektion. 100-mg-/500-mg-Injektionsflaschen. Aufgelöste Trockensubstanz ist innerhalb von 24 Stunden zu verbrauchen oder zu verwerfen.

■ Midazolam

Benzodiazepin. Dormicum (Präparat); Midazolamhydrochlorid.

Indikationen. Vorwiegend zur Schlafinduktion und Narkoseeinleitung. Auch zur Aufrechterhaltung und kontinuierlichen Sedierung in der Intensivmedizin.

Kontraindikationen. Überempfindlichkeit gegen Benzodiazepinderivate, Myasthenia gravis, akutes Engwinkelglaukom, Frühgeborene bis zum 4. Monat. Bekannte Schizophrenie, endogene Depression. Bei Anwendung zur Geburt kann es beim Kind zu Atemdepression, erniedrigtem Blutdruck, erniedrigter Körpertemperatur und erniedrigtem Muskeltonus („Floppy-Infant-Syndrom") kommen. Stillen sollte nicht unter 4 Stunden nach der Anwendung erfolgen.

Unerwünschte Wirkungen. Atemdepression nach höheren Dosen und schneller Applikation, Blutdrucksenkung besonders bei bestehender Hypovolämie und geriatrischen sowie kardial kranken Patienten.

Dosierung
Erwachsene: initial zur Narkoseeinleitung i.v. 0,1–0,2 mg/kgKG, auch i.m. möglich.
Kinder (ab 4. Monat): 0,05–0,15 mg/kgKG i.v. Als i.m. Applikation: Midazolam 0,15–0,2 mg/kgKG, auch möglich in Kombination mit Ketamin 2–4 mg/kgKG. Rektale Applikation nur bei Kindern: 0,2–0,3 mg/kgKG auch in Kombination mit Ketamin 6–10 mg/kgKG möglich.
Repetition: Erhaltungsdosen bei Erwachsenen und Kindern nach Wirkung: i.v. 0,01–0,05 mg/kgKG. Wirkungseintritt nach ca. 2 min. Halbwertszeit ca. 2,5 h.

Wirkdauer. Die Sedierungsdauer liegt in etwa bei $1/2$–1 h.

Konfektion. 5 mg in 1- und 5-ml-Ampullen, 15 mg in 3-ml-Ampullen.

■ Milrinon

Phosphodiesterasehemmer. Corotrop (Präparat).

Indikationen. Bei therapierefraktärer schwerer chronischer Herzinsuffizienz. Bei akuter Herzinsuffizienz nach herzchirurgischen Operationen.

Kontraindikationen
Absolute K.: Schwere obstruktive Kardiomyopathie (HOCM), schwere Aorten- oder Pulmonalklappenstenose, Herzwandaneurysma, akuter Myokardinfarkt, Herzinsuffizienz wegen Hyperthyreose, akute Myokarditis.
Relative K.: Kinder unter 12 Jahren. Thrombozytopenie < 100/nl.

Unerwünschte Wirkungen. Unterschiedliche Formen ventrikulärer und supraventrikulärer Rhythmusstörungen. Hypotonie, gelegentlich Angina pectoris, Kopfschmerz, Anämie und Thrombozytopenie. Vorübergehende Erhöhung der Transaminasen. Abfall der Erythrozytenzahl oder des Hämoglobins.

Wechselwirkungen. Milrinon sollte nicht mit anderen Infusionslösungen gemischt werden. Zur Verdünnung nur physiologische NaCl-Lösung oder Glucose 5 % verwenden. Ca^{++}-Antagonisten vermindern die positiv inotrope Wirkung. Vasodilatanzien verstärken die gefäßdilatierende Wirkung.

Dosierung. 50 µg/kgKG über ca. 10 Minuten als Bolus. Anschließend kontinuierliche Infusion mit 0,375 – 0,75 µg/kgKG/min, mit einer Gesamtdosis von 1,13 mg/kgKG/d.

Wirkdauer. Ca. 4 Stunden.

Konfektion. 10 mg in 10-ml-Ampullen.

■ Mivacurium

Kurz bis mittellang wirksames Muskelrelaxans. Ähnlich Vecuronium bei verkürzter Anschlagszeit. Mivacron (Präparat).

Kontraindikationen. Allergische Überempfindlichkeit. Ähnlich Cis-Atracurium. Vorsicht bei Patienten mit gesteigerter Empfindlichkeit gegenüber Histamin (z. B. bei Asthma bronchiale). Injektionsgeschwindigkeit in solchen Fällen nicht unter 60 Sekunden.

Unerwünschte Wirkungen. Bei eingeschränkter Leber- und Nierenfunktion: Initialdosis von 0,15 mg/kgKG nicht überschreiten. Wirkungsverlängerung!

Dosierung
Erwachsene: 0,07 – 0,25 mg/kgKG initial über 5 – 15 Sekunden.
Kinder (7 Monate bis 12 Jahre): 0,07 – 0,1 mg/ kgKG.
Säuglinge (2 – 6 Monate): 0,07 mg/kgKG.
Repetition: Erwachsene: 0,1 mg/kgKG verlängert die Wirkdauer um ca. 15 min. Bei kontinuierlicher Applikation 0,5 – 0,6 mg/kgKG/h. Reduktion der Dosis unter Allgemeinnarkose mit Isofluran oder Enfluran um ca. 40 %. Säuglinge/Kleinkinder und Kinder bis 12 Jahre: 0,1 mg/kgKG verlängert die Wirkung um ca. 6 – 9 min. Bei *kontinuierlicher Applikation* beträgt die Infusionsrate für Säuglinge

und Kinder (7 – 23 Monate) ca. 0,7 mg/kgKG/h, für Kinder bis 12 Jahre ca. 0,8 mg/kgKG/h. Während einer Anästhesie mit Isofluran oder Enfluran kann die Infusionsrate um ca. 30 % gesenkt werden.

Wirkdauer. Abhängig von der Dosierung. Bei Erwachsenen mit 0,07 – 0,25 mg/kgKG ca. 13 – 23 Minuten. Säuglinge, Kleinkinder und Kinder bis 12 Jahre haben einen schnelleren Wirkungseintritt, eine verkürzte Wirkdauer und eine schnellere Spontanerholung. Der Wirkungseintritt ist gegenüber Erwachsenen um $^1/_3$ verkürzt (auf ca. 2 min).

Konfektion. 10 mg/5-ml- und 20 mg/10-ml-Ampullen.

■ Naloxon

Opiatantagonist. Narcanti (Präparat).

Kontraindikationen. Anwendung während Opiatmissbrauchs mit entsprechender Abhängigkeit auch von Neugeborenen, deren Mütter opiatabhängig sind. Während der Schwangerschaft und Stillzeit nur in lebensbedrohlichem Zustand.

Nebenwirkungen. Übelkeit und Erbrechen. Blutdruckanstiege nach 3 µg/kgKG sind möglich und bei Patienten mit vorbestehender arterieller Hypertonie zu berücksichtigen. Selten Herzrhythmusstörungen und Lungenödem nach kardialer Dekompensation. Beim Süchtigen Entzugssymptomatik, die unbehandelt zum Tode führen kann.

Dosierung
Erwachsene: 1 – 2 µg/kgKG i. v., grundsätzlich langsam injizieren zur Aufhebung einer opiatbedingten Atemdepression, eventuell in halber Dosis nach 30 Minuten wiederholen. Bei Opiatintoxikation (nicht längerdauernder Missbrauch) 0,006 – 0,02 mg/kgKG i. v., eventuell Wiederholung nach 2 – 3 Minuten bis zur maximalen Gesamtdosis von 10 mg. Cave: Mischintoxikation! Die Wirkung nach intramuskulärer Gabe setzt nur unwesentlich später ein.
Kinder: 0,005 – 0,01 mg/kgKG i. v., langsam injizieren zur Aufhebung einer opiatbedingten Atemdepression. Bei Opiatintoxikationen 0,01 mg/kgKG i. v. mit eventueller Wiederholung nach 3 – 5 Minuten.

Wirkdauer. Kann deutlich kürzer sein als die Opiatwirkung, weshalb mit Rebound-Phänomenen gerechnet werden muss.

Konfektion. 0,4 mg/1-ml-Ampullen.

■ Neostigmin

Parasympathomimetikum, Cholinesterasehemmer. Präparate: Neostigmin u. a.

Kontraindikationen. Asthma bronchiale, Thyreotoxikose, Stenosen des Darmtrakts und der Gallen- und Harnwege, Myotonien, Parkinsonismus, Bradykardie, Myokardinfarkt, schwere Hypotonie, i. v. Gabe in der Schwangerschaft.

Unerwünschte Wirkungen. Durch m-Cholinozeptorwirkung: erhöhter Speichelfluss, Bronchospasmus, Krämpfe des Magen-Darm-Trakts, Bradykardie bis zur Asystolie, Hypotonie. Durch n-Cholinozeptorwirkung: Muskelfaszikulationen, Spasmen, Lähmungen durch neuromuskulären Block. Miosis.

Wechselwirkungen. Mit Betablockern behandelte Patienten können Bradykardien aufweisen.

Dosierung. Zur Antagonisierung der nicht depolarisierenden Muskelrelaxanzien.
Erwachsene: 0,007 – 0,03 mg/kgKG, nicht mehr als 0,07 mg/kgKG. In dieser Indikation Kombination mit 0,5 – 1 mg Atropin verwenden.
Kinder: 0,05 mg/kgKG. Gefahr des Abklingens der Neostigminwirkung bei weiterhin vorhandener Wirkung des Muskelrelaxans („Recurarisierung")!
Myasthenia gravis: 0,007 mg/kgKG i. m. oder s. c., mehrmals täglich.
Wirkungseintritt nach ca. 10 min.

Wirkdauer. Ca. 1 – 2 Stunden.

Besonderheiten. Antidot bei Intoxikationen durch Atropin sowie bei Überdosierung von trizyklischen Antidepressiva, Phenothiazinen und Benzodiazepinen.

Konfektion. 0,5-mg-/1-ml-Ampullen.

■ Noradrenalin

Katecholamin. Präparate: Arterenol, Noradrenalin 1 : 1000 JENAPHARM.

Kontraindikationen. Wie Adrenalin. Vorsicht ist bei diabetischer Stoffwechsellage, Kyperkalzämie, Hypokaliämie und Azidose geboten, da es zu nicht abschätzbaren Wirkungsverstärkungen von Noradrenalin bzw. Aggravierung der Stoffwechselentgleisung kommen kann.

Unerwünschte Wirkungen. Vasokonstriktion, Oligurie und Anurie. Blutdruckanstieg mit möglicher intrazerebraler Einblutung, Myokardischämie (auch Angina pectoris) und myokardialer Schädigung. Noradrenalin wirkt arrythmogen.

Wechselwirkungen. Gleichzeitige Anwendung von volatilen Anästhetika (besonders Halothan) sensibilisiert das Herz für die arrhythmogene Wirkung von Noradrenalin. Kombination mit anderen Sympathomimetika führt möglicherweise zu einer additiven Wirkung, insbesondere bei L-Thyroxin, Theophyllin und Derivaten, Oxytocin, Ornipressin, Carbazochrom, Herzglykosiden, Parasympatholytika, Diphenhydramin, Medrylamin, Chlorphenamin, tri- und tetrazyklischen Antidepressiva, Guanethidin, Reserpin, Methyldopa, Levodopa. MAO-Hemmstoffe und Alkohol können die Elimination von Noradrenalin verlangsamen.

Dosierung. Noradrenalin wird immer nach Wirkung gegeben, in der Regel beginnend mit 1 μg/kgKG/min. Dabei ist eine kontinuierliche Blutdrucküberwachung empfehlenswert. Ausgeprägte Hypovolämie erfordert gleichzeitig einen Volumenersatz.

Wirkdauer. Wenige Minuten.

Konfektion. 1 mg/1-ml-Ampullen. Außerdem 25 mg/25-ml-Flaschen.

■ Orciprenalin

Katecholamin. Alupent (Präparat).

Kontraindikationen
Absolute K.: Überempfindlichkeit, hypertrophe obstruktive Kardiomyopathie (HOCM), schwere Aortenstenose, Tachyarrhythmie, Phäochromozytom, schwere Hyperthyreose.
Relative K.: Unausgeglichene diabetische Stoffwechsellage, frischer Herzinfarkt, koronare Herzerkrankung.

Unerwünschte Wirkungen. Tremor, Unruhe, Herzklopfen, Gesichtsrötung, Kopfdruck, Beklemmungsgefühl, Schlafstörungen, Übelkeit und allergische Hautreaktionen. Orciprenalin wirkt arrythmogen. Senkung des Kaliumspiegels.

Wechselwirkungen. Ähnlich Adrenalin.

Dosierung. Orciprenalin wird immer nach Wirkung gegeben, in der Regel beginnend mit 0,25 – 0,5 mg beim Erwachsenen, und sollte unter gleichzeitiger Blutdrucküberwachung erfolgen.

Wirkdauer. Wenige Minuten.

Besonderheiten. Orciprenalin ist Mittel der Wahl bei bradykarden, atropinresistenten Herzrhythmusstörungen, wenn nicht die Herzschrittmachertherapie vorgezogen wird. Demgegenüber ist seine frühere Bedeutung als Bronchospasmolytikum zugunsten selektiver β_2-Adrenozeptoragonisten (z.B. Fenoterol, Salbutamol, Terbutalin) wegen der kardialen Wirkung über die β_1-Rezeptoren nahezu völlig in den Hintergrund getreten.

Konfektion. 0,5 mg/1-ml-Ampullen.

■ Pancuronium

Lang wirksames Steroidmuskelrelaxans. Pancuronium NN (Präparat).

Kontraindikationen. Wie Vecuronium.

Unerwünschte Wirkungen. Pancuronium verursacht dosisabhängig eine mäßige Erhöhung der Herzfrequenz, des Herzminutenvolumens und des Blutdrucks. Histaminliberation möglich.

Wechselwirkungen. Wirkungseinschränkungen oder relative Resistenzen gegenüber Pancuronium sind bei Verbrennungstraumen, Hypergammaglobulinämie und Lebererkrankungen zu erwarten. Unter Behandlung mit trizyklischen Antidepressiva kann es in Verbindung mit Halothan zu schweren, tachykarden Herzrhythmusstörungen bis zum Kammerflimmern kommen.

Dosierung. Interindividuelle Unterschiede. Zur Intubation etwa 0,1 mg/kgKG; zur Präcurarisierung: 0,01 – 0,015 mg/ kgKG; Repetitionsdosen 0,02 – 0,04 mg/kgKG.

Wirkdauer. Nach 0,08 mg/kgKG besteht in ca. 3 min Intubationsmöglichkeit. Wirkdauer ohne Repetitionsdosen ca. 45 – 60 min.

Besonderheiten. Ca. 50 % werden über die Nieren ausgeschieden, ca. 15 – 40 % in der Leber metabolisiert. Die Metabolite wirken ebenfalls muskelrela-

xierend. Daher wird die Wirkung von Pancuronium bei Nieren- oder Leberinsuffizienz verlängert. Verlängerte Wirkdauer auch bei Hypothermie.

Konfektion. 1 Ampulle mit 2 ml = 4 mg, „duplex" 4 ml = 8 mg.

■ Prilocain

Mittellang wirksames Lokalanästhetikum. Xylonest (Präparat).

Kontraindikationen. Prilocain sollte bei Kindern unter 6 Monaten wegen der Methämoglobinbildung nicht eingesetzt werden.

Unerwünschte Wirkungen. Ähnlich Lidocain.

Wechselwirkungen. Azidose erhöht den Plasmaspiegel von freiem Prilocain. Cimetidin, Noradrenalin und Betarezeptorenblocker verstärken die Prilocainwirkung. Phenytoin und Phenobarbital schwächen die Prilocainwirkung ab.

Dosierung. Maximaldosierung: 200 – 400 mg bei epiduraler Gabe und 250 mg bei intravasaler Regionalanästhesie. Die Angaben zur Maximaldosis schwanken je nach Autor. Bei Kindern wird als Maximaldosis 4 mg/kgKG empfohlen.

Wirkdauer. Anschlagszeit ca. 10 – 20 min, Wirkdauer ca. 90 – 120 min. Bei Adrenalinzusatz verkürzt sich die Anschlagszeit um ca. 3 – 5 min und die Wirkdauer ist auf ca. 120 – 180 min verlängert.

Besonderheiten. Prilocain führt zu vermehrter Methämoglobinbildung (Met-Hb oder Hb-Fe^{3+}) mit den Folgen einer verminderten O_2-Bindungskapazität des Hb. Dieser Effekt spielt klinisch jedoch nur eine Rolle, wenn eine ausgeprägte Anämie vorliegt.

Konfektion. 0,5 %/1 %/2 % in 10-ml-Ampullen (auch Luerfit) und 50-ml-Flaschen. Lösungen auch mit Adrenalinzusatz (1 : 200.000) erhältlich.

■ Propofol

Alkylphenol. Disoprivan (Präparat).

Kontraindikationen
Absolute K.: In der Schwangerschaft und Stillzeit.
Relative K.: Krankheiten, bei denen fetthaltige

Emulsionen nicht angewendet werden dürfen. Hypovolämie, Herz- und/oder Kreislaufinsuffizienz.

Unerwünschte Wirkungen. Atemstillstand, Hypotonie und Bradykardie. Schmerzen an der Injektionsstelle, Überempfindlichkeitsreaktionen, Bronchospasmus. Bei paravenöser Applikation schwere Gewebsentzündung bis hin zu Nekrosen.

Wechselwirkungen. Nicht zusammen mit Mivacurium/Atracurium/Cisatracurium geben.

Dosierung
Erwachsene: (1 –)1,5 – 2,5 mg/kgKG über 15 – 30 Sekunden. Zur Sedierung 0,5 – 1 mg/kgKG.
Kinder: Bei Kindern unter 8 Jahren kann eine höhere Dosis erforderlich sein.
Repetition: Erwachsene: 0,4 – 0,8 mg /kgKG oder kontinuierlich (4 –)6 – 12 mg/kgKG/h. Zur Sedierung ca. 1,5 – 4,5 mg/kgKG /Stunde. Kinder ab 3 Jahren: 9 – 15 mg/kgKG/h.

Wirkdauer. Wirkungseintritt nach ca. 25 – 40 s, Wirkdauer ca. 4,5 – 8 min.

Besonderheiten. Antiemetische und euphorische Wirkkomponente. Reduktion des intrakraniellen Drucks um ca. 30 %, des zerebralen Perfusionsdrucks um ca. 10 – 30 %. Senkung des Augeninnendrucks, auch in Kombination mit Succinylcholin. Keine Triggersubstanz für eine maligne Hyperthermie.

Konfektion. 20-ml-Ampullen/50-ml-Flaschen, ungeöffnet nicht über 25 °C lagern.

■ Prothrombinkomplex

Präparate: Beriplex P/N, PPSB-Konzentrat S-TIM 4 Immuno.

Wirkstoff. Für Beriplex: Faktor II (32 IE), Faktor VII (17 IE), Faktor IX (25 IE), Faktor X (38 IE), Protein C (30 IE) pro ml Lösung. Für PPSB-Immuno: 200/600 IE Faktor II, 170/500 IE Faktor VII, 200/600 IE Faktor IX, 200/600 IE Faktor X, 135/400 IE Protein C, AT III 2,5 – 5 IE pro 100 IE Faktor IX (Zusätze: Heparin 0,42 IE pro IE Faktor IX, Natriumcitrat, NaCl, Natriummonohydrogenphosphat).

Indikationen. Kongenitaler Mangel an Faktor II, VII, IX und X, schwere Gerinnungsstörung durch

Leberinsuffizienz, Überdosierung von Cumarinpräparaten, Notfalloperationen oder -interventionen bei Cumarintherapie, Vitamin-K-Mangel, perinatale Blutungen durch Prothrombinkomplexmangel, Verbrauchskoagulopathie (erst nach Unterbrechung der Umsatzstörung).

Kontraindikationen. Akute Thrombosen und Embolien, Angina pectoris und Myokardinfarkt (mit Ausnahme von lebensbedrohlichen Blutungen durch Antikoagulanzien); bekannte heparininduzierte Thrombozytopenie Typ II (HIT II).

Unerwünschte Wirkungen. Allergische Reaktion. Gefahr der systemischen Gerinnungsaktivierung.

Dosierung. 1 IE/kgKG hebt die Plasmaaktivität (Quickwert) um ca. 1 % an.

Konfektion. Trockensubstanz; nach Auflösung rasch verwenden. Gekühlt lagern.

■ Remifentanil

Ultrakurz wirksames Opioid. Ultiva (Präparat).

Kontraindikationen. Wegen des Glycingehaltes darf Remifentanil nicht epidural oder spinal appliziert werden. Remifentanil geht wahrscheinlich in die Muttermilch über. Daher ist das Stillen für 24 Stunden zu unterbrechen.

Unerwünschte Wirkungen. Ähnlich Alfentanil. Bei rascher Injektion deutlicher Blutdruck- und Herzfrequenzabfall.

Dosierung. Als exakt steuerbare Dauerinfusion.
Erwachsene: 0,5 – 1 µg/kgKG/min. Eventuell kann initial zur Narkoseeinleitung eine Bolusinjektion von 1 µg/kgKG erfolgen, die langsam über 30 s injiziert werden sollte.
Kinder: Für Kinder bis 2 Jahre gibt es keine ausreichende Erfahrung. Unter strenger Indikation Dosierung wie bei Erwachsenen.
In Kombination mit volatilen Anästhetika und/oder Lachgas kann/sollte die Dosis deutlich reduziert werden (auf 0,05 – 0,25 µg/kgKG/min).

Wirkdauer. Ca. 5 – 10 Minuten. Eliminationshalbwertszeit im Mittel 9,5 Minuten.

Besonderheiten. Rasche Hydrolyse durch nicht spezifische Blut- und Gewebeesterasen. Die Elimination von Remifentanil korreliert mit dem Herzindex und hängt nicht von der Leber oder Nieren funktion ab. Seine Eliminationshalbwertszeit beträgt ca. 3–4 Minuten. Nach Beendigung der Infusion klingt die Wirkung von Remifentanil nach ca. 3–10 Minuten sehr rasch ab. Die frühzeitige Gabe anderer Analgetika ist postoperativ notwendig.

Konfektion. 1 mg in 3-ml-Durchstechflaschen, 2 mg in 5-ml-Durchstechflaschen, 5 mg in 10-ml-Durchstechflaschen. Verdünnung zur kontinuierlichen Applikation z.B. von 1 mg/10 ml bis 5 mg/50 ml.

■ Rocuronium

Mittellang wirksames Muskelrelaxans. Esmeron (Präparat).

Kontraindikationen. Überempfindlichkeit gegenüber Rocuronium, einem der Trägerstoffe sowie Bromid. Ähnlich Cis-Atracurium.

Unerwünschte Wirkungen. Dosen von mehr als 0,9 mg/kgKG können zur Herzfrequenzsteigerung führen. Während einer Therapie mit Magnesiumsulfat (z.B. Schwangerschaft) sollte die Dosis verringert werden.

Dosierung. 0,6 mg/kgKG initial. Repetition 0,15 mg/kgKG maximal. Bei kontinuierlicher Applikation 0,5–0,6 mg/kgKG/h. Reduktion der Repetitionsdosis/Infusionsrate unter Allgemeinnarkose mit Isofluran oder Enfluran (im Steady State) um ca. 40%. Bei kontinuierlicher Applikation beträgt die Infusionsrate für Säuglinge und Kinder (7–23 Monate) ca. 0,7 mg/kgKG/h, für Kinder bis 12 Jahre ca. 0,8 mg/kgKG/h. Bei Isofluran oder Enfluran (im Steady State) kann die Infusionsrate um ca. 30% gesenkt werden.

Wirkdauer. 60 Sekunden nach Injektion von 0,6 mg/kgKG können 80% der Patienten intubiert werden. Nach 2 min ist die volle Wirkung erreicht. Der Erholungsindex (Spontanerholung von 25–75%) beträgt bei initial 0,6 mg/kgKG ca. 14 min. Klinische Wirkdauer ca. 50 Minuten. Höhere Dosen verlängern die Wirkdauer, ohne jedoch die Zeit bis zu günstigen Intubationsbedingungen zu verkürzen.

Besonderheiten. Deutlich verkürzte Anschlagszeit. Die Injektion kann schmerzhaft sein.

Konfektion. 50 mg/5-ml- und 100 mg/10-ml-Ampullen.

■ Ropivacain

Lang wirksames Lokalanästhetikum. (S-Enantiomer). Naropin (Präparat).

Kontraindikationen. Kontraindiziert zur intravenösen Regionalanästhesie (Bier-Blockade) und zur Parazervikalanästhesie in der Geburtshilfe.

Unerwünschte Wirkungen. Ähnlich Lidocain.

Wechselwirkungen. Ropivacain nicht mit anderen Medikamenten/Lösungen mischen.

Dosierung. In der Konzentration 0,75% oder 1%: 15–20 ml zur lumbalen Epiduralanästhesie, 5–15 ml zur thorakalen Epiduralanästhesie und 1–30 ml zur peripheren Leitungsanästhesie. Zur geburtserleichternden Epiduralanästhesie 0,1–0,2% Lösung.

Wirkdauer. Die Wirkung der Epiduralanästhesie tritt nach ca. 10–20 min ein und dauert etwa 3–6 Stunden an. Bei peripherer Leitungsblockade tritt die Wirkung nach 5–15 min ein und hält ca. 2–6 Stunden an. In der Schmerztherapie wird im Allgemeinen die 0,2%ige Konzentration (2 mg/ml) verwendet.

Besonderheiten. Die Kardiotoxizität ist deutlich geringer, die Wirkdauer länger als unter Bupivacain und die motorische Blockade geringer ausgeprägt.

Konfektion. Naropin 2 mg/ml (0,2%) in 10- und 20-ml-DuoFit-Ampullen sowie 100- und 200-ml-Bag; 7,5 mg/ml (0,75%) in 10- und 20-ml-DuoFit-Ampullen; 10 mg/ml (1%) in 10- und 20-ml-Duo-Fit-Ampullen. Lagerung bei 15–30° C.

■ Sevofluran

Halogenierter Fluorkohlenwasserstoff. Farblose Flüssigkeit, nicht entflammbar, nicht explosiv. Sevorane (Präparat).

Kontraindikationen. Anamnestisch bekannte maligne Hyperthermie oder Vorliegen einer genetischen Disposition zur malignen Hyperthermie. Leberfunktionsstörungen, Leukozytose oder unklare Fieberzustände nach vorhergehender Desfluorananästhesie.

Unerwünschte Wirkungen. Senkung des peripheren Gefäßwiderstandes. Wie bei allen volatilen Anästhetika Vorsicht bei gleichzeitiger lokaler Anwendung von Adrenalin oder potenten Vasokonstriktoren. Hirndrucksteigerung oberhalb von 0,5 – 1,0 MAC.

Wechselwirkungen. Gleichzeitige Anwendung von MAO-Hemmern kann zu hypotonen Kreislaufzuständen führen. Adipositas, unbehandelter Diabetes mellitus, chronischer Alkoholabusus und Behandlung mit Isoniazid können zur verstärkten Bildung von Fluorionen führen, die als potenziell nephrotoxisch gelten.

Dosierung. 2,5 – 4 Vol.% für chirurgische Analgesie. Bei hohem Frischgasfluss und hohen Konzentrationen (z. B. 8 Vol.%) kann der Bewusstseinsverlust bereits nach ca. 45 Sekunden eintreten.

Besonderheiten. Bei der Degradation entsteht Formaldehyd, das in Methanol überführt wird (sog. Cannizzaro-Reaktion). Es ist derzeit unklar, ob eine daraus resultierende Nephrotoxizität beim Menschen eine Rolle spielt. Sevofluranmetabolismus in der Leber (Biotransformation) ca. 2fach höher als bei Enfluran und 5fach höher als bei Isofluran.

Konfektion. 250-ml-Flaschen.

■ Succinylcholin (Suxamethonium)

Depolarisierendes Muskelrelaxans. Präparate: Lysthenon, Pantolax, Succicuran.

Kontraindikationen
Absolute K.: Maligne Hyperthermie in der Anamnese, Hyperkaliämie (deswegen auch kontraindiziert nach nicht akuten Verbrennungen, langdauernder Immobilisierung, Niereninsuffizienz mit Hyperkaliämie).
Relative K.: Cholinesterasemangel, neuromuskuläre Erkrankungen, Glaukom und penetrierende Augenverletzungen.

Unerwünschte Wirkungen. Allergische Hautreaktion (Exanthem), Herzrhythmusstörung (ventrikuläre Arrhythmie, Bradykardie mit junktionalem Ersatzrhythmus) insbesondere bei Kindern, Erhöhung des Augeninnendrucks, Erhöhung des intragastralen Drucks. Durch Medikamente und Krankheiten, die die Cholinesteraseaktivität vermindern, wird die neuromuskuläre Blockade verstärkt.

Wechselwirkungen. Bei gleichzeitiger Behandlung mit Amphotericin B, Aminoglykosiden, Chinidin und Thiotepa wird die neuromuskuläre Blockade verstärkt.

Dosierung
Erwachsene und Kinder: 1 mg/kgKG i. v. Insbesondere bei Kindern ist Atropin in einer Dosis von 0,01 mg/kgKG wegen möglicher Bradykardie (bis zur Asystolie) vorweg zu geben.

Wirkdauer. 2 – 3 Minuten.

Konfektion. 50- und 100-mg-Ampullen. Es existieren 1 %-, 2 %- und 5 %ige Lösungen.

■ Sufentanil

Opioid. Präparate: Sufenta, Sufenta mite, Sufenta epi.

Kontraindikationen. Sufentanil passiert die Plazentaschranke und geht in die Muttermilch über. Sowohl bei der Mutter als auch beim Neugeborenen kann es zur Atemdepression kommen. Während des Stillens ist eine Karenzzeit von 24 Stunden einzuhalten.

Unerwünschte Wirkungen. Ähnlich Alfentanil. Epidural verabreichtes Sufenta ist üblicherweise um Faktor 10 – 15 niedriger dosiert als bei der i. v. Gabe. Nach epiduraler Gabe Juckreiz, der z. B. mit geringen Dosen von Propofol (10 – 20 mg langsam i. v.) in der Regel gut behandelt werden kann.

Wechselwirkungen. Ähnlich Alfentanil.

Dosierung
Erwachsene (i. v.): Als Analgetikum im Rahmen einer Kombinationsanästhesie 0,7 – 2 µg/kgKG. Die Injektion sollte langsam über mindestens 2 Minuten erfolgen. Die übliche epidurale Dosierung liegt bei 1,5 – 3 µg (= 0,02 – 0,04 µg/kgKG) in Kombination mit einem Lokalanästhetikum.
Kinder: Initiale Dosis wie bei Erwachsenen.
Repetition: Im Rahmen einer Kombinationsanästhesie 0,15 – 0,7 µg/kgKG bzw. als Infusion 1 – 2 µg/kgKG/h.

Wirkdauer. Je nach initialer Dosis ca. 20–30 Minuten, die atemdepressorische Nebenwirkung kann jedoch über die Operationsdauer hinausreichen, besonders nach hohen Dosen von Sufentanil.

Konfektion. Sufenta: 50 μg/ml in 5-ml-Ampullen; Sufenta mite: 25 μg/ml in 5-ml-Ampullen; Sufenta epi: 2 μg/ml in 2-ml-Ampullen.

■ Thiopental-Natrium

Barbiturat. Präparate: Trapanal, Thiopental „Nycomed".

Kontraindikationen
Absolute K.: akute hepatische Porphyrie, Schock, Status asthmaticus.
Relative K.: obstruktive Atemwegserkrankungen, Hypovolämie, schwere Myokard-, Leber- und Niereninsuffizienz, Säuglinge unter 1 Jahr.

Unerwünschte Wirkungen. Übelkeit, Erbrechen, Husten, Singultus, gelegentlich Phlebitiden und/oder Thrombosen. Überdosierungen von Thiopental imponieren in der Regel durch raschen Blutdruckabfall, drastische Abnahme der Herzleistung mit Lungenödem und massiver Ateminsuffizienz. Paravenöse oder intraarterielle Injektion führt zu schweren Gewebsnekrosen.

Dosierung
Erwachsene und Kinder: Dosierung von Thiopental nach Wirkung, im Allgemeinen 5–7 mg/kg KG. Bei Leberinsuffizienz ist eine Dosisreduktion erforderlich.
Kinder (ab 1 Jahr): Rektale Instillation ist in Dosen von 30 mg/kgKG möglich, eine Gesamtdosis von 1 g sollte nicht überschritten werden.
Repetition: Bis zur ausreichenden Wirkung in Intervallen von 30–90 Sekunden 2,5–4 mg/kgKG applizieren.

Wirkdauer. Beginn der Wirkung nach 30–90 Sekunden, Wirkdauer ca. 5–15 Minuten, Nachschlafdauer ca. 10–30 Minuten, Plasmahalbwertszeit 45 Minuten, Bluthalbwertszeit 5–6 Stunden, Eliminationshalbwertszeit ca. 6–17 Stunden.

Konfektion. 0,5 g/1 g/2,5 g Trockensubstanz. Die gebrauchsfertige Lösung muss gekühlt (2–8 °C) aufbewahrt werden. Haltbarkeit 4 Jahre ab Herstellung bei entsprechender Lagerung.

■ Vecuronium

Mittellang wirksames Steroidmuskelrelaxans. Norcuron (Präparat).

Kontraindikationen. Schwerwiegende bekannte Intubationshindernisse. Ähnlich Cis-Atracurium. Bei Myasthenia gravis oder Lambert-Eaton-Syndrom kann schon die Präcurarisierungsdosis zur vollständigen Lähmung der Skelettmuskulatur führen.

Wechselwirkungen. Wirkungseinschränkungen oder relative Resistenzen gegenüber Vecuronium sind bei Verbrennungstraumen, Hypergammaglobulinämie und Lebererkrankungen zu erwarten.

Dosierung. Vollwirkdosis: 0,1 mg/kgKG; zur Präcurarisierung 0,02–0,05 mg/kgKG; Repetitionsdosis zur Aufrechterhaltung der Relaxation etwa 0,03 mg/kgKG. Interindividuelle Unterschiede, daher ist die Kontrolle der Wirkung durch ein Relaxometer empfehlenswert. Die Anschlagszeit beträgt ca. 1,5–2 min.

Wirkdauer. Nach 0,1 mg/kgKG Vecuronium besteht in ca. 1,5–2 min Intubationsmöglichkeit.

Besonderheiten. Vecuronium wird überwiegend hepatisch metabolisiert und biliär sowie renal ausgeschieden. Eine Leberinsuffizienz verlängert die Wirkung mehr als Niereninsuffizienz. Inhalationsanästhetika verstärken dosisabhängig die Wirkung von nicht depolarisierenden Muskelrelaxanzien. Verlängerte Wirkdauer auch bei Hypothermie durch die verminderte renale und biliäre Ausscheidung und eine herabgesetzte Metabolisierungsrate.

Konfektion. 1 Ampulle mit 4 mg oder 10 mg Trockensubstanz.

Sachverzeichnis